CLINIQUE CHIRURGICALE

DE

L'HOPITAL DE LA CHARITÉ

I

PARIS. — IMPRIMERIE DE E. MARTINET, RUE MIGNON, 2.

CLINIQUE CHIRURGICALE

DE

L'HOPITAL DE LA CHARITÉ

PAR

L. GOSSELIN

PROFESSEUR DE CLINIQUE CHIRURGICALE A LA FACULTÉ DE MÉDECINE DE PARIS
CHIRURGIEN DE L'HOPITAL DE LA CHARITÉ
MEMBRE DE L'INSTITUT (ACADÉMIE DES SCIENCES)
DE L'ACADÉMIE DE MÉDECINE ET DE LA SOCIÉTÉ DE CHIRURGIE
COMMANDEUR DE LA LÉGION D'HONNEUR

TROISIÈME ÉDITION REVUE ET AUGMENTÉE

TOME PREMIER

AVEC FIGURES INTERCALÉES DANS LE TEXTE

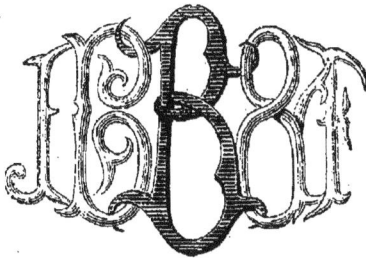

PARIS

LIBRAIRIE J.-B. BAILLIÈRE ET FILS

Rue Hautefeuille, 19, près du boulevard Saint-Germain

1879

PRÉFACE

DE LA TROISIÈME ÉDITION

Chargé, depuis plus de vingt années, de l'enseignement théorique et pratique de la chirurgie, j'avais pensé, il y a six ans, faire une œuvre utile en réunissant sous le titre de *Clinique chirurgicale de l'hôpital de la Charité*, un certain nombre des leçons que j'ai professées, et en présentant à mes confrères et aux élèves l'ensemble de mes idées sur les principales questions que soulève la pratique journalière de la chirurgie.

L'accueil favorable qui a été fait aux deux premières éditions m'a démontré que je ne m'étais pas trompé.

Deux motifs principaux m'ont déterminé à publier cet ouvrage :

Le premier est le désir de faire savoir comment doit être compris, selon moi, l'enseignement clinique, et sous ce nom d'*enseignement clinique*, je veux indiquer surtout la leçon faite à l'amphithéâtre, après la visite des salles, leçon qui établit la véritable distinction entre le professeur de clinique et le médecin ou chirurgien d'hôpital, leçon qui d'ailleurs est le complément indispensable de la visite pour l'instruction des étudiants en médecine.

Nous avons aujourd'hui à cet égard deux modes différents : l'un, le nouveau, consiste à prendre un sujet quelconque de pathologie et à le développer, en prenant de temps à autre, comme confirmation des données théoriques, les phénomènes observés sur quelques-uns des malades des salles.

L'autre, l'ancien, consiste à prendre pour sujet de la leçon un ou plusieurs malades atteints d'affections différentes, et à développer, pour chacun d'eux, tout ce qui concerne l'étiologie, la symptomatologie, le pronostic et le traitement, ou bien à prendre plusieurs malades atteints d'une affection identique et à les comparer entre eux sous ces mêmes rapports.

Je n'ai pas adopté le premier de ces modes, parce qu'il ressemble trop à celui qui convient pour le cours de pathologie, qu'il n'apprend pas aux élèves autre chose que ce qu'ils doivent apprendre dans ce dernier, et qu'il ne fixe pas assez leur attention sur les détails dont ils ont besoin pour arriver à soigner et à traiter les malades.

J'ai constamment préféré le second, parce qu'il met, chaque jour, les élèves en face des nécessités et des difficultés de la pratique, et les familiarise avec l'application aux malades des préceptes théoriques puisés dans les leçons et les livres de pathologie.

C'est ainsi que j'ai vu procéder ceux de mes maîtres dont les leçons m'ont été le plus utiles, Chomel, Rostan, M. Bouillaud pour la clinique médicale, Dupuytren, Sanson, Velpeau, A. Bérard et Blandin pour la clinique chirurgicale.

J'ai d'ailleurs été encouragé dans cette voie par ceux de mes élèves qui, devenus maîtres à leur tour, voulaient bien me rappeler que la leçon clinique ainsi faite leur avait été très-profitable.

Je voudrais faire prévaloir pour l'avenir ce mode d'enseignement clinique, et si j'ai pu réussir à montrer tout ce qu'il peut donner de bon et d'utile, j'aurai atteint l'un des buts que je me suis proposés.

Mon deuxième motif a été de montrer dans quelle mesure s'appliquent à chaque malade en particulier les données de la science contemporaine.

Ces données sont de deux sortes :

Les unes, anatomiques et physiologiques, sont la suite de celles qu ont marqué et illustré la pathologie en France pendant la première moitié de ce siècle. Notre époque les a continuées au moyen des recherches histologiques et chimiques, et par l'application à l'homme malade des expériences faites sur les animaux. Les matériaux recueillis depuis quelques années sur ces points sont nombreux, intéressants, entraînants, et je comprends que, pour avoir l'occasion de les développer plus à l'aise, des esprits éminents donnent la préférence au premier mode d'enseignement dont je parlais tout à l'heure. Mais il faut bien reconnaître que ces études s'appliquent beaucoup plus souvent aux classifications nosologiques, à la pathogénie, à l'explication des phénomènes, c'est-à-dire à ce qui est secondaire pour le praticien, qu'à la symptomatologie, au pronostic et au traitement, c'est-à-dire à tout ce qui est essentiel dans la pratique. J'ai donc voulu faire voir dans quelle proportion cette première variété de recherches contemporaines s'appliquait au lit des malades. Viennent ensuite les autres recherches, celles qui concernent la thérapeutique ; elles ont été nombreuses et importantes aussi ; je me suis efforcé de montrer d'une part en quoi elles consistaient, et d'autre part comment la science moderne nous apprenait à saisir les indications et à y satisfaire.

On n'a pas enseigné longtemps la chirurgie sans avoir mis la main sur quelques aperçus nouveaux. J'ai tenu à honneur de grouper dans ces volumes la plupart de ceux qu'il m'a été donné d'introduire dans notre science.

Quelques-uns sont le résultat d'investigations anatomiques dont j'ai transporté les conséquences dans la pratique : telles sont mes recherches sur les oblitérations des voies séminales, sur l'hématocèle, sur les kystes synoviaux, sur les rétrécissements du rectum, sur les fractures, sur l'ostéite. D'autres m'ont été fournis par une étude attentive de la symptomatologie au lit des malades ; tels ont été surtout mes travaux sur les maladies de l'adolescence, les hernies, les maladies des yeux et des voies urinaires. D'autres encore ont eu pour objet spécial la thérapeutique, souvent la thérapeutique préventive, comme lorsque je me suis occupé de l'érysipèle et de l'infection purulente ; d'autres fois la thérapeutique curative, comme lorsque j'ai parlé des hernies, de l'hydrocèle, des kystes.

Tant qu'il s'est agi d'anatomie pathologique et de symptomatologie, j'ai pu présenter les faits avec les souvenirs tirés tout à la fois de mes lectures et de mes observations personnelles.

Lorsqu'il s'est agi de traitement, j'ai consulté et donné des chiffres tirés de ma propre pratique. J'avais conservé depuis plus de vingt ans des notes écrites par moi-même ou sous ma dictée sur les résultats que j'obtenais dans le traitement des kystes, et notamment des kystes mammaires, dans celui de l'ongle incarné et de l'exostose, sous-unguéale, dans celui des cataractes, dans celui des hernies et de l'hydrocèle. J'ai relevé ces chiffres et je les ai présentés au lecteur avec leur signification. C'est là, si je ne m'abuse, le vrai moyen de parler avec autorité de la manière dont certaines affections doivent être soignées. Je le mets en relief, afin d'engager les jeunes chirurgiens à l'utiliser le plus possible.

Qu'on ne s'étonne pas si j'ai compris dans mon cadre toutes les maladies chirurgicales et si j'ai placé, à côté des fractures, des hernies, etc., des leçons sur les maladies des yeux et des voies urinaires, quelques-unes sur des maladies vénériennes. A l'époque où je suis entré dans l'enseignement, on n'avait pas encore songé aux divisions qui tendent à se faire aujourd'hui, et j'ai dû, pour rester à la hauteur de ma tâche, étudier et, dans une certaine mesure, perfectionner les spécialités comme le reste. D'autre part, ayant été attaché de très-bonne heure à de grands services de chirurgie où toutes les maladies étaient admises, et même, pendant quatre années, à un hôpital spécial (Lourcine), j'ai pu suivre mon penchant naturel, qui était d'enseigner comme encyclopédiste tout ce qu'il m'était donné d'observer à ce titre comme praticien. Je laisse à mes contemporains et à mes successeurs le soin de décider, si, en m'enfermant dans un programme plus restreint, on m'eût permis d'être plus utile. J'en doute, et en tout cas je suis certain d'avoir trouvé dans l'enseignement de la chirurgie complète une satisfaction que ne m'aurait pas donnée celui de la chirurgie morcelée.

J'avais cru devoir, dans mes deux premières éditions passer sous silence quelques-uns des sujets qui avaient été de ma part l'objet de publications plus ou moins anciennes. Beaucoup d'amis m'ont exprimé le regret de n'avoir pas retrouvé, sous la forme clinique pure, mes pensées actuelles sur les *hernies*, les *hémorrhoïdes*, les *maladies du rectum*, et ils m'ont vivement engagé à être moins réservé dans une édition nouvelle. J'ai d'autant plus volontiers cédé à leur désir, que j'étais heureux de pouvoir mettre sous les yeux de mes lecteurs et les idées nouvelles qui avaient pu se produire dans la science et les modifications que m'ont m'inspirées mes études de chaque jour au lit des malades.

C'est parce qu'un regret et un désir semblables m'ont été souvent exprimés par des confrères de province, que j'ai cru devoir ajouter dans cette troisième édition des leçons sur plusieurs fractures dont je n'avais pas parlé antérieurement, celles en particulier du crâne, de la mâchoire inférieure, de l'humérus, de l'olécrane, du coude, de l'avant-bras et du bassin.

On trouvera dans le PREMIER VOLUME des généralités sur l'*observation en chirurgie*, les *pansements*, l'*anesthésie*, la *consolidation des fractures*, les *maladies chirurgicales de l'adolescence* et les *fractures*.

Le DEUXIÈME comprend des leçons sur les *blessures par armes à feu*, l'*ostéite*, la *nécrose*, les *maladies articulaires*, les *abcès*, l'*anthrax*, plusieurs *maladies oculo-palpébrales* et surtout l'*ophthalmie purulente*, que j'avais eu le tort de laisser de côté dans les précédentes éditions. Enfin il se termine par les *maladies de l'appareil génito-urinaire chez l'homme*.

On lira au commencement du TROISIÈME volume les *maladies de l'appareil génital de la femme*, auxquelles j'ai ajouté une leçon importante sur l'*inversion de l'utérus;* puis mes anciennes leçons sur les *tumeurs*, et une série de leçons nouvelles sur les *hernies*, les *maladies du rectum* et les *hémorrhoïdes*.

Paris, le 17 août 1878.

L. GOSSELIN.

CLINIQUE CHIRURGICALE

DE

L'HOPITAL DE LA CHARITÉ

TITRE PREMIER

GÉNÉRALITÉS

PREMIÈRE LEÇON

De l'observation en chirurgie.

Observation des malades chez les anciens. — Insuffisance de l'anatomie et de la physiologie. — Progrès pendant le xviiie siècle (J. L. Petit, Arnaud, Ledran, etc.), après les découvertes anatomiques du xviie. — Progrès à notre époque par les travaux sur l'anatomie et la physiologie pathologiques (Scarpa, Dupuytren, Cruveilhier), l'anatomie chirurgicale (Blandin, Velpeau), l'étiologie, les statistiques, l'hygiène.

MESSIEURS,

Je ne veux pas prendre possession de l'enseignement officiel de la clinique chirurgicale, qui vient de m'être confié, sans vous mettre au courant des idées qui me guideront, et de la voie dans laquelle j'essayerai de vous faire marcher pour commencer ou continuer vos études cliniques.

Ma formule est très-simple. Je prendrai pour base de cet enseignement l'observation rigoureuse et complète.

Mais, en même temps qu'elle est simple, cette formule pourra vous sembler banale. Car, quel est le professeur de clinique, quel est le chirurgien d'hôpital qui n'ait l'intention de se guider sur l'observation? Quel est même l'auteur de chirurgie qui n'ait eu la même prétention?

C'est que l'observation peut être employée de diverses manières. On s'en sert à notre époque, et je m'en sers moi-même autrement que ne l'ont fait nos devanciers, et il me paraît nécessaire, pour vous faire bien savoir où nous en sommes sur ce point, de vous montrer en quoi nous différons de nos prédécesseurs.

Pour cela, jetons d'abord un regard en arrière, et voyons comment l'art d'observer en chirurgie s'est peu à peu amélioré, pour en arriver au degré où nous le possédons aujourd'hui.

I. — Il est un premier procédé d'observation qui a dû exister de tout temps : c'est celui qui consiste à interroger et à examiner les malades pour obtenir, à l'aide des commémoratifs, certaines notions sur la cause et la marche de leur affection, à l'aide des symptômes physiques et fonctionnels, des notions sur leur nature. C'est là l'observation clinique pure et sans adjuvant autre que les sens et le jugement de l'observateur : les sens pour constater les phénomènes apparents, le jugement et le travail de l'esprit pour s'élever par cette connaissance et par la comparaison avec les faits analogues, à une appréciation juste du mal et des moyens qu'il convient de lui opposer. Cette observation exclusive du malade me paraît, si j'en juge d'après l'impression que m'a laissée la lecture des vieux livres, avoir sinon existé seule, au moins prédominé pendant une longue période d'années, que je ferai commencer à Hippocrate et finir avec le xviiᵉ siècle.

Cette observation était incomplète pour les trois raisons que voici :

1° Les cliniciens, n'ayant pas de connaissances très-étendues en anatomie normale et pathologique, n'avaient pas fait précéder leurs recherches cliniques de l'observation anatomique, qui leur eût été nécessaire pour établir, par la comparaison du fait nouveau avec les faits antérieurs étudiés sur le vivant et sur le mort, un diagnostic précis, et pour avoir une idée exacte des rapports de la lésion avec les diverses parties de la région où elle se rencontrait.

2° La physiologie étant mal connue, on n'avait pas, pour se guider dans l'appréciation de certains phénomènes fonctionnels, les notions fournies par l'observation des fonctions à l'état sain. Comment aurait-on pu, à l'époque où la physiologie consistait en discussions incohérentes sur la bile, l'atrabile, la pituite et le sang, expliquer nettement les troubles fonctionnels? Et cependant, chose remarquable, les écrivains de l'antiquité et du moyen âge se sont complu dans ces explications hypothétiques, et y ont perdu et noyé ce qu'il pouvait y avoir de juste dans leurs observations cliniques.

3° Les observateurs avaient un très-grand respect pour l'autorité des anciens, et n'osaient pas voir ou convenir qu'ils avaient vu autrement que leurs prédécesseurs.

C'est pour ces trois causes que nous trouvons si peu de progrès en matière d'observation, et par conséquent en chirurgie, qui est essentiellement une science d'observation, dans les livres de l'antiquité, de la période arabiste et de tout le moyen âge.

Voyons maintenant comment l'observation chirurgicale a commencé à entrer dans la voie du progrès à partir du xviii° siècle.

II. — Le xvii° siècle s'était fait remarquer par l'impulsion donnée aux études d'anatomie normale par les travaux de Vésale et Fallope, qui avaient eu pour continuateurs, en France, Riolan et Winslow. La physiologie avait reçu un grand perfectionnement, et vu s'ouvrir des voies nouvelles par la grande découverte de la circulation du sang, à laquelle Harvey avait attaché son nom.

D'autre part, Bacon et Descartes, en secouant le joug de l'autorité et faisant appel à l'expérience et à l'observation des hommes nouveaux, avaient fait prendre aux travailleurs l'habitude de voir eux-mêmes, et de vérifier ce que l'on avait vu ou cru voir avant eux.

Sous cette triple influence de l'anatomie, de la physiologie et de la philosophie, les chirurgiens, comme les médecins, avaient fait quelques efforts utiles, en consignant des observations de malades dans leurs ouvrages, et substituant ainsi l'observation écrite à l'observation passagère recueillie seulement par la mémoire, et conservée plus ou moins fidèlement. Les ouvrages de Stalpart Vander Wiell et Tulpius sont les premiers remarquables à ce point de vue.

La chirurgie du xviii⁰ siècle se ressent de cette influence, que ne tardent pas à fortifier d'ailleurs les observations anatomiques et pathologiques de Morgagni, et les efforts que commencent à faire les chirurgiens pour vérifier et contrôler par l'observation cadavérique leurs observations cliniques. C'est à dater de cette époque que nous voyons les livres classiques, comme ceux de J. L. Petit, Ledran, Arnaud, Heister, et les *Mémoires de l'Académie de chirurgie*, appuyer souvent leurs assertions sur des faits consignés par écrit, et que les chirurgiens font appel à de sérieuses études anatomiques pour compléter leur diagnostic et perfectionner leurs opérations. Les notions physiologiques nouvelles sur la circulation du sang, de la lymphe et du chyle, affaiblissent en même temps cette tendance des siècles antérieurs à expliquer les faits dont on était témoin par les hypothèses impossibles de l'humorisme ancien. Cependant ces hypothèses sont loin d'avoir entièrement disparu. A l'époque dont nous parlons, quelques-unes sont remplacées par les théories tout aussi inadmissibles de l'*iatro-mécanisme* de Boerhaave, et trop souvent encore, dans les auteurs que je viens de citer, nous voyons l'observation des malades entourée des nuages de cette physiologie imparfaite. C'est une des raisons pour lesquelles leurs livres, si souvent cités, sont destinés bien plus à satisfaire la curiosité de ceux qui veulent suivre les progrès de l'esprit humain dans notre science, qu'à instruire ceux qui, comme vous, débutent dans la carrière.

Quoi qu'il en soit, le xviii⁰ siècle a transmis au xix⁰, avec l'ancienne observation clinique pure, que nous appellerons, si vous

voulez, l'*observation parlée*, les adjuvants de l'observation anatomique et anatomo-pathologique, et l'habitude d'écrire les faits
pour qu'ils fussent mieux retenus. Voyons les progrès qui ont
été faits sous cette impulsion, d'abord pendant la première moitié de notre siècle, puis, dans le commencement de la seconde
moitié, celle à laquelle nous appartenons.

III. — Ce qu'il y a de frappant dans la chirurgie, la chirurgie
française surtout, au commencement de notre siècle, c'est le perfectionnement apporté au diagnostic et à la médecine opératoire
par les progrès nouveaux de l'anatomie pathologique et normale.

Dupuytren et M. J. Cruveilhier (1) en France, Scarpa en Italie,
ont été, pour la chirurgie, les continuateurs de Morgagni en
anatomie pathologique. En plaçant l'observation des lésions à
côté de celle des symptômes, ils ont mis le chirurgien à même
de reconnaître ultérieurement les premières, par l'étude attentive des seconds. Blandin et notre maître vénéré, le professeur
Velpeau (2), par leurs sérieux travaux sur l'anatomie chirurgicale, ont, d'autre part, introduit une grande précision dans
l'art opératoire, perfectionné aussi par Lisfranc, dont le nom ne
peut être passé sous silence dans cet hôpital de la Pitié, et dans
cet amphithéâtre qui fut le sien. Malgaigne (3), venu après eux,
a complété cette même anatomie chirurgicale par un autre procédé d'observation, l'expérimentation sur le cadavre humain et
les animaux vivants, appliquant ainsi à la chirurgie un moyen
d'étude que Magendie venait de vulgariser en France pour la
physiologie, et dont Amussat avait déjà tiré parti dans ses travaux
pathologiques sur l'*introduction de l'air dans les veines* et sur
les *blessures artérielles*.

(1) Cruveilhier, *Anatomie pathologique du corps humain, ou description avec figures
lithographiées et coloriées des diverses altérations morbides dont le corps humain
est susceptible*, Paris, 1830-1842, 2 vol. avec 230 planches. — *Traité d'anatomie
pathologique générale*, Paris, 1849-1864, 5 vol. in-8.

(2) Velpeau, *Traité complet d'anatomie chirurgicale générale et topographique*,
3e édition, Paris, 1837.

(3) Malgaigne, *Traité d'anatomie chirurgicale et de chirurgie expérimentale*, 2e édition, Paris, 1859.

En même temps, une science nouvelle, qui est loin d'être finie, et pour laquelle l'observation sur l'homme et les animaux n'a pas encore été suffisamment questionnée, prenait naissance, et corroborait l'observation clinique en la débarrassant de plus en plus des théories et des systèmes : je veux parler de la physiologie pathologique, inaugurée par les travaux de J. Hunter sur l'inflammation (1), de Jones sur les plaies artérielles, de Dupuytren et Delpech sur les tissus de cicatrice, de Breschet et Cruveilhier sur la formation du cal, continuée par ceux d'Amédée Bonnet (de Lyon), de P. Bérard, Velpeau et Jules Guérin, sur la décomposition des liquides organiques à la surface des plaies, et sur la résorption possible des substances délétères provenant de cette décomposition.

Pendant cette première moitié de notre siècle, les observations écrites se multiplient et se perfectionnent, en même temps qu'on commence à les compter, sous la forte impulsion d'un des médecins les plus distingués de notre temps, M. Louis. Non-seulement on les écrit et on les compte, mais encore on les discute, on les contrôle, on les critique au besoin, tant dans la presse que dans les sociétés savantes, et on prépare ainsi les perfectionnements que nous allons voir s'accomplir dans la seconde moitié du siècle.

IV. — A l'époque actuelle, messieurs, nous suivons, pour ce qui est de l'assistance donnée à l'observation clinique par l'observation anatomique et anatomo-pathologique, les errements de l'époque précédente ; c'est-à-dire qu'après avoir trouvé sur le malade vivant tous les documents propres à nous conduire au diagnostic, nous recherchons, par un travail de notre esprit, l'analogie qui peut exister entre ce que nous voyons actuellement sur le vivant et ce qui a été vu par nous ou par d'autres, dans des cas analogues, sur le cadavre, et nous arrivons ainsi à déterminer la nature de la lésion. Nos observations d'anatomie normale nous permettent, en saisissant bien les rapports des

_____

(1) Hunter, *Œuvres complètes*, trad. par G. Richelot, Paris, 1839, t. III.

maladies avec les diverses parties de l'organisme, de compléter notre diagnostic, en même temps qu'elles nous donnent, comme à nos maîtres, la précision et la sécurité dans les opérations.

Nous essayons aussi d'expliquer les phénomènes morbides dont nous sommes témoins par les notions que nous possédons sur la physiologie pathologique. Ici, nous courons bien le risque de nous égarer encore, si nous n'y prenons garde, dans les théories et les hypothèses. Il faut, sous peine d'encombrer la science de nouvelles erreurs et de nouveaux ridicules, que nous demandions le plus possible nos explications à l'observation et à l'expérience sur l'homme ou les animaux; il faut que, pour les cas encore trop fréquents où ces grands moyens d'instruction n'ont pu être consultés, et où nous nous trouvons obligés d'invoquer l'induction et les vues de notre esprit; il faut, dis-je, en convenir ouvertement, et déclarer que nous en agissons ainsi provisoirement, et en attendant que les faits aient parlé.

En somme, avec une tendance plus accusée que celle de leurs prédécesseurs à s'appuyer sur la physiologie pathologique, les cliniciens d'aujourd'hui puisent, comme eux, aussi largement que possible à ces trois sources d'observations : la clinique, l'anatomie normale et l'anatomie pathologique, et continuent la chirurgie de leurs maîtres, qui s'est fait remarquer par la précision du diagnostic anatomique et de la médecine opératoire. Je vous ferai voir même que nous avons, sur ce point, à retrancher plutôt qu'à ajouter. On abuse des meilleures choses, comme vous le savez. On a donc abusé de l'anatomie chirurgicale, en assignant à chacune des variétés de lésions constatées sur le cadavre des signes appréciables sur le vivant, et j'aurai quelquefois à vous signaler des inutilités ou des erreurs résultant de ces applications exagérées de l'anatomie morte à l'anatomie vivante, et à introduire quelques réformes dans les idées généralement reçues. Il est vrai que d'un autre côté nous possédons, comme moyen de perfectionnement du diagnostic anatomique, de nouveaux moyens d'exploration : le microscope, à l'aide duquel nous complétons les observations anatomo-pathologiques; d'autres, tels que l'ophthalmoscope, le laryngoscope et l'endoscope, qui permettent d'éclairer des cavités jusque-là inaccessibles à nos sens.

Mais, de plus, notre chirurgie contemporaine s'est enrichie de ressources nouvelles puisées, pour le diagnostic et la thérapeutique, dans les observations relatives à l'étiologie; pour la marche des maladies et leur pronostic, dans l'observation comparée des mêmes lésions aux différents âges; pour certains points de la thérapeutique chirurgicale, dans l'hygiène et la statistique. Un mot, avant de terminer, sur chacun de ces points.

Je dis d'abord que les efforts de notre observation portent aujourd'hui un peu plus sur l'étiologie qu'on ne le faisait aux époques antérieures. Les recherches des médecins, en effet, ont appris aux chirurgiens deux choses : la première, c'est que, d'une part, les grandes causes individuelles, qu'on appelle *diathèses*, contribuent au développement d'un bon nombre de lésions spontanées accessibles aux yeux et à la main, appartenant en conséquence à la chirurgie, et que, d'autre part, les suites des lésions traumatiques et des opérations sont modifiées par ces mêmes diathèses. La seconde, c'est que certaines modifications atmosphériques, plus faciles à saisir qu'à expliquer et à analyser, telles que la viciation par les miasmes résultant de l'encombrement, contribuent au développement de quelques-unes des maladies qui sont de notre ressort, telles que l'érysipèle et la conjonctivite catarrhale. Les chirurgiens savent donc bien, aujourd'hui, qu'il ne suffit pas, pour établir un diagnostic et en tirer les déductions thérapeutiques, de rechercher les symptômes physiques et fonctionnels en s'aidant, pour cette recherche, de leurs observations anatomiques; ils savent aussi qu'il est indispensable d'arriver autant que possible à la connaissance des grandes causes individuelles et atmosphériques qui ont pu contribuer au développement de la maladie. L'observation dirigée dans ce sens nous conduit à faire cette partie du diagnostic que vous m'entendrez souvent placer à côté du diagnostic anatomique, en le caractérisant par les mots de *diagnostic étiologique*.

2° Pour la marche des maladies, et notamment de celles que par nos opérations nous substituons à celles qui existaient antérieurement, l'observation a montré à plusieurs chirurgiens, et m'a particulièrement appris à moi-même, que des différences capitales résultaient de l'âge; que, par exemple, les grandes solutions de continuité accidentelles ou artificielles guérissaient mieux chez les enfants que chez les adultes, mieux chez les adultes que chez les vieillards; qu'à cause de cela, un bon nombre de moyens thérapeutiques ne pouvaient être jugés d'une manière absolue avec des faits recueillis sur des enfants, sur des adultes ou sur des vieillards, et qu'il fallait réserver un jugement spécial pour chacune des époques de la vie. Ceux d'entre vous qui ont suivi mes leçons de pathologie externe ont pu voir avec quel soin j'établissais ces différences pour chacune des questions que je traitais, et je vous montrerai qu'en clinique nous avons souvent besoin de modifier nos moyens de traitement, conformément aux résultats différents que l'observation nous a permis de constater aux divers âges.

3° J'ai dit en troisième lieu que les observateurs modernes, en France et dans les pays étrangers, avaient étudié et reconnu, mieux que leurs prédécesseurs, la grande influence des conditions hygiéniques sur la guérison des maladies chirurgicales, et spécialement sur la guérison des plaies que produisent nos grandes opérations sanglantes.

Les documents mis au jour dans les discussions qui ont eu lieu sur l'hygiène hospitalière, à l'Académie de médecine (1) et à la Société de chirurgie, ont surabondamment prouvé que la viciation de l'atmosphère par l'encombrement est une des principales causes des accidents et de la mort; que la diète et la mauvaise alimentation en étaient d'autres causes.

J'ai beaucoup dirigé mon attention, et j'appellerai souvent

(1) *Bulletin de l'Académie de médecine*, Paris, 1861-1862, tome XXVII. p. 143.

la vôtre, sur les effets fâcheux de la douleur physique et de la douleur morale chez les blessés et les opérés, et sur la nécessité de les éviter l'une et l'autre dans la mesure du possible.

C'est à l'aide d'observations multipliées que nous sommes arrivés à ces notions, en apparence très-simples, de thérapeutique, et c'est en profitant des faits passés, et continuant à bien examiner ceux qui se produiront ultérieurement, que notre chirurgie contemporaine se distinguera de plus en plus de celle des époques antérieures, par l'argumentation du chiffre des guérisons.

J'ai la conviction, en effet, et je suis heureux de l'exprimer devant vous, que la chirurgie d'aujourd'hui guérit plus souvent que celle des temps passés, et qu'elle le doit, pour une grande part, à l'observation rigoureuse des préceptes hygiéniques dont je viens de parler.

4° Enfin, messieurs, notre époque moderne possède dans les observations comptées ou statistiques un grand moyen, dont Malgaigne me paraît avoir été le créateur en France, par ses beaux travaux sur les *résultats des grandes opérations dans les hôpitaux* (1); que les chirurgiens anglais et américains ont ensuite largement utilisé, et dont nous commençons, depuis quelques années, à bien comprendre ici l'importance. C'est précisément à l'aide de la statistique que sont établies les notions hygiéniques dont je parlais tout à l'heure, et c'est à l'aide des observations écrites et comptées qu'on est arrivé à des connaissances plus positives sur le traitement chirurgical de quelques maladies, particulièrement des anévrysmes et des hernies étranglées.

Nous avons beaucoup à faire encore dans cette direction. Sans doute il y a un écueil à éviter, celui des statistiques mal faites et erronées, soit à cause de l'incompétence, soit à cause de la mauvaise foi de ceux qui les produisent. Mais nous avons ici, comme pour les observations isolées, le droit d'examiner, de critiquer et de choisir les statistiques dont l'exactitude ne laisse

---

(1) Malgaigne, *Études statistiques sur les résultats des grandes opérations dans les hôpitaux de Paris* (Arch. gén. de méd., t. XIII, p. 389, et tome XIV, p. 50).

rien à désirer. Chacun a, d'ailleurs, le devoir d'apporter son tribut, en présentant, non pas sur tous les sujets (la tâche serait trop immense), mais sur les sujets qui auront plus particulièrement appelé son attention, des statistiques bien faites, dans lesquelles on n'aura pas oublié de placer les revers à côté des succès.

Ainsi, messieurs, l'époque à laquelle nous appartenons continue les habitudes de l'époque antérieure, pour ce qui est de l'observation clinique appuyée sur l'observation anatomique et anatomo-pathologique. Mais, de plus, elle se complète par les observations relatives à l'étiologie et l'hygiène ; aussi souvent que possible, elle écrit ses observations, elle les accumule et les compte, lorsqu'elle veut apprécier la valeur des moyens thérapeutiques. En un mot, continuateurs de nos maîtres pour le diagnostic et la médecine opératoire, nous essayons de les dépasser pour le traitement et la guérison.

Je n'ai pas besoin de vous dire, en terminant, que je suis de mon époque, et que j'ai pris part, dans la mesure de mes forces, au mouvement qui s'est opéré depuis quelques années en chirurgie.

Vous me verrez donc ici puiser à toutes les sources d'observation qui viennent d'être énumérées : l'anatomie normale et pathologique, pour établir le diagnostic anatomique ; l'étiologie, pour établir le diagnostic étiologique ; l'anatomie encore, pour le traitement opératoire ; la statistique, pour le choix des moyens de guérison ; l'hygiène, pour ce complément de la thérapeutique qui multiplie les succès.

Lorsque j'aurai besoin d'explications théoriques, vous m'entendrez invoquer de préférence celles qui s'appuient par quelque côté sur l'observation chez l'homme ou chez les animaux ; et si, comme cela arrivera quelquefois, l'observation me fait défaut ou reste incomplète, j'aurai soin de vous en prévenir et de faire appel aux observateurs de l'avenir, pour contrôler ou confirmer les raisonnements auxquels je me laisserai entraîner.

DEUXIÈME LEÇON

De l'anesthésie chirurgicale.

Anesthésie locale. — Anesthésie générale. — Contradictions. — Administration du chloroforme. — Accidents possibles. — Forme syncopale, forme congestive. — Administration de l'éther.

MESSIEURS,

Le temps me manque presque toujours pour appeler votre attention sur l'anesthésie chirurgicale, et sur les moyens et précautions que nous employons toutes les fois qu'avant de procéder à une opération, nous endormons un malade. J'ai tenu à vous mettre une fois pour toutes au courant de ce que vous me verrez faire à cet égard.

L'anesthésie chirurgicale est une méthode qui se propose de supprimer la douleur pendant les opérations. Pour cela, deux moyens sont à notre disposition : les uns locaux, les autres généraux. Les premiers ne suppriment la sensibilité que dans la région où l'on opère ; les seconds suppriment la sensibilité dans tout l'organisme.

I. — L'anesthésie locale est de beaucoup préférable ; malheureusement les applications en sont très-restreintes, car elle ne procure que l'insensibilité des téguments et non celle des parties sous-jacentes. Bonne pour l'incision de la peau, l'ouverture d'un abcès, l'ablation d'une tumeur cutanée, l'avulsion d'un ongle, elle doit être rejetée dès qu'on veut obtenir le relâchement des muscles, ou qu'on se propose d'enlever une tumeur profonde, de pratiquer une amputation ou une désarticulation, en un mot, sitôt que l'incision doit aller au delà des parties sous-cutanées.

Deux moyens principaux, agissant tous deux par réfrigération, sont à notre disposition. Leur application est directe; leur emploi facile demande peu de précaution. Nous n'y insisterons pas aujourd'hui, car nous aurons souvent l'occasion d'y revenir.

II. — L'anesthésie générale, qui plonge l'individu dans une insensibilité complète, est d'un usage beaucoup plus fréquent; mais son application, entraînant quelques dangers, réclame aussi plus de soins et d'attention. C'est d'elle seule que nous nous occuperons.

Nous ne nous arrêterons pas longtemps sur les agents à l'aide desquels on obtient l'anesthésie générale : ceux qu'on emploie le plus souvent sont l'éther et le chloroforme.

C'est au moyen de l'inhalation (1) qu'ils sont portés dans les voies respiratoires, de là dans l'appareil circulatoire, et ensuite vers l'encéphale. Leurs effets ont été démontrés expérimentalement par Flourens et Longet, plus récemment par MM. Ludger Lallemand et Maurice Perrin (2).

(1) Dans ces dernières années, M. le docteur Oré, de Bordeaux, ayant constaté qu'on pouvait endormir les animaux par l'injection du chloral dans les veines, a essayé de substituer la méthode de l'injection veineuse à celle de l'inhalation; mais ces tentatives, très-bonnes pour les expériences de physiologie, et qu'on a pu employer avec raison dans le traitement du tétanos, ne pouvaient pas et ne devaient pas faire prévaloir la méthode nouvelle. Injecter du chloral dans une veine, c'est exposer à la phlébite et à l'embolie, sans aucun avantage. Remarquons, en effet que, par cette injection, l'on donne du chloroforme, puisque les expériences de M. Personne ont démontré qu'une fois dans le torrent circulatoire, le chloral se transforme en chloroforme. Injecter du chloral, par conséquent, c'est exposer le patient exactement aux mêmes effets et, dans une certaine mesure, aux mêmes dangers que si on avait fait respirer des vapeurs de chloroforme, et c'est, je le répète, ajouter le danger possible de la phlébite suppurée, et celui du caillot migrateur. Ceux qui auraient des doutes à cet égard pourront lire une observation publiée par M. le docteur Dudon, de Bordeaux, dans le journal *Bordeaux médical*, et reproduit dans le numéro du 16 décembre 1875 du *Paris médical*. Il s'agissait d'une amputation du sein. L'injection de 50 grammes d'eau contenant 10 grammes de chloral fut faite dans la veine médiane basilique, lentement et progressivement. Cinq jours après l'opération, la malade fut prise d'un violent frisson et d'une fièvre qui l'emporta le troisième jour. A l'autopsie, M. Dudon trouva des caillots et du pus dans la veine par laquelle l'injection avait été poussée. Il n'y avait pas d'abcès métastatiques viscéraux. Mais les articulations des deux genoux et du poignet étaient pleines de pus. M. Dudon assure que le point de départ n'était pas dans la plaie du sein, et ne pouvait pas être ailleurs que dans la phlébite suppurée.

(2) L. Lallemand et Perrin, *Du rôle des anesthésiques*, Paris, 1863, et *Traité d'anesthésie chirurgicale*, Paris, 1863.

Les vapeurs anesthésiques, absorbées par les capillaires des poumons, passent dans le torrent circulatoire, et sont ensuite portées vers les centres nerveux. Là, elles agissent d'abord sur les lobes cérébraux, d'où le trouble des facultés intellectuelles, puis sur le cervelet, puis enfin sur la protubérance et le bulbe rachidien. Au début, il y a bien souvent une période d'excitation, mais elle ne tarde pas à être remplacée par une autre période, celle d'insensibilité et de sommeil; toutefois, même à ce moment, l'intelligence n'est pas complétement perdue; elle se traduit encore par des rêvasseries.

On voit donc que le premier effet des agents anesthésiques est de supprimer l'action de toutes les parties de l'encéphale qui président à la vie de relation. Il n'y aurait à cela aucun inconvénient, si celles qui président à la vie de nutrition n'étaient pas situées trop près des premières, et ne pouvaient être également influencées. On pressent tout d'abord qu'il y a là un danger, car il paraît difficile d'agir sur le cerveau sans agir en même temps sur la moelle allongée, et sans imprimer aux fonctions qui en dépendent, la respiration et la circulation, de graves modifications. Heureusement, les expériences faites sur les animaux et l'observation journalière sur l'homme ont montré que l'on pouvait introduire dans l'économie une quantité d'agent anesthésique suffisante pour annihiler les fonctions de la vie de relation sans suspendre celles de la vie de nutrition, et que, pour amener ce dernier effet, il fallait en faire pénétrer dans les voies circulatoires une quantité beaucoup plus considérable.

Le problème que nous devons nous poser est donc celui-ci : donner assez d'anesthésique pour supprimer la sensibilité et le mouvement, pas assez pour paralyser l'action du cœur et des poumons.

Il est ordinairement facile à résoudre, et nous recourons souvent à l'anesthésie, parce qu'il est possible de rester dans les limites indiquées. Néanmoins, nous savons qu'il est des sujets chez lesquels ces limites seraient franchies très-rapidement.

Ainsi, chez les individus affaiblis par des maladies antérieures, par des pertes de sang considérables, par de vives douleurs, tous les auteurs ont déjà dit que le chloroforme paraissait agir plus promptement sur la vie de nutrition que chez les autres sujets. Ces conditions sont donc autant de contre-indications à l'emploi des anesthésiques. Il en est de même pour les maladies du cœur, des gros vaisseaux, du poumon. Mais ces contre-indications sont-elles les seules que nous ayons à signaler? Cherchons s'il n'en existe pas quelques autres, car, d'après les détails dans lesquels je vais entrer, le perfectionnement sur ce point serait de bien connaître toutes celles qui peuvent exister.

Pour moi, l'expérience m'a appris que l'on doit redouter les anesthésiques chez les sujets qui, depuis longues années, ont abusé de l'alcool. Sans doute, il est assez difficile d'indiquer jusqu'à quel degré cette habitude doit être invétérée pour devenir une contre-indication. D'une façon générale, cependant, et en nous appuyant sur les faits, nous pouvons dire que, chez les sujets qui ont passé soixante ans, et chez lesquels il est bien établi que l'habitude des alcooliques remonte à quinze ou vingt années, l'emploi des anesthésiques doit être rejeté, ou du moins on ne doit s'en servir qu'en petite quantité, et avec les plus grandes précautions.

Il est vrai que la physiologie ne nous indique pas pourquoi, dans cette circonstance, l'agent anesthésique a une influence plus rapide sur la portion de l'encéphale qui préside à la vie de nutrition, lorsque la vie de relation est déjà suspendue. Mais, en l'absence de faits, l'observation nous a appris que l'habitude ancienne des alcooliques doit être une contre-indication.

Lorsque les sujets ont éprouvé une violente perturbation du système nerveux par une grande lésion traumatique, qu'ils sont plongés dans cet état particulier qu'on nomme *stupeur*, état caractérisé par le refroidissement des extrémités, la petitesse du pouls, la pâleur de la face, tous les chirurgiens admettent qu'il y a contre-indication. C'est ce que l'on observe dans les blessures que produisent les gros projectiles lancés par les armes à feu, ou bien encore dans celles qui résultent de la chute d'un lieu élevé, d'une violente contusion. Mais le moment où cesse cette stupeur et où les anesthésiques peuvent être employés, n'est pas bien connu. Lorsque l'état de stupéfaction, de prostration nerveuse, date de deux ou trois heures seulement, et qu'il est indiqué par les symptômes que nous venons d'énumérer, il n'est pas difficile de savoir la conduite que l'on doit suivre. Au contraire, lorsque l'accident remonte à vingt ou vingt-quatre heures, que ces symptômes n'existent plus, que l'hébétude a disparu, que la prostration a cessé, que l'intelligence est revenue, on croit généralement que cette modification du système nerveux, que l'on désigne sous le nom de stupeur, a cessé d'exister. Pourtant, dans certains cas, principalement dans les luxations traumatiques récentes, comme nous en avons vu encore un exemple dernièrement, l'usage des anesthésiques, alors même que toute contre-indication semble avoir disparu, peut être suivi de résultats funestes. Je pense que, dans les cas de ce genre, il existe souvent une stupeur à l'état larvé et un état général de l'encéphale qui, même après une durée de vingt-quatre heures, est contraire à l'emploi des anesthésiques.

C'est ce que je suis disposé à admettre pour les fractures graves, et surtout pour les luxations traumatiques récentes. Heureusement les cas de fractures où l'on aurait besoin de recourir à l'anesthésie sont rares. Il n'en est pas de même pour les luxations; et bien que les cas de mort, même dans cette circonstance, soient peu nombreux, néanmoins ils sont relativement plus fréquents que dans les autres opérations.

Il y a donc là une étude très-sérieuse à faire, et, en attendant, il sera sage de ne pas donner d'anesthésique dans les cas de luxations récentes, ou du moins, de ne l'employer que comme ressource ultime. C'est du reste le précepte que vous m'avez vu suivre dernièrement pour réduire une luxation de l'épaule, et pourtant, dans ce cas, il y avait plusieurs indications à l'anesthésie. On avait déjà essayé deux fois de suite l'emploi de ces procédés, que Malgaigne a bien caractérisés en les désignant sous le nom de *procédés de douceur*. Ces tentatives avaient été inutiles, et il était urgent de recourir aux procédés de force pour surmonter la résistance de la capsule et des muscles. Or, c'est toujours là une opération très-douloureuse, pour laquelle on a le droit de songer à l'anesthésie, afin d'épargner la sensibilité des malades; en outre, l'anesthésie, en amenant le relâchement complet des muscles, facilite considérablement la réduction. Nonobstant ces indications, je résolus d'essayer d'abord les moyens de force sans anesthésie, en réservant celle-ci comme dernière ressource si je ne réussissais pas. A la deuxième tentative, la luxation fut réduite, ce qui ne se fit pas, toutefois, sans faire endurer à la malade de vives douleurs.

En revanche vous m'avez vu, il y a quelques jours, essayer encore inutilement, sans anesthésie, les procédés de douceur pour une luxation sous-coracoïdienne gauche. Puis j'ai essayé les tractions au moyen de deux alèzes, l'une appliquée sur le poignet, pour l'extension, l'autre embrassant le creux de l'aisselle et l'épaule pour la contre-extension, chacune d'elles étant maintenue et tirée en sens inverse par dix aides vigoureux. La luxation a encore résisté. C'est pourquoi je me suis décidé à endormir la malade et à employer de nouveau, pendant le sommeil anesthésique, le même procédé de force, au moyen duquel je réussis promptement.

J'étais d'autant plus hésitant à donner du chloroforme à ce malade qu'il n'était plus jeune (il avait cinquante-huit ans) et que je le savais adonné aux liqueurs alcooliques.

Mais, d'un autre côté, la luxation datait de quatre jours; je pouvais donc espérer que la stupeur particulière à ce genre de lésion traumatique avait disparu, et qu'en conséquence l'habitude alcoolique était moins à redouter. La vérité est que l'agent anesthésique donné avec précaution nous a permis de réduire facilement et n'a produit aucun accident.

Aux contre-indications déjà indiquées par les auteurs, nous ajouterons donc, en y insistant d'une façon toute spéciale, les deux suivantes : s'abstenir des agents anesthésiques ou ne les donner qu'avec une grande circonspection : 1° lorsque les sujets ont l'habitude invétérée des alcooliques ; 2° lorsqu'à la suite d'une lésion traumatique récente, on peut croire que le malade est resté dans un état nerveux peu favorable à l'emploi de ces agents, état nerveux qui, nous le répétons, n'est pas indiqué par des symptômes, mais que l'on pourra cependant soupçonner et craindre, lorsque l'on se trouvera dans l'une des conditions que nous avons décrites plus haut.

Après avoir énoncé ces indications et contre-indications de l'anesthésie, un mot, messieurs, sur les précautions que nécessite son emploi, sur les accidents qu'elle peut occasionner, enfin sur les moyens de les prévenir et de les combattre.

Quel que soit l'agent employé, il est des conditions préalables que l'on ne saurait négliger. Il faut d'abord que le malade désire ou consente à être endormi, et qu'il n'ait aucune répugnance à cet égard.

Ce premier point une fois obtenu, le malade doit être à jeun, et placé dans la position horizontale. Comme nous le verrons plus tard, en effet, ce que l'on doit surtout craindre, c'est une syncope, et la station assise la favoriserait ou en rendrait le traitement difficile.

Enfin, l'agent employé doit être pur. Telles sont les conditions premières.

Maintenant, nous allons étudier successivement les précautions à prendre quand on veut se servir soit du chloroforme, soit de l'éther.

1° *Chloroforme.* — Nous avons déjà dit que la condition première était de ne pas laisser passer dans le torrent circulatoire une trop grande quantité de fluide anesthésique. Quelques personnes ont pensé que, si l'on pouvait doser la quantité de chloroforme que l'on respire pendant l'inhalation, on éviterait les

accidents mortels. On a inventé des appareils plus ou moins ingénieux pour arriver à ce résultat; mais ici, comme dans beaucoup d'autres circonstances, on a vu combien il était difficile de
réaliser, dans la pratique, ce que semblait indiquer la théorie.
Ce dosage, en effet, est surtout individuel : aux uns il faut un
peu plus, aux autres un peu moins de chloroforme. Or, c'est cette
quantité variable pour chaque individu qu'il est impossible de
connaître d'avance, et, par suite, de déterminer. En outre, on
ne sait pas non plus avec quelle rapidité l'agent anesthésique
sera porté par le torrent circulatoire vers les centres nerveux.
Or, c'est là encore un des éléments du problème qu'il importerait de connaître, mais que, pour le moment, nous ignorons
complétement.

Voyons donc quelles sont les règles à observer dans l'administration du chloroforme.

Un des points les plus importants, et sur lequel nous insisterons principalement, c'est d'en donner peu à la fois, de le donner
lentement, progressivement, de façon à ne pas surcharger le
malade, et à pouvoir s'arrêter au moment où le résultat que l'on
veut obtenir est atteint. Pour suivre ces conseils, il faut laisser
complétement de côté les appareils, car avec eux on risque
toujours de donner une trop grande quantité de vapeurs anesthésiques.

Beaucoup de personnes se servent, et je me suis souvent servi
moi-même d'une compresse enroulée en cornet, au fond duquel
on met une certaine quantité de charpie imbibée de chloroforme.

Mais, depuis plusieurs années, j'ai renoncé à cette méthode, qui
expose encore, dans une certaine mesure, à dépasser la dose nécessaire, et, pour plus de sûreté, je n'emploie qu'une compresse
pliée en plusieurs doubles. Sur cette compresse je laisse tomber
quelques gouttes de chloroforme, assez pour former une tache
humide de la largeur d'une pièce de cinq francs. J'approche
ensuite la compresse de la bouche et du nez du malade, tout en

ayant soin, dans les premiers moments, de la laisser distante de dix centimètres environ. Au bout de quelques secondes, je la rapproche davantage, puis de plus en plus, et au bout d'un certain temps, lorsque je puis supposer que la tolérance est établie, j'applique directement la compresse sur le nez et la bouche.

Aussitôt que le chloroforme est évaporé, j'en remets, et pendant ce temps, je suspends l'anesthésie, ce qui est encore un excellent moyen pour ne pas surcharger le sujet.

Je recommence cette manœuvre jusqu'à ce que l'anesthésie soit obtenue ; mais, pendant toute la durée de l'opération, j'ai bien soin de faire surveiller constamment le pouls, la respiration, l'expression de la face, l'appareil musculaire, et l'état de la pupille.

Dès le début, je confie le pouls à un aide expérimenté. Aussitôt que le chloroforme commence à agir, le pouls faiblit toujours un peu. Toutefois, il ne faut pas que cette dépression de la tension vasculaire soit portée trop loin ; elle indique, en effet, que le chloroforme agit trop vivement sur la partie nutritive de l'encéphale, et, dans ce cas, il faut interrompre.

La respiration n'est pas moins importante à surveiller ; il y a, à cet égard, bien des variétés individuelles : certains sujets respirent très-librement, sans éprouver aucun sentiment de gêne ; d'autres, au contraire, ont de la toux, à cause de l'irritation que produisent sur le larynx les vapeurs anesthésiques. Dans ce cas, il faut, au lieu de pousser l'inhalation, l'interrompre pendant quelques secondes, afin de laisser au malade le temps de se remettre. Il est évident qu'on devrait agir de même si le sujet éprouvait des accès de suffocation. Il faut encore observer attentivement la fréquence des mouvements respiratoires et l'intensité des inspirations. La respiration doit être normale, c'est-à-dire ne pas dépasser vingt à vingt-deux inspirations par minute. Si, en effet, il y a plus d'inspirations dans un temps donné, ou si les inspirations sont plus larges, plus profondes, il y a une plus grande quantité d'agent anesthésique envoyé dans les voies respiratoires, et, par suite, vers les centres nerveux. Dans l'un et l'autre cas, soit que les mouvements respiratoires se précipitent trop, soit que les inspirations deviennent trop larges, il faut interrompre quelques instants l'inhalation.

Certains malades ont aussi, au début, des désordres plus ou moins violents : la glotte se resserre d'une façon spasmodique ; la face s'injecte, se congestionne. Il faut s'arrêter et attendre que cet état spasmodique cesse, ce qui, en général, n'est pas long et est annoncé par une grande inspiration. Dès que la respiration s'est régularisée, on peut redonner le chloroforme.

Lorsque cette gêne de la respiration, qu'on peut attribuer à un état spasmodique de la langue, se reproduit toutes les fois qu'on reprend l'inhalation, beaucoup de mes confrères ont l'habitude de faire tirer et de maintenir la langue en avant par un aide au moyen d'une pince à pansement. Il semble que l'épiglotte, atteint en avant par cette manœuvre, dégage l'orifice supérieur du larynx et l'empêche de se rétrécir autant par l'action des muscles intrinsèques du larynx. Pour moi, j'ai très-rarement recours à cette manœuvre, parce que l'habitude des intermittences répétées diminue cette tendance à la dyspnée menaçante.

Depuis quelques années, nous attachons en outre une très-grande importance à l'examen de la pupille fait de temps à autre pendant l'inhalation. Voici en effet ce que nous ont appris à cet égard les intéressantes recherches de MM. Budin et Coyne. Pendant la première période de l'anesthésie, celle qui est habituellement caractérisée par de l'indifférence d'abord, et ensuite par une certaine agitation, la pupille reste avec le degré de dilatation dans lequel elle se trouvait avant l'intervention de l'agent anesthésique. Puis, lorsque l'insensibilité et la résolution arrivent, les pupilles se resserrent notablement, et elles restent serrées tant que dure l'insensibilité. Elles ne reprennent leur dilatation qu'au moment où la sensibilité est sur le point de revenir, d'où cette double conclusion pratique : tant que les pupilles sont serrées, le malade est insensible; il est inutile de continuer l'anesthésie, il y aurait même danger à la continuer quand les pupilles recommencent à se dilater, la sensibilité est revenue ou est sur le point de revenir; il faut donc recommencer l'inhalation si l'opération n'est pas terminée. Cette inspection de la pupille est un guide utile pour toutes les anesthésies, et en particulier pour celles qui nécessitent les longues opérations comme l'ovariotomie.

Pour résumer, nous dirons donc qu'il faut donner peu de chloroforme à la fois, faire des intermittences pour ne pas surcharger l'économie, multiplier les interruptions dès qu'il survient quelque accident du côté des voies respiratoires et circulatoires, ou du côté de l'appareil musculaire, et examiner de temps en temps l'état des pupilles.

En agissant ainsi, on a rarement des accidents à déplorer. Cependant, malgré toutes les précautions, on peut voir survenir les phénomènes suivants, que nous avons pu constater souvent chez les animaux. On doit avoir l'attention éveillée sur ces phénomènes, afin d'être prêt à y remédier immédiatement.

Tout à coup le pouls s'arrête, la face devient pâle, les inspirations et les expirations continuent, mais affaiblies. Ces symptômes indiquent une cessation instantanée des contractions du cœur; il survient alors ce qu'on a appelé une *syncope chloroformique.*

A quoi est dû cet accident? Peut-être, comme je l'ai indiqué (1), à ce que le chloroforme agit directement sur les parois du cœur et paralyse l'action de cet organe, et plus probablement à ce qu'il se fait une accumulation, un emmagasinement du chloroforme dans la moelle allongée, là où naissent les nerfs de la respiration. Une fois les racines de ces nerfs paralysées, la respiration cesse forcément, et avec elle les mouvements du cœur.

Quoi qu'il en soit de la théorie, ce qu'il importe de remarquer, c'est en quoi la syncope chloroformique diffère de la syncope or-

---

(1) Gosselin, *Recherches sur les causes de la mort subite sous l'influence du chloroforme.* (*Archives de médecine*, 4° série, tome XVIII, 1848.)

dinaire : dans celle-ci, le cœur seul se paralyse, les mouvements respiratoires se prolongent encore pendant un temps considérable ; dans la syncope chloroformique, au contraire, on voit bientôt cesser, avec les battements du cœur, les mouvements respiratoires. Il y a là un très-grand danger. Le malade est dans un état de mort apparente, qui tout à l'heure va devenir la mort réelle si on ne s'empresse pas d'agir.

Fort heureusement ici, le remède est à côté du mal. Aussitôt que ces symptômes apparaissent, il suffit de ne pas se troubler, et de s'occuper immédiatement des moyens propres à rétablir le jeu de la circulation et de la respiration. Pour cela, il faut de suite pratiquer la respiration artificielle : on exerce des pressions alternatives, à l'aide des mains, sur la base du thorax, de façon à élever et à abaisser les côtes. On pourrait encore, comme l'a conseillé M. Denis, de Caen, élever et abaisser successivement les membres supérieurs. Nous donnons cependant la préférence au premier procédé, parce qu'il permet de secouer le cœur en même temps que l'on ranime les contractions du diaphragme et des muscles intercostaux. Au bout de cinq à six secondes, on voit le pouls revenir, la circulation se rétablir. En même temps il est bon, ainsi que l'ont conseillé Denonvilliers et Nélaton, de mettre la tête en bas, en soulevant le siége de la malade en même temps qu'on amène sa tête en dehors du lit, pour la rendre pendante, ou bien quand les dimensions du lit le permettent, en faisant soulever par deux aides au niveau des pieds.

Ces moyens réussissent ; je m'en suis souvent assuré à l'aide d'expériences faites à l'hôpital Beaujon et à la Pitié. On amenait à l'amphithéâtre deux chiens auxquels je donnais une dose de chloroforme assez considérable pour les faire tomber tous deux en syncope : sur l'un, je pratiquais la respiration artificielle, je mettais la tête en bas, et j'employais tous les moyens que nous venons d'indiquer ; quant à l'autre, je le laissais tranquille. Le premier ne tardait pas à revenir complétement à lui, le second mourait.

Un certain nombre de chirurgiens à Paris ont toujours à leur disposition et toute prête à marcher une pile électrique (le modèle Morin et Legendre ou tout autre); si la syncope chloroformique apparaît, ils essayent de ranimer les contractions du cœur et du diaphragme en appliquant un des pôles sur un des côtés du cou, et promenant l'autre pôle sur la région précordiale et la base de la poitrine. Je suis loin de repousser l'emploi de ce moyen, mais il est difficile à combiner avec la respiration artificielle et la déclivité de la tête, et j'emploie ces dernières de préférence. Elles m'ont suffi pour ramener le patient à la vie dans les quelques cas où j'ai vu une menace de syncope chloroformique, et fort heureusement, les faits de ce genre sont trop rares pour que j'aie eu l'occasion d'étudier leurs effets comparativement avec ceux de la pile. Je suis d'ailleurs de ceux qui pensent que, pour propager les bonnes méthodes, il faut, autant que possible, ne pas les compliquer de manœuvres nécessitant un outillage spécial. Or, dans les hôpitaux, sans doute, et même dans la pratique des grandes villes, nous avons facilement une pile à notre disposition. Mais dans d'autres conditions, le chirurgien peut n'avoir pas une pile à sa disposition. Il est bon qu'il se souvienne que la syncope arrivant, il y remédiera facilement avec ses mains et celles de ses aides, en faisant la respiration artificielle, et portant en bas la tête du malade.

La syncope chloroformique est donc un accident peu grave en lui-même, puisqu'il est facile d'y remédier. C'est ce que j'appelle un *accident prévu et remédiable*.

Malheureusement, il peut en survenir d'autres qui ne sont pas indiqués par nos expériences sur les animaux, qui sont plus rares et à cause de cela moins connus, et auxquels il est bien plus difficile de remédier.

Voici, par exemple, ce qui m'est arrivé en 1861, à la Pitié, sur un sujet qui avait une luxation récente de l'épaule. A ce moment, n'ayant pas encore de raison pour me défier du chloroforme, qui m'avait toujours réussi, confiant d'ailleurs dans mon mode d'administration et dans les nombreuses expériences que j'avais faites, je me croyais à peu près sûr de pouvoir parer à tous les accidents. Mon malade, âgé de cinquante-six ans, avait contracté depuis longues années déjà l'habitude des alcooliques. Après avoir essayé inutilement, pour réduire la luxation, les procédés de douceur, j'eus recours aux anesthésiques. On endormit donc le malade; l'opération se fit promptement et facilement, la luxation fut réduite de suite. Le patient revint à lui, parla; le pouls était excellent, la respiration normale, lorsque tout à coup le face s'injecta, se colora vivement, la respiration devint fréquente et stertoreuse, la bouche se couvrit d'écume, l'intelligence disparut de nouveau. Cependant le pouls était toujours bon. On employa vainement l'électricité, la respiration artificielle, les flagellations d'eau froide; tout fut inutile, le malade mourut au bout de vingt-cinq minutes.

Messieurs, qu'était-il donc arrivé? Avions-nous affaire à une syncope? Non, car le pouls battait comme à l'état normal. Une asphyxie? Pas davantage, puisque la respiration se faisait librement. Mais le malade offrait tous les symptômes d'une congestion cérébrale, et en effet, à l'autopsie, nous trouvâmes la substance cérébrale parsemée d'un piqueté rouge très-abondant, comme dans la variété que Cruveilhier a désignée sous le nom d'*apoplexie capillaire*.

Ici donc on aurait pu dire que le malade était mort simplement d'une congestion cérébrale, indépendante de l'anesthésie. Nous préférons croire que la mort a été le résultat de l'administration du chloroforme, mais qu'elle est survenue par un accident imprévu, par un mécanisme nouveau, que l'on ne connaissait pas encore, et que, par suite, il était impossible de prévoir.

Cet accident, rapproché de plusieurs autres observés depuis, prouve que le chloroforme peut devenir dangereux par des phénomènes variés se rapportant les uns à la forme syncopale, les autres à une forme non encore décrite jusqu'ici, et que je désignerai sous le nom de *forme congestive*.

Comment cela se fait-il? Je ne saurais vous l'expliquer. Mais j'ajouterai que cette dernière variété n'a été rencontrée, à ma connaissance, que chez les alcooliques.

2° *Éther*. — Les précautions préalables sont les mêmes que pour le chloroforme.

Le mode d'administration est analogue, et se fait par inhala-

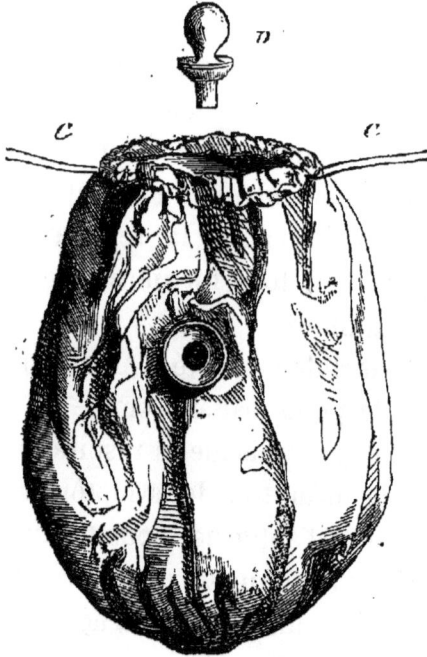

Fig. 1. — Appareil à anesthésie de J. Roux (1).

tion. Toutefois, ici l'on ne peut se servir simplement d'une compresse, car l'éther se volatilise beaucoup trop rapidement, et l'agent n'arriverait pas en assez grande quantité pour produire l'anesthésie. Je citerai à cette occasion une dame qui, atteinte depuis plusieurs années de douleurs névralgiques violentes, les calme en s'enivrant continuellement avec de l'éther versé sur son mouchoir; cependant elle n'est jamais tombée dans une insensibilité complète. Il faut donc un appareil; celui dont je me sers journellement est le sac de M. Jules Roux (fig. 1).

(1) CC, cordons passés dans une coulisse, D. bouchon de buis.

L'éther chimiquement pur, c'est-à-dire marquant 65 à 66° à l'aréomètre, doit être préféré à l'éther ordinaire du commerce, qui marque 50 à 55°.

Les préceptes sont les mêmes que pour le chloroforme. On doit donner l'éther progressivement, faire des intermittences jusqu'à ce que la tolérance soit établie ; alors on pourra intercepter l'air extérieur en appliquant hermétiquement le sac sur le nez et la bouche. Ce procédé a bien l'inconvénient de faire respirer de l'air expiré et carbonisé, mais il y reste encore une assez grande quantité d'oxygène, puisque chaque inspiration n'enlève que deux ou trois parties d'oxygène sur vingt et une qui existent à l'état normal. En outre, les intermittences que l'on fait en débouchant et en rebouchant alternativement le sac pour y verser de l'éther, laissent entrer une certaine quantité d'air nouveau.

On pourrait faire un long parallèle entre l'éther et le chloroforme. Je ne l'essayerai pas, cela m'entraînerait trop loin.

Si, pour le mode d'administration, le chloroforme est plus commode que l'éther, si l'anesthésie qu'il procure se prolonge un peu plus longtemps, d'un autre côté, je n'ai pas eu, du moins jusqu'à présent, l'occasion de voir l'éther amener la syncope, cet accident prévu. Aussi suis-je disposé à croire que les vapeurs éthérées exposent moins que le chloroforme à la syncope ; du reste, si elle survenait, on la combattrait de la même façon.

Malheureusement, si l'éther expose moins aux accidents prévus, il expose tout autant à des accidents imprévus résultant d'une influence fâcheuse exceptionnelle sur l'innervation nutritive. Voici, par exemple, ce que j'ai observé, dans un cas malheureux, en 1868, à l'hôpital de la Charité.

Il s'agissait d'une luxation traumatique de la hanche droite, datant de dix-huit heures, chez un individu qui avait d'autres lésions traumatiques, savoir une fracture de la cuisse gauche et une du bras droit. Le malade n'était plus dans la stupeur, mais il souffrait beaucoup de la hanche. Le laisser dans cet état, c'était prolonger ses souffrances; réduire sans anesthésie, c'était l'exposer à des douleurs excessivement vives, et peut-être aussi à des mouvements désordonnés et violents qui auraient pu nuire à ses fractures. Il y avait donc là des indications, et j'hésitai d'autant moins à pratiquer l'anesthésie, que jusque-là je n'avais eu qu'à me louer de l'éther.

Le malade fut donc endormi avec l'éther à 65°, et la luxation réduite par un procédé de douceur. Tout à coup le pouls cessa de battre, la respiration continuant. Le pouls reparut, mais le malade resta étranger à ce qui l'entourait. Son intelligence ne revint pas. Bientôt la respiration s'accéléra, la face devint bleuâtre, se cyanosa. En vain l'on eut de nouveau recours aux moyens qui avaient été utiles une première fois : respiration artificielle, électricité, flagellations d'eau froide; tout fut inutile, et, au bout de vingt-cinq à trente minutes, le malade était mort.

A l'autopsie, on trouva des caillots noirs dans les cavités du cœur, surtout dans les cavités gauches, comme cela arrive dans l'asphyxie; les poumons étaient intacts, ainsi que le cerveau.

En résumé, dans ce cas, il y a eu d'abord syncope, puis retour, et enfin cyanose indiquant qu'il s'était produit une suppression de l'hématose, c'est-à-dire cette variété d'asphyxie qui ne s'explique point par l'absence d'air respirable, mais qu'on peut attribuer au défaut d'action de l'influx nerveux sur le poumon, comme cela a eu lieu après la section du pneumo-gastrique, dans les expériences de Dupuytren, Provençal et Magendie.

C'est donc là encore une variété d'accident imprévu, et pour lequel je ne connais pas de remède.

Faudrait-il tirer de ces cas malheureux la conclusion que les anesthésiques devraient être abandonnés? Loin de moi cette pensée : d'une part, les exemples de mort, proportionnellement au chiffre des malades pour lesquels on a employé le chloroforme et l'éther, sont très-rares; d'autre part, on l'a déjà fait remarquer avec raison, la douleur et la perturbation nerveuse occasionnaient aussi quelquefois la mort, à l'époque où l'on n'endormait pas, et l'anesthésie rend aujourd'hui de si grands services, est réclamée avec tant d'insistance par les patients eux-mêmes, qu'il est impossible d'y renoncer.

Concluons seulement de tout ce que nous savons sur ce sujet, que les contre-indications n'ont pas encore été suffisamment étudiées et ont besoin de l'être de plus en plus; mais n'épargnons aucun soin, prenons toutes les précautions connues pour éviter et pour combattre, s'il en est besoin, les accidents, de manière à pouvoir nous dire :

Fais ce que dois, advienne que pourra.

TROISIÈME LEÇON

MESSIEURS,

Nous avons à chaque instant des plaies à panser. Vous entendez parler de temps à autre de *topiques* ou de *procédés nouveaux*. Vous assistez depuis quelque temps à l'exposé et à la discussion de théories séduisantes sur lesquelles on s'appuie pour établir la valeur de ces innovations. J'ai pensé qu'il serait bon de passer en revue, au début de l'année, les variétés anciennes et modernes de pansement, et de les mettre en rapport avec ce que la physiologie pathologique nous a appris sur le mode de cicatrisation des plaies.

Qu'avons-nous à faire en effet dans la plupart des cas? Nous avons à aider l'organisme dans le travail de réparation qu'il tend à faire, à ne pas entraver ce travail d'abord, et ensuite à lui faire parcourir ses phases le plus rapidement et le moins dangereusement possible. Ainsi posé, le problème devient complexe, et vous ne pourriez pas en comprendre les données et la solution par les pansements, si je ne vous faisais pas connaître les phénomènes consécutifs à la production des plaies, ceux que, dans vos auteurs, vous trouvez décrits sous les noms de *phénomènes de la cicatrisation*.

Ici établissons d'abord deux distinctions. La plaie est superficielle ou profonde, sans intéresser les os; elle est profonde et intéresse un ou plusieurs os dans sa profondeur. J'examinerai les pansements pour chacune de ces variétés.

I. — *Plaies superficielles :* 1° *Phénomènes de la cicatri-*

sation. — Si la plaie est superficielle et non contuse, comme cela arrive quand elle a été produite par un instrument tranchant bien acéré, si en même temps ses bords sont en contact, la réparation se fait par le procédé le plus simple et le plus favorable pour le malade, celui que vous trouverez indiqué sous les noms de cicatrisation immédiate, ou de réunion par première intension. J'en résume en quelques mots les phénomènes connus : les bords de la plaie commencent par saigner ; au bout de quelques heures ils versent un peu de sérosité sanguinolente, ou de liquide séro-visqueux qui adhère à ces deux bords et les accole ; puis en trois ou quatre jours la sérosité s'organise entre ces mêmes bords ; elle devient de plus en plus épaisse et comme fibrino-albumineuse ; des cellules à noyaux, puis des vaisseaux sanguins s'y produisent, à peu près comme dans la formation des tissus chez le nouvel être, et au bout de cinq à six jours, vous avez entre les bords de la plaie un tissu nouveau, nécessairement très-étroit, puisque les surfaces étaient en contact, ayant beaucoup des caractères, à l'œil nu et au microscope, du tissu conjonctif et du tissu fibreux, ayant de plus un épithélium à sa surface, mais manquant en général de matière colorante et de glandes cutanées.

Ces phénomènes anatomiques et physiologiques se sont passés sans que le malade ait éprouvé de douleur, sans que les bords se soient gonflés et aient rougi. On serait donc autorisé à dire qu'ils n'ont pas été le produit de l'inflammation. Cependant on les a rapportés à la variété d'inflammation que Hunter nomme *adhésive,* par opposition à celle qui paraît provoquer la suppuration et qu'il a appelée *suppurative.* Tout en reconnaissant que, dans certains cas rares, l'adhésion des bords d'une plaie superficielle se fait sans apparition des phénomènes cliniques de l'inflammation, j'accepte pourtant volontiers l'expression et la théorie de l'inflammation adhésive, parce que si l'état inflammatoire réel n'accompagne pas toujours ce mode de cicatrisation, il est néanmoins sur le point d'arriver, et bien souvent il arrive sur quelques points de la plaie, tandis que sur les autres il ne se montre pas. On a dès lors à côté d'une cicatrisation immédiate sans inflammation, une cicatrisation immédiate avec inflammation modérée, ou même avec inflammation suppurative. C'est une cicatrisation par un procédé mixte d'inflammation : adhésive sur certains points et suppurative sur d'autres, et les phénomènes inflammatoires gonflement, douleur, rougeur et chaleur se prononcent plus ou moins suivant que la première ou la seconde a prédominé. C'est pour indiquer cette cicatrisation mixte qu'il est nécessaire de conserver comme théorie générale l'inflammation de Hunter, et de l'admettre alors même que les phénomènes cliniques de cette inflammation ne sont pas évidents pour nous. C'est alors le produit ou le résultat, ce ne sont pas les phénomènes que nous voulons indiquer.

Lorsque les bords de cette même plaie superficielle sont trop écartés, et lorsqu'ils ont subi une attrition trop considérable par suite de la pression à laquelle les a soumis le corps vulnérant, la cicatrisation se fait par un autre procédé, celui de la membrane pyogénique et de la suppuration. La plaie passe alors par trois périodes: celle de *mondification*, celle de *suppuration* et celle de *dessiccation*. Dans la première les tissus, mortifiés ordinairement sur une très-petite étendue et à peu de profondeur, sont éliminés par un travail singulier d'absorption qui se fait entre la partie morte et la partie vivante. Ce travail s'accompagne d'un écoulement sanguin, puis séro-sanguin; il dure quatre à cinq jours pendant lesquels les phénomènes locaux et quelquefois, mais rarement, les phénomènes généraux de l'inflammation apparaissent. Au bout de ce temps, la plaie est mondifiée, et sa surface est recouverte d'une couche granuleuse rouge due à la transformation en une membrane mince très-adhérente aux tissus divisés, de la sérosité visqueuse (lymphe plastique) exhalée par les vaisseaux de la plaie. C'est le liquide reproducteur, semblable à celui que nous avons trouvé déjà dans la réunion immédiate. Mais là il se transformait et s'organisait immédiatement en tissu cicatriciel, ici il se transforme d'abord en un tissu particulier, sorte de tissu conjonctif très-vascularisé, qui ne deviendra cicatriciel qu'après avoir fourni pendant un certain temps du pus.

La deuxième période est donc arrivée, et se caractérise par la surface pyogénique et la suppuration. Elle se continue plus ou moins longtemps, de dix à soixante jours et plus, suivant que la cicatrisation est plus ou moins régulière. Peu à peu la surface pyogénique diminue d'étendue, en vertu d'un pouvoir rétractile particulier dont est doué cet organe nouveau et temporaire, la membrane pyogénique. En même temps les phénomènes inflammatoires de la première période ont disparu peu à peu; c'est comme un état physiologique nouveau qui s'est établi à la suite de l'état pathologique dit *inflammation suppurative*.

La troisème période commence lorsque, sur les bords de la plaie déjà diminuée par le retrait de la membrane pyogénique, commence à se faire la dessiccation caractérisée tout à la fois par la diminution de la sécrétion purulente, et par la formation de l'épiderme. La suppuration continue, mais le pus devient de plus en plus visqueux et incolore.

La cicatrisation après suppuration est tantôt régulière, tantôt irrégulière. Elle est régulière lorsque la modification se fait promptement, lorsqu'elle s'accompagne de phénomènes inflammatoires locaux modérés, et qu'il ne s'y ajoute pas de phénomènes généraux, lorsque, dans la deuxième période, le pus reste crémeux, épais, sans mauvaise odeur, et lorsque, dans la troisième, le travail de retrait et de dessiccation ne s'arrête pas.

Elle est irrégulière au contraire lorsque les phénomènes de l'inflammation s'accusent fortement; lorsque la plaie se couvre, durant la première période, d'exsudats peu adhérents, sortes de fausses membranes, qui subissent à leur tour la mortification et doivent être éliminés; lorsqu'elle fournit plusieurs jours de suite, au lieu de quelques heures, un suintement sanguinolent ou plus sanguinolent que séreux; lorsque l'inflammation locale s'accompagne de fièvre, et lorsque cette fièvre, coïncidant avec une mortification plus étendue qu'à l'ordinaire à la surface de la plaie, peut faire supposer la résorption de matériaux putrides ; lorsque, dans la période de suppuration, il survient un érysipèle ou une diphthérite, ou cette altération particulière de la membrane pyogénique qui se traduit, avec ou sans diphthérite, par la pâleur, l'aspect blafard, la fluidité plus grande et quelquefois la mauvaise odeur du pus ; lorsque la troisième période se trouve arrêtée par une destruction ulcérative des bords qui commençaient à se dessécher, et lorsque cette destruction, accompagnée de diphthérite seulement ou de diphthérite et de gangrène, caractérise la complication sérieuse connue sous le nom de pourriture d'hôpital.

Les mots que je viens de prononcer à propos des irrégularités de la cicatrisation par suppuration (résorption putride, diphthérite, érysipèle, angéioleucite, pourriture d'hôpital) indiquent autant de maladies sur-ajoutées ou de complications qui mériteraient et qui ont, en effet, dans nos livres une description spéciale. Vous comprenez que je ne peux pas m'y arrêter longtemps aujourd'hui. Mais j'aurai à vous montrer tout à l'heure dans quelle proportion les pansements peuvent et doivent intervenir soit pour empêcher soit pour combattre ces complications.

A côté de la cicatrisation immédiate franche ou exclusive et de la cicatrisation suppurative également franche, n'oublions pas de placer la *cicatrisation mixte* dont je parlais tout à l'heure qui se fait immédiatement sur certains points de la plaie, après granulation et suppuration sur d'autres. Je vous dirai tout à l'heure que certains pansements ont pour effet d'amener ce résultat qui est assurément moins avantageux que la cicatrisation immédiate franche, mais qui a sur la cicatrisation suppurative complète, l'avantage d'exposer moins le patient aux phénomènes de l'inflammation et à ses conséquences possibles, la septicémie, et surtout l'érysipèle.

Mais outre ces trois modes de cicatrisation des plaies superficielles, j'en connais un quatrième qui n'est pas encore décrit dans vos livres, dont l'existence m'a été montrée par l'observation clinique, et qui joue dans certains cas, notamment pour les plaies profondes à fond osseux, un rôle très-important. Je n'ai pas encore de nom pour le désigner, et provisoirement je ne puis que l'appeler cicatrisation *intermédiaire*. Voici en quoi il consiste :

La plaie saigne le premier jour comme toutes les plaies possibles. Le lendemain et les jours suivants elle donne de la sérosité sanguinolente en petite quantité, sans que les bords s'agglutinent. Cette sérosité n'a pas de mauvaise odeur, comme celle que nous voyons s'exhaler au début de certaines plaies étendues et profondes, lorsque la première période s'accompagne de gangrène et de fétidité. Elle est en outre beaucoup moins abondante que dans ce dernier cas. Contient-elle, outre le sang, des éléments cellulaires particuliers, des leucocytes? Je n'ai pas encore eu l'occasion d'étudier la chose au microscope, je ne puis donc rien en dire. Quoi qu'il en soit, les bords de la plaie ne s'agglutinent pas comme dans la cicatrisation immédiate. Le fond continue à être visible; il reste d'une couleur rouge foncé; il ne devient ni vermeil ni granuleux, et on ne voit à sa surface, pas plus que dans les pièces à pansement, le liquide épais et à couleur jaunâtre qui constitue le pus, c'est-à-dire qu'on ne voit ni l'organe producteur (membrane pyogénique) ni le produit que nous observons dans la cicatrisation après suppuration. Les choses continuent ainsi pendant cinq à dix ou douze jours, au bout desquels, la quantité de sérosité sanguinolente ayant toujours diminué, la plaie est revenue peu à peu sur elle-même, s'est desséchée, et s'est recouverte d'un épiderme. Le résultat définitif est le même qu'après la réunion immédiate et la suppuration, savoir un tissu fibro-conjonctif de nouvelle formation, mais ce tissu cicatriciel ne s'est pas formé promptement et d'emblée par l'agglutination des bords, comme dans le premier mode que nous avons étudié, ni après la formation préalable d'une membrane granuleuse et suppurante, comme dans le second. C'est par un mécanisme intermédiaire aux deux autres que la nature procède, et voilà pourquoi je me servais tout à l'heure du mot *intermédiaire* pour le caractériser.

Ce mode de cicatrisation a une ressemblance avec celui qui fait la réparation dans les plaies sous-cutanées. Il n'est pas commun, au moins chez l'homme ; je l'ai observé plus particulièrement à la suite des plaies contuses de la tête, mais je vous dirai plus loin qu'il intervient aussi dans d'autres régions et sur des plaies profondes. Il nous offre pour la clinique ceci d'important qu'il ne s'accompagne pas des phénomènes inflammatoires locaux de la suppuration, et qu'il n'expose pas à ce que j'ai appelé les irrégularités, c'est-à-dire aux retards et aux accidents ou complications de cette dernière. D'ailleurs, le liquide qu'il fournit, n'a pas cette aptitude à la décomposition sous l'influence de l'air qui est un des caractères du pus. Si d'autre part, l'achèvement de la cicatrisation est plus lent qu'après la réunion immédiate, il est plus rapide qu'après la suppuration.

Je dois ajouter, d'ailleurs, que quelquefois ce mode se combine avec les deux autres, que notamment il peut s'accompagner de suppuration sur un ou plusieurs points de la plaie, auquel cas on voit un peu de pus mélangé avec la sérosité sanguinolente et çà et là de petits bourgeons charnus, au niveau desquels la cicatrisation définitive se fait plus longtemps attendre que dans les autres points.

2° Pansements des plaies superficielles. — Il est évident que dans les cas où nous sommes appelés dès le début d'une plaie superficielle, nos efforts doivent tendre à favoriser la cicatrisation la plus rapide, et la plus inoffensive, c'est-à-dire la cicatrisation immédiate ou l'intermédiaire. La cicatrisation après suppuration est un pis-aller, inévitable dans bien des cas, et que nous devons éviter s'il est possible.

Mais pour obtenir la cicatrisation par les deux premiers modes, certaines conditions sont nécessaires, et il importe de rechercher d'abord si elles existent. Il y a en premier lieu des conditions générales, dépendant du milieu atmosphérique et de la santé antérieure du sujet. Elles ont ici moins d'importance sans doute que pour les plaies profondes, et surtout profondes osseuses. D'ailleurs, nous ne sommes pas maîtres de la santé antérieure et nous sommes bien forcés de l'accepter telle qu'elle est. Quant au milieu atmosphérique, sa pureté, par quelque mécanisme qu'elle agisse, est toujours utile. Nous ne pouvons pas toujours l'obtenir à volonté; mais il est bon de la réaliser le plus possible par le changement de place du malade, l'aération, la ventilation.

Il y a ensuite des conditions locales; et ce sont celles-là surtout que le pansement peut ou utiliser ou provoquer. Parmi elles se trouvent l'étroitesse de la plaie, et, quand elle est tant soit peu étendue, la netteté de la section, et l'absence de corps étranger. Quand les bords de la plaie sont notablement écrasés, contus, ils sont voués inévitablement à un certain degré de gangrène moléculaire, qui est absolument incompatible avec les deux premiers modes de cicatrisation et qui contre-indique les pansements à eux appropriés. Si la plaie n'est pas trop étendue, ni contuse, il faut aussi que ses bords et son fond ne renferment pas de corps étrangers irritants dont la présence favoriserait le développement de l'inflammation suppurative, et empêcherait les bons effets du pansement qui aurait été fait en vue de la cicatrisation sans pus. Il peut y avoir pour les plaies deux sortes de corps étrangers, ceux qu'on voit, et ceux qui sont invisibles et subtils, ceux qu'on appelle aussi des miasmes. Quand, en examinant une plaie, on voit les premiers tels que de la terre, du sable, du plâtre, il n'y a pas à songer au pansement, avant de les avoir bien enlevés au moyen de lavages à l'eau tiède simple, à l'eau tiède phéniquée ou légèrement alcoolisée; pour ce lavage on se sert d'une éponge quand on peut être sûr d'en avoir une très-propre. Dans nos hôpitaux, nous n'avons pas cette certitude, c'est pourquoi je me sers plus volontiers d'une compresse. Le sang coagulé depuis un certain temps, celui qui a séjourné quelques heures au contact de l'air, est lui-même un corps étranger qui peut devenir irritant en se décomposant davantage. On doit aussi en débarrasser la plaie. Il convient enfin, si par hasard une artère donne du sang, de la lier ou de la tordre avant de faire le pansement.

Quant aux corps étrangers subtils et invisibles, qui pourraient d'abord par leur absorption occasionner un empoisonnement, qui pourraient ensuite par leur séjour ou leur simple passage dans les réseaux lymphatiques et sanguins occasionner l'inflammation suppurative, nous ne pouvons les voir, nous ne pouvons que les présumer, et nous sommes fondés à les présumer, lorsque la plaie est étroite, et que, par suite, le sang n'a pas été versé en assez grande quantité pour entraîner ces matières irritantes. A ce point de vue, il faut se défier surtout des plaies par instrument piquant, surtout lorsqu'on sait que la pointe de ces instruments a pu être chargée de matières organiques en putréfaction. A cette catégorie appartiennent spécialement les piqûres des anatomistes. Donc toutes les fois que vous aurez lieu de soupçonner ces sortes de corps étrangers, et il n'y aura aucun inconvénient à les soupçonner pour toutes les plaies par piqûre, vous devrez, avant de faire le pansement favorable à la cicatrisation immédiate, agir en vue de faire sortir ces corps étrangers. Ici le simple lavage ne suffit pas, parce que la partie profonde de la blessure est inaccessible ; il faut exécuter des pressions tout autour de la plaie pour expulser le sang, véhicule probable des matières dangereuses. Il faut, quand on le peut, faire la succion de la plaie et la faire à diverses reprises pendant cinq minutes au moins. N'oubliez pas ces précautions préalables : pressions, lavages, et surtout succion, quand vous vous piquerez dans les dissections ou les autopsies, et n'oubliez pas qu'elles vous préserveront d'autant mieux des accidents toxiques, des angéioleucites, des phlegmons, que vous y aurez eu recours plus tôt et plus longtemps.

Les conditions étant donc reconnues favorables, et la plaie étant bien nettoyée, le pansement qui doit favoriser la cicatrisation immédiate doit remplir ce double but de fermer à l'air l'accès de la plaie, et d'en tenir les bords en contact. Ce double but est facile à atteindre, lorsqu'il s'agit d'une blessure par instrument piquant. En effet les bords se trouvent tout naturellement au contact, il n'y a pas à s'occuper de leur rapprochement, et l'on n'a qu'à pratiquer l'occlusion, ce qui se fait journellement avec un emplâtre adhésif. Le plus communément employé est le taffetas d'Angleterre bien préparé. On peut le remplacer par une bandelette de linge collodionnée, et, quand la piqûre a été faite par un instrument un peu plus gros, il ne faut pas craindre de superposer deux morceaux de l'emplâtre adhésif, dont le superficiel serait un peu plus large que le profond.

Lorsque la plaie a été produite par un instrument tranchant et a ses bords tant soit peu écartés, il faut les tenir rapprochés avec les doigts pendant qu'un aide place une ou plusieurs bandelettes adhésives, unissantes et occlusives. Il est bon de recouvrir ces dernières d'un pansement protecteur avec le linge percé imbibé de glycérine ou de cérat, et, par-dessus ce linge, un peu de charpie très-propre, une compresse et une bande. Ce bandage est destiné à protéger davantage contre l'impression de l'air froid et plus ou moins impur. En même temps il assure l'immobilité de la région malade, et maintient à leur place les bandelettes unissantes.

Lorsque la plaie est accompagnée de la formation d'un lambeau, ou lorsqu'elle occupe une partie naturellement libre et flottante comme une des paupières ou une des lèvres, les bandages unissants ne suffiraient pas pour maintenir les bords en contact, il faut recourir à la suture soit entrecoupée, soit entortillée. Ce n'est pas le lieu de vous décrire ici le mode d'emploi de ces sutures. Je vous rappellerai seulement que si, dans quelques cas, et en particulier sur les paupières, elles donnent bien le résultat que nous cherchons, la réunion immédiate et sans suppuration, souvent aussi elles nous donnent une cicatrisation mixte. Cela tient à ce que les surfaces en contact se réunissent bien par première intention; mais les trajets des fils ou des épingles suppurent, ou bien les parties qu'elles étreignent, surtout dans les cas de suture entortillée, perdent leur vitalité par places, et se transforment en eschares dont l'élimination se fait avec la suppuration.

Quand, après l'examen et le lavage de la plaie, on a des doutes sur la possibilité de la cicatrisation immédiate, et quand en même temps la plaie est assez peu étendue et assez peu contuse pour qu'on soit fondé à espérer que la suppuration n'est pas inévitable, on peut faire un pansement favorable à la cicatrisation intermédiaire.

Or celui qui jusqu'à présent me paraît le plus apte à donner ce résultat, est le pansement à l'alcool. Vous me l'avez vu et vous me le verrez souvent employer pour les plaies modérément contuses de la région crânienne. Nous pouvons l'employer aussi pour d'autres régions; mais il y réussira plus rarement, parce qu'en général les plaies y sont plus étendues et plus profondes, et que ce ne sont pas des conditions favorables. Je ne vois pas, au reste, d'inconvénient à essayer le pansement à l'alcool, dans ces conditions qui ne lui paraissent pas favorables; car il n'a pas d'autre inconvénient que de retarder la suppuration, quand elle doit intervenir, et de retarder ainsi la guérison. Mais, ce n'est en somme, qu'une affaire de quelques jours. Si, après dix ou douze jours, on reconnaît que la plaie ne diminue pas, ne se dessèche pas, et qu'un peu de suppuration se montre, on laisse de côté l'alcool, et on recourt au pansement qui favorise, ou qui tout au moins, n'arrête pas, comme fait l'alcool, le développement de la membrane pyogénique.

Voici comment je fais le pansement à l'alcool, avec cette intention d'obtenir la cicatrisation qui n'est ni immédiate, ni suppurative. Je prends l'alcool ordinaire du commerce à 92°, et je n'y ajoute pas d'eau; je préfère cet alcool à l'eau-de-vie camphrée parce qu'il est moins mélangé d'eau, et que, par cela même, son action est plus énergique. Les années précédentes, j'en imbibais un linge percé que je posais sur la plaie (préalablement nettoyée, comme je l'ai dit plus haut), et qui n'avait d'autre but que de pouvoir s'enlever facilement sans laisser des brins adhérents, comme l'aurait fait la charpie mise sans cet intermédiaire ; j'imbibais ensuite du même alcool, un gâteau de charpie que je posais sur le linge percé ; par-dessus je mettais une compresse également imbibée d'alcool, un taffetas ciré qui devait empêcher l'évaporation, et une bande pour maintenir le tout. Depuis plus d'une année, j'ai renoncé, comme je vous le dirai tout à l'heure, à l'emploi de la charpie, et je me sers pour le pansement alcoolique de mousseline mince, de tarlatane ou vieille mousseline à rideaux, que je plie en douze ou en seize, de manière à en faire un carré qui dépasse partout de 2 centimètres les bords de la plaie, je l'imbibe d'alcool et je mets par-dessus un taffetas ciré.

Ce pansement n'a besoin d'être renouvelé que toutes les 24 heures. Chaque fois qu'on l'enlève, on trouve le linge et surtout les couches ses plus profondes, tachées de sang décoloré ; on voit sur la plaie, mais en très-petite quantité, de la sérosité sanguinolente. On ne trouve de pus nulle part, on ne voit pas de bourgeons charnus ; et peu à peu la plaie se cicatrise et se dessèche comme je l'ai dit plus haut.

Comment en pareil cas agit l'alcool? Nous ne le savons pas bien. Nous ne pouvons signaler que sa tendance à coaguler les matières albumineuses ; cela suffit-il pour expliquer pourquoi ce qui est encore exhalé des capillaires (la sérosité sanguinolente) ne se transforme pas en membrane pyogénique, tandis que la transformation aurait lieu si l'on mettait autre chose que de l'alcool? Cela suffit-il pour expliquer la non-formation du pus? Je suis impuissant à formuler sur ces points une opinion définitive. Je constate seulement un fait important pour la clinique : le contact prolongé de l'alcool empêche quelquefois, et retarde toujours le développement de la membrane pyogénique et la suppuration. C'est un grand avantage lorsque le sujet et l'étendue de la plaie se prêtent à la cicatrisation sans suppuration. C'est un inconvénient, lorsque cette cicatrice intermédiaire ne peut pas se faire, et que la suppuration doit forcément intervenir ; mais, ainsi que je le disais tout à l'heure, on en est quitte pour changer le pansement, une fois que les tendances de la plaie sont bien connues.

D'autres substances que l'alcool pourraient-elles favoriser la cicatrisation intermédiaire? Je le présume; mais je n'ai pas encore eu l'occasion de le bien constater. J'avais, il y a quelques années, beaucoup employé pour les plaies superficielles le pansement phéniqué, en imbibant de la même façon le linge percé, la charpie et la compresse; mais je n'avais pas obtenu le même effet qu'avec l'alcool, et mes plaies ont marché vers la suppuration. Il est vrai que je me servais de solutions phéniquées très-étendues à 1/1000, ou 1/500e. Aujourd'hui je vois qu'on se sert pour les pansements de solutions beaucoup plus concentrées au 40e. (2^{gr} 50 p. 100), ou qu'on emploie cette solution sous la forme de pulvérisation avant d'appliquer sur la partie blessée les pièces du pansement qui en sont imbibées. Réussit-on de cette façon à obtenir le résultat que donne l'alcool? Je ne le crois pas. Le mode de cicatrisation dont je parle n'ayant pas été formulé par d'autres, on a pu passer à côté du phénomène sans le constater ni l'interpréter, et en le confondant avec la cicatrisation immédiate, qui en diffère pourtant sensiblement. Aujourd'hui, j'emploie de préférence dans la plupart de mes plaies superficielles la solution phéniquée à 1/100e (sur de la tarlatane). Je n'empêche pas la suppuration, et je n'obtiens pas le mécanisme intermédiaire. Il me semble seulement que je modère un peu l'intensité de l'inflammation suppurative.

Quand le chirurgien est convaincu, soit à cause de l'étendue de la plaie, soit à cause de sa contusion violente, que la suppuration est inévitable, ou quand il a mis en usage inutilement un pansement unissant ou l'alcool, à quels moyens doit-il recourir?

Ici, messieurs, je place d'abord une indication capitale. La plaie qui suppure doit être couverte, c'est-à-dire protégée contre les corps extérieurs, et surtout contre le contact de l'air. Je ne veux pas examiner ici pourquoi l'air est nuisible aux plaies, si c'est par sa température, par sa composition chimique, par ses miasmes. Ce sont des questions qu'on discute depuis longtemps, et sur lesquelles la science n'est pas encore fixée. Je ne prétends pas dire qu'au contact de l'air, une plaie superficielle ne se cicatriserait pas; mais ce serait long, la marche serait entravée par la formation de croûtes résultant de la dessiccation du pus et des autres liquides exhalés, et le malade souffrirait, aurait une rougeur persistante des bords de la plaie, quelques démangeaisons, et serait bien moins tranquille que quand celle-ci est couverte. Les douleurs et l'excès d'inflammation seraient d'ailleurs entretenus sans doute par les chocs ou les frottements soit contre les vêtements, soit contre toute espèce de corps extérieurs.

Pour ces raisons, il faut, avant tout, un pansement protecteur. Mais convient-il de compléter ce pansement par l'addition de quelque topique? Ici distinguons les cas. Je vous ai dit que bien souvent les phénomènes de la cicatrisation se succédaient avec régularité. Alors le topique est à peu près indifférent pourvu qu'il ne soit pas irritant, ce qui se traduirait par quelques douleurs pongitives. Toute l'indication est de faire un pansement qui protége, qui ne soit pas douloureux, et dont les pièces puissent être enlevées sans faire souffrir et sans faire saigner. Quand la plaie est notablement contuse, et quand, par suite, nous devons craindre un excès d'inflammation pour le début de la cicatrisation, nous employons volontiers les cataplasmes de farine de graine de lin ou de fécule tiède, lesquels forment des coussinets mous et humides très-convenables, pourvu qu'on ne les laisse pas sécher et former des corps durs irritants. Pour éviter cet inconvénient, on les renouvelle toutes les six heures, ou bien on les recouvre d'une toile imperméable en taffetas ciré ou en caoutchouc mince qui s'oppose à l'évaporation.

Lorsqu'on ne croit pas devoir employer les cataplasmes, on se contente de recouvrir la plaie. Autrefois nous nous servions d'un linge percé graissé de cérat ou imbibé de glycérine, par-dessus nous mettions la charpie, la compresse et la bande dont j'ai parlé tout à l'heure.

Aujourd'hui j'ai renoncé, pour la plupart des plaies superficielles, à notre ancien pansement. Je trouve que, dans les hôpitaux, la charpie est trop exposée à se charger de miasmes et de saletés. Elle est exposée à l'air, sur les lits de tous les malades, touchée par toutes sortes de mains qui ne sont pas toujours exactement lavées. J'aime mieux couvrir la plaie d'une toile très-perméable (mousseline mince, tarlatane) que je plie en huit, en douze ou en seize, en formant un carré dont les dimensions sont proportionnées à celles de la plaie. Vous savez que ces carrés sont conservés par la religieuse, dans une boîte qu'on ouvre pour chaque pansement, et que ces pièces sont préparées en dehors de la salle par des personnes auxquelles nous recommandons d'avoir les mains propres. Pour s'en servir, on trempe le carré de tarlatane dans une solution d'acide phénique au centième, ou à $1/150^e$, si le malade ressentait des picotements avec la solution au centième ; par-dessus la tarlatane phéniquée, je place un morceau de taffetas ciré, et la compresse ou la bande contentive. Voici pourquoi j'ai été amené à ces modifications. Depuis longtemps nous avons de temps à autre des épidémies d'érysipèle dans les hôpitaux. Ces épidémies ont certainement diminué d'intensité depuis que nous aérons davantage nos salles, et que nous prenons des précautions contre la contagion. Mais néanmoins nous en avons encore. Je me suis demandé s'il ne fallait pas les attribuer à ce que nos pièces à pansement : linge cératé, charpie, étaient chargées de malpropretés capables de faire naître l'érysipèle. Rien n'est prouvé à cet égard. Il faudra même une longue observation pour démontrer que nous en avons moins avec le système de pansement que j'ai adopté. Serait-ce en détruisant les germes atmosphériques, dont le développement sur les plaies engendre les vibrions, et, en les engendrant, amène une décomposition septique du pus, que l'acide phénique serait utile? Je ne le crois pas, et c'est une chose qui me paraît admise trop facilement sans démonstration. Est-ce parce qu'il aurait, comme l'alcool, mais à un degré plus faible, la propriété de resserrer les capillaires, d'y provoquer la coagulation de l'albumine, et de diminuer ainsi l'intensité de l'inflammation? Je serais assez porté à le croire; car j'ai remarqué, sur les plaies que j'ai pansées dès le premier jour avec les solutions phéniquées ci-dessus indiquées, une modération notable des phénomènes inflammatoires, sans que le retard apporté à l'établissement de la suppuration fût bien grand; et j'ai remarqué ultérieurement, quand la suppuration était établie, qu'on voyait rarement sur le contour des plaies, les érythèmes et les pustules que nous observions si fréquemment avec le cérat et la charpie.

Je vois d'ailleurs à ces nouveaux pansements l'avantage de ne porter sur les plaies aucune des saletés que la charpie et le cérat y portaient peut-être quelquefois. Sans admettre que l'acide phénique détruise les germes des vibrions, il a peut-être la propriété de neutraliser d'autres substances miasmatiques et délétères. En tout cas, il oblige la personne qui fait le pansement à mouiller ses doigts, et il n'est pas impossible que ce mouillage phéniqué diminue ou supprime l'inconvénient des lotions insuffisantes.

Car c'est le moment de vous le rappeler, messieurs, on ne saurait apporter trop de propreté dans les pansements. Je sais qu'à cet égard vos habitudes sont celles de tous les gens bien élevés. Mais je trouve que, dans nos salles, les lotions sont insuffisantes, parce que les moyens manquent. Nous, chefs de service, nous sommes bien suivis par un infirmier qui nous verse de l'eau sur les mains aussi souvent que cela est nécessaire. Mais les élèves, les infirmiers, n'ont pas les mêmes facilités. Or, dans une salle de malades, bien des personnes touchent et le blessé lui-même, et les pièces qu'on met sur sa plaie. Il faudrait d'espace en espace des robinets auxquels chacun pourrait recourir, les malades et les gens de service, aussi bien que les chirurgiens. En attendant ce progrès, j'apprécie un mode de pansement qui oblige le chirurgien à mouiller ses doigts avec un liquide réputé désinfectant, et à les essuyer avec un linge propre avant de passer à un autre malade.

Quels que soient d'ailleurs les topiques mis en usage, ils doivent avoir pour effet, non-seulement de protéger la plaie en évitant le contact de matières délétères, mais aussi d'empêcher une dessiccation et un accolement qui pourraient, au moment où l'on change l'appareil, faire saigner ou occasionner de la souffrance.

Je ne propose pas ici l'alcool qui avait été, il y a une quinzaine d'années, adopté par Nélaton pour presque tous les pansements; car, employé au début, il a, comme je le disais tout à l'heure, l'inconvénient de trop ralentir la suppuration, et par suite, la marche de la cicatrisation. Or, nous n'avons, quand il s'agit de plaies superficielles, aucune raison pour espérer la cicatrisation par le mécanisme intermédiaire que nous obtenons surtout dans les plaies de tête, et nous ne pourrions, avec l'alcool, que retarder la guérison sans profit pour le malade. Il n'en est plus de même dans certaines plaies profondes, pour lesquelles le retard et la modération de l'inflammation suppurative sont compensés par la diminution des chances de l'infection purulente.

Quand une fois la suppuration et la granulation sont bien établies, il n'y a aucune raison pour adopter un autre topique et un autre procédé que ceux des premiers jours; je répète d'ailleurs que tous les topiques sont bons du moment où, n'étant ni douloureux ni irritants, ils n'empêchent pas le fonctionnement et la transformation progressive en tissu cicatriciel de la membrane pyogénique ou granuleuse.

Mais je vous ai dit que des irrégularités, des complications même pouvaient survenir dans le cours de la cicatrisation. Dans quelle mesure et de quelle façon la crainte de ces irrégularités, ou leur développement effectué peuvent-ils modifier le pansement?

Ici, sans m'arrêter longtemps aux irrégularités qui constituent de véritables maladies sur-ajoutées, savoir l'érysipèle et la pourriture d'hôpital, je poserai seulement les deux questions suivantes: Y a-t-il des pansements qui préservent de leur apparition, et quand elles se sont montrées, y a-t-il des pansements qui les guérissent?

Pour l'érysipèle, il importe de distinguer les topiques, les précautions prises dans leur emploi, et l'hygiène. En ce qui concerne les topiques, je n'en connais pas qui soient à coup sûr préservateurs, au moins dans les hôpitaux des grandes villes. J'ai beaucoup étudié l'érysipèle, son étiologie, sa pathogénie, sa prophylaxie, et j'ai exposé ailleurs le résultat de ces études (1); or, je n'ai pas pu trouver la démonstration de l'origine de cette maladie par tel ou tel agent appliqué sur la plaie, et sa préservation par tel ou tel autre mode. Quand on a parlé de l'influence du diachylon, des cataplasmes aigris et autres substances irritantes, on ne s'est pas aperçu que la cutite provoquée par ces agents appartenait à l'érythème, maladie apyrétique et toute locale, et non pas à l'érysipèle, maladie fébrile et infectieuse. On fonde en ce moment de très-grandes espérances sur le pansement phéniqué, dit antiseptique, de Lister, et on nous le donne comme préservateur de l'érysipèle. La chose est-elle exacte? est-elle présentée d'après des souvenirs plus ou moins vagues, ou d'après des notes écrites et des observations bien comptées? J'aurais besoin de le savoir; car je n'ai bien connu le nombre de mes érysipèles qu'à partir du moment où j'ai pris ce dernier soin. Eh bien! mon relevé de l'année scolaire dernière, du 1er octobre 1876 au 15 août 1877, m'a donné une dizaine d'érysipèles, tous observés sur des malades atteints de plaies suppurantes, qu'on pansait avec la tarlatane phéniquée. Ce n'est pas là, je le sais, le pansement de Lister, qui s'emploie surtout après les opérations, et dans lequel nous avons à tenir compte de la réunion superficielle et profonde, et du drain profond, en même temps que du contact de l'acide phénique. Il est possible qu'en modérant le travail inflammatoire, ce pansement diminue les chances d'érysipèle, mais cela ne veut pas dire que l'acide phénique soit un préservateur; s'il l'est en réalité,

_____

(1) Gosselin, Mémoire lu au congrès médical de Paris en 1867 et article ÉRYSIPÈLE du *Nouveau Dictionnaire de médecine et de chirurgie pratiques*, 1871, t. XIV.

le fait n'est pas assez démontré pour les plaies suppurantes, par ce que j'ai vu dans le cours de l'année dernière.

J'attache plus d'importance à la précaution de faire et de renouveler les pansements avec délicatesse, sans faire souffrir, en se servant de linges ou d'éponges très-propres, en nettoyant le contour et non la surface de la plaie, en ayant soin de ne pas employer des éponges, des linges ou des pièces de pansement qui aient été au contact et au voisinage d'autres malades, et surtout de malades atteints eux-mêmes d'érysipèle. N'oublions pas que cette affection est contagieuse, que nous ne savons pas dans quelle proportion elle l'est, ni comment elle l'est. Le mieux, au milieu de ces incertitudes, est de se comporter comme si elle l'était beaucoup, et comme si elle se transmettait par le contact des objets extérieurs aussi bien que par celui des miasmes volatils.

J'attache aussi, comme je l'ai dit et écrit souvent, une grande importance à l'hygiène et surtout à l'aération pour la prophylaxie de l'érysipèle, et c'est parce que, dans la pratique des hôpitaux et celle des grandes villes, nous avons perfectionné beaucoup ces deux choses : les précautions dans le renouvellement des pansements et l'aération, que nous avons une diminution notable de cette maladie.

Quant aux pansements à faire une fois l'érysipèle déclaré, je ne vois pas de modifications à vous conseiller; les topiques sont sans importance, pourvu qu'ils ne soient pas irritants. L'indication est toujours d'éviter la souffrance, de multiplier les précautions hygiéniques, et surtout de changer les malades de chambre, tous les jours, quand la saison ne permet pas de renouveler l'air par l'ouverture prolongée des fenêtres.

Je n'ai pas étudié autant la pourriture d'hôpital que l'érysipèle; mais d'après le peu que j'en ai vu, et d'après ce que j'ai lu dans nos auteurs, je ne connais pas de pansement qui la fasse naître, et je n'ai à vous conseiller, dans les soins que vous donnez au malade, que les précautions déduites encore de cette notion incontestable, que la pourriture d'hôpital aussi est contagieuse, éloigner le plus possible des blessés atteints de cette complication ceux qui ne l'ont pas encore, éviter de mettre sur les plaies de ces derniers des pièces d'appareil contaminées. Quant aux pansements curatifs, ils font partie du traitement local de cette complication : le jus de citron, la poudre de camphre, la poudre d'iodoforme, l'eau chlorurée, le styrax, ont été conseillés pour les cas où la pourriture d'hôpital n'est pas trop grave, les cautérisations avec le fer rouge pour ceux où elle est plus prononcée. Mais évidemment il ne s'agit pas là de pansement proprement dit.

Arrivons maintenant aux irrégularités qui, sans être des maladies nouvelles, apportent des retards à la guérison de la plaie suppurante et peuvent être combattues avec avantage par le changement des topiques maintenus sur les plaies par le pansement. Ici se trouve d'abord le ralentissement dû à ce que j'appelle l'*anémie de la membrane pyogénique*. Quand la plaie est étendue, quand le sujet n'est pas jeune, quand il a une constitution faible originellement ou débilitée par des maladies antérieures et anciennes, ou par quelque maladie nouvelle concomitante, comme la tuberculose ou la syphilis constitutionnelle, nous voyons souvent la surface de la plaie pâlir, devenir blafarde, ainsi qu'on le dit vulgairement, perdre les petites aspérités qui forment les granulations, et fournir un pus moins consistant, plus séreux, et par conséquent moins riche en matière grasse que le pus ordinaire. Ne me demandez pas à quoi tiennent ces modifications; je suis frappé surtout de la pâleur; j'en conclus qu'il y a diminution de la vascularisation, et voilà pourquoi je me sers du mot *anémie*. Mais je ne peux pas aller plus loin dans le mécanisme intime de l'irrégularité. De même je ne saurais vous dire pourquoi, ces modifications survenant, la plaie s'arrête dans son évolution vers la cicatrisation. Je ne sais qu'une chose, c'est que trois conditions : l'aspect vermeil, indiquant une bonne vascularisation, l'état granuleux, et la production d'un pus crémeux sont nécessaires pour que la cicatrice se fasse régulièrement, et que, dans les cas où ces conditions s'amoindrissent, la cicatrisation est ralentie, dans ceux où elles se suppriment tout à fait, la cicatrisation s'arrête. Alors des moyens généraux empruntés à l'hygiène, à l'alimentation et à la médication tonique sont d'abord indiqués. Mais certains moyens locaux constituant des modifications du pansement sont utiles. Nous stimulons la membrane pyogénique anémiée :

1° Au moyen du vin aromatique ou du baume du commandeur, dont nous imbibons les linges percés, la charpie, et de préférence la mousseline dont j'ai parlé plus haut. La quantité d'alcool que contiennent ces deux substances n'est pas assez grande pour arrêter la suppuration, comme ferait l'alcool pur; mais sa combinaison avec des substances aromatiques dans l'une, avec le benjoin dans l'autre, produisent assez souvent l'excitation nécessaire pour ramener à l'état voulu les trois conditions dont je parlais tout à l'heure et qui s'étaient amoindries.

2° Au moyen de l'onguent styrax ou de l'onguent basilicum, que l'on étale avec un couteau sur un gâteau ou plumasseau de charpie bien propre, mis ensuite en contact immédiat avec la plaie, et qu'il est bon de renouveler deux fois par jour.

3° Au moyen de l'eau chlorurée (solution de chlorure de sodium de Labarraque), avec laquelle on se contente de laver la plaie avant le pansement, qu'on fait ensuite avec les pièces ordinaires, ou avec le vin aromatique, ou avec le styrax, ou bien avec laquelle on imbibe les diverses pièces de l'appareil, de façon à avoir un contact permanent entre la surface de la plaie et la substance irritante.

4° Au moyen de la solution de sulfate de zinc, dans la proportion de 0,80^c pour 100 grammes d'eau dont on imbibe aussi les pièces d'appareil, en ayant soin d'ajouter le morceau de taffetas ciré ou de caoutchouc, qu'il faut toujours employer quand on fait un pansement humide.

Je ne saurais vous dire comment agissent ces divers topiques. Nous croyons généralement que c'est en excitant et provoquant

un afflux vers les capillaires amoindris de la membrane pyogénique. Mais est-ce une action directe sur ces vaisseaux, ou une
action indirecte, en ce sens que l'irritation se ferait d'abord
sentir sur les nerfs? Pour les partisans de la théorie cellulaire,
est-ce par une impulsion nouvelle donnée à la prolifération; et
cette production de cellules nouvelles, est-elle en réalité nécessaire pour que la membrane pyogénique reprenne son état anatomique et ses fonctions? Nous ne savons rien de tout cela, et
nous ne pouvons nous en tenir qu'au fait clinique : lorsque la
cicatrisation se trouve ralentie par une faiblesse de la membrane
pyogénique, les agents que j'ai nommés ont le pouvoir de faire
cesser cette faiblesse, et de ranimer le travail de réparation.

Quant à vous dire auxquels de ces topiques il faut donner la
préférence, je ne saurais le faire non plus d'une manière absolue. Nous sommes obligés de procéder par tâtonnements, et de
nous laisser guider par les caractères particuliers de chaque
plaie anémiée. En général j'emploie d'abord le vin aromatique.
Lorsqu'il n'a pas réussi, ou lorsque la plaie est tellement pâle et
blafarde que j'ai le droit de croire à l'insuffisance de ce dernier,
j'emploie le styrax, car ce topique est certainement celui qui
donne l'excitation la plus vive à la plaie. On doit même craindre
de dépasser la mesure et de donner naissance à des bourgeons
trop gros, trop suppurants, trop facilement saignants, et il est
prudent, lorsqu'on voit la cicatrisation prendre cette marche
exubérante, de mélanger le styrax avec le cérat; il faut d'ailleurs
le cesser, lorsque la plaie a repris bon aspect, quitte à y revenir
si, au bout de quelque temps, elle se ralentissait de nouveau.

Je n'ai pas énuméré toutes les substances qu'on peut ajouter
au pansement dans les cas de ce genre; vous verrez quelques
chirurgiens se servir, dans le même but, de la poudre d'iodoforme,
de la solution de chloral à 1/100^c ou à 2/100^c et d'autres encore.
Mais je vous ai parlé des plus usitées, de celles au moins que,
pour ma part, vous me voyez le plus souvent mettre en usage.

Quant à l'irrégularité consistant en production de fausses

membranes, elle se présente sous deux formes : l'une maligne, qui est accompagnée en même temps de destruction par ulcération et par gangrène, c'est précisément ce qui constitue la pourriture d'hôpital; l'autre bénigne, qui ne s'accompagne ni d'ulcération ni de gangrène, et ne constitue pas une complication véritable. Celle-ci coïncide souvent avec l'anémie et réclame les mêmes pansements qu'elle. D'autres fois, elle se développe sans que la plaie perde ses caractères favorables, et sans autre modification que l'apparition de quelques taches grisâtres dues au dépôt pulpeux et néo-membraneux, qui s'est fait à la surface de la membrane pyogénique, en un seul et quelquefois sur plusieurs points. Alors il n'y a pas nécessité d'une modification dans le traitement local. Le pansement protecteur simple suffit. Au bout de quelques jours les fausses membranes disparaissent, soit parce qu'elles sont expulsées, soit parce qu'elles sont résorbées, et la membrane des bourgeons charnus, qui n'a pas cessé d'être granuleuse et de bien suppurer, continue de se rétracter, de se dessécher à la périphérie, et, finalement, de se transformer en tissu cellulo-fibreux cicatriciel.

II. — *Plaies profondes : 1° leurs phénomènes consécutifs.* — J'arrive maintenant au point délicat de mon sujet : le pansement des plaies profondes. J'appelle ainsi non pas seulement les plaies qui, s'avançant dans l'épaisseur des parties molles à une distance assez grande de la peau, intéressent, en même temps que celle-ci, des parties complexes formées de tissu fibreux, de tissu musculaire, de gros vaisseaux, mais aussi et surtout celles au fond desquelles il y a un os fracturé, comme dans les accidents, ou coupé, comme dans les amputations qui intéressent la continuité, ou simplement séparé d'un os voisin avec lequel il était uni, comme dans les désarticulations. Ces plaies à fond osseux sont celles qui offrent le plus de gravité et pour lesquelles nous avons à choisir un pansement préservatif, s'il est possible, des accidents qui causent cette gravité.

Pour nous guider dans ce choix, voyons d'abord quelle est la marche naturelle de ces plaies, et comment elles donnent lieu à ces accidents que nous voulons tâcher de prévenir.

A. — Pour ce qui est de la marche régulière, le terrain est préparé par ce que j'ai dit plus haut. Quelquefois la cicatrisation est immédiate; mais ceci est très-rare, et ne se voit guère après les accidents que quand la plaie est très-petite, après les amputations que quand le sujet est très-jeune, ou quand l'opération, faite sur les appendices comme les doigts et les orteils, donne une plaie assez petite.

B. — Dans la plupart des cas, à cause de l'étendue de la solution de continuité, et à cause de la multiplicité des tissus intéressés, la guérison doit se faire après suppuration. En émettant cette proposition, je suppose, bien entendu, que la plaie est abandonnée à elle-même, ou protégée par un appareil des plus simples qui ne peut en rien modifier sa marche naturelle.

En pareil cas, et en supposant que les choses marchent régulièrement, nous retrouvons les trois périodes que je vous ai signalées pour les plaies superficielles : la première, dite de mondification, qui est préparatoire de la suppuration, dure de cinq à dix jours, et a pour destination l'expulsion de tous les matériaux de la surface, lesquels, altérés par l'action traumatique et l'exposition plus ou moins longtemps prolongée à l'air, ne peuvent pas servir et même s'opposent à la confection de la membrane pyogénique. Pour cette expulsion, toute la plaie s'enflamme : son tissu cellulaire sous-cutané et intermusculaire s'infiltre et se tuméfie, les surfaces musculaires et tendineuses se recouvrent d'eschares plus ou moins profondes, l'os lui-même s'enflamme et prend les caractères anatomiques de l'ostéo-périostite et de l'ostéo-myélite à sa première période dite congestive et exsudative. Un suintement séro-sanguinolent abondant se continue pendant quelques jours. Cette inflammation locale, beaucoup plus intense que celle des plaies superficielles, s'accompagne de symptômes généraux dont l'ensemble constitue la fièvre traumatique, fièvre traumatique modérée, tant que le travail de réparation reste dans les limites régulières que je suppose en ce moment, intense lorsqu'elle les dépasse d'une façon sensible.

A une seconde période, qui commence du huitième au dixième jour, et se prolonge de trente à soixante jours, suivant l'étendue de la blessure et les conditions individuelles, toute la surface de la plaie, l'os comme le reste, est couverte d'une belle membrane pyogénique, fournit un pus de bonne nature, et revient incessamment sur elle-même. Les symptômes fébriles ont disparu.

Enfin dans la troisième période, qui coïncide nécessairement avec la fin de la deuxième, la dessiccation se fait de la périphérie vers le centre, pendant que se continue la rétraction qui diminue l'étendue de la plaie.

Nous avons à noter encore ici une cicatrisation mixte consistant en une réparation immédiate sur quelques points de la surface et de la profondeur de la plaie, pendant qu'elle se fait après suppuration sur les autres points. Ceci se voit sur toutes les plaies profondes, mais est particulièrement remarquable et important dans certaines fractures compliquées de plaies après l'action des instruments contondants ordinaires ou après celle des armes à feu. J'ai appelé l'attention sur ce point dans mes leçons sur les plaies par armes à feu en 1870 et 1871.

C. — Mais il faut maintenant signaler des irrégularités qui tantôt deviennent des complications graves et mortelles, tantôt ne sont que des causes de retard.

Dans la première période, nous avons trop souvent, surtout quand la constitution est détériorée par l'âge, les fatigues ou l'alcoolisme, un excès d'inflammation qui se traduit dans l'état local par une mortification trop étendue, et dans l'état général par l'intensité de la fièvre traumatique; localement, le sang qui a été déposé et s'est coagulé sur la plaie s'altère et devient putride, le tissu cellulaire, les bouts de tendons et de ligaments sont gangrenés dans une grande étendue, et prennent aussi la décomposition putride. La périostite et l'ostéite interstitielle se prononçant davantage, la médullite devient gangréneuse et putride à une plus ou moins grande hauteur dans le canal médullaire ou dans les mailles du tissu spongieux. Le suintement séro-sanguinolent est plus abondant et prend une mauvaise odeur.

L'état général concomitant est caractérisé par la fréquence du pouls (de 110 à 130), l'élévation de la température (à 39,5 à 40 et 41), la céphalalgie, l'inappétence absolue, la soif, l'altération des traits, parfois la teinte ictérique de la peau, le ballonnement du ventre, le délire. Quelquefois la mort vient terminer au bout de quatre ou cinq jours cette série de phénomènes graves. D'autres fois, la vie se prolonge, et, comme je vais le dire tout à l'heure, la membrane pyogénique, indice du succès de l'effort réparateur, se forme d'une manière assez satisfaisante.

Il y a, comme je l'ai dit ailleurs, dans cette première période des grandes plaies avec fond osseux, une lutte beaucoup plus accentuée que dans les plaies ordinaires entre le travail de réparation et le travail de destruction. Si vous avez bien compris ce que j'ai dit jusqu'à présent, dans toute plaie exposée et qui doit suppurer, la réparation, dont le travail efficace se traduit par la membrane pyogénique ou granuleuse, ne commence pas sans qu'il y ait destruction, et, par suite, élimination de quelques-uns des matériaux de la surface de cette plaie. Quand les choses vont bien, la destruction est très-limitée, et l'effort réparateur qui a pour objet l'organisation de la matière séreuse et plastique en une membrane suppurante, prend vite le dessus. Quand elles vont irrégulièrement ou mal, l'effort destructeur est plus prononcé, et s'il prend le dessus, le malade succombe avant que la réparation soit commencée.

Je ne sais pas bien pourquoi les choses se passent ainsi, et je ne vois là que les mystères insondables de la physiologie pathologique. Nous n'avons pas d'autres mots pour les exprimer que ceux d'inflammation exagérée, maligne, gangréneuse. Ces mots indiquent un ensemble de phénomènes; mais ils ne nous en donnent pas une explication suffisante.

Il est vrai qu'à défaut d'explication nous pouvons connaître dans une certaine mesure les conditions générales et locales qui amènent cet excès d'inflammation et donnent la prédominance de la destruction sur la réparation, et dans une certaine mesure aussi nous pouvons, par nos soins, et surtout par nos pansements, changer les mauvaises tendances de la plaie, et assurer la prédominance du travail réparateur.

Les conditions générales, vous les connaissez déjà. Il faut, pour qu'une grande plaie marche régulièrement, que la constitution soit bonne; mais nous n'en sommes pas maîtres, et nous sommes bien forcés d'accepter ce qui existe. Il faut que le malade soit dans une atmosphère pure, non viciée par l'encombrement. Je n'ai pas besoin de vous rappeler ce que je dis tous les jours sur ce sujet, et ce que vérifieront dans leur pratique ceux d'entre vous qui auront le bonheur d'exercer à la campagne, loin des grands centres et des grandes agglomérations ou dans des hôpitaux non encombrés. Cette influence de l'air pur est tellement favorable que, quand on la possède, il n'y a pas à se préoccuper beaucoup des conditions locales et des pansements qui peuvent les rendre meilleures.

Mais lorsque les conditions atmosphériques sont mauvaises ou imparfaites, comme dans notre milieu hospitalier, le chirurgien n'est pas maître de les changer à son gré; quelles sont donc alors les conditions locales qui peuvent favoriser et faire prédominer l'effort destructeur? En première ligne, on signale depuis longtemps le contact de l'air, c'est-à-dire l'exposition à l'air, temporairement ou continuellement, de tissus et de matières organiques qui se trouvaient abrités avant la solution de continuité, et par suite un trouble de leur circulation et de leur nutrition.

On ne peut nier cette influence de l'exposition à l'air; mais où l'embarras commence, c'est quand nous cherchons à l'expliquer. Les uns disent : l'air est irritant par sa composition chimique; autant il est salutaire pour le corps entouré de son enveloppe cutanée, autant il est dangereux pour les plaies; il semble agir sur elles à la manière d'un caustique, puisqu'il tue comme ce dernier, les parties qu'il touche ; à quoi l'on répond : il est bien singulier que, si favorable habituellement à tous les êtres vivants, la composition de l'air devienne nuisible et quasi-caustique pour les plaies.

D'autres disent : ce n'est pas directement et immédiatement que l'air est dangereux, c'est indirectement, en favorisant, par la présence de son oxygène et de son acide carbonique, la décomposition des parties organiques privées de la vie. Ceux-là montrent d'abord le sang qui, sorti de ses vaisseaux, et déposé à la surface de la plaie, s'y décompose comme ferait du sang exposé à l'air dans un vase quelconque. Ils montrent ensuite la sérosité exhalée, et qui se décompose de la même façon. Ils font intervenir l'excès d'inflammation qui a produit la gangrène des tissus, et la décomposition par l'air de ces tissus mortifiés. Bref, l'air n'agirait pas primitivement sur la plaie ; il ne ferait pas mourir, comme un caustique, les matières organiques, il amènerait seulement la décomposition putride. Puis viendrait l'absorption, suivant les uns, la réaction inflammatoire, suivant les autres.

D'autres nous disent encore, et cette théorie est celle qu'a émise d'abord M. Alphonse Guérin : l'air est nuisible primitivement, non par sa composition chimique, c'est-à-dire par ses proportions d'oxygène, d'hydrogène et d'azote, mais par les matières organiques provenant de la respiration humaine, matières accumulées d'autant plus que les hommes respirent en plus grand nombre dans un espace restreint, et d'autant plus dangereuses que ces hommes réunis ont leur santé plus altérée, comme cela a lieu dans les agglomérations hospitalières. Ces miasmes agiraient localement et amèneraient les désordres que j'ai indiqués ; ils agiraient surtout sur l'état général, parce que, ténus et invisibles comme ils sont, ils passeraient facilement par les vaisseaux de la plaie dans le torrent circulatoire. Dans les théories précédentes, l'air était dangereux par lui-même et par les désordres locaux qu'il produisait. Ici, il est dangereux par ses miasmes toxiques.

Plus récemment, M. Alphonse Guérin, acceptant les idées de M. Pasteur sur la fermentation, a modifié un peu son opinion sur les dangers de l'air. Ces miasmes qu'il admettait autrefois, ce sont les germes de M. Pasteur. Ceux-ci, arrivés au contact des liquides et des tissus, les décomposeraient, en s'emparant de leur oxygène pour se transformer en ces molécules mouvantes qu'on appelle vibrions et bactéries ou microzoaires, et qui sont pour les uns des animaux infusoires, pour les autres des végétaux. Ce serait la décomposition opérée par ces germes qui transformerait, par un procédé analogue à la fermentation, les liquides et les tissus en matières putrides, dont la résorption occasionne la fièvre traumatique grave. Ce à quoi j'objecte que les germes de l'air existent aussi bien pour les plaies superficielles que pour les plaies profondes, et cependant les premières ne donnent pas les matériaux putrides dangereux que donnent les secondes. Ce à quoi j'objecte encore qu'à la suite de certains pansements (non phéniqués) l'air avec ses germes touche incessamment la plaie, et cependant il n'y a pas de putridité ; que, dans certains cas, les vibrions et les bactéries, se forment en quantité sans qu'il y ait pour cela ni putridité, ni résorption fébrigène ; ce à quoi j'objecte enfin que, si cette théorie peut dans une certaine mesure expliquer la décomposition putride des liquides, elle n'explique pas l'inflammation excessive et la mortification qui, selon toute probabilité, précèdent la prétendue fermentation.

En un mot, messieurs, et c'est là le point important dans ces irrégularités de la première période des plaies profondes suppurantes, nous sommes en présence de deux ordres de phénomènes, les uns purement pathologiques et capitaux, dépendant de la nature de l'inflammation et se traduisant par la mortification des tissus, les autres chimiques qui sont secondaires et accessoires. Les conditions, essentielles qui aggravent cette première période des grandes plaies suppurantes, sont : 1° l'existence d'une cavité dans laquelle les liquides sont retenus, 2° la présence de matériaux spéciaux provenant des os, 3° l'excès et la forme gangréneuse que prend la suppuration, surtout du côté de la moelle, 4° la décomposition putride, au contact de l'air, des produits de cette inflammation exagérée, 5° enfin la résorption possible des matières putrides provenant de cette décomposition.

D. — Il me reste peu de chose à vous dire des irrégularités de la seconde période. Elles se prononcent plus ou moins, suivant que les phénomènes de la première ont été plus ou moins accentués. Quand la fièvre traumatique a été modérée, la membrane pyogénique s'établit régulièrement, et les suites favorables sont les mêmes, à part la durée plus grande, que celles dont je vous ai parlé à propos des plaies superficielles. Quand la fièvre traumatique a été intense, les phénomènes de la réparation peuvent encore prendre le dessus, et la suppuration suivre son cours régulier. Mais il est assez ordinaire alors que l'os ou les os qui ont pris part à l'inflammation excessive et qui suppurent, se nécrosent dans une certaine étendue, et que cette nécrose retarde la cicatrisation définitive, en amenant la suppuration prolongée, avec les fistules caractéristiques. Il se peut aussi, et la chose se voit malheureusement trop souvent dans nos hôpitaux, qu'après cette fièvre traumatique intense et malgré l'établissement d'une bonne membrane pyogénique, l'infection purulente arrive consécutivement soit à l'inflammation putride de la moelle, soit au développement d'une phlébite putride elle-même, soit à l'infection commencée pendant la fièvre de la première période. Car, je vous l'ai dit souvent, et sans que je puisse vous en donner non plus une bonne explication, presque toujours l'infection purulente que nous voyons apparaître du dixième au trentième jour de la plaie et pendant sa période de suppuration, a été préparée par la fièvre traumatique de la première.

E. — Rien de plus à vous dire de la troisième période. Elle se fait plus ou moins vite suivant que la plaie est plus ou moins étendue, et suivant qu'il y a ou qu'il n'y a pas continuation de la nécrose commencée pendant les deux premières périodes.

F. — Jusqu'ici je ne vous ai rien dit d'une cicatrisation inter-

médiaire, c'est-à-dire sans réunion immédiate, et sans suppuration, celle dont je vous ai entretenus à propos des plaies superficielles, en vous la signalant son mécanisme analogue à celui
des réparations, après les ruptures non exposées et les plaies
sous-cutanées, et en vous la présentant comme plus favorable
que la cicatrisation par suppuration. Cela tient à ce que je
n'ai pas eu l'occasion d'observer ce mode de cicatrisation sur
de grandes plaies abondonnées à elles-mêmes ou protégées
très-simplement; mais je me réserve de vous dire, et c'est aujourd'hui pour moi l'un des points importants dans l'étude des
pansements, que certains d'entre eux nous donnent peut-être ce
mode de terminaison sinon seul, au moins associé à la réunion
immédiate et même à la suppuration partielle, en constituant ainsi
un mode de cicatrisation mixte, sur lequel il est nécessaire d'appeler très-sérieusement l'attention des chirurgiens.

2° *Pansement des plaies profondes avec lésion des os.* — Je
pense, messieurs, que vous comprenez bien le but à atteindre
dans les soins que nous donnons à cette variété de plaie. Vous
savez déjà que le pansement est accessoire, lorsque le malade est
dans un bon milieu atmosphérique, loin des grandes agglomérations d'hommes sains et surtout d'hommes malades. En pareil
cas, le pansement protecteur le plus simple est suffisant. Je crois
cependant qu'il est toujours bon d'éviter les douleurs causées par
les renouvellements fréquents, et les déplacements du membre
ou du moignon qu'ils nécessitent; dans ce but, j'ai quelquefois,
à la Pitié surtout, où je me trouvais dans d'assez bonnes conditions hygiéniques, simplement recouvert la partie malade d'une
compresse mouillée d'eau simple, ou d'eau alcoolisée, ou d'eau
phéniquée. Cette compresse ne touchait pas la partie qui reposait
sur le lit, et je pouvais la changer une ou deux fois par jour
sans soulever le membre; je mettais par-dessus un taffetas ciré.
J'ai quelquefois aussi remplacé la compresse par un cataplasme.

Mais dans les milieux malsains, et surtout dans les hôpitaux
mal aérés, comme sont ceux de la plupart des grandes villes,

notre but est de modifier, d'annihiler, si c'est possible, par le traitement local, les mauvaises conditions dépendant tant de ce milieu que de la santé antérieure du sujet, si ce dernier est prédisposé aux inflammations putrides. Pour cela il faut trouver un pansement qui supprime l'inflammation et ses mauvaises conséquences, ou qui tout au moins la modère et la maintienne dans les limites où elle reste réparatrice sans devenir trop destructive.

On a cherché à atteindre ce but : 1° par les pansements unissant les bords de la plaie; 2° par les pansements occlusifs sans suture et sans compression; 3° par les pansements occlusifs compressifs et rares faits avec la ouate; 4° par les pansements alcooliques; 5° par des pansements mixtes unissant les bords et la partie moyenne de la plaie, mais avec la béance du fond et un tube à drainage dans cette partie; 6° enfin les pansements de ce dernier genre, complétés par l'emploi de l'acide phénique concentré (pansement de Lister, pansement dit antiseptique).

Examinons successivement ces six modes de pansement, la façon dont ils agissent, et les résultats qu'ils ont donnés; nous verrons ensuite si nous pouvons faire un choix entre eux.

Pansements unissant les bords de la plaie sans s'occuper de sa partie profonde. — Ici se trouvent les divers procédés de réunion immédiate, soit au moyen des bandelettes agglutinatives, soit au moyen des sutures. Le but qu'on s'est proposé par ce mode de pansement a été la cicatrisation immédiate sans aucune suppuration. On l'a obtenue quelquefois, surtout par les petites amputations, et pour les grandes chez les enfants; beaucoup plus rarement pour les grandes chez les adultes, surtout avec les mauvaises conditions hygiéniques que je suppose en ce moment. Mais dans le plus grand nombre des cas, ce pansement unissant n'a pas empêché l'inflammation suppurative. Quand celle-ci n'a occupé que quelques parties de la surface de la plaie, entre les points de réunion, le mal n'a pas été grand; la cicatrisation s'est faite par le procédé mixte dont j'ai parlé plusieurs fois; mais le malade n'a pas eu la putridité et la fièvre que donne trop souvent la suppuration du fond et de l'os. Quand au contraire, et c'est ce qui est arrivé le plus souvent, la cicatrisation immédiate ne s'est faite que sur les bords, et que le fond est resté sous forme de cavité limitée superficiellement par les bords réunis, et dans le fond par l'os, presque toujours cette cavité a suppuré, et soit parce qu'elle avait été exposée à l'air avant le premier pansement, soit parce que cette exposition a été due à la présence de quelques fistules sur les points où la cicatrisation immédiate avait manqué, soit parce que la santé générale du malade s'y prêtait, le sang et le pus se sont altérés. Cette suppuration, d'autant plus dangereuse que l'os et la moelle y ont pris part, est devenue putride, et le sujet a été exposé à tous les dangers de la première et de la seconde période. Les choses se sont passées si souvent de cette façon, et se sont terminées si fréquemment par la mort dans nos grands hôpitaux que, depuis longtemps, on a renoncé à ce mode de traitement, pour lui préférer les pansements protecteurs simples qui laissaient les bords assez écartés, et le fond assez ouvert pour que les matières putrides ne pussent s'y accumuler et s'y résorber. C'est surtout à Aug. Bérard et à ses élèves Nélaton et Denonvilliers qu'a été dû cet abandon.

Pansements occlusifs et pneumatiques sans suture et sans compression. — Je fais allusion ici à deux procédés qui ont été imaginés sous l'inspiration des dangers auxquels expose le contact de l'air, et de la pensée qu'il serait utile de supprimer ce contact. Dans une première catégorie des pansements de ce genre se trouvent d'abord ceux qui ont pour inventeur principal Chassaignac, et que ce chirurgien a proposés surtout pour le traitement des fractures compliquées de plaies, mais qui ne peuvent guère être mis à exécution pour les plaies des amputés, à moins de rentrer dans la catégorie des pansements unissants ou par réunion immédiate.

Chassaignac a proposé deux choses : 1° L'occlusion de la plaie par une cuirasse formée de bandelettes de diachylon entre-croisées et superposées; après lui, on s'est servi de bandelettes imbibées de collodion, ou de morceaux de baudruche également imbibés de cette substance, et superposés de manière à former une couche un peu épaisse, une cuirasse entre la peau et l'extérieur ; 2° le maintien de cette cuirasse en place pendant dix ou quinze jours, et par conséquent la substitution d'un pansement rare, relativement à ceux qu'on faisait d'ordinaire à cette époque, et qu'on renouvelait d'abord au bout de quatre jours au plus tard, puis tous les jours. Le résultat que Chassaignac se proposait était celui-ci : la cicatrisation immédiate de la plaie sans aucune suppuration, et, consécutivement, la réparation des parties profondes y compris l'os, comme à la suite des fractures ou des ruptures tendineuses et aponévrotiques sans plaie. Ce but a très-souvent été atteint, et j'ai eu, pendant ces dernières années, l'occasion de vous en montrer des exemples sur des fractures compliquées, lorsque la plaie était petite et peu contuse. Il est bien arrivé quelquefois que la plaie a suppuré nonobstant l'occlusion, et que les parties profondes, l'os comme le reste, ont suppuré aussi. Mais alors même, la première période a été modérée, sans fièvre traumatique, sans putridité, la deuxième sans pyoémie, et le blessé n'a eu comme suite fâcheuse qu'une nécrose plus ou moins longtemps prolongée.

Dans une seconde catégorie de pansements occlusifs se trouvent ceux, plutôt applicables aux plaies des amputés qu'à celles des blessés, que M. J. Guérin a fait connaître sous le nom de *pansements par occlusion pneumatique*.

Pour ce mode de traitement qui, à la rigueur, est plutôt une application d'appareil pneumatique qu'un véritable pansement, on ne rapproche ni les bords ni le fond de la plaie, on les enferme, avec le segment correspondant du membre, dans un manchon dans lequel le vide est fait au moyen d'une pompe aspirante, sorte de machine pneumatique. La pensée qui a conduit M. Jules Guérin a été de soustraire la plaie au contact de l'air. Celle de M. Maisonneuve a été non-seulement de supprimer le contact de l'air, mais aussi et surtout d'aspirer et d'évacuer tous les liquides putrides, et, en empêchant leur séjour, d'éviter les absorptions dangereuses. Je n'ai pas employé cette occlusion pneumatique, parce qu'à côté de l'avantage très-acceptable de la soustraction de l'air, je lui ai trouvé deux inconvénients, celui, si on veut faire un vide parfait, d'exercer une constriction circulaire qui peut être douloureuse et dangereuse, et celui de favoriser, à la manière d'une ventouse, l'afflux de sang dans les capillaires de la plaie, ce qui doit déranger le travail nutritif nécessaire pour l'établissement de la membrane pyogénique. Il faut bien croire que mes objections étaient sérieuses; et que pour ces raisons-là ou pour d'autres que je ne connais pas, l'occlusion pneumatique a dû échouer souvent; car elle n'a pas été employée par d'autres que par ses inventeurs, et aujourd'hui elle est à peu près oubliée. Je ne vous en aurais même pas parlé si je n'avais eu le désir de vous faire voir comment une théorie, vraie dans une certaine mesure, peut conduire à une pratique erronée, tout comme je vous montrerai tout à l'heure que des théories erronées ont cependant conduit à des pansements favorables.

Pansement à l'alcool. — Employé souvent par les anciens, seul ou associé à d'autres médicaments, l'alcool a été préconisé surtout dans ces dernières années par Lestocquoy, Nélaton et Batailhé, dont vous trouverez les travaux indiqués M. Félix Guyon (1).

Ce procédé consiste à placer jusque dans les profondeurs de la plaie des boulettes de charpie imbibées soit d'alcool rectifié à 90°, soit d'eau-de-vie camphrée qui n'est qu'à 52° (à l'alcoolomètre de Gay-Lussac), et à recouvrir cet appareil du fond avec un linge troué et une nouvelle couche de charpie, également imbibée d'alcool; par-dessus on met le taffetas ciré et la bande. Ce pansement est renouvelé tous les jours, et si l'on s'aperçoit qu'il se déssèche trop vite, on peut l'humecter dans la journée, soit en laissant tomber l'alcool avec une éponge à travers quelque

(1) Guyon, *Chirurgie clinique*; Paris, 1873, p. 197.

jour laissé à dessein dans l'appareil, soit en se servant de l'humecteur alcoolique de Marc Sée (1).

J'ai à poser devant vous, relativement aux pansements alcooliques, deux questions : Quels effets physiologiques donnent-ils? Combien de temps faut-il les continuer?

Pour ce qui est des effets, j'en connais deux positifs. 1° Comme les bords de la plaie se trouvent écartés par les boulettes de charpie alcoolisée, il empêche la cicatrisation immédiate. 2° Mais en même temps il retarde beaucoup la suppuration, au moyen de laquelle se fait la cicatrisation secondaire ou consécutive. Vous me direz peut-être : On ne voit donc pas survenir, après ce mode de pansement, la suppuration intermédiaire dont vous parliez tout à l'heure? Non, messieurs; celle-ci est bien obtenue par l'alcool sur des plaies superficielles peu étendues, comme le sont celles de la tête ; mais elle ne l'est pas sur les plaies profondes dont nous nous occupons en ce moment. Les phénomènes les plus frappants à la suite de ces pansements, au moins dans le plus grand nombre des cas, sont : l'absence ou la modération extrême des phénomènes inflammatoires locaux, l'absence d'altération du sang à la surface de la plaie, l'absence d'eschares du côté des parties molles comme du côté des os, et par suite l'absence de putridité et des phénomènes fébriles intenses qui l'accompagnent habituellement. En un mot, l'alcool supprime un des facteurs de la septicémie, les matières putrescibles, sans modifier l'air atmosphérique ou ses germes; du moins on n'a pas prouvé jusqu'à présent qu'il les supprimât. Les choses marchent ainsi pendant dix à quinze jours et même plus, au bout desquels la membrane granuleuse et la suppuration commencent à s'établir. Mais ce travail se fait lentement; les bourgeons charnus restent petits, peu apparents, la suppuration peu abondante. Je ne saurais pas vous expliquer par quel mécanisme se produisent ces effets. Je présume, comme je vous l'ai dit précédemment, que c'est en coagulant le sang, en fermant ou resserrant une

(1) *Bulletin de la Société de chirurgie* de Paris, 1866, p. 509.

partie des vaisseaux capillaires sanguins et lymphatiques, peut-être aussi en vertu d'une action particulière sur les nerfs nutritifs. En tout cas, il est évident que l'effet pathologique principal est la diminution des phénomènes d'inflammation suppurative , la suppression ou l'amoindrissement des menaces de complications, par conséquent la diminution des chances de mort par pyohémie.

Combien de temps faut-il maintenir cet état de choses et le pansement qui l'a provoqué? Je n'ai pas employé assez souvent l'alcool pour vous fixer à cet égard; mais je sais bien qu'il m'est arrivé plusieurs fois de supprimer l'alcool au bout de vingt ou vingt-cinq jours, et de le remplacer par un pansement protecteur ordinaire, parce que j'étais las de voir cet état stationnaire et le ralentissement excessif de la guérison, et que j'aimais mieux en finir par une suppuration franche devenue inévitable. Seulement le malade était moins exposé à l'infection purulente, parce qu'il avait eu les premiers jours une fièvre traumatique et une infection putride nulles ou moins prononcées que si j'avais laissé la suppuration s'établir d'emblée.

Je n'ai plus employé le pansement alcoolique, parce que le pansement ouaté m'a paru préférable; mais il m'en est resté cette impression, que s'il a l'inconvénient de ralentir beaucoup la marche de la cicatrisation, et par conséquent d'allonger la durée de la maladie, il a le grand avantage de préserver de la putridité et de la septicémie, qui exposent tant la vie des grands opérés et des grands blessés pendant et après la première période de la cicatrisation.

Pansement occlusif et ouaté de M. Alphonse Guérin. — Il consiste dans l'application d'une couche de ouate d'abord, au fond de la plaie et dans la cavité que ce fond représente, ensuite sur la surface même et autour du membre sur lequel elle est placée, en remontant le plus haut possible, et, en général, sur le segment du membre placé au-dessus de celui où se trouve la plaie. Il faut que cette couche soit très-épaisse, d'au moins 10 centimètres. Par-dessus le coton l'on enroule, en la serrant très-fortement, une bande dont les jets sont horizontaux au-dessus de la plaie, transversaux et obliques au niveau de cette dernière, et sont d'ailleurs assez multipliés pour cacher complétement la ouate, en se recouvrant les uns les autres.

Ce bandage, et c'est là un de ses côtés caractéristiques, reste en place pendant vingt à vingt-deux jours, durant lesquels on ne touche ou ne soulève le membre que si l'appareil paraît s'être relâché, ou s'il est imbibé dans ses couches extérieures de liquides qui se sont altérés et qui répandent de la mauvaise odeur autour du malade. Au vingt-deuxième, on transporte le blessé dans une salle séparée, on enlève le bandage, on nettoie le membre avec de l'eau simple ou légèrement-phéniquée, on saupoudre la peau avec de l'amidon si l'on trouve de l'érythème, ce qui est assez fréquent, et on refait un pansement analogue qu'on laisse encore quinze ou vingt jours sans y toucher ; au bout de ce temps, on l'enlève et on le remplace par un pansement protecteur ordinaire au cérat, ou à la glycérine, ou à l'eau phéniquée, pansement que l'on renouvelle tous les jours. Ce dernier mode de traitement est d'autant plus indiqué alors que la plaie est devenue superficielle et rentre dans la catégorie de celles qui n'offrent plus de complications à redouter. Au bout de quinze ou vingt nouveaux jours, quand il ne reste pas de nécrose, la cicatrisation est achevée.

Quels sont les effets de ce mode de pansement? Les uns sont apercevables, les autres sont présumés et constituent des explications.

Quant aux effets apercevables, il faut distinguer ceux que l'on constate lorsque le pansement est en place, et ceux que l'on constate une fois qu'il est enlevé. Tant que le pansement est en place, on reconnaît que le malade ne souffre pas ou souffre peu, qu'il a peu de fièvre les premiers jours, qu'il a au plus 90 pulsations, 38°,05 à 39° de température dans l'aisselle. A part quelques exceptions que j'indiquerai tout à l'heure, il conserve de l'appétit, dort, et a l'esprit d'autant plus calme qu'il ne redoute pas les renouvellements quotidiens du pansement dans une région nécessairement douloureuse. Les phénomènes se résument en ceci : amoindrissement et quelquefois suppression complète de la période enflammatoire. Souvent, à partir du cinquième ou sixième jour, plus tard même quand la température extérieure n'est pas très-élevée, il se dégage une mauvaise odeur tenant à la décomposition des matières qui, parties de la plaie, se sont infiltrées de proche en proche dans les couches extérieures du bandage. J'ai déjà dit qu'on y remédiait en appliquant une nouvelle couche de coton et de bandes par-dessus le premier appareil que l'on ne touche pas.

Quand on ôte le bandage à l'époque dont j'ai parlé, on trouve dans ses couches profondes et sur la plaie elle-même du pus très-épais et très-visqueux, dont la quantité n'est pas en rapport avec le nombre de jours qui s'est écoulé, et qui n'a pas la fétidité du pus putride, surtout du pus putride provenant des os malades. De plus, on voit sur cette plaie une belle membrane pyogénique, avec la couleur vermeille et les bourgeons qui sont les caractères d'une réparation en bonne voie. Cette membrane recouvre non-seulement les parties molles, mais aussi l'os lui-même et surtout la section de son canal médullaire, à part quelques cas dont je parlerai bientôt, au niveau desquels il reste un point dénudé et nécrosé. En un mot, on constate tous les phénomènes d'une plaie qui se cicatrise régulièrement avec suppuration.

Ce qui se passe sous le pansement ouaté est donc bien simple : une inflammation suppurative modérée à son début, sans la mortification des tissus et l'altération putride des liquides que nous avons observées si souvent avant l'introduction de ce pansement dans la pratique.

A quoi est dû cet important résultat, ou, si vous aimez mieux, quelle est l'explication théorique des bons effets du bandage ouaté? C'est difficile à dire d'une façon rigoureuse, car je vois plusieurs conditions qui peuvent y contribuer, et je ne saurais préciser laquelle joue le rôle principal. Parmi ces conditions, j'en trouve cependant une capitale, l'*occlusion*. La plaie est bouchée dans ses profondeurs, et elle l'est à sa surface par la couche de ouate; sans doute l'air pénètre peut-être encore, mais il ne pénètre pas en grande quantité; s'il pénètre, il ne trouve pas une cavité dans laquelle les liquides s'amassent et pourraient s'altérer à son contact, puisqu'à mesure qu'ils se produisent, ces liquides cheminent de proche en proche dans le coton, en sorte que, s'ils s'altèrent, ce n'est pas sur la plaie sinueuse, et celle-ci s'en trouve assez éloignée pour ne pouvoir les absorber. En second lieu, la température reste uniforme; la compression exercée par l'appareil ralentit la circulation, produit une sorte d'anémie antiphlogistique, et s'oppose à l'effusion d'une grande quantité de sang et peut-être au passage dans le torrent circulatoire des matières septiques qui, à la rigueur, auraient pu se former. Enfin, le pansement est renouvelé de loin en loin, beaucoup moins souvent encore que ne l'avaient proposé Magatus, Larrey et Josse d'Amiens, quand ils parlaient de renouveler au bout de dix, douze, quatorze jours; c'est le pansement rare, par exemple. Or, comme je l'ai dit dans un rapport à l'Académie des sciences (1), c'est une chose importante que de ne pas toucher, remuer, refroidir une grande plaie pendant vingt jours, et surtout de ne pas exposer le malade aux souffrances physiques et morales que lui donnent les pansements fréquents et l'attente de leur renouvellement.

Faut-il ajouter à ces conditions celle sur laquelle a tant insisté M. Alph. Guérin, la suppression des germes ou ferments, qui, d'après la découverte de M. Pasteur, seraient retenus par le coton, n'arriveraient pas sur la plaie, et ne pourraient pas, en s'emparant de l'oxygène du pus et des autres liquides organiques, passer de l'état de corps invisibles à celui des corps mobiles visibles au microscope, connus sous les noms de vibrions et de bactéries? J'accepterais volontiers cette théorie, si je n'avais pas trouvé des vibrions et des bactéries dans le pus des plaies de

(1) Gosselin, *Comptes rendus de l'Académie des sciences*, année 1874.

cinq amputés qui avaient été pansés de cette façon, et qui n'avaient pas moins des plaies très-belles et marchant régulièrement vers la cicatrisation. Je l'accepterais peut-être encore, si je ne voyais pas dans les conditions de ·l'empoisonnement septique deux facteurs nécessaires : des liquides putrescibles et le contact de l'air agissant, si l'on veut, par ses ferments. Que m'importe la présence de ces derniers, si les liquides ne sont pas putrescibles, ou si, tout en l'étant assez pour permettre la formation des vibrions et des bactéries, ils ne le sont pas assez pour donner, à la suite de la décomposition qu'opèrent les ferments, des matières toxiques. Celles-ci ne se produisent que quand l'inflammation est intense, accompagnée de mortification des tissus, et du séjour du sang et des autres liquides provenant soit des parties molles, soit de l'os, dans une cavité plus ou moins profonde. Ce que fait surtout le bandage ouaté, c'est de supprimer l'inflammation trop intense, la gangrène partielle des tissus et de la moelle, le croupissement dans une excavation, par les conditions que j'ai indiquées. Il donne des liquides imputrescibles ou peu putrescibles. C'est comme cela qu'il nous est utile, et qu'il nous a donné des résultats bien inattendus certainement, et supérieurs à tous ceux que nous avions vus se produire jusque-là.

En résumé, le principal avantage du pansement ouaté est, quand il réussit, de supprimer la fièvre traumatique intense et, par suite, de diminuer les chances de mort par pyohémie.

Mais à côté de cet avantage il a, si on le compare aux pansements dont je vais, parler tout à l'heure, l'inconvénient de donner une cicatrisation assez lente (de 45 à 60 jours), comme cela a lieu pour toutes les plaies qui guérissent après suppuration, et celui de laisser assez souvent une fistule et une nécrose, l'ostéite suppurée n'ayant pas été primitivement assez intense pour devenir putride et infectante, mais l'ayant été assez pour se terminer par une nécrose. Je raisonne ici dans la supposition que le pansement ouaté est fait par l'interposition du coton entre les bords de la plaie profonde et avec l'intention de la faire suppurer d'une façon bénigne. C'est ainsi que je l'ai employé jusqu'à ces derniers temps. Mais on peut ne pas mettre le coton dans l'intérieur de la plaie, et le disposer en dehors d'elle, de façon à en rapprocher le plus possible les deux surfaces et les bords. De cette manière, on obtiendrait peut-être la réunion immédiate d'une partie de la plaie, et la suppuration sur d'autres points. Ce serait une de ces cicatrisations mixtes dont j'ai parlé, et que nous voyons si fréquemment. Avec les enseignements que nous donnent depuis quelque temps les procédés d'Azam et de Lister, je crois même que le pansement ouaté serait complété utilement, d'abord par la ligature des artères avec le fil de catgut, ensuite par les sutures superficielles et profondes et l'application d'un drain au fond de la plaie. On entourerait ensuite le membre de coton, et on ferait un pansement rare. J'ai eu deux fois à me louer de cette méthode mixte (pour une amputation de cuisse et une de jambe), et la guérison a été plus tôt obtenue que si j'avais employé le pansement ouaté simple.

Pansement occlusif imparfait avec la double suture et le drain dans le fond de la plaie (pansement d'Azam). — Voici un nouveau mode de pansement qui a été décrit en 1874 par M. Azam de Bordeaux, dont les résultats étaient aussi inattendus certainement que ceux de M. Alph. Guérin, et dont la théorie exacte n'est pas facile à donner. Ce pansement, qui a été conseillé surtout pour les amputations, consiste d'abord en deux sutures : l'une profonde, l'autre superficielle. La première est enchevillée, avec fils d'argent au nombre de deux ou trois, suivant l'étendue de la blessure ; elle a pour objet de mettre et de maintenir en contact les surfaces mêmes de la plaie, entre la suture superficielle et le fond au niveau duquel se trouve l'os. La seconde, qui se fait avec les fils métalliques, réunit les bords mêmes de la plaie. L'idée de faire sur les moignons d'amputés une suture profonde appartient à Laugier, qui la mettait à exécution en passant les fils de sa suture enchevillée à travers des plaques de liège sur lesquelles les chevillés étaient placées, et qui répartissaient sur une notable étendue la pression exercée par la suture sur les deux surfaces opposées de la plaie. Mais soit que Laugier n'ait pas eu la précaution de faire ensuite la suture superficielle, soit qu'il ait eu le tort de ne pas songer à mettre un drain profondément, il n'a pas réussi, et n'a pas même publié son idée et ses tentatives, qui sont restées seulement connues de ses élèves, notamment de M. Félix Guyon (1).

M. Azam a-t-il eu connaissance des idées de Laugier, ou s'est-il inspiré de ses propres pensées? Je ne saurais le dire. Mais il est certain qu'il a mis le procédé plusieurs fois à exécution, et que d'autres chirurgiens de Bordeaux l'ont également pratiqué.

Mais outre les deux sutures, il y a dans le pansement de M. Azam un autre détail important dont l'idée première appartient peut-être à MM. J. Roux et Arlaud (2). Avant de faire sa suture profonde, il commence par mettre transversalement au fond de la plaie un tube à drainage qui se trouve maintenu en place par la suture profonde.

On voit bien ce que cherche M. Azam avec sa double suture. Il vise à obtenir une réunion immédiate dans une très-grande étendue de la plaie, et à n'avoir de suppuration que dans un point très-limité de la plaie, celui qui est en arrière de la suture profonde et que j'appellerais volontiers la *chambre de l'os*. Vous allez vous effrayer sans doute de voir l'inflammation suppurative dans ce point. Il semble que l'os soit menacé d'y prendre part, et qu'une ostéomyélite putride va pouvoir s'ensuivre. Rassurez-vous cependant; cette inflammation suppurative restera modérée; elle ne deviendra putride ni sur les parties molles ni sur l'os, et le blessé échappera à tous les dangers. Pourquoi? C'est difficile à préciser. J'essayerai pourtant de le faire tout à l'heure.

Mais examinons d'abord quels sont les effets appréciables de ce mode de pansement. Nous chercherons ensuite son mécanisme ou mode d'action.

(1) Félix Guyon, *Éléments de chirurgie clinique*. Paris, 1873, p. 486.
(2) Roux et Arlaud, *Gaz. des hôpit.*, 1861, p. 282.

Comme effets appréciables, voici ce que l'on constate : peu de gonflement et de rougeur au niveau des points de suture, qui restent en place trois ou quatre jours pour la suture profonde, cinq ou six pour la suture superficielle; point ou très-peu de suppuration sur le trajet des fils; en un mot, cicatrisation immédiate sur la plus grande étendue de la plaie. Mais, du côté du drain, que se passe-t-il? Pendant la première et la seconde journée, il s'écoule du sang, puis de cette sérosité sanguinolente qui précède soit l'organisation immédiate, soit la suppuration; enfin une membrane pyogénique s'établit sur le trajet du tube, et la suppuration y commence. Mais cette partie de la plaie qui suppure ne représente, en définitive, qu'un canal étroit. L'inflammation y est d'autant plus modérée qu'en avant l'inflammation est restée adhésive. La putridité n'arrive pas, parce que, d'une part, la modération de l'inflammation supprime les produits putrescibles, et parce que, d'autre part, les liquides s'écoulent au dehors par le drain et ne séjournent pas. L'air pénètre, cela est vrai; mais qu'importe, puisqu'il trouve peu de liquide organique, et que celui qu'il rencontre est peu putrescible; il l'est d'autant moins qu'il ne séjourne pas, et, par suite, ne s'altère pas. D'ailleurs le tube est enlevé au bout de cinq à dix jours, et l'on a dès lors une plaie déjà cicatrisée en avant, et un petit trajet qui suppure en arrière. Le résultat définitif est une cicatrisation achevée au bout de 15 à 30 jours, beaucoup plus rapidement, par conséquent, qu'après le pansement alcoolique et après le pansement ouaté. Reste-t-il souvent une nécrose? M. Azam ne s'est pas expliqué sur ce point dans son mémoire, et je ne vois pas que ses observations fassent mention du fait.

Une chose à noter dans le pansement de M. Azam, c'est que l'auteur n'a pas donné de théorie sur ses bons effets. Il s'est contenté de raconter ce qu'il avait observé, mais n'a pas cherché à l'expliquer. Nous ne pouvons pas l'en blâmer; car mieux vaut ne pas donner de théorie que d'en donner une fausse ou même une hypothétique, et probablement M. Azam a pensé qu'il ne pouvait pas s'avancer sur le terrain des explications sans tomber dans l'erreur ou dans l'hypothèse.

Peut-être est-ce pour ce motif que le pansement de M. Azam a été délaissé, oublié, et qu'on en a beaucoup moins parlé que de ceux de MM. Alphonse Guérin et Lister. C'est pourquoi je vais essayer, ce pansement ayant selon moi beaucoup de bon, de combler la lacune laissée par le savant chirurgien de Bordeaux, en vous disant comment je conçois l'efficacité de son procédé. Je n'ai pour cela qu'à résumer les quelques mots que je vous disais tout à l'heure. Ce pansement est occlusif encore comme celui d'Alphonse Guérin; mais il l'est par un autre mécanisme. Les deux sutures ferment l'accès de l'air, en même temps qu'elles mettent une grande partie de la plaie dans les conditions favorables à la cicatrisation immédiate; mais elles ne donnent qu'une occlusion incomplète, puisqu'une partie très-petite de la plaie reste perméable. Sans doute il vaudrait mieux que la réunion immédiate eût lieu jusqu'au fond; mais c'est difficile à obtenir chez le plus grand nombre des sujets, et dans les hôpitaux surtout. Lorsqu'on ne prend pas la précaution indiquée par M. Azam, il reste une cavité où les liquides, et surtout ceux que verse la moelle osseuse, peuvent s'amasser, séjourner et croupir au contact de l'air confiné. Le tube à drainage est appelé à supprimer cet inconvénient; il laisse pénétrer l'air, mais il laisse sortir les liquides que ce dernier pourrait altérer, et comme d'ailleurs le pansement modère aussi le travail inflammatoire, l'air ne trouve que des liquides peu putrescibles par eux-mêmes, en même temps que leur écoulement facile les empêche de séjourner assez longtemps pour s'altérer. Un moment arrive cependant où les produits fournis par la plaie y restent; c'est celui où ils sont devenus épais, visqueux, très-plastiques et aptes à s'organiser soit en tissu de réparation, si c'est le procédé de cicatrisation intermédiaire qui arrive, soit en membrane pyogénique, si c'est la suppuration qui doit intervenir pour ce fond de la plaie. Ne perdons pas de vue, en effet, messieurs, que quand une plaie reste cavitaire, la réparation ne se fait pas d'emblée comme après une réunion immédiate. Les premiers liquides et les premiers produits, surtout quand l'inflammation a été très-intense, ne sont pas réparateurs. Ce sont les produits du troisième ou quatrième jour qui commencent à être visqueux et réparateurs. L'avantage du tube placé dans la profondeur de la plaie par M. Azam me paraît être de débarrasser celle-ci du liquide séro-sanguinolent des premiers jours, lequel est inutile et peut s'altérer, et de la mettre à même d'utiliser, aussitôt qu'elle se produit à son tour, la matière plastique utile fournie par le fond non réuni de la plaie.

Rien n'empêche, d'ailleurs, je l'ai déjà dit, de combiner ces bons effets du pansement Azam avec ceux de l'appareil ouaté. C'est à cette combinaison que je donne la préférence pour le moment, en y ajoutant les ligatures de catgut, et l'usage des lotions phéniquées avant et pendant l'opération.

Pansement occlusif par la double suture et avec le drain, mais complété par l'emploi de l'acide phénique (pansement de Lister). — M. Lister, chirurgien d'Édimbourg, a attaché son nom à des pansements pour l'exécution desquels il fait un grand usage de l'acide phénique, et il a caractérisé son intention en donnant à ce pansement le nom de *pansement antiseptique.* Ici, je dois vous faire remarquer que le procédé de M. Lister n'est pas plus antiseptique que ceux dont je vous ai parlé déjà. Pour moi, tout pansement mérite ce nom, lorsqu'il parvient à préserver la plaie de la formation des matières putrides ou septiques dont l'absorption pourrait être dangereuse pour l'économie. Or la suture simple, quand elle réussit, le pansement alcoolique, le pansement ouaté, le pansement d'Azam, conduisant souvent à ce résultat, me paraissent mériter autant que tout autre ce nom d'*antiseptiques.*

A l'époque où les pansements de M. Lister (1) ont commencé à

(1) M. Lister, *Journal de Holmes et Archives générales de médecine* de 1871, t. XVIII, p. 613. Traduit par M. Terrier.

être connus, ils n'étaient pas ce qu'ils sont aujourd'hui. L'auteur employait l'acide phénique sous plusieurs formes : en mastic, en solution faible, en solution forte, mais sans attacher une importance majeure à réunir les plaies; tantôt il mettait des bandelettes agglutinatives, tantôt il faisait une suture, le plus souvent il laissait les bords écartés, et probablement il avait ainsi la cicatrisation après suppuration.

Aujourd'hui, M. Lister n'emploie plus le mastic phéniqué; il fait d'abord une suture, et toutes les fois que la plaie le permet, notamment après les amputations, une suture profonde en même temps qu'une superficielle. C'est une imitation de l'invention des chirurgiens de Bordeaux. Je ne prétends pas dire que ce soit une copie. Mais cette innovation de M. Lister nous a été apprise par la publication récente (1876) en France du mémoire de M. Lucas-Championnière (1). Or nous connaissions depuis 1874 la double suture que M. Azam avait fait connaître (2), et nous connaissions bien avant les tentatives de Laugier, lorsqu'a paru le travail de notre collègue.

Il y a mieux; nous avons aussi, parmi les innovations de M. Lister, les drains pour l'écoulement des liquides du fond; seulement ces drains sont mis debout, c'est-à-dire parallèlement à l'axe du membre, au lieu d'être couchés transversalement ou perpendiculairement à l'axe, comme dans le procédé de M. Azam.

Jusque-là, vous le voyez, il y a une grande analogie entre le pansement d'Édimbourg et celui de Bordeaux. Mais voici les différences capitales : d'abord, M. Lister fait ses ligatures d'artères avec des fils de catgut (en boyau de chat), lesquels se résorbent sur place dans l'espace de cinq à huit jours, et conséquemment n'entretiennent pas la suppuration aussi longtemps que nos anciens fils de chanvre et de soie. Ensuite, M. Lister se sert abondamment de l'acide phénique, avant, pendant et après l'opération.

---

(1) Lucas-Championnière, *Chirurgie antiseptique*, Paris, 1876.
(2) Azam, *Bull. de la Société de chirurgie*, Paris, 27 mai 1874.

1° Avant, il plonge dans une solution phéniquée à 5 pour 100 (1 gramme pour 20 grammes d'eau tous les instruments dont il doit se servir; il y fait laver les doigts de ses aides et y lave les siens. En outre, il fait nettoyer soigneusement la peau de la région qui doit être opérée avec une éponge imbibée d'une solution semblable à 5 pour 100.

2° Pendant l'opération, un courant de vapeur ou de poussière phéniquée (solution à $2^{gr},50$ pour 100) est projeté par un aide, au moyen d'un pulvérisateur à deux ou trois jets, sur la partie malade en même temps que sur les doigts de l'opérateur et de ses aides, en vue d'entretenir autour de la plaie un, atmosphère phénique.

3° Après l'opération, la plaie est lavée, autant de fois que le nécessite la recherche des artères, pour en faire la ligature avec les fils de catgut; est lavée, dis-je, avec une éponge imbibée de solution d'acide phénique à $2^{gr},50$ pour 100 (1 gramme d'acide pour 40 d'eau); puis, les sutures étant faites et les drains debout étant placés au nombre de deux, un à chacune des extrémités de la plaie, on met d'abord un taffetas protecteur étroit (protective) tout le long de la plaie suturée, pour la préserver du contact, qui prolongé serait trop irritant, de la gaze phéniquée. Par-dessus cet emplâtre on pose sur la plaie, et à une certaine distance au delà, cette gaze phéniquée sèche, toute préparée à l'avance, que l'on met en huit doubles; par-dessus, un taffetas imperméable (mackintosh) est placé pour empêcher l'évaporation de l'acide phénique au dehors, forcer ses vapeurs à se répandre sur les téguments autour de la plaie, et y maintenir l'atmosphère phéniquée provoquée déjà pendant l'opération par l'insufflation dont j'ai parlé.

Le lendemain, on enlève les drains, on les nettoie de nouveau dans la solution d'acide phénique à $2^{gr},50$ pour 100, on les remet en place, et on renouvelle la protective étroite, la gaze et le mackintosh; le tout est maintenu avec quelques compresses et une bande. On cesse l'usage des drains le troisième ou quatrième jour, et on se comporte pour les sutures comme dans les autres cas.

Voyons quels sont les effets de ce pansement et quelle explication on en a donnée.

1° *Effets.* — Je ne les ai pas encore beaucoup constatés par moi-même, ne connaissant que depuis peu de temps le pansement de Lister, et ayant jusqu'ici donné, pour les grandes opérations, la préférence au pansement ouaté. Mais, d'après ce que j'ai lu et entendu dire, ces effets sont remarquables : inflammation et fièvre traumatiques très-modérées, réunion immédiate au niveau des sutures, et surtout écoulement par les drains et les angles de la plaie, d'une grande quantité de sang d'abord, puis de sérosité sanguinolente.

Vous voyez tout de suite les analogies et les différences entre ces effets et ceux des pansements alcoolique et ouaté. L'analogie principale est la suppression ou tout au moins la diminution de la fièvre traumatique, et, par suite, des chances de mort par pyohémie. Mais il y a cette différence capitale que les derniers ne favorisent pas la cicatrisation immédiate, et laissent s'établir une suppuration plus ou moins tardive et assez longtemps prolongée. Celui de Lister, au contraire, tout en modérant, comme les deux autres, la fièvre traumatique, supprime la suppuration et favorise la réunion immédiate, sinon sur toute la plaie, au moins sur la plus grande partie de son étendue, et s'il laisse la suppuration s'établir sur le trajet des drains, il n'en conduit pas moins à la cicatrisation en un temps beaucoup plus court. Sous ce rapport, ses effets ont une grande analogie avec ceux du pansement semi-occlusif (sans acide phénique) d'Azam. Devons-nous admettre cependant que les résultats cliniques seront plus favorables avec l'un des deux systèmes qu'avec l'autre? Il faut des observations, et beaucoup, et bien prises, pour résoudre cette question. Le pansement de Lister a certainement aujourd'hui le plus de faveur. Mais celui d'Azam n'a pas été beaucoup employé, et d'ailleurs il faudrait apprécier par des chiffres leur valeur comparative. Ces chiffres n'ont pas été donnés. Il faut les attendre avant de porter un jugement.

En attendant, je puis vous dire, en ce qui concerne Lister, que ses idées ont trouvé beaucoup de partisans, parce que, contrairement à M. Azam, il les a appuyées sur une théorie très-séduisante, celle de la suppression des germes.

2° *Théorie.* — Chose remarquable! cette théorie est la même que de celle M. A. Guérin. Celui-ci veut supprimer l'accès des germes vers la plaie en filtrant l'air dans le coton. L'autre, M. Lister, veut détruire les germes avec un agent réputé fermenticide, l'acide phénique. Et cependant l'un arrive à la suppuration de la plaie tout entière, l'autre arrive à la guérison sans suppuration ou avec une suppuration très-réduite. Il y a là, vous le voyez, quelques obscurités. Je vous ai dit, à propos de l'appareil ouaté, que je lui croyais un mode d'action différent de celui qu'avait admis M. Alph. Guérin, et je professe la même opinion relativement au pansement de Lister.

Je sais infiniment de gré à ces deux éminents chirurgiens d'avoir créé des systèmes de pansements qui, évidemment, sont bons et doivent être employés. Mais, appliquée à la pathologie des plaies et à l'explication de leurs accidents, la théorie de M. Pasteur sur la fermentation n'est encore qu'une hypothèse.

Pour ce qui est du pansement phéniqué, en effet, M. Lister et ses partisans émettent une première opinion absolument problématique et hasardée, lorsqu'ils disent : en supprimant les germes ou ferments de l'air, nous supprimons la suppuration et nous assurons la réunion par première intention. Pour que ce ne fût pas une hypothèse, il faudrait pouvoir démontrer que l'air n'est pas suppuratif ou pyogénique tout aussi bien par sa température, sa composition chimique, son hydrogène, son oxygène et son azote, que par les ferments en question. Personne n'a donné cette démonstration.

En second lieu, il faudrait démontrer que c'est bien en détruisant les germes que l'acide phénique peut avoir de l'utilité dans les pansements. Or quelle preuve en donne-t-on ou essaye-t-on d'en donner? Les germes ne se voient pas, même aux plus forts grossissements, tant qu'ils ne sont pas transformés en vibrions et en bactéries, ou, si l'on aperçoit au microscope solaire une poussière extrêmement ténue, on ne distingue pas ce qui, dans cette poussière, est ferment et ce qui ne l'est pas. A-t-on au moins cherché si, dans les liquides exhalés sous les pansements de Lister, il y avait ou non des bactéries? Je ne vois cette recherche indiquée ni par Lister lui-même, ni par M. Lucas-Championnière. C'est donc sans y avoir regardé, et sans le savoir positivement, que ces auteurs assurent que l'acide phénique détruit les germes susceptibles de se transformer en vibrions et en bactéries, en décomposant, pour leur développement et leur nutrition, les liquides de la plaie.

Supposons cependant qu'on y ait regardé, et qu'en effet on n'ait trouvé aucun microzyma; cela ne prouverait pas encore que leurs germes ont été détruits par l'acide phénique. Car, ainsi que je l'ai dit à propos de la ouate et à propos du pansement Azam, l'absence des vibrions et des bactéries peut tenir, non pas à ce que les germes atmosphériques ont disparu, mais tout simplement à ce que les liquides de la plaie n'ont pas ce qu'il faut pour le développement de ces organes. En somme, l'air ne décompose pas toutes les matières organiques en y faisant naître des vibrions. Pour que les liquides de la plaie en donnent, il leur faut certaines propriétés que j'ai résumées déjà plus haut par le mot putrescibles. L'absence des microzymas dans le pansement de Lister pourrait parfaitement tenir à ce que la plaie s'est peu enflammée, grâce à la double suture et au drain, et n'a pas fourni de matière putrescible, ou tout au moins de matière qui ait séjourné assez longtemps pour le devenir au contact de l'air.

Supposons même autre chose, supposons qu'on trouve un jour des vibrions dans le liquide purulent ou puriforme que donnent encore assez souvent certains points de la plaie, ce serait une preuve que l'acide phénique n'a pas tué les germes et n'a pas agi par le mécanisme si complaisamment admis. Je comprends pour ce pansement, comme pour celui d'Alphonse Guérin, les vibrions sans infection nuisible. Je comprends l'action des ferments faisant naître ces vibrions sans faire naître en même temps les produits septiques dangereux. Car, ne l'oubliez pas, ceux-ci viennent souvent avec les vibrions; mais ils ne viennent pas de toute nécessité avec eux, et à chaque instant nous voyons sur des plaies superficielles le pus se charger de vibrions sans donner en même temps la septicémie. Pour que cette dernière et les agents qui l'occasionnent se produisent, il faut des conditions pathologiques spéciales : une excavation de la plaie dans laquelle les liquides séjournent, une nature particulière des produits que je vous ai déjà caractérisés par le mot de *produits morts*, une aptitude à la putrescence provenant de la source de ces produits, et je tiens grand compte de la source osseuse, l'intensité de l'inflammation qui les a fait naître. Eh bien, avant d'admettre que c'est la destruction des germes par le contact de l'acide phénique qui a fait tout le bien, il faut tenir compte des causes générales et locales qui peuvent supprimer l'aptitude à la putrescence. J'ai montré comment, sous ce rapport, agit le pansement ouaté; je cherche quelles sont, dans le pansement de Lister, les autres conditions favorables. Or j'y trouve d'abord celles que j'ai fait ressortir pour le pansement Azam, savoir la double suture et le drain pour l'écoulement continuel des liquides, qui, s'ils séjournaient, pourraient s'altérer.

L'acide phénique ajoute-t-il quelque chose? Je suis très-disposé à le croire; et je ne veux pas décourager ceux qui l'emploient, parce que, quelle que soit mon opinion sur sa manière d'agir, il est évident que ce topique est bon. Pour le moment, mon impression est que son action fermenticide n'est pas démontrée, et, si elle l'était, n'aurait pas la grande utilité qu'on signale. Je présume qu'il agit autrement. Peut-être a-t-il, comme l'alcool, une action astringente et coagulante sur les vaisseaux de la plaie? Cette action seulement est un peu plus faible, puisque l'alcool sèche la plaie, tandis que l'acide phénique semble la rendre humide. Il m'a paru au moins qu'il y avait une exhalation abondante et prolongée de liquide séro-sanguin sur les plaies qui ont été en contact prolongé avec les préparations phéniquées.

Et maintenant, un mot de conclusion. De la revue que je viens de faire, il doit vous rester, messieurs, cette impression que, depuis une quinzaine d'années, le traitement des grands blessés et des opérés a fait des progrès considérables. En France, nous avons tout particulièrement insisté sur l'aération et l'hygiène. Nous avons été témoins des efforts de MM. Jules Guérin, Maisonneuve, Alph. Guérin, Nélaton, Azam, pour créer des modes de pansement qui suppriment ou amoindrissent les accidents inflammatoires du début. Ce serait donc être injuste envers nos compatriotes que de croire que tous les progrès viennent de l'étranger, et qu'avant M. Lister on n'avait rien fait d'utile. J'ai tenu à vous montrer, au contraire, que parmi les innovations adoptées par ce dernier, il s'en trouvait, et de très-utiles à mon avis, qui avaient pris naissance en France.

Seulement, dans l'état actuel des choses, nous manquons absolument des documents cliniques qui seraient nécessaires pour décider lequel des trois pansements d'Alph. Guérin, d'Azam et de Lister, mérite réellement la préférence. Pour moi, je n'ai en possession que des résultats fournis par le premier, parce que, depuis 1872, je n'en ai pas employé d'autres pour les plaies avec grande blessure des os. Je sais que mes résultats ont été meilleurs que ceux dont j'étais témoin auparavant; mais j'ai besoin d'être renseigné sur les deux autres avant de savoir si je dois abandonner la ouate. J'ai surtout besoin de savoir, par des faits cliniques suffisants, si, comme on le prétend, l'acide phénique préserve de l'érysipèle et de l'infection purulente.

Ma conclusion est donc que nous avons à étudier encore, en nous gardant des deux écueils dans lesquels on tombe facilement en matière de thérapeutique : celui de la routine qui accepte comme supérieur tout ce qu'on a fait ou vu faire depuis de longues années, et celui de l'enthousiasme irréfléchi qui accepte sans démonstration suffisante et les moyens nouveaux et les théories sur lesquelles on les appuie.

Le véritable progrès sur ce sujet, comme sur tant d'autres, sera donné par l'observation attentive et prolongée des faits et par leur comparaison faite de sang-froid et sans parti pris. C'est de cette façon que vous me verrez continuer avec vous cette étude si intéressante des pansements.

QUATRIÈME LEÇON

Phénomènes anatomiques et cliniques de la consolidation dans les fractures des os longs, plats et courts.

Nécessité d'étudier la consolidation dans les os longs, les os plats et les courts. — § 1er, consolidation dans le corps des os longs : — 1re *période*, quand les fragments sont bout à bout — quand ils ont chevauché. Étude des phénomènes sur le cochon d'Inde. — Réparation du périoste. — 2e *période*, capsule musculo-périostique — ses transformations successives en substance fibreuse et fibro-cartilagineuse. Nouvelles différences suivant que les fragments sont bout à bout ou chevauchés. — 3e *période*, achèvement de l'ossification — interprétation du cal provisoire et du cal définitif. — 4e *période*, oblitération veineuse ; synovites tendineuses et articulaires de voisinage — atrophie musculaire. — § 2, consolidation dans les extrémités des os longs. — § 3, consolidation dans les os plats et les os courts.

MESSIEURS,

Dans les travaux que vous avez entre les mains, vous trouverez des descriptions un peu longues sur la consolidation des fractures, descriptions dans lesquelles on ne manque pas de faire intervenir les expériences qui ont été faites sur les animaux, et les auteurs de ces expériences. Il est incontestable que ce sujet est un de ceux pour lesquels l'expérimentation est le plus utile, car nous n'avons que de loin en loin l'occasion d'étudier sur l'homme les caractères anatomiques de la consolidation, la mort n'arrivant que très-rarement pendant le cours de cette dernière. Seulement, il est des parties du squelette sur lesquelles les expériences sont difficiles à faire, et, à cause de cela, n'ont pas été faites : je veux parler des os longs à leurs extrémités, des os courts et des os plats. Dans les deux premiers cas, on ne peut concentrer assez exactement les efforts sur les points qu'on voudrait étudier pour produire les fractures au lieu même où on les désire ; dans le dernier, on court le risque de blesser, en même temps que l'os plat, les organes contenus dans la cavité qu'il contribue à former, et d'amener la mort avant le temps qui eût été nécessaire pour suivre les phénomènes de la consolidation. Il est résulté de là qu'on a bien étudié surtout, parce que c'est sur ces parties que les expériences sont faciles à faire, les fractures du corps des os longs, et qu'on a un peu reporté sur les os plats les notions qu'on avait acquises sur elles.

Il est vrai que dans sa thèse si justement estimée, le docteur Lambron (1) a indiqué les différences que présente la formation du cal sur les divers points du squelette. Mais comme cette distinction ne vient dans son travail qu'à la fin, et après un grand luxe d'érudition qui met en relief les auteurs d'expériences pratiquées sur les diaphyses seulement; comme elle n'est pas suffisamment accentuée, on n'y a peut-être pas prêté une attention suffisante. Il me paraît donc indispensable, pour ne laisser dans vos esprits aucune idée fausse sur ce sujet, de vous indiquer à part la consolidation dans le corps des os longs, dans leurs extrémités, dans les os courts et dans les os plats.

§ 1. — De la consolidation dans le corps des os longs.

Je mets sous vos yeux douze pièces venant de cochons d'Inde sur lesquels nous avons fracturé le corps du fémur à des époques différentes. La plus récente de ces fractures date de quarante-huit heures; la plus ancienne, de quatre-vingt-dix jours. Je ne prétends pas appliquer à l'homme tous les résultats que nous observons ici. Je vous fais surtout remarquer que, sur ces animaux, le travail de la consolidation a marché plus vite que cela n'a lieu sur le fémur et sur la plupart des os de l'espèce humaine. C'est qu'en effet, outre les variétés d'aptitudes de chaque espèce animale, variétés que je ne peux pas connaître, il y a une rapidité qui est en rapport avec le volume des os. Plus ils sont petits, plus ils se consolident vite, et réciproquement. Les os des cochons d'Inde étant beaucoup plus petits que ceux de l'homme, voilà la

(1) Lambron, *Thèses de Paris*, 1842.

raison principale pour laquelle les fractures que je mets sous vos yeux ont marché plus promptement vers la guérison.

Du reste, la part une fois faite à la rapidité, le travail de réparation s'est accompli, sur ces animaux, comme il s'accomplit chez nous, en trois périodes, dont vous voyez ici des spécimens suffisamment accusés.

1re *Période.* — Nous avons en clinique une première période que je ne manque guère de vous signaler pour nos fractures des grands os longs. Elle est caractérisée par trois symptômes principaux : l'ecchymose et son extension progressive à une certaine distance de la fracture, le gonflement du membre, la douleur spontanée, et surtout la douleur exaspérée par la pression et les mouvements. Le premier de ces symptômes manque quelquefois ; les deux autres ne manquent presque jamais. Nous appelons cette première période *inflammatoire*, parce qu'en effet le gonflement et la douleur, accompagnés quelquefois d'un peu de rougeur et de chaleur, le mouvement fébrile qui s'y ajoute dans certains cas, ne peuvent guère être expliqués autrement que par une inflammation. Cette période dure, dans l'espèce humaine, de six à quinze jours, plus ou moins, suivant le volume de l'os, le degré de la contusion concomitante, et les idiosyncrasies.

Chez le cochon d'Inde, elle est de moins longue durée ; mais les phénomènes anatomiques et physiologiques qui s'accomplissent pendant sa durée sont les mêmes que sur l'homme.

Ils diffèrent un peu suivant que les fragments se sont trouvés bout à bout ou qu'ils ont chevauché.

Il est un premier point cependant qui est commun à tous les cas, et que nous constatons sur les pièces de fractures que je mets sous vos yeux, c'est qu'on voit du sang épanché entre les fragments, dans l'épaisseur du périoste, entre le périoste et l'os, dans le canal médullaire et dans les interstices musculaires, à une certaine distance au-dessus et au-dessous de la solution de continuité. Sur la fracture la plus récente des quatre, le sang est plus abondant, plus coagulé et plus pur. Sur celle-ci.

plus ancienne, qui date de huit jours, le sang est moins abondant, moins coagulé et plus liquide. Pourquoi cette dernière circonstance? Est-ce donc que la partie solide du sang, les globules et la fibrine, auraient été en partie résorbés, et que le sérum subsisterait? Mais ce n'est pas ainsi que les choses se passent habituellement. Le sérum se résorbe le premier, et il reste une bouillie épaisse formée par des caillots. Quand, au lieu de former une bouillie, la collection devient plus fluide, comme on le voit quelquefois dans les épanchements de sang sous-cutanés, nous l'attribuons à ce qu'un liquide nouveau, la sérosité, a été exhalé dans l'intérieur du foyer et s'est ajouté au sang. N'est-il pas probable que la même chose a eu lieu ici, et que le sang est devenu un peu plus fluide par l'addition d'une certaine quantité de sérosité? Et comme celle-ci est venue sous l'influence du travail inflammatoire, on peut la considérer comme la lymphe plastique ou coagulable indiquée par Hunter, comme le blastème des histologistes contemporains, c'est-à-dire comme un produit analogue à celui qui est fourni par toutes les solutions de continuité, et qui possède l'aptitude à subir les transformations nécessaires pour reconstituer ultérieurement les tissus divisés. Dans cette sérosité vous retrouvez aussi la substance que les auteurs anciens et, au XVIIIᵉ siècle, Haller, ont appelée le suc osseux ou glutineux versé au début de la consolidation.

L'épanchement et l'infiltration sanguine sont à peu près les seules lésions que je vous fasse constater sur les fractures les plus récentes, celles des deuxième, troisième et quatrième jours.

I. — Mais en voici une de huit jours, sur laquelle les fragments se sont trouvés à peu près bout à bout. Il y a bien encore du liquide séro-sanguin, mais vous voyez de plus que la continuité est rétablie à l'extérieur de l'os par une substance d'apparence fibreuse, assez épaisse, formant autour des fragments un manchon ou une capsule qui n'est pas assez résistante pour empêcher de les mouvoir l'un sur l'autre. Par sa surface externe, cette capsule est en rapport, et même très-intimement unie avec la couche musculaire profonde, et se continue en haut et en bas avec le périoste. Par sa surface interne, elle regarde les fragments et se trouve en contact avec le liquide séro-sanguin et glutineux interposé entre eux. Dans cette capsule vous voyez ce que Duhamel, Dupuytren, Breschet et Villermé ont désigné sous le nom de *virole externe*. Qu'est-ce que cette virole? comment et par quoi a-t-elle été formée? Si nous étions sûrs que le périoste n'a pas été déchiré au moment où j'ai brisé l'os, nous dirions qu'elle est formée par cette membrane, qui, à la suite de l'accident, s'est enflammée et épaissie. Mais comme j'avais pris soin, après avoir fait la fracture, d'imprimer des mouvements assez étendus et répétés en dehors et en dedans, je présume que le périoste a dû être rompu, sinon sur tout le contour de l'os, au moins dans une grande partie de ce contour. Si donc nous voyons aujourd'hui sa continuité rétablie, c'est qu'une réparation ou cicatrisation s'est faite par l'épaississement et la transformation assez rapide en tissu conjonctif de la lymphe plasmatique exsudée et mêlée avec le sang, dont je vous parlais tout à l'heure. Cela n'empêche pas que le périoste se soit épaissi au-dessus et au-dessous de la solution de continuité. Mais je tiens à vous faire remarquer qu'outre cet épaississement, il y a eu formation d'un périoste nouveau sur tout le pourtour de la solution de continuité qu'avait éprouvée le périoste primitif; et il est probable que les matériaux de cette réparation ont été fournis non-seulement par le périoste lui-même, mais aussi par la couche musculaire, qui a plus ou moins participé à la solution de continuité, et qui, en tout cas, a participé à la phlegmasie consécutive. Vous apprécierez ainsi ce qu'il y a de vrai et ce qu'il y a d'exagéré dans l'opinion célèbre de Duhamel, opinion acceptée après lui par beaucoup d'expérimentateurs, et notamment par Dupuytren, Breschet et Villermé, Flourens (1), Lebert (2), à savoir : que la périphérie du cal, ce qu'on a appelé la virole externe, est formée par le

---

(1) Flourens, *Théorie expérimentale de la formation des os.* Paris, 1847.
(2) Lebert, *Physiologie pathologique.* Paris, 1845.

périoste épaissi. Cela est vrai pour les portions de cette membrane qui se trouvent au-dessus et au-dessous de la solution de continuité ; mais au niveau même de cette dernière, la virole capsulaire est complétée par un tissu de nouvelle formation, qui est un périoste, si vous voulez, mais un périoste nouveau ou cicatriciel, et qui est le résultat d'une prompte transformation de la lymphe ou du blastème exsudé après l'accident. Il y a eu évidemment exagération de la part de Duhamel et de ses successeurs, lorsqu'ils ont attribué toute la virole à un épaississement du périoste normal et primitif.

Pour ce qui est de la moelle et de l'espace entre les fragments, vous n'y voyez rien de plus encore que l'infiltration du sang, et vous constatez ainsi une première période caractérisée tout à la fois par l'effusion sanguine, l'effusion plastique, la réparation, au moyen de cette dernière, du périoste et son épaississement, qui me paraît chose incontestable et indubitable, et sur l'existence duquel je suis étonné de voir des doutes se produire dans quelques ouvrages, notamment dans celui de Billroth.

II. — Voici maintenant deux fémurs de cochon d'Inde, fracturés depuis huit et neuf jours, sur lesquels les fragments, au lieu de rester bout à bout, ont chevauché. Vous trouvez toujours le sang fluide à l'extrémité des fragments, et entre celles de leurs surfaces par lesquelles ils se correspondent. Mais vous voyez aussi que le manchon périostique n'est pas aussi complet que tout à l'heure. Il est interrompu sur deux côtés seulement, ceux qui correspondent à la saillie la plus grande de chacun des fragments chevauchés, et sa continuité n'existe que sur une partie du contour de la fracture. C'est que la réparation de ce périoste s'est faite incomplétement ; elle a manqué dans les endroits au niveau desquels l'écartement entre les bords de cette membrane déchirée était trop grand, ou bien au niveau desquels il y a eu entre ces mêmes bords interposition de l'un des fragments. Vous comprenez dès lors combien il était inexact de dire, avec Duhamel, que dans tous les cas il y avait une virole périostique complète

qui, par ses transformations ultérieures et ses prolongements
interfragmentaires, formait tout le cal. La vérité est que le périoste contribue pour une certaine part à la formation du cal,
pour une part très-grande lorsqu'il n'a pas été déchiré du tout,
ou lorsque ayant été déchiré il a eu les bords de sa déchirure rapprochés par l'affrontement exact des fragments, mais pour une
part beaucoup moindre lorsque les bords de la déchirure ont été
séparés par un grand intervalle et qu'il y a eu entre ces bords
interposition des fragments chevauchés. Je vais vous montrer
maintenant que la nature a d'autres ressources que celles du
périoste, et qu'il ne faut pas attribuer à cette membrane seule la
réparation des os fracturés.

2ᵉ *Période.* — Voyez actuellement ces quatre fémurs (toujours
de cochons d'Inde) sur lesquels nous avons produit la fracture, il
y a dix, douze, quinze et vingt jours.

I. — Nous n'en avons pas un seul sur lequel les fragments
soient restés bout à bout, comme cela arrive quand on fait l'expérience sur un chien, et qu'on a pu obtenir l'immobilité avec un
appareil quelconque. Ici, je n'ai pu conserver d'appareil, parce
que la petitesse du membre et la vivacité des animaux ne m'ont
pas permis de le faire. Je suis donc obligé, pour vous décrire ce qui se passe dans les cas où les fragments ont été mis
bout à bout, de faire appel au souvenir de ce que j'ai observé sur
des chiens chez lesquels j'avais mis un appareil, et au souvenir
des autres expérimentateurs qui ont eu sous les yeux des faits
du même genre.

En pareil cas, on trouve, à la période que j'indique, une capsule assez épaisse adhérente aux deux fragments, et les envelop-
pant. Cette capsule paraît être formée par le périoste; mais elle
est doublée à l'extérieur par une couche musculaire qui lui
adhère intimement, et que vous allez bien constater tout à l'heure
sur nos fractures chevauchées. La fusion est tellement intime
qu'il est permis de croire que la couche musculaire profonde a
pris part à la formation de ce cal extérieur. Cette capsule, qu'à

cause de cela nous appellerons, si vous voulez bien, *musculo-périostique*, est beaucoup plus dense que tout à l'heure; elle adhère intimement aux fragments, offre à la coupe un aspect grisâtre, et présente à l'examen microscopique des cellules cartilagineuses. Tout à l'heure c'était le cal fibro-cellulaire, actuellement c'est le cal fibro-cartilagineux. On voit sur la coupe un certain nombre d'orifices laissant suinter du sang, et qui appartiennent, les uns aux vaisseaux naturels de la membrane, les autres à des vaisseaux de nouvelle formation. Çà et là même on peut apercevoir déjà quelques grains calcaires disséminés dans l'épaisseur du fibro-cartilage, et qui sont les premiers points d'ossification de ce dernier.

Je ne veux pas vous arrêter longtemps sur le mécanisme intime des transformations qui se sont opérées, savoir celle de la lymphe plastique en une substance celluleuse ou conjonctive pour la portion nouvelle du périoste, celle qui amène l'épaississement du périoste ancien, puis l'envahissement du tissu fibreux par le fibro-cartilage, et le dépôt osseux dans ce dernier. Je ne veux pas discuter non plus la question de savoir si, au lieu d'une transformation des éléments primitifs en d'autres, il ne s'agit pas plutôt d'une substitution, c'est-à-dire d'un remplacement successif d'éléments et de tissus par d'autres. Car ces questions sont encore incertaines, à cause de la difficulté de les résoudre par l'observation histologique, et ensuite parce que ces études n'ont pas une application très-directe à la clinique. Je vous rappellerai seulement, pour vous mettre à même de comprendre ces controverses et leur degré d'utilité, qu'au début de la réparation et de l'épaississement du périoste, on trouve, dans la gangue organique, des cellules arrondies pourvues de noyaux, et semblables à celles qui précèdent la formation de nos tissus normaux. Pour l'école française, représentée par M. Ch. Robin, ces cellules primitives se forment dans la lymphe exsudée que nous avons comparée à un blastème. Pour l'école allemande, représentée par Virchow (1), elles nais-

---

(1) Virchow, *la Pathologie cellulaire*, 4ᵉ édition, trad. par Is. Straus. Paris, 1874.

sent ou prolifèrent des cellules du tissu qui a été déchiré. Il m'importe peu que vous adoptiez l'une ou l'autre de ces deux opinions. Je n'ai d'arguments irrésistibles ni en faveur de l'une ni en faveur de l'autre. Je crois seulement que l'opinion française s'appuie plus sur l'observation que l'opinion allemande.

Un peu plus tard, on trouve des fibres de tissu conjonctif, puis des cellules de cartilage, et ici encore je suis inhabile à vous dire si ce sont les cellules primordiales qui se sont transformées, ou si, comme l'admet M. Ch. Robin (1), les fibres ont pris naissance à côté et à la place de ces dernières, c'est-à-dire par une substitution au lieu d'une transformation. Quant aux dépôts des molécules calcaires bientôt garnies de leurs corpuscules osseux et de vaisseaux analogues à ceux de Clopton Havers, tout le monde est incapable de dire comment ils se forment; tout au plus a-t-on avancé, dans ces derniers temps, sans pouvoir le prouver, que les corpuscules ou ostéoplastes étaient le résultat d'une infiltration calcaire des cellules primitives dont je vous parlais il y a un moment. Pour moi, je ne puis invoquer autre chose, en matière d'explication, qu'une tendance, un nisus analogue à celui qu'il faut bien admettre pour la formation primitive des os. Ce nisus existe dans les points de notre organisme où le squelette doit se former, et il se réveille dans ceux où, plus ou moins longtemps après sa formation, une solution de continuité s'est faite.

Mais je ne vous ai encore parlé que du périoste; voyons ce qui s'est passé (toujours dans les fractures bout à bout) sur les autres parties de la fracture, savoir la substance médullaire et le tissu compact des fragments eux-mêmes.

Pour ce qui est de la substance médullaire, comme elle est très-peu prononcée sur ces petits animaux, je ne puis vous montrer les modifications anatomiques qui ont été observées sur des animaux plus grands et même dans l'espèce humaine. Vous apercevez cependant au centre de l'os, dans le canal médullaire,

---

(1) *Dictionnaire de médecine et de chirurgie*, par Littré et Robin, 14e édit. Paris, 1878. Art. Cal.

après la séparation des fragments, et en comparant l'intérieur du canal à celui de l'os opposé qui est sain, une coloration grise, une densité plus grande de la substance contenue, avec une diminution de l'aspect graisseux. Il est évident que la moelle a été modifiée dans sa texture, et je ne crois pas dépasser les limites de l'hypothèse permise en vous disant que cette moelle a été enflammée comme le périoste. Il y a eu médullite en même temps que périostite. L'inflammation a donné naissance encore à de la lymphe plastique, et celle-ci a été remplacée par une substance fibro-celluleuse, en même temps que la graisse normale de la moelle a été résorbée. Il est même possible qu'il y ait déjà des cellules de cartilage. Je n'en ai pas constaté jusqu'à présent; mais tout le monde admettant que la substance médullaire devient cartilagineuse, puis osseuse, dans le travail de consolidation, je suppose que le cartilage se serait développé bientôt, s'il ne l'est pas encore. Nous avons donc là ce que les auteurs ont nommé la virole interne ou le commencement de cette partie du travail de réparation qui se fait aux dépens de la substance médullaire. Seulement, ce travail n'est pas aussi avancé que du côté du périoste.

Voyez maintenant l'extrémité des fragments. Il n'y a dans l'espace inter-fragmentaire aucune apparence de consolidation. On n'y trouve qu'un peu de sang ou plutôt de sérosité sanguinolente, et n'était le tissu épaissi du périoste et de la moelle, on les séparerait aisément l'un de l'autre. Seulement, l'extrémité des fragments a son tissu compacte rouge; si l'on détache le périoste à une certaine distance au delà d'eux, on trouve le tissu compact rosé, et ses canalicules vasculaires agrandis. Nous avons donc là les caractères anatomiques de l'ostéite non suppurante du tissu compact. J'appelle *plastique* cette ostéite, sous l'influence de laquelle se fait l'exsudat destiné à la réparation, par opposition à l'ostéite dans laquelle il y a formation de pus, avec ou sans travail réparateur concomitant.

Les modifications anatomiques de cette période sur une fracture remise bout à bout se résument donc en ceci : périoste

épais, fibro-cartilagineux, avec un commencement d'ossification ;
moelle dense, fibro-cellulaire, bientôt cartilagineuse, mais sans
dépôt osseux ; pas d'apparence de cal inter-fragmentaire ; ostéite
à la surface et dans l'épaisseur du tissu compact des fragments.
En un mot, réparation, aux dépens du périoste et des muscles,
plus avancée que la réparation aux dépens des autres parties.

II. — Nous avons à voir maintenant ce qui s'est passé dans
cette seconde période (du huitième au quinzième jour) sur les
fractures avec chevauchement. Eh bien, vous y trouvez encore
l'état fibro-cartilagineux du périoste et de la couche musculaire
profonde, avec commencement d'ossification. Mais, comme la
capsule périostique est incomplète, la partie du travail de réparation qui est faite au moyen de cette capsule, donne nécessaire-
rement moins de solidité que dans le cas précédent. Quant à la
moelle, elle est grisâtre et épaisse comme sur la fracture bout à
bout. Mais celle du fragment supérieur et celle du fragment inférieur ne se correspondant plus à cause du chevauchement, il en
résulte que cet épaississement de la substance médullaire ne sert
pas pour la consolidation. Seulement, entre les fragments il y a
une substance fibro-cellulaire, en partie cartilagineuse, qui contribue à les maintenir en rapport. C'est un commencement de cal
inter-fragmentaire. Mais celui-ci n'est fourni exclusivement ni
par la moelle ni par le tissu compacte ; il a évidemment pour origine
toutes les surfaces qui se sont trouvées mises en contact par le
chevauchement. Ce sont la face externe du périoste et une partie
du bord compacte des fragments. Là, en un mot, il ne faut chercher une réparation circulaire ni aux dépens du périoste, ni aux
dépens du tissu compacte inter-fragmentaire, encore moins aux
dépens de la moelle qui n'y contribue en rien, puisque les deux
surfaces de section de cette moelle sont éloignées l'une de l'autre.
Il se fait un cal inter-fragmentaire latéral mixte, dont les matériaux sont fournis par les muscles et par la surface externe du
périoste, sans qu'il soit possible de démontrer que ce dernier
s'épaissit et se transforme, et sans qu'on puisse admettre autre

chose que l'effusion, à ses dépens comme aux dépens des tissus musculaire et cellulaire environnants, des sucs plastiques qui se transformeront ultérieurement. Mais il ne faut pas s'attendre à trouver la régularité des phénomènes que nous avons observés dans les fractures bout à bout, et que les auteurs avaient eu le tort de nous signaler comme se rencontrant indistinctement dans toutes les fractures.

3ᵉ *Période.* — Pendant la troisième période, qui s'étend du quarantième au soixantième jour, de nouvelles modifications anatomiques sont survenues dans la substance fibro-cartilagineuse, qui s'était formée durant la seconde. La plus importante est la formation de la substance osseuse, c'est-à-dire le dépôt de matière calcaire et le dépôt plus abondant des ostéo-plastes ou corpuscules osseux. Pour ces derniers, on peut se demander encore s'ils résultent d'une transformation des cellules cartilagineuses ou d'une substitution. C'est toujours un point que l'observation histologique n'a pu bien éclaircir, et sur lequel les présomptions seules nous sont permises. Vous savez que j'incline vers la théorie de la substitution.

Cherchons donc ce que l'observation nous a appris sur la succession des phénomènes dans les diverses parties de la fracture. Ici, distinguons encore la fracture bout à bout et la fracture chevauchée. C'est toujours pour la fracture bout à bout seule que l'observation a été faite. On a trouvé ce que je vous montre sur ce fémur de cochon d'Inde, dont la lésion est arrivée au soixantième jour, savoir : une virole osseuse très-grosse à l'extérieur; une masse osseuse, sorte de virole interne dans l'intérieur du canal médullaire, puis entre les fragments, une substance intermédiaire qui n'est pas encore tout à fait ossifiée, et dont la plus grande partie reste fibro-cartilagineuse, c'est-à-dire que vous voyez là ce que Dupuytren a décrit sous le nom de *cal provisoire* et Miescher sous le nom de *cal primitif.* Par ces dénominations, les auteurs que je viens de nommer voulaient indiquer que les portions périostique et médullaire du cal osseux étaient destinées à disparaître en grande partie par un travail de résorption, et que le vrai cal était formé par les restes de ces dernières, et par la substance osseuse qui se formait ultérieurement entre les fragments. Mais il y a eu une exagération de la part de ces chirurgiens dans l'expression de leur pensée, en ce sens, d'abord, que tout n'est pas provisoire dans les cals périostique et médullaire, puisqu'une partie doit subsister; et ensuite que, comme je vais vous le dire tout à l'heure, la théorie donnée par eux comme générale ne s'applique pas aux fractures chevauchées.

Je vous fais remarquer, en passant, non pas sur les os des animaux que j'ai mis en expérience, mais sur ce tibia humain, sur lequel le hasard nous a permis d'étudier un cal au soixante-cinquième jour, qu'au niveau, au-dessus et au-dessous de la fracture non chevauchée, le tissu compacte est très-vascularisé, très-dense et augmenté de volume, qu'il offre, en un mot, les caractères attribués par Gerdy à l'ostéite condensante. Lorsque j'étudierai les phénomènes cliniques dans les fractures en particulier, je reviendrai sur cette intervention habituelle de l'hyperostose consécutivement aux fractures des os longs. Mais ici, à propos de l'étude anatomique à laquelle nous nous livrons, je suis autorisé à vous dire qu'en définitive, le travail de consolidation des fractures est sous la dépendance d'une modification de la vitalité des fragments, que nous ne pouvons pas rapporter à autre chose qu'à l'ostéite *condensante*. Je vais même plus loin. Dans les fractures diaphysaires des os longs, l'intervention de cette forme de l'ostéite paraît nécessaire. Lorsqu'il y a défaut de consolidation et pseudarthrose, c'est l'ostéite raréfiante qui est intervenue. Heureusement cela est beaucoup plus rare, et voilà pourquoi nous observons si peu fréquemment les pseudarthroses à la suite des fractures simples du corps des os longs.

Mais voyons maintenant pour les fractures chevauchées. Nous en avons ici un exemple sur un fémur de cochon d'Inde. Je l'ai fait scier suivant sa longueur, et vous pouvez constater que l'ossification nouvelle, ou, si vous aimez mieux, la calcification et la production des ostéo-plastes se sont faites entre les deux surfaces osseuses en contact, et au niveau desquelles existait déjà le cal fibro-cartilagineux, seulement il n'y a plus à parler ici de cal osseux médullaire. Il est vrai que la moelle est en grande partie ossifiée au niveau du trait de la fracture. Mais vous constatez que cette ossification est inutile pour le cal, et ne contribue pas à la consolidation, puisque celle du fragment supérieur et celle du fragment inférieur ne sont pas en continuité, comme cela avait lieu tout à l'heure pour la fracture bout à bout.

Il n'est pas question non plus d'un cal interfragmentaire aux dépens du tissu compacte. Nous n'avons donc plus à parler de cal provisoire et de cal définitif. Disons, si vous voulez, que le cal interfragmentaire latéral est peut-être plus gros aujourd'hui qu'il ne le sera dans six et huit mois. Mais gardons-nous de croire que les idées de Dupuytren et de Miescher puissent s'appliquer aux cas de ce genre, lesquels, en définitive, sont les plus fréquents dans l'espèce humaine. Nous avons d'ailleurs à vous indiquer la même hyperostose consécutive à l'ostéite condensante, que celle dont nous avons parlé à propos des fractures bout à bout.

4e *Période.* — Pour la quatrième période, qui s'étend du soixantième au cent-vingtième jour, et quelquefois au delà, je n'ai plus à vous signaler que peu de détails anatomiques : le cal devient de plus en plus dense, en même temps qu'il diminue de volume, le canal médullaire reste habituellement plein par suite de l'ossification intérieure, et le corps de l'os conserve un peu plus de volume qu'à l'état normal.

Mais j'ai à vous signaler en plus des lésions que je ne puis vous montrer qu'imparfaitement sur les animaux, dont je n'a pas non plus en ce moment d'exemple appartenant à l'homme, mais dont nous constatons souvent les conséquences sur le vivant. Je veux parler :

De l'oblitération veineuse ;

Des synovites tendineuses et articulaires de voisinage ;

De l'atrophie musculaire.

1° L'oblitération des grosses veines avoisinant les fractures est une lésion assez commune. Faut-il l'expliquer par une phlébite due à la propagation, vers la cavité veineuse, de la phlegmasie partie du foyer de la fracture? ou faut-il faire intervenir une simple coagulation du sang, sans inflammation primitive de la membrane interne des veines? Les anatomo-pathologistes sont aujourd'hui en discussion relativement à ces deux théories. Je suis, quant à moi, partisan de la première opinion : j'attribue, pour la plupart des cas, et notamment pour ceux dans lesquels cette lésion se fait dans le cours d'une fracture, j'attribue, dis-je, la coagulation du sang dans les veines à une phlébite par propagation. Je me demande même (mais je ne saurais résoudre la question par des faits péremptoires) si cette phlébite n'est pas due au transport dans les gros troncs veineux de matériaux irritants provenant de la moelle enflammée ou ostéomyélite. Mais, laissant la question théorique de côté, je vous signale cette coagulation spontanée et l'oblitération qui en résulte, comme la cause d'une complication peu grave, quoique gênante et d'une durée assez longue, savoir l'œdème du membre au niveau et au-dessous du point fracturé.

2° Les synovites tendineuses et articulaires ne sont pas aussi fréquentes dans les fractures du corps que dans celles des extrémités des os longs. Cependant nous voyons souvent, à la suite des premières, une des articulations voisines s'enflammer et conserver longtemps une rigidité plus ou moins douloureuse, qui s'explique par la perte d'extensibilité et de souplesse de la synoviale et du tissu conjonctif qui la double. Cela se voit surtout au genou, après les fractures du corps du fémur, et à l'articulation tibio-tarsienne, après les fractures de la jambe.

3° L'atrophie musculaire consécutive aux fractures, que j'ai étudiée depuis plusieurs années et que j'ai fait connaître dans une thèse de M. le docteur (1), Lejeune publiée, d'après mes

(1) Lejeune, *Thèses de Paris*, 1858.

leçons à l'hôpital Cochin, et un peu plus tard dans mon travail *sur l'irréductibilité et les déformations consécutives des os longs* (1), est un phénomène, sinon constant, du moins extrêmement fréquent. Nous en voyons souvent des exemples sur les malades vivants. La diminution de volume des membres, la diminution des forces, sont faciles à reconnaître. Sur trois cochons d'Inde dont je mets les muscles sous vos yeux, cette lésion est des plus évidentes. Les muscles de la cuisse qui avait été fracturée, il y a plusieurs mois, sont un peu plus pâles et moins gros que ceux du côté opposé. J'ai pesé comparativement ces masses musculaires des cuisses sur l'un des animaux, j'ai trouvé du côté sain 9^{gr},50 et du côté malade 7^{gr},80.

M. Lejeune avait, sur un malade qui était mort à l'hôpital Cochin, pesé comparativement chacun des muscles du membre, et avait trouvé aussi une différence notable pour chacun d'eux.

Vous pouvez, d'après ces résultats, considérer comme un fait incontestable une diminution de volume des muscles à la suite des fractures, et j'ai constaté que cette diminution était permanente et non passagère.

J'ai cherché (2) quelle pouvait être la cause de cette légère atrophie, et je suis arrivé à cette conclusion, qu'elle ne devait être attribuée ni à la compression ni à l'immobilité, et qu'elle était due sans doute au changement dans la répartition des matériaux nutritifs, qui est la conséquence du travail de consolidation. Non-seulement la fracture attire vers elle une plus grande quantité de ces matériaux, mais le cal lui-même, une fois qu'il est formé, et, après son achèvement, l'hyperostose en prennent encore pour leur nutrition une proportion plus grande. Ceci me paraît prouvé par la différence de poids entre un os fracturé et l'os opposé resté sain du même sujet.

***

(1) Gosselin, *Mémoire sur l'irréductibilité et les déformations consécutives dans les fractures des os longs (Gazette hebdomadaire de médecine et de chirurgie,* Paris, 1859).

(2) Gosselin, mémoire cité.

Voici par exemple deux fémurs de cochon d'Inde : le droit, qui
a été fracturé il y a quarante-trois jours, et qui est consolidé,
pèse 1^{gr},94; le gauche 1^{gr},32. N'est-il pas probable que le premier a pris et aurait continué de prendre, si l'animal avait vécu,
plus de matériaux au sang, et qu'à cause de cela les muscles en
auraient eu moins à leur disposition?

Quelle que soit l'explication d'ailleurs, le fait anatomique
n'existe pas moins, et rend compte de la faiblesse persistante
indiquée longtemps par les malades sur les membres qui ont
été fracturés autrefois. Je conviens que, chez beaucoup de sujets,
la diminution de force n'est pas grande, et est à peine appré-
ciée. Cela tient à ce que l'innervation n'est pas troublée, et à
ce que les muscles reçoivent de la part des nerfs une excitation
suffisante pour amoindrir les résultats physiologiques de l'atrophie. Il n'en est plus de même lorsque les nerfs se trouvent
lésés en même temps que les os par l'action du corps vulnérant.
Il peut y avoir alors paralysie en même temps qu'atrophie, et
les troubles fonctionnels sont beaucoup plus prononcés.

§ 2. — Phénomènes de la consolidation dans les extrémités des os longs.

Sur les extrémités des os longs, comme sur leur corps, nous
avons une première période dite inflammatoire pendant laquelle
du sang et de la lymphe plastique sont épanchés entre les fragments, en même temps que le tissu conjonctif circonvoisin se
tuméfie à une certaine distance au-dessus et au-dessous de la
solution de continuité. Ce qui se passe pour les débuts de la
consolidation n'a pas été autant étudié que sur le corps, parce
que les fractures sont trop difficiles à produire pour que l'étude
expérimentale ait pu être faite, et parce que, d'autre part, les
occasions sur l'homme ont été très-rares. Nous savons cependant qu'ici les fragments ne s'abandonnent presque jamais
entièrement, et qu'en conséquence, nous n'avons pas à faire
une étude particulière pour les fractures bout à bout et pour

les fractures chevauchées. Elles sont presque toujours bout à bout, avec un déplacement plus ou moins prononcé suivant l'épaisseur, et quelquefois suivant la direction. D'autre part, il n'y a pas de cavité médullaire, et par conséquent point de virole interne. La réparation est périostique et interfragmentaire, et dans cette première période la solution de continuité du périoste commence à se réparer dans tous les points où les bords déchirés de cette membrane se trouvent peu écartés. Seulement, en général, le périoste ne s'épaissit pas autant que nous l'avons dit pour le corps, et ne forme pas cette virole épaisse dès le début dont nous avons parlé. Aucune consolidation ne se fait encore entre les fragments, où l'on ne trouve que du sang épanché.

A la seconde période, la portion périostique nouvelle devient fibro-cartilagineuse. En même temps la consolidation interfragmentaire commence à se faire par la production; probablement aux dépens de la lymphe exsudée qui se transforme, d'une substance fibro-cartilagineuse. Mais ici plusieurs variétés doivent être signalées.

Dans une première, les fragments, composés presque exclusivement de tissu spongieux, n'ont pas été écrasés : ils n'offrent ni la pénétration réciproque si bien décrite par M. Voillemier (1) pour les fractures de l'extrémité inférieure du radius, ni la réduction en fragments plus ou moins ténus, quelquefois en poussière, d'une partie de ce tissu osseux qui s'est fracturé par le mécanisme de l'écrasement. En pareil cas, le sang se résorbe, et la substance fibro-cartilagineuse, commencement du cal intrafragmentaire, se forme.

Dans une deuxième variété, que nous offrent souvent les fractures de l'extrémité inférieure du radius, les fragments sont toujours en contact; mais ils sont réduits, par l'écrasement, en un certain nombre d'esquilles, dont quelques-unes très-petites et comme pulvérulentes. En pareil cas, surtout lorsqu'il y a

(1) Voillemier, *Clinique chirurgicale*, Paris, 1861.

pénétration, le travail de consolidation est précédé de l'absorption d'une partie ou de la totalité des portions fragmentaires ou parcellaires. Rien de spécial dans les phénomènes cliniques ne nous fait connaître cette absorption. Mais comme, sur les os consolidés depuis longtemps, nous constatons une brièveté qui ne s'explique pas par un chevauchement, et que nous ne pouvons attribuer qu'à l'absorption dont je viens de parler, je présume que cette absorption se fait dès les premiers jours, en même temps que celle du sang infiltré entre les fragments.

Dans une troisième variété, dont les fractures intracapsulaires du col du fémur et du col huméral nous donnent d'assez fréquents exemples, les fragments sont en contact, mais sans s'être pénétrés ; le sang interposé entre eux se résorbe ; il en est de même de la poussière osseuse. Mais il ne se produit pas de fibro-cartilage intermédiaire, et cette absence des premiers rudiments du cal est l'indice de la non-consolidation qui a été signalée par tous les auteurs modernes, comme fréquente dans ces sortes de fractures.

A quelle cause faut-il attribuer ce fâcheux résultat? On a fait intervenir la brièveté du fragment supérieur, l'insuffisance de vaisseaux, et par conséquent de matériaux nutritifs dans ce fragment, et, par suite, l'obligation pour l'inférieur de travailler seul à la réparation, ce qu'il est impuissant à faire efficacement.

Je vous ferai remarquer à ce sujet que si cette cause était la seule ou même la principale, toutes les fractures des extrémités seraient exposées à une non-consolidation. Or, il en est parmi elles, celles par exemple de l'extrémité inférieure du radius, qui se consolident très-bien.

Dans celles qui se consolident rarement, je vois intervenir une condition qui doit l'expliquer pour une grande part : je veux parler de la communication large et facile du foyer de la lésion avec une cavité articulaire, comme cela a lieu pour les fractures intracapsulaires du col du fémur. Je suppose que, comme on l'a dit pour celles de la rotule, le sang et la lymphe plastique s'épanchent dans l'articulation, et qu'il ne reste pas assez de matériaux réparateurs entre les fragments pour que les transformations ultérieures amènent la substance fibro-cartilagineuse.

A la troisième période, la résorption des esquilles continue à se faire, si les conditions de la fracture y étaient favorables; le cal périostique s'ossifie sans prendre assez d'épaisseur pour continuer une virole comparable à celle de la fracture du corps. Le cal interfragmentaire se complète et prend une importance de plus en plus grande par l'ossification de la substance fibro-cartilagineuse, suivant le même mécanisme et dans les mêmes conditions mystérieuses que j'ai indiquées plus haut. Souvent ce cal intermédiaire est très-épais et très-résistant, notamment à l'extrémité inférieure du radius. Mais quelquefois, et en particulier au col du fémur, il reste fibreux et plus ou moins dense, assez dense presque toujours pour permettre la marche sur des béquilles, sans inflexion et sans rupture.

En tout cas, la différence capitale que je tiens à faire ressortir entre le cal du corps et celui des extrémités, c'est que le premier est au début beaucoup plus périphérique qu'interfragmentaire; que s'il est interfragmentaire dans les fractures chevauchées, il est en même temps latéral et périostique; tandis que le second est interfragmentaire dans le sens le plus rigoureux du mot, c'est-à-dire qu'il se fait aux dépens d'une grande partie ou de la totalité de la substance spongieuse au niveau de laquelle s'est produite la solution de continuité. Et ce qui ressort de cette étude comparative, c'est que toutes les parties constituantes de l'os, tissu spongieux, tissu compacte, périoste, contribuent à la réparation de l'os dans les fractures; que même les couches de tissu musculaire et de tissu cellulaire ambiant y contribuent aussi, et qu'enfin les auteurs ont eu le tort d'accorder une part beaucoup trop grande au périoste dans cette fonction réparatrice. C'est ce qui va ressortir encore de l'étude de la consolidation dans les fractures simples des os plats et des os courts.

A la quatrième période, les malades sont tourmentés par les

conséquences des synovites articulaires et tendineuses, et ils le
sont d'autant plus que, ces fractures se trouvant au niveau d'une
articulation et des coulisses synoviales, souvent même en communication avec elles, l'inflammation les a envahies, et a laissé
après elle la sécheresse et la roideur qui, pour les articulations
en particulier, caractérisent l'arthrite chronique plastique et
l'arthrite sèche. Ces suites sont d'autant plus prononcées et
rebelles, que les sujets atteints de ces lésions des extrémités sont
presque toujours avancés en âge, la fracture par écrasement
ayant eu pour cause prédisposante la raréfaction sénile du tissu
spongieux. Or il se trouve aussi que, chez les vieillards, les
arthrites et les véno-synovites traumatiques, bien qu'elles
n'arrivent pas à suppuration, sont très-lentes à se terminer, et
passent souvent à cet état d'incurabilité que donne l'arthrite
sèche. Enfin l'atrophie musculaire s'observe aussi bien après ces
fractures qu'après celles des diaphyses.

§ 3. — Phénomènes anatomiques dans les fractures simples des os plats et des os courts.

Je n'ai pas à m'étendre longuement sur ce sujet : la nature
utilise les mêmes ressources pour la consolidation de ces deux
variétés d'os que pour celle des os longs. Ce sont toujours les
muscles, le périoste et toute la surface fracturée qui fournissent
les matériaux, et ce sont les mêmes modifications ultérieures
de ces matériaux qui amènent la formation du cal. Seulement,
dans les os plats, et surtout dans ceux qui n'ont pas de diploé,
ou n'en ont qu'un très-mince, le périoste est le principal organe
formateur dans les points où il est conservé, et il ne faut pas
oublier encore que s'il a été divisé, chose très-ordinaire, il
commence par se réparer lui-même, et l'apport qu'il fournit au
cal provient autant de sa portion cicatricielle que de sa portion
restée intacte autour de la fracture. D'ailleurs, si mince que soit
l'os au niveau de la fracture, toute son épaisseur peut encore

fournir les matériaux de la réparation. J'ai eu l'occasion de trépaner, en 1871, pour des accidents de suppuration intra-crânienne consécutifs à une fracture du pariétal droit par coup de feu, un jeune homme de vingt-quatre ans qui était employé au muséum d'histoire naturelle, et qui avait été apporté dans l'ambulance de cet établissement après le combat de Buzenval, où il avait reçu sa blessure. Non-seulement il survécut à cette opération, mais encore une production osseuse se forma tout autour de l'ouverture, et gagna de proche en proche jusqu'au centre, de façon qu'il y eut, par cette espèce de cal aplati, une occlusion complète de la brèche faite par la couronne de trépan. Larrey a cité des cas analogues. Ils se rapportent, comme le mien, à des cals formés pendant l'ostéite suppurante. Mais j'ai tenu à les rappeler ici pour vous montrer une fois de plus la puissance et la multiplicité des moyens que possède l'organisme pour réparer non-seulement les solutions de continuité, mais aussi les pertes de substance des os.

CINQUIÈME LEÇON

Phénomènes de la consolidation après les fractures compliquées de plaie et suppurantes.

1re Variété : Consolidation après ostéite suppurante bénigne et superficielle. — *2e Variété :* Consolidation après ostéite profonde ou ostéomyélite suppurée non putride. — *3e Variété :* Mort avant la consolidation par ostéo-myélite putride et infection purulente.

MESSIEURS,

Ne perdez pas de vue un premier point qui est capital dans l'histoire des fractures compliquées de plaies : elles peuvent guérir comme des fractures simples et non compliquées, mais à une condition que vous devez toujours avoir présente à l'esprit lorsque vous êtes appelés à traiter un blessé de ce genre. Cette condition, c'est que l'os ne suppure pas.

Lorsque l'os fracturé suppure, et malheureusement tous les efforts que vous avez faits et dû faire pour l'en empêcher n'y réussissent pas toujours, les phénomènes cliniques et anatomiques de la consolidation se trouvent tout particulièrement modifiés, quelquefois entravés par cette complication nouvelle que j'étudierai spécialement pour les os longs.

Nous avons, d'ailleurs, des différences suivant que l'ostéite suppurante occupe la superficie ou toute l'épaisseur de l'os, et qu'elle y prend une plus ou moins grande intensité. Je m'explique sur ces deux points.

1° Dans une première variété, que j'appellerai, si vous voulez, *l'ostéite suppurante bénigne et superficielle*, le malade n'a pas de symptômes généraux, et par conséquent pas de fièvre. Le gonflement du membre est modéré, la suppuration s'établit le quatrième ou le cinquième jour, sur la plaie elle-même. Les eschares qui s'y trouvaient commencent à s'éliminer, et si l'on touche doucement avec un stylet, on sent l'os dénudé superficiellement. La suppuration devient un peu plus abondante à partir du huitième ou neuvième jour; mais elle est de bonne nature, non fétide; l'apyrexie du début continue. Les choses durent ainsi pendant vingt à trente jours; au bout de ce temps, on continue à n'avoir qu'une suppuration modérée, sans fusées purulentes lointaines, sans aucun indice de foyer profond. La mobilité entre les fragments commence à diminuer; bref, n'étaient la suppuration superficielle et la dénudation, les choses se comporteraient comme dans une fracture simple arrivée à cette période. Mais on continue de sentir la dénudation, et la fracture arrive au soixantième, soixante-cinquième jour; vers le soixante-dixième on la trouve consolidée. On sent au-dessus et au-dessous d'elle l'augmentation de volume annonçant que l'ostéite a pris en deçà et au delà du cal la forme condensante que nous connaissons. Seulement, la fistule persiste, et la suppuration qu'elle fournit ne se termine que vingt, trente ou quarante jours plus tard, après l'élimination d'une esquille ou portion mortifiée comprenant une partie plus ou moins considérable de l'épaisseur de l'os. Pour parler le langage ordinaire, il y a eu nécrose superficielle, et, après l'expulsion de la partie nécrosée, le cal et la cicatrice se sont complétés. L'ostéite, au lieu de rester plastique sur toute l'étendue de la fracture, est devenue suppurante et nécrosique sur un point, et voici les phénomènes anatomiques qui se sont passés. Dans les profondeurs de l'os, c'est-à-dire entre les fragments, dans le canal médullaire, sur la portion du contour de l'os opposée au point où s'est trouvée la plaie, l'ostéite a été plastique, c'est-à-dire non suppurante, et le cal s'est fait, comme dans les cas ordinaires, par l'épanchement et les transformations ultérieures de la lymphe. Au niveau de la plaie, le périoste s'est détruit par résorption ou par mortification; une partie de l'os s'est nécrosée. La suppuration a eu lieu sur le contour de la nécrose, sans gagner tout l'espace inter-fragmentaire. Après l'expulsion du séquestre, des bourgeons charnus suppurants ont recouvert la surface osseuse, et c'est dans leur épaisseur que ce sont passées les transformations ultérieures, savoir le passage à l'état fibro-cartilagineux, puis à l'état osseux, lesquelles transformations ont amené tout à la fois et la reproduction du périoste dans ce point, et la reproduction avec exubérance, parfois, de la couche osseuse sous-jacente. Vous voyez donc intervenir ici un nouvel élément dans la formation du cal, élément qui est lui-même un produit de l'inflammation consécutive : ce sont les bourgeons charnus, qui, pendant qu'ils suppurent à leur surface, s'ossifient dans leur profondeur et se transforment en cicatrice osseuse, de la même façon que sur la peau et les parties sous-jacentes, quand il y a suppuration, ils se transforment en tissu fibreux inodulaire. L'intervention de cette partie nouvelle vous montre une fois de plus de combien d'adjuvants le périoste a besoin pour que le cal se forme dans toutes les conditions où sa production est devenue nécessaire.

2° Dans une seconde variété, la suppuration envahit la surface et les profondeurs de l'os, c'est-à-dire l'espace inter-fragmentaire, le canal médullaire et la portion du contour de l'os qui est du côté opposé à la plaie. L'ostéite, en un mot, est suppurative générale, et non plus suppurative partielle, comme tout à l'heure. C'est la forme que, pour indiquer la participation de la moelle à l'inflammation, nous appelons ostéo-myélite suppurée.

Ici nous avons d'abord des phénomènes cliniques variables suivant l'intensité de cette ostéomyélite. Si celle-ci est modérée, subaiguë, la fièvre primitive, que nous appelons aussi traumatique, n'est pas très-violente; le pouls ne va pas au delà de 100, 110, la température axillaire au delà de 38° à 39°, on ne voit pas survenir la teinte subictérique, le délire, la sécheresse de la langue, le ballonnement du ventre, ces symptômes qui annoncent la forme grave de la fièvre traumatique. La suppuration commence le cinquième ou sixième jour sur la plaie; des fusées purulentes en communication avec le foyer de la fracture s'établissent. Par la plaie primitive et par les ouvertures nouvelles de la suppuration, le stylet, et même le doigt constatent que l'os est dénudé sur une grande surface au niveau de la plaie, au-dessus et au-dessous de la fracture; qu'il l'est également du côté opposé à la plaie. Le stylet pénètre au loin entre les fragments et ramène du pus. Si, pour le pansement, on est obligé de déplacer le membre, on voit à chaque ébranlement le liquide s'échapper des parties profondes; la suppuration est d'ailleurs très-abondante. Ce sont autant d'indices du développement de la suppuration dans les profondeurs de l'os, et par conséquent dans le canal médullaire.

Les choses se prolongent ainsi pendant des semaines et des mois, si des complications, et notamment l'érysipèle ou l'infection purulente, n'interviennent pas. La suppuration continue d'être abondante, des esquilles s'éliminent de temps en temps, les fragments restent mobiles l'un sur l'autre, la réparation ne se fait pas, et cependant la tuméfaction de l'os au-dessus et au-dessous de la fracture indique que l'ostéite y est devenue condensante, circonstance habituellement de bon augure, parce que, dans les cas de ce genre, l'ostéite, en même temps qu'elle est condensante est réparatrice, c'est-à-dire que le même nisus qui augmente le volume de l'os au-dessus et au-dessous de la solution de continuité tend à le réparer à son niveau.

Enfin, au bout d'un temps assez long, qui varie entre trois et six mois, un gros cal se montre au niveau de la lésion primitive de l'os. Des esquilles superficielles existent encore; d'autres, entourées par du tissu osseux nouveau, sont invaginées; des fistules plus ou moins nombreuses conduisent à ces séquestres. Bref, l'ostéite suppurante a été en même temps hypertrophiante et nécrosique, comme cela a lieu pour l'ostéite suppurante aiguë des adolescents; et en dernier lieu, la fracture est en réalité remplacée par la nécrose consécutive à cette ostéite.

Comment, dans ce cas, s'est produit le cal? Très-probablement par les deux mécanismes que nous connaissons déjà, c'est-à-dire que, malgré l'intensité et l'abondance de la suppuration, il est peut-être resté çà et là quelques points au niveau desquels elle n'a pas eu lieu, et où l'exsudat plastique a pu se faire aux dépens soit des muscles, soit des portions de l'os les plus éloignées de la plaie. Mais en outre, dans les points où la suppuration a lieu sans nécrose, de même que sur ceux où il y a nécrose et élimination, le cal se fait aux dépens des bourgeons charnus eux-mêmes, ainsi que l'avait indiqué autrefois Sabatier, et aussi bien aux dépens de ceux du canal médullaire et du tissu compacte, qu'aux dépens de ceux du périoste. Nouvelle preuve à l'appui de l'opinion que le périoste est loin d'être la seule partie formatrice du cal.

3° Dans une troisième variété, l'ostéomyélite devient aussi intense que possible; elle est à l'état suraigu, donne lieu à une fièvre traumatique des plus graves, quelquefois mortelle, et est suivie, si la vie se prolonge, d'une putridité de la moelle et du périoste qui devient le point de départ de cette autre fièvre que nous nommons l'infection purulente. Mais je n'ai pas à m'occuper aujourd'hui de l'ostéomyélite putride, car son apparition entraîne la mort, et, par conséquent, supprime le cal. Je n'ai voulu que vous la signaler, en la plaçant à côté des autres formes de l'ostéite suppurante et du mode de consolidation après leur apparition.

TITRE DEUXIÈME

MALADIES CHIRURGICALES DE L'ADOLESCENCE

SIXIÈME LEÇON

Ongle incarné et son traitement.

Considérations sur les maladies de l'adolescence. — Distinction entre l'onyxis latérale, l'onyxis semi-lunaire et l'onyxis sous-unguéale. — Origine de l'onyxis latérale ou ongle incarné. Étiologie. — Influence de l'âge, de la position sociale, du sexe, d'une cause générale inappréciable. — Traitement. — Anesthésie locale par la glace et le sel.

MESSIEURS,

Je ne manque pas, toutes les fois que l'occasion s'en présente, de vous faire remarquer l'influence que l'âge exerce sur le développement, la marche et le pronostic des maladies chirurgicales, et sur les suites des opérations que ces maladies réclament.

Déjà des études spéciales ont été faites sur la pathologie chirurgicale de l'enfance, et si l'on n'a pas consacré d'ouvrages particuliers à celle de la vieillesse, on n'a pas manqué de signaler ce qu'il y a de particulier dans l'âge avancé pour les maladies de chaque organe et de chaque appareil.

Mais dans la plupart des descriptions qu'ils nous ont transmises, les auteurs classiques ont pris pour type l'âge adulte. S'ils ont consacré quelques détails à l'enfance et à la vieillesse, ils ont oublié l'adolescence, cette période de la vie dont les limites, sans être tranchées et rigoureusement convenues, peuvent être considérées comme comprises entre quinze et vingt-cinq ans, période à laquelle correspondent et le développement de la puberté, et

l'achèvement, parfois avec des soubresauts rapides, de la croissance du squelette.

Je ne prétends pas dire que cet âge soit exposé à des maladies
qui ne se développent à aucun autre. Je sais, au contraire, et
j'aurai l'occasion de vous le dire souvent, que la plupart de celles
dont il offre des exemples sont assez fréquentes chez l'enfant;
que quelques-unes se voient également chez l'adulte. Je prétends
seulement que certaines maladies sont notablement plus fréquentes dans l'adolescence qu'aux autres âges, et que le pronostic
et la thérapeutique ont à tirer de cette notion des conséquences
que nos prédécesseurs n'avaient pas assez remarquées, et sur
lesquelles mon attention s'est fixée depuis un certain nombre
d'années.

Je vais tout à l'heure opérer devant vous un jeune homme de
seize ans qui vous offre l'exemple d'une de ces maladies de l'adolescence, un ongle incarné.

Voici son histoire en peu de mots : il est d'une bonne constitution, et n'a pas eu récemment de maladie sérieuse. Il est garçon
pâtissier depuis deux années, et cette profession l'oblige à rester
debout et à marcher une partie de la journée. Il s'est aperçu,
voilà quatre mois, qu'une écorchure apparaissait au côté externe
de l'ongle du gros orteil gauche; il la soigna très-peu et continua
de marcher. Mais cette écorchure fit des progrès; et comme elle
s'était formée dans la rainure cutanée qui reçoit le bord de l'ongle,
il est probable qu'elle fut entretenue par l'irritation exercée incessamment sur elle par ce bord. Le suintement fut de plus en
plus abondant, et le mal devint le siége de cuissons qui augmentaient sensiblement le soir. La suppuration augmentait également,
lorsque le malade avait marché toute la journée. Le matin au
réveil, la douleur et le gonflement étaient très-modérés. A diverses
reprises, les symptômes se sont accrus; il s'y est ajouté une rougeur propagée sur la face dorsale de l'orteil, et le malade a été
forcé de garder le lit vingt-quatre heures. Une fois, la rougeur
s'est accompagnée d'un léger mouvement fébrile et paraît, d'après

les renseignements donnés, avoir pris le caractère de l'angioleucite. Aucun traitement sérieux n'a été fait; et ce jeune homme
ayant été pris, ces jours derniers, d'une nouvelle poussée inflammatoire qui l'a obligé à cesser ses occupations, il s'est décidé à
venir demander les soins nécessaires à une guérison complète.

Je n'insiste pas sur les symptômes fonctionnels; ce sont ceux
dont je viens de vous parler. Ils sont légers, ne s'accompagnent
d'aucun dérangement des grandes fonctions, et pourraient être
tolérés encore longtemps, s'ils n'avaient pas le grave inconvénient
de gêner la marche et d'empêcher l'exercice de la profession.

Quant aux symptômes physiques, ils sont très-simples également; vous les avez observés en comparant l'orteil gauche (côté
malade) avec le droit, qui est sain. Ils consistent en un gonflement un peu dur et comme hypertrophique du bourrelet cutané
qui se trouve au côté externe de l'ongle, et dans la présence d'une
solution de continuité étroite, allongée, bourgeonnante, rougeâtre et suppurante, qui occupe toute la profondeur et les deux
tiers antérieurs du sillon latéral correspondant au bord de l'ongle.
Comme il y a tuméfaction, ce sillon est plus profond qu'à l'état
normal. En écartant le bourrelet cutané, on voit que la petite
plaie fongueuse non-seulement va jusqu'au fond, mais contourne
le bord de l'ongle et se prolonge au-dessous de lui, sinon dans
toute son étendue, au moins dans la partie où l'ongle n'a pas de
connexions intimes avec la peau; et cette partie est un peu plus
tendue qu'à l'état normal, parce que l'ulcération a détruit une portion de la peau au moyen de laquelle l'adhérence se trouvait établie.

Nous n'avons aucun doute sur le diagnostic; il s'agit ici de la
maladie décrite sous le nom d'*ongle incarné*, de celle que j'appelle aussi quelquefois *onyxis ulcéreuse latérale*, par opposition
aux deux autres variétés plus rares, mais dont vous m'entendrez
quelquefois parler, savoir : l'onyxis ulcéreuse semi-lunaire (faisant
tout le tour de l'ongle), et l'onyxis ulcéreuse sous-unguéale. La
dénomination d'onyxis ulcéreuse a pour avantage, en effet, de
vous faire comprendre que ce n'est pas l'ongle qui est malade,

que c'est la peau avoisinante qui a été excoriée, et dont l'excoriation est entretenue par le bord unguéal jouant, par rapport à
elle, le rôle d'un corps étranger irritant. Je voudrais pouvoir
vous dire au juste comment l'ulcération débute en pareil cas, et
en particulier comme elle a débuté sur ce jeune homme. Mais il
ne m'a pas été donné, jusqu'à présent, de pouvoir constater de
mes propres yeux cette origine. Il se peut qu'elle soit simplement
traumatique, la peau qui correspond au bord de l'ongle ayant été
coupée, à un moment donné, par ce bord naturellement tranchant ou devenu tranchant à la suite d'une section mal faite dans
la toilette des ongles. Cette section aurait mis l'arête unguéale
en rapport avec une portion de peau plus mince et moins garnie
d'épiderme que celle avec laquelle le côté de l'ongle se trouve en
rapport dans les conditions anatomiques normales.

Il se peut aussi que l'origine soit pathologique, et ait eu pour
point de départ un érythème humide ou un léger herpès aggravé
et devenu ulcératif par suite de la pression du bord de l'ongle.
J'ai été consulté par deux sujets qui avaient depuis quelques jours
la petite maladie de peau dont je viens de parler. J'ai fait de suite
garder le repos, prendre un bain de pied modérément chaud, et
mettre dans la rainure de l'ongle, matin et soir, de la poudre de
sous-nitrate de bismuth. Au bout de quelques jours le mal avait
disparu; mais je me suis dit que peut-être, si aucun soin n'avait
été donné, et si les sujets avaient continué à marcher, il y aurait
eu plus tard incarcération.

Que ce soit l'une ou l'autre de ces origines, vous n'avez pas
moins à retenir deux considérations utiles pour la prophylaxie :
la première, c'est qu'il faut conseiller à tout le monde, et notamment aux adolescents, qui sont plus particulièrement exposés à
cette affection, de ne pas entamer, dans la section de l'ongle, la
portion de matière cornée qui recouvre le derme sous-unguéal,
ou, si vous aimez mieux, de ne pas faire cette section au delà des
adhérences épidermiques du bord unguéal, afin de ne pas mettre
ce bord, devenu un peu plus tranchant par le fait même de la

section, au contact d'une partie de peau mince et dépourvue d'é-piderme. La seconde, c'est que la pression de bas en haut, pendant la marche, refoule contre ce bord la peau plus ou moins altérée préalablement, et qu'en conséquence le repos est nécessaire pour augmenter les chances de guérison, lorsque le patient ne se décide pas à supporter une opération.

Mais si nous ne sommes pas bien fixés sur la cause anatomique de l'ongle incarné, nous le sommes davantage sur les conditions qui favorisent son développement, et qui jouent le rôle de causes prédisposantes. Ces conditions, qui sont certainement intervenues sur notre malade, sont au nombre de trois : l'âge, la position sociale et le sexe.

1° *L'âge.* — Ce sujet a seize ans. Vous pourriez croire que c'est le hasard qui nous fournit l'occasion de voir l'ongle incarné sur une personne de cet âge. Non, ce n'est pas un effet du hasard ; il est au contraire fort commun de l'observer sur des adolescents. J'ai tenu note, depuis dix ans, de tous les cas d'ongles incarnés du gros orteil (1) que j'ai eu à soigner. Ils sont, pour les garçons (je vous parlerai des filles tout à l'heure), au nombre de cinquante-quatre, et voici leur répartition suivant les âges.

Je n'en ai pas observé avant 14 ans. Je ne prétends pas dire qu'il n'en existe pas, mais je crois la chose très-rare. Mon tableau commence à 14 ans 1/2.

Sujets âgés de 14 ans 1/2 et 15 ans.	2	Sujets âgés de 23 ans.............	2
16 ans............	12	24 ans............	1
17 ans............	8	25 ans............	2
18 ans	6	26 ans............	1
19 ans............	6	29 ans............	1
20 ans............	7	30 ans............	2
21 ans............	2		—
22 ans.............	2		54

Vous voyez donc que de 14 ans 1/2 à 20 ans, nous avons 41 cas ; de 21 à 25, 9 cas ; de 26 à 30, 4 cas. Il est à noter, d'ailleurs, que sur l'un de mes deux adultes de 30 ans, la maladie était an-

---

(1) L'ongle incarné se voit aussi sur les autres orteils, mais il y est beaucoup plus rare, et se lie plutôt à une cause générale qu'à des causes locales. Je ne m'occupe ici que de celui du gros orteil.

cienne et avait débuté à l'âge de 18 ans; au delà de 30 je n'en ai pas observé. J'ai donc eu raison de vous dire que l'adolescence est une cause prédisposante de cette maladie.

Mais comment expliquer cette influence de l'âge? Je ne vous dissimule pas qu'il y a là une difficulté que nous rencontrerons pour quelques-unes des autres maladies de l'adolescence. Je présume qu'il faut faire intervenir une croissance rapide, par suite de laquelle l'ongle prend, par rapport à la peau qui le circonscrit, une largeur un peu trop grande, ou par suite de laquelle, l'orteil se trouvant pressé dans des chaussures devenues trop étroites, parce que les conditions pécuniaires ne permettent pas de les remplacer à temps, le bord unguéal appuie trop sur le repli cutané devenu malade. Vous le voyez, messieurs, je n'exclus pas les autres causes locales, tout comme j'admettrai, tout à l'heure, l'intervention possible de causes générales. Mais, les conditions locales existant, le développement rapide de l'ongle, l'allongement du pied, sa gêne dans les chaussures devenues trop étroites permettent de comprendre pourquoi l'incarnation est plus facile à l'âge de la croissance qu'à tout autre.

2° *La position sociale.* — Mes 54 sujets appartiennent à la population de l'hôpital. Dans la pratique particulière, je n'ai soigné que deux jeunes gens atteints d'ongle incarné. Cela tient sans doute à ce que les sujets de la classe ouvrière se soignent moins au début du mal que ceux des classes aisées, marchent et fatiguent davantage, et surtout ne prennent pas assez vite, lorsqu'ils grandissent beaucoup, de nouvelles chaussures dans lesquelles l'orteil serait plus à l'aise.

3° *Le sexe.* — Son influence va vous être démontrée encore par mes chiffres. Depuis dix ans, j'ai eu à soigner en tout 10 femmes, dont sept seulement à l'hôpital et trois dans la pratique particulière. L'adolescence est à noter, comme chez les garçons; car huit de mes malades étaient entre 15 et 22 ans, savoir :

1 avait..............	15 ans	1 avait	19 ans
2 —	16 —	2 —	22 —
2 —	17 —		

Des deux dernières, l'une avait 30 ans, mais sa maladie avait débuté à 13; l'autre avait 43 ans.

Si vous me demandez pourquoi les filles adolescentes sont moins exposées à l'ongle incarné que les garçons, je vous répondrai que, sans être trop affirmatif à cet égard, je l'attribue à ce qu'en général les filles marchent et fatiguent moins, se soignent un peu mieux et n'ont pas aussi souvent les grandes poussées de croissance.

Mais ne faut-il pas faire intervenir aussi, dans cette étiologie, une cause générale? Ici, entendons-nous. Il y a des causes générales appréciables, et d'autres qui sont inappréciables. Je n'ai pu, sur les soixante-quatre sujets que j'ai soignés, faire intervenir aucune des premières. Vous m'avez entendu parler quelquefois de l'onyxis ou onglade syphilitique. Mais vous avez pu remarquer ou vous remarquerez ultérieurement, qu'en pareil cas, l'ulcération, au lieu de se limiter au bord de l'ongle, s'étend tout autour de la matrice, et parfois au derme sous-unguéal; que, d'autre part, le gros orteil n'est pas pris seul, mais que plusieurs sont pris en même temps. Dans l'ongle incarné proprement dit, celui de l'adolescence, le mal occupe exclusivement la partie latérale de l'ongle et le gros orteil. Je dois même vous faire observer qu'il est plus fréquent au côté externe qu'au côté interne, et que, quand ce dernier est pris, l'externe l'est presque toujours en même temps. Dans mes feuilles statistiques, sur lesquelles j'ai fait noter avec soin le côté de l'incarnation, je trouve trois fois le côté interne seul, quatre fois les deux côtés du même ongle, et dans les quarante-sept derniers cas, le côté externe seul.

Quant à l'autre cause générale, dont il est si souvent question dans les maladies de l'adolescence comme dans celles de l'enfance, la cause scrofuleuse, je n'ai pas été autorisé à la faire intervenir sur les malades que j'ai observés.

Restent donc les causes générales inappréciables. Nous sommes obligés de les admettre, sans les préciser ni les définir, pour beaucoup de maladies; il est probable qu'elles existent également pour celle-ci. C'est ce qui explique pourquoi l'ongle incarn

se développe quelquefois encore après l'adolescence, c'est-à-dire
à une époque de la vie où les causes prédisposantes dont j'ai
parlé n'existent plus ou existent beaucoup moins, pourquoi certains adolescents ont cette maladie des deux côtés, pourquoi d'autres l'ont sur les deux pieds à la fois ou successivement. J'ai vu sur
des sujets de tout âge l'ongle s'incarner dans la convalescence d'une
maladie aiguë ou dans le cours d'une maladie chronique, dans
des conditions, en un mot, où il n'y avait à faire intervenir ni la
croissance, ni la marche, ni même la fatigue de la station verticale prolongée. Les faits de ce genre ne sont pas compris dans
ma statistique. Je les attribue à une de ces causes générales inappréciables et non dénommées, et en tout cas ils méritent une
étude à part, le traitement ne devant pas être le même, et en particulier, l'opération pouvant être considérée comme inutile et
même dangereuse.

Cette petite maladie n'est certainement pas grave, puisqu'elle
ne compromet ni la santé ni la vie. Elle n'a que l'inconvénient de
gêner la marche, et par suite la profession de ceux qui, pour
gagner leur vie, sont obligés de faire des courses et de se tenir
debout longtemps de suite. Elle a un autre inconvénient qui a
beaucoup préoccupé les chirurgiens, c'est d'être exposée à la
récidive, alors même que des opérations sérieuses ont été faites ;
mais les notions que je vous ai données sur l'influence de l'âge
ont l'avantage d'amoindrir considérablement cet inconvénient.
Oui, l'ongle incarné des adolescents peut récidiver, mais c'est
seulement pendant la période de la vie qui y prédispose. Passé
l'adolescence, le mal ne revient plus quand il a été traité. Supposez donc que, malgré vos soins, une ou deux récidives aient eu
lieu entre seize et vingt-deux ans. Au delà de ce temps vous
pouvez être sûrs que le mal ne se reproduira plus. D'ailleurs,
nous avons à notre disposition des moyens qui, même chez
l'adolescent, mettent à l'abri de la récidive.

Traitement. — Il est peu de maladies chirurgicales pour lesquelles autant de traitements locaux aient été proposés. J'en ai
compté jusqu'à soixante-quinze, qui ont tous été conseillés par

des chirurgiens honorables, et ont été inspirés par le désir de préserver les sujets de la récidive ; mais on n'avait pas appris que les récidives cessent avec l'âge. Parmi ces moyens, les uns sont simples et consistent en pansements quotidiens ou biquotidiens, les autres en arrachement partiel ou général de l'ongle, les autres en opérations variées et complexes que l'on fait avec le bistouri ou les caustiques, et auxquelles s'ajoute presque toujours l'arrachement dans une certaine proportion.

Je ne veux pas faire passer tous ces procédés sous vos yeux. Qu'il vous suffise de connaître les trois méthodes principales, et les procédés, au nombre de deux ou trois, auxquels je vous engage à donner la préférence dans votre pratique.

1re MÉTHODE. *Pansements.* — Cette méthode à laquelle j'attache le nom de Fabrice d'Aquapendente, chirurgien italien du XVIe siècle, qui a laissé un grand ouvrage de chirurgie (1), consiste à interposer entre l'ongle et l'ulcération un corps étranger qui les sépare l'un de l'autre et empêche la seconde d'être perpétuellement irritée par le premier. Dans le procédé primitif de Fabrice, le corps interposé était la charpie, et c'est celui dont nous nous servons encore aujourd'hui volontiers.

Vous m'avez vu, il y a quelques mois, traiter de cette façon une femme qui venait tout les deux jours à la consultation, et qui, pour divers motifs, n'avait pas voulu se soumettre d'emblée à l'arrachement. Chaque fois, je glissais avec une spatule quelques brins de charpie sous le bord externe de l'ongle. J'avais soin de conduire avec mon instrument cette charpie à la profondeur nécessaire, et de la ramener sous l'ongle après lui avoir fait contourner son bord. Je complétais le pansement avec un autre peloton de charpie, que je plaçais sur la face supérieure du bourrelet cutané correspondant. Je maintenais celui-ci avec une bandelette de diachylon enroulée trois ou quatre fois autour de l'orteil, et que je conduisais de façon à la faire marcher de haut en bas et à refouler dans ce dernier sens le bourrelet cutané.

(1) Fabrice d'Aquapendente, *Œuvres chirurgicales*, Lyon, 1649.

Après six semaines de ce pansement renouvelé tous les deux jours, l'ulcération était cicatrisée, le gonflement du bourrelet amoindri, et le bord de l'ongle suffisamment séparé du sillon cutané correspondant. J'ai engagé la malade à porter des chaussures un peu larges, et à prendre soin de ne pas couper l'ongle trop loin en arrière et surtout en dehors. Je n'ai plus entendu parler d'elle; et comme elle était cuisinière dans une maison amie, j'ai pu savoir qu'il n'y avait pas eu jusqu'à présent de récidive.

Au lieu de charpie, on pourrait mettre en usage la petite lame de fer-blanc proposée par Desault, la lame de plomb préférée par Boyer, les petits instruments spéciaux de Vésigné, Labarraque et Grabowski, dont Velpeau donne l'indication (1), ou bien encore la petite lamelle de liége en dos d'âne que j'ai vu employer par un malade qui en avait eu l'idée lui-même.

Je vous engage, messieurs, à vous familiariser avec un de ces pansements, et celui que je vous recommande comme étant le plus simple est celui qui se fait avec la charpie. Vous pourrez avoir l'occasion de l'employer, soit pour des incarnations commençantes et peu prononcées, soit pour des incarnations bien marquées, chez des sujets qui ont le temps de se soigner, et la possibilité de rester six à huit semaines sans marcher ou en ne marchant que très-peu. En effet, cette interposition d'un corps étranger n'est pas facile à tolérer lorsque les pressions de bas en haut, qui ont lieu pendant la marche et la station verticale, refoulent incessamment la peau malade contre ce corps étranger, qui, je le veux bien, n'est pas aussi tranchant et aussi irritant que le bord de l'ongle, mais qui n'est pas moins encore, dans une certaine mesure, une cause d'irritation.

Chez mon malade, je n'ai pas mis en question ce genre de traitement, parce qu'il demande trop de temps, et parce que le séjour au lit ou à la chambre a trop d'inconvénients à cet âge. Je pourrais ajouter que ces pansements ont en outre l'inconvénient d'être assez douloureux au moment où on les fait, et pendant une

_____

(1) Velpeau, *Traité de médecine opératoire*, tome Ier.

heure ou deux après qu'ils sont finis. Mon dernier motif, c'est que ce mode de traitement est un de ceux qui exposent le plus à la récidive. Vous le verrez réussir chez les personnes du monde, chez les femmes surtout, qui non-seulement peuvent donner le temps nécessaire et se soumettre au repos, mais qui, de plus, une fois guéries, peuvent se ménager, et ne marcher que très-peu. Notre jeune homme, lui, est obligé de gagner sa vie avec ses jambes, et, une fois traité, il doit se remettre de suite à marcher ; il aurait donc les plus grandes chances de voir le mal reparaître promptement.

2e MÉTHODE. *Arrachement simple*. — Cette opération se compose de plusieurs procédés, suivant qu'on arrache la moitié seulement de l'ongle, celle qui correspond à l'incarnation, ou la totalité de cette partie. Elle a pour but d'ôter le corps qui joue le rôle d'épine irritante, et de laisser à la petite ulcération fongueuse le temps de se cicatriser avant que la substance cornée ait repoussé. On doit s'attendre, en effet, à voir l'ongle reparaître, puisqu'en l'enlevant on ne détruit pas la partie du derme qui le sécrète, et notamment le repli profond postérieur qui est connu sous le nom de *matrice de l'ongle*. Je n'insiste pas sur le mode d'arrachement auquel je donne la préférence, me réservant de vous le décrire tout à l'heure, avant de pratiquer l'opération complexe dont l'arrachement fait partie.

Cette méthode a un avantage réel, c'est qu'elle peut être exécutée sans douleur, et qu'elle est suivie d'une guérison très-prompte ; en effet, au bout de dix à quinze jours, pendant lesquels le repos et un pansement protecteur suffisent, la surface dermique mise à nu par l'ablation est desséchée, et l'ulcération est cicatrisée. Mais elle a l'inconvénient d'exposer beaucoup à la récidive. Je ne pourrais pas donner de chiffres précis ; mais je me rappelle avoir vu, dans le service de Velpeau, un certain nombre de malades qui revenaient au bout de peu de temps pour subir une seconde, troisième ou quatrième fois l'opération. Je sais bien qu'à la longue, d'après ce que je vous disais plus haut, l'adolescence finit, et avec elle la tendance à la reproduction de la maladie ; mais cependant c'est toujours un désagrément que nous devons chercher à éviter le plus possible. Les opérations complexes, sans conduire d'une manière absolue et toujours à ce résultat, y conduisent cependant un peu plus souvent.

3° *Opérations complexes.* — Ce sont celles dans lesquelles on se propose de faire disparaître simultanément le bourrelet cutané sur lequel se trouve l'ulcération fongueuse, et le bord de l'ongle. Pour cela, divers auteurs ont eu recours aux caustiques ; d'autres ont combiné l'arrachement avec l'ablation du bourrelet au moyen du bistouri. C'est à cette dernière opération que je donne la préférence ; mais au lieu d'enlever, après l'avulsion de l'ongle, toute l'épaisseur du bourrelet cutané, comme le faisait Gerdy, j'exécute ce temps de l'opération plus parcimonieusement, de façon à avoir une plaie beaucoup moins étendue, qui se cicatrise plus vite, expose moins à l'érysipèle et à l'angioleucite, et, d'autre part, reste assez éloignée de l'articulation des deux phalanges pour éviter les chances de l'arthrite suppurante par voisinage. Je m'applique, d'autre part, à enlever, du côté correspondant à l'incarnation, une portion assez considérable de la matrice ou organe sécréteur de l'ongle, pour que ce dernier prenne, en repoussant, une largeur moindre que celle qu'il avait primitivement. Vous comprenez que cet amoindrissement de la largeur diminue les chances de récidive, l'ongle devant s'incarner d'autant plus facilement que son bord se prolonge davantage vers la partie correspondante du sillon cutané qui le loge. J'ai plusieurs fois mesuré, quelque mois après l'opération, l'ongle repoussé après la perte de substance que j'avais faite, et je l'ai trouvé plus étroit que celui du côté opposé. J'ai publié déjà mon procédé d'opération complexe (1), et je vais l'exécuter devant vous de la manière suivante :

1er *Temps.* — Pour supprimer la douleur, je me servirai du

(1) Gosselin, *Sur le traitement de l'ongle incarné* (*Gazette hebdomadaire*, 1853, tome I, page 7).

mélange réfrigérant fait avec moitié glace pilée et moitié sel marin. Le mélange sera fait au moment même de s'en servir, et enveloppé dans un petit sac de mousseline très-mince. Je placerai ce sac sur la face dorsale du gros orteil, j'en envelopperai les parties latérales, et je le maintiendrai en appuyant légèrement avec ma main garnie d'une compresse, afin de ne pas me refroidir. Au bout de deux minutes, je soulèverai le sac pour voir la couleur de la peau. Si je la trouve blanchie, si en même temps le toucher et le grattage ne sont pas perçus par le malade, j'en conclurai que l'anesthésie est obtenue, et je passerai outre. Si, au contraire, je trouve la peau encore rosée et sensible, j'appliquerai de nouveau le mélange, et je le laisserai jusqu'à ce que la sensibilité soit tout à fait éteinte.

Je vous recommande ce mode d'anesthésie pour le cas particulier dont il s'agit ici, parce que, les points sur lesquels nous devons agir étant superficiels, il est inutile de chercher à éteindre la sensibilité dans les parties profondes, comme cela est nécessaire lorsque nous avons à dépasser avec nos instruments les limites de la peau ; et par conséquent nous n'avons pas besoin de nous embarrasser des préoccupations de l'anesthésie générale par inhalation. L'anesthésie locale pourrait encore être obtenue au moyen de la réfrigération par l'éther avec l'appareil Richardson ; mais ce procédé demande beaucoup plus de temps, dix à quinze minutes, et donne une insensibilité moins complète que celle du mélange réfrigérant. Comme il s'agit ici d'une opération extrêmement douloureuse, il y a lieu d'employer ce que nous avons de mieux pour faire disparaître la sensibilité.

2ᵉ *Temps.* — Placé à l'extrémité du lit et du côté malade, je saisirai solidement le gros orteil entre le pouce et l'index de ma main gauche, dont la paume embrassera d'autre part la face palmaire de ce même orteil. Je conduirai alors, avec ma main droite, une des branches d'une paire de ciseaux solides, à plat entre l'ongle et le derme sous-unguéal, et je la ferai cheminer d'avant en arrière, en la poussant avec force jusqu'au niveau de

la matrice unguéale; puis, tournant le tranchant en haut, et rapprochant brusquement les deux branches de mes ciseaux, je divi-
serai l'ongle en deux à peu près au niveau de sa partie moyenne.
Je saisirai une des moitiés avec une pince à disséquer forte et
solide, dont je conduirai d'abord une des branches entre le derme
et l'ongle, et, par un fort mouvement de soulèvement et de torsion, je ferai céder les adhérences et j'arracherai. J'en ferai ensuite autant pour l'autre moitié. Il est ordinaire que chacun des
arrachements se fasse d'un seul coup. Cependant quelquefois
l'ongle est friable et se déchire; il faut alors arracher successivement chacun des fragments résultant de la déchirure. N'oubliez
pas que ce temps de l'arrachement nécessite une pince très-solide.
Si vous en preniez une à branches trop minces, vous les sentiriez
s'entre-croiser sous la pression énergique que vous êtes obligé
de faire; l'ongle ne serait plus saisi, et les tractions ne l'amèneraient pas.

3e Temps. — Il consiste à enlever une languette de peau qui
comprenne en avant une partie du bourrelet cutané et les fongosités anormales, et en arrière la partie latérale externe de la
matrice de l'ongle. Pour cela, je prendrai un bistouri, et je ferai
en arrière, à la jonction de la partie transversale avec la partie
latérale de la matrice de l'ongle, une section de 4 à 5 millimètres
qui comprendra toute l'épaisseur du cul-de-sac dermique. Je
ferai partir de l'extrémité postérieure de cette section une incision
qui, suivant d'arrière en avant la partie la plus élevée du bourrelet
cutané latéral, viendra se terminer à la partie antérieure de ce
bourrelet. Je conduirai le bistouri assez profondément pour
arriver jusqu'au niveau du derme sous-unguéal, en lui faisant
décrire une courbe concentrique à celle que décrit le bourrelet
lui-même. Saisissant enfin, par son bord supérieur, la portion de
peau circonscrite par mon incision, je poursuivrai la dissection jusqu'au niveau du derme sous-unguéal, de manière à comprendre
dans la perte de substance environ 4 millimètres de ce derme,
partie antéro-latérale de l'organe sécréteur, et en même temps une

longueur analogue de la portion sécrétante postérieure ou matrice.

Je terminerai par un pansement protecteur fait avec un morceau de tarlatane phéniquée, un taffetas ciré et une bande étroite. Ce pansement sera renouvelé dès le lendemain et tous les jours suivants, pendant huit à dix jours, au bout desquels le malade se lèvera et pourra songer à quitter l'hôpital.

Vous m'avez vu, dans le courant de l'année, opérer plusieurs malades de cette façon. Aucun n'a eu de complication. Chez tous, la petite plaie du bord unguéal s'est cicatrisée, et le derme s'est desséché en un espace de temps qui a varié de dix à quinze jours. Lorsque les sujets nous ont quittés, ils n'avaient pas d'ongle, mais ils pouvaient se chausser et marcher, à la condition de protéger leur cicatrice et leur derme sous-unguéal avec un peu de ouate ou un petit linge. Une seule fois sur mes cinquante-quatre opérés, la guérison a été retardée par une angioleucite du pied et de la jambe, suivie de petits abcès multiples sur le trajet des troncs lymphatiques emflammés; mais la guérison n'en a pas moins eu lieu.

Sur aucun des malades que nous avons eus cette année, il n'a été question de récidive jusqu'à présent. Mais je vous ai déjà dit que mon procédé, tout en supprimant la peau dans laquelle se fait l'incarnation, et en diminuant l'étendue transversale de l'ongle, ne met cependant pas encore infailliblement à l'abri de la récidive. J'ai noté, parmi mes cinquante-quatre malades, cinq récidivants : trois garçons et deux filles. Mais je n'ai pas d'exemple de deuxième récidive. Les plus mal partagés ont donc eu à supporter deux fois l'opération. J'en ai revu plusieurs qui avaient passé 25 ans, et chez lesquels le mal n'avait pas reparu, et j'en suis encore à voir la récidive sur ceux de mes opérés qui ont passé l'adolescence.

SEPTIÈME LEÇON

Exostose sous-unguéale du gros orteil.

Description des antécédents et des symptômes. — Diagnostic. — Importance de l'âge et du sexe; c'est une maladie de l'adolescence, plus fréquente chez les filles que chez les garçons. — Caractères anatomiques. — Analogie avec les exostoses épiphysaires et les polypes naso-pharyngiens. — Traitement. — Récidive possible. — Cessation de cette tendance après l'adolescence.

MESSIEURS,

Je mets sous vos yeux une petite pièce provenant d'une opération que j'ai pratiquée avant-hier devant vous sur le gros orteil gauche.

Il s'agissait d'une jeune fille de vingt ans, couturière, qui nous était entrée, quelques jours auparavant, pour une tumeur du volume d'une petite noisette occupant le côté interne et la face supérieure du gros orteil, tout près de sa volumineuse extrémité antérieure. Cette tumeur avait été remarquée pour la première fois il y a un an. Elle était alors beaucoup moins grosse et ne gênait pas; mais depuis six mois elle avait grossi et incommodé davantage. La malade se trouvait gênée dans ses chaussures; elle souffrait en marchant, boitait par moments, ne pouvait faire une longue course. Ajoutez à cela que, depuis quelques jours, la tumeur s'était excoriée, suppurait un peu et était devenue le point de départ d'une rougeur, d'une démangeaison et d'un gonflement de tout l'orteil. La marche étant aujourd'hui, par suite de cette poussée inflammatoire, tout à fait impossible, et la malade comprenant d'ailleurs qu'elle ne pouvait rester avec cette affection qui l'incommodait de plus en plus, est venue nous demander une entrée et nos soins.

Vous avez pu voir sur le gros orteil, dans les points que je vous ai indiqués, la petite tumeur. Elle était arrondie, rougeâtre, cachée en partie par l'ongle refoulé en haut, en partie mise à découvert par la section de cet ongle, que la malade avait faite à diverses reprises, dans l'espoir qu'elle se soulagerait en supprimant la pression exercée par la matière cornée sur la tumeur. Dans les points où elle était ainsi découverte, la saillie offrait un revêtement rougeâtre, très-adhérent, qui n'était autre chose que le derme sous-unguéal, intimement confondu avec elle. Vers l'extrémité antérieure, ce derme était plus rouge, et par conséquent plus vasculaire que dans les autres points. Il était en même temps épaissi et mollasse, ce qui lui donnait un aspect analogue à celui des fongosités de l'ongle incarné. Vers la partie supérieure, vous avez vu une ulcération superficielle, large de cinq millimètres, arrondie, à surface grisâtre, fournissant un suintement séro-sanguinolent. J'ai demandé à la malade si cette ulcération avait été consécutive à l'application d'un caustique; car j'ai vu deux cas dans lesquels, une tentative de destruction avec la pâte de Vienne ayant été faite, le mal n'avait pas disparu, et la cautérisation avait laissé un petit ulcère rebelle. Ici, nous n'avions pas affaire à une origine de ce genre; la solution de continuité avait été probablement déterminée et entretenue par la pression de la chaussure dans la marche, et c'est d'elle qu'était partie la poussée inflammatoire survenue quelques jours avant l'entrée de la malade à l'hôpital. Vous verrez cette particularité signalée dans quelques-unes des observations publiées sur ce sujet, notamment par Dupuytren (1). En cherchant à apprécier la consistance, nous avons reconnu qu'elle était mollasse dans les couches superficielles, dure et comme osseuse dans les couches profondes. Enfin, saisissant la tumeur entre deux doigts de la main gauche, pendant qu'avec l'autre main je fixais solidement l'orteil et le pied, j'ai reconnu qu'il n'y avait pas de mobilité, et que la production était intimement confondue avec la phalangette.

Après avoir constaté les symptômes qui précèdent, vous avez

(1) Dupuytren, *Leçons orales de clinique chirurgicale.* Paris, 1839.

vu que je n'avais pas hésité un instant sur le diagnostic : *exostose sous-unguéale du gros orteil*. A quelle autre maladie pouvions-nous avoir affaire? Ce n'était pas un phlegmon ni un abcès, car nous n'avions eu ni la mollesse, ni l'empâtement, ni la fluctuation qui leur sont propres; et d'ailleurs la lésion avait marché beaucoup plus lentement. L'adhérence intime de la tumeur avec la phalangette et sa consistance ne laissaient aucun doute sur l'origine de la production aux dépens de cet os. Mais n'y avait-il pas lieu de croire à un ostéosarcome? L'ulcération de la surface, le suintement, séro-sanguinolent parfois, qu'elle fournissait, les douleurs persistantes pouvaient à la rigueur éveiller cette pensée. Je me rappelle avoir donné des soins, à l'hôpital de la Pitié, à une jeune fille qui m'avait été adressée par un médecin comme ayant une tumeur cancéreuse du gros orteil. On avait été amené à ce diagnostic par la présence d'une ulcération et d'une suppuration analogues à celles de notre dernière malade, et qui coïncidaient avec un volume un peu plus considérable et des fongosités plus abondantes.

Mais j'ai rejeté bien loin cette opinion, et j'ai admis une exostose en raison des circonstances suivantes :

1° *L'âge.* — Quoique j'aie observé un cas d'exostose sous-unguéale sur une femme de quarante-sept ans, il n'en est pas moins vrai que c'est, comme l'ongle incarné, une maladie de l'adolescence. Dupuytren, qui, le premier en France, a donné une description claire et méthodique de cette affection, en rapporte (1) cinq cas dont les sujets avaient de vingt à vingt-cinq ans; et comme le mal datait d'un certain temps, il avait débuté chez tous vers l'âge de dix-huit ans. Dupuytren, cependant, tout en citant l'âge de chacun de ses malades, n'avait pas appelé l'attention sur cette particularité. Legoupil (2), au contraire, signale très-bien l'adolescence comme une des principales causes prédisposantes, car, dit-il, « les sujets dont l'observation m'est

---

(1) Dupuytren, *Leçons orales*, tome II, page 110.
(2) Legoupil, *Revue médico-chirurgicale* de Malgaigne, tome VIII, p. 21, 1850.

connue sont compris pour la plupart entre quinze et vingt ans ; je n'en ai pas trouvé qui eussent dépassé la vingt-sixième année. » Il est certain que Legoupil parle non pas de faits qu'il a observés par lui-même, mais de ceux dont il a lu la relation dans les auteurs, et en effet, il est incontestable que presque tous les cas, sans que ces auteurs aient pris le soin de le signaler d'une façon particulière, appartiennent à des sujets touchant à la fin de l'adolescence. Je comprends, du reste, que cette notion étiologique ait échappé à l'attention de beaucoup de personnes. Cela tient à ce que l'exostose sous-unguéale est rare, et à ce que, chaque chirurgien n'en ayant vu qu'un petit nombre d'exemples et ne les ayant vus que de loin en loin, a pu considérer comme un effet du hasard l'âge des sujets qu'il observait. Pour moi, je n'ai conservé l'indication que pour huit malades. Sept d'entre eux étaient âgés : deux de dix-neuf, deux de vingt, un de vingt et un, un de vingt-quatre, un de vingt-cinq ans ; mais chez tous les sept, la maladie avait commencé une ou deux années avant l'époque où je les voyais pour la première fois. J'ai dit tout à l'heure que j'avais un sujet de quarante-sept ans : cela prouve que, comme pour l'ongle incarné, il y a possibilité de développement chez l'adulte. Mais la chose est exceptionnelle, et nous pouvons considérer comme une règle que l'exostose sous-unguéale est encore une maladie de l'adolescence.

2° *Le sexe.* — Nous avions affaire ici à une jeune fille ; or l'analyse des observations montre que, contrairement à l'ongle incarné, l'exostose sous-unguéale est plus commune chez les filles que chez les garçons. Ainsi les cinq faits de Dupuytren se rapportent à des filles. Legoupil (1) fait remarquer que les dix cas qui lui sont connus ont trait à des jeunes filles. Sur mes observations, cinq appartiennent à des filles, trois à des garçons. Quoique, dans les recueils périodiques, vous trouviez l'indication de filles plus souvent que celle de garçons, cependant vous rencontrerez encore la mention de garçons assez souvent, pour être

(1) Legoupil, *Revue méd. chir.* de Malgaigne, t. VIII, p. 21.

autorisés à croire que la proportion est différente de celle qui a
lieu pour l'ongle incarné. Je n'ai pas de chiffres probants à vous
offrir, puisque je n'ai que huit cas m'appartenant, et que ce
chiffre est insuffisant pour établir une règle. Mais, en rapprochant
mes résultats de l'impression que me laisse la lecture des faits
publiés, je crois que, relativement, il y a plus de garçons atteints
d'exostose sous-unguéale que de filles atteintes d'ongles incarnés.
Pour le diagnostic, au reste, la question reste la même. Le sexe
était une circonstance favorable à l'opinion qu'il s'agissait d'une
exostose plutôt que d'un cancer, et c'est à ce point de vue que
j'ai été amené à vous parler de cette cause. Je suis d'ailleurs
absolument incapable de vous expliquer cette prédilection pour
le sexe féminin, prédilection que vous ne rencontrerez pas pour
les autres maladies de l'adolescence.

3° Quant à l'ulcération, au suintement et aux douleurs qui
rappellent le cancer ulcéré, vous devrez vous rappeler que ce sont
des incidents assez fréquents dans l'exostose sous-unguéale. La
cause en est topographique; c'est la pression des chaussures
pendant la marche qui les occasionne. La douleur est due en outre à la sensibilité qui, normalement très-vive dans le derme sous-
unguéal, s'exagère par le fait de l'inflammation. Elle s'explique
aussi par l'ulcération et le défaut de protection, car l'ongle, dont
la tumeur dépasse les limites, a été coupé par le malade, et d'autant plus facilement qu'il était décollé. Cette section, en mettant
à nu le derme sous-unguéal l'a exposé à toutes les causes d'inflammation.

Peut-être, si la tumeur avait été un peu moins volumineuse,
aurait-on pu croire tout d'abord à un ongle incarné simple. Vous
avez remarqué cependant, et il en est ainsi dans tous les cas
d'exostose sous-unguéale, que les fongosités étaient non pas latérales, mais placées en haut et en avant. Je veux bien que le bord
antérieur de l'ongle ait contribué à leur formation, et qu'ainsi il
y ait eu pour elles, une origine analogue à celle de l'ongle incarné. Mais dans l'ongle incarné primitif et franc, le mal est sur

le côté, et non en haut, et d'ailleurs il ne s'accompagne pas d'une tuméfaction soulevant la partie antérieure de l'ongle, et s'avançant au delà de son bord antérieur, comme cela avait lieu ici.

Le diagnostic anatomique étant ainsi établi, nous avons à nous demander si le diagnostic étiologique ne doit pas être complété par l'indication de quelque cause générale autre que l'âge et le sexe. Vous nous entendez souvent parler d'exostoses syphilitiques. J'ai examiné et interrogé cette malade, et je ne suis pas arrivé à reconnaître ni même à présumer des antécédents syphilitiques. Si j'en avais trouvé, d'ailleurs, je ne leur aurais sans doute pas attribué notre exostose. Car mon expérience personnelle et celle de tous les chirurgiens nous ont appris que l'exostose sous-unguéale du gros orteil, et celle des autres orteils, de même que celles des doigts (1), n'étaient pas d'origine syphilitique. Il en est de même pour les autres exostoses des jeunes gens ; et il y a dans cette circonstance un nouveau motif pour justifier la description à part des maladies chirurgicales de l'adolescence, sur laquelle vous me voyez souvent insister.

Anatomie pathologique. — Par quoi était constituée cette tumeur ? Je vous l'avais fait pressentir avant l'ablation ; mais à présent que la pièce est entre nos mains, vous pouvez vous en rendre un compte plus exact. En allant des parties superficielles aux profondes, vous voyez d'abord le derme sous-unguéal, au-dessous de lui, mais très-intimement confondue avec lui, une trame blanche, d'apparence fibreuse, qui a bien 3 millimètres d'épaisseur, et qui, à l'œil nu, semble formée de tissu très-dense, ayant l'apparence fibro-cartilagineuse ; le microscope ne permet cependant d'y découvrir aucune cellule cartilagineuse, et par conséquent il s'agit en réalité d'un tissu fibreux très-dense. Plus profondément, et confondue d'une façon intime avec la couche précédente, vous voyez une petite masse osseuse de 4 à 5 millimètres

_____

(1) L'exostose sous-unguéale peut se développer sur les autres orteils et sur les doigts de la main. Tous les auteurs l'ont signalée. J'en ai eu un exemple sur le troisième orteil, et un sous l'ongle de l'index de la main droite. Mais elle est infiniment plus fréquente au gros orteil.

d'épaisseur, masse qui se trouve constituée tout à la fois par la production anormale, et par la portion de phalangette dont elle provenait. La tumeur n'était donc pas une exostose franche; c'était une exostose surmontée de tissu fibreux. C'était, si vous aimez mieux, une production ostéo-fibreuse. Sous ce rapport, elle diffère des autres exostoses de l'adolescence, lesquelles sont formées exclusivement de substance osseuse, et elle a quelque analogie avec les fibrômes naso-pharyngiens, lesquels naissent aussi des os, mais sont formés exclusivement de tissu fibreux. C'est-à-dire que, chez les adolescents et par le fait de la croissance, la perversion nutritive amène tantôt un excès de substance osseuse au niveau et aux dépens des os eux-mêmes, tantôt un excès de substance fibreuse aux dépens du périoste, tantôt une exagération simultanée de la substance osseuse et de la substance fibreuse. C'est cette dernière variété à laquelle nous avons affaire ici, et il en était de même dans les autres cas que j'ai eu l'occasion d'examiner. Peut-être s'en rencontre-t-il dans lesquels l'exostose est purement osseuse; mais ceux que j'ai observés m'autorisent à vous dire que le plus souvent la tumeur est mixte, c'est-à-dire ostéo-fibreuse.

Traitement. — Il n'y a pas à espérer la disparition de ces sortes de tumeurs par un traitement interne, et je ne connais même aucun fait autorisant à croire qu'abandonnée à elle-même, et par les seuls progrès de l'âge, la maladie guérirait. Je n'avais donc à proposer à notre malade qu'une opération, et voici celle que vous m'avez vu exécuter. J'ai d'abord enlevé l'ongle, après anesthésie locale au moyen de la glace et du sel marin à parties égales, comme dans l'opération de l'ongle incarné; puis j'ai cerné la tumeur par deux incisions semi-elliptiques, et je l'ai détachée avec un fort bistouri, en creusant un peu la face supérieure et le bord antérieur de la phalangette, de manière à enlever les couches les plus superficielles de cette dernière jusqu'à environ 4 millimètres de profondeur. En agissant ainsi, je me proposais d'enlever avec la tumeur toutes ses racines d'implantation, et de mettre ainsi la malade à l'abri d'une récidive. Je n'ai trouvé qu'une faible résistance dans le tissu osseux ; si j'en avais trouvé une plus grande, dont le bistouri n'eût pu triompher, je me serais servi de la gouge et du maillet. Un pansement simple, le même que pour l'ongle incarné, a terminé la manœuvre.

Cette opération diffère de celle de Dupuytren, en ce que ce dernier rasait horizontalement avec la lame de son bistouri la base de la tumeur. Je me suis servi au contraire de la pointe, avec laquelle j'ai creusé d'abord en dedans puis en dehors, en tendant la tumeur avec une pince à griffe. La substance osseuse a bien résisté un peu ; mais en appuyant avec le bistouri, quitte à l'ébrécher, j'ai pu assez facilement faire céder cette résistance.

Vous trouverez dans les auteurs d'autres modes de traitement. Liston (de Londres) et Lenoir (de Paris) (1) préféraient l'amputation dans l'articulation des deux premières phalanges, afin de mettre les malades plus sûrement à l'abri des récidives. Le docteur Debrou, d'Orléans (2), entraîné par la même pensée, s'est contenté d'amputer dans la continuité de la phalangette, en ménageant un lambeau dorsal aux dépens du derme sous-unguéal, et un lambeau plantaire. Cet habile chirurgien avait fondé son procédé sur deux dissections qui lui avaient montré que l'origine et l'implantation de la tumeur se faisaient sur le bord antérieur de la phalangette, et se prolongeaient assez peu sur la face supérieure pour que l'amputation, au lieu indiqué, pût être faite avec la certitude d'enlever tout le mal, au delà du point qui pourrait fournir une répullulation.

Messieurs, je ne veux pas exagérer le danger de l'amputation dans la contiguïté, et encore moins de celle dans la continuité, mais pourtant ce danger est certainement plus grand que celui de l'ablation à laquelle j'ai donné la préférence. La petite excavation que j'ai faite pour dépasser les limites du mal, et sur l'utilité de laquelle j'ai appelé l'attention, en 1861 (3), me paraît bien

(1) Cités par Legoupil, *loc. cit.*

(2) Debrou, *Gazette hebdomadaire*, 1860, p. 355.

(3) Gosselin, *Bulletin de la Société de chirurgie*, 12 uin 1861.

suffisante pour mettre à l'abri de la récidive. Du moins je ne l'ai pas observée chez les huit sujets sur lesquels j'ai opéré de cette façon, et, d'autre part, quand bien même la récidive aurait lieu une première fois, je suis convaincu que si le malade avait atteint vingt-cinq ou vingt-six ans, au moment où une seconde opération serait faite, celle-ci ne serait pas suivie d'une nouvelle récidive, l'âge qui prédispose à cette sorte de production étant passé (1).

(1) Parmi les faits nouveaux que j'ai observés après la publication de la première édition de cet ouvrage, il en est un, dans lequel j'ai observé une récidive très-prompte. J'avais opéré un jeune garçon de douze ans par le procédé ci-dessus indiqué; trois mois après, la récidive s'était produite, et la tumeur était déjà aussi grosse et aussi gênante que la première fois. Comme la tumeur était tout près de l'extrémité antérieure de la phalangette, j'ai mis à profit le procédé de Debrou, l'amputation dans la continuité de la phalangette. Ceci se passait en 1875, sur un malade de la ville, et je sais que depuis cette époque la guérison s'est maintenue

HUITIÈME LEÇON.

Exostose épiphysaire et non spécifique de l'adolescence ou exostose de développement.

Description de la maladie. — Incurabilité par les médicaments. — Opération inutile, parce que la tumeur est indolente et sans danger et cessera de s'accroître après l'adolescence. — Intervention chirurgicale réservée pour quelques cas exceptionnels.

MESSIEURS,

En terminant la visite, nous avons été arrêtés par un jeune homme de dix-neuf ans, dont le père venait me demander un conseil pour une tumeur que porte son fils à la partie inférieure et interne du genou droit. Cette tumeur a commencé à paraître vers l'âge de seize ans. Elle a grossi peu à peu, sans faire souffrir ; mais comme elle est arrivée aujourd'hui au volume d'une pomme d'api, le jeune homme et ses parents commencent à s'en inquiéter, et désirent savoir s'il y a quelque chose à faire pour l'en débarrasser. Vous avez vu que la tumeur est arrondie, un peu mamelonnée à sa surface, et d'une dureté qui ne laisse aucun doute sur sa structure osseuse. La peau glisse et se plisse sur elle avec une très-grande facilité. En la saisissant avec une main, pendant que la jambe était solidement fixée avec l'autre main, j'ai reconnu qu'elle était fortement adhérente à la tubérosité interne du tibia et confondue avec elle.

Je n'ai donc pas hésité à prononcer le diagnostic : exostose, et vous m'avez entendu ajouter : exostose de l'adolescence. J'ai voulu, par là, vous faire comprendre qu'il se développe chez les adolescents des exostoses qui ne sont pas dues à une cause spécifique, qui sont des lésions toutes locales, qui ne s'accompagnent pas de douleurs ni de troubles fonctionnels bien prononcés, et qui d'ail-

leurs ne pouvaient pas disparaître sous l'influence d'un traitement général.

En effet, vous voyez souvent dans les salles de chirurgie, et
vous rencontrerez plus tard dans la pratique, des malades pour
lesquels on prononce le mot d'exostoses syphilitiques tertiaires.
Quelquefois ce sont encore des jeunes gens, mais le plus souvent
ce sont des adultes, et en tout cas on vous indique tout de suite,
avec ce diagnostic, l'existence d'une cause générale, la syphilis,
sous l'influence de laquelle s'est produite la lésion, et derrière
cette cause, la possibilité d'une disparition sous l'influence d'un
traitement approprié.

Vous m'entendrez, d'autre part, signaler souvent des gonflements osseux que j'appellerai *hyperostoses*. A ce propos, je vous
dirai que ces hyperostoses sont parfois consécutives aux ostéites
de l'enfance et de l'adolescence, mais qu'alors elles persistent
toute la vie, et deviennent, de temps à autre, le siége de poussées
inflammatoires nouvelles et même de nécrose. Je vous ferai savoir,
d'ailleurs, que les hyperostoses naissent aussi chez les adultes,
notamment après une fracture.

Mais vous voyez que chez notre jeune homme il n'y a ni
intervention de la cause syphilitique, ni intervention d'une
ostéite antérieure. Il s'agit d'un gonflement osseux très-cir-
conscrit, indolent, qui n'est dû à aucune cause appréciable,
et qui ne peut s'expliquer que par une aberration ou excès de
développement osseux sur certains points du squelette, à l'époque
où l'économie travaille à l'achèvement de ce dernier, aberration
comparable à celle qui fait naître à la même époque de la vie
les exostoses sous-unguéales et les polypes naso-pharyngiens.
Seulement, tandis que, dans le cas actuel, il s'agit d'un produit
exclusivement osseux de l'aberration de l'adolescence, vous vous
rappelez que pour l'exostose sous-unguéale, il s'agit d'un produit
ostéo-fibreux, et pour les polypes naso-pharyngiens d'un produit
exclusivement fibreux.

Je vous ai dit que vous rencontreriez quelquefois dans votre pratique des faits analogues. Vous les trouverez plus souvent sur le membre inférieur que sur le supérieur, et au voisinage des extrémités plus souvent que sur le corps des os. A ce propos, j'accepte volontiers l'opinion émise par M. Broca devant la Société de chirurgie (1) sur la naissance de ces exostoses au bord du cartilage épiphysaire, et plus souvent en dehors ou en dedans qu'en avant ou en arrière, et avec lui je leur donne volontiers le nom d'exostoses épiphysaires. Seulement je voudrais être sûr que mon savant collègue a eu l'occasion que je n'ai pas eue, pour ma part, de vérifier le fait sur le cadavre. Sur certains sujets vous en verrez plusieurs à la fois. Dans un cas présenté par M. Marjolin (2), à la Société de chirurgie, il y en avait un grand nombre, et elles étaient symétriques, c'est-à-dire occupaient la même place et avaient le même volume à droite et à gauche. Il s'agissait ici, il est vrai, d'un enfant de six ans; mais quoique la lésion dont nous nous occupons se voie de préférence sur les adolescents, je ne vous ai pas laissé ignorer que, de même que les autres lésions de cet âge, on l'observait quelquefois sur des enfants.

Lorsque le père m'a demandé avec insistance ce que je conseillais de faire pour cette tumeur, vous m'avez entendu répondre : rien. En effet, l'exostose ne produit aucun trouble fonctionnel, aucune douleur ; si nous avions quelque chance de la faire disparaître par des traitements externes ou internes inoffensifs, nous essayerions, car il est désagréable pour tout le monde et surtout pour un jeune homme d'avoir une difformité. Mais nous savons, et nous en avons prévenu le malade, que la tumeur ne disparaîtra pas sous l'influence des médicaments, que même elle pourra bien augmenter un peu jusqu'à la fin de l'achèvement du squelette, c'est-à-dire jusqu'à la fin de l'adolescence. Je n'ai donc prescrit que des précautions, avec l'espoir d'empêcher un accroissement trop grand. J'ai conseillé d'éviter les marches longues, les fatigues, et d'entourer le haut de la jambe d'une sorte de bracelet fait

(1) Broca, *Gazette des hôpitaux*, 1865, p. 295.
(2) Marjolin, *Gazette des hôpitaux*, 1865, p. 344.

avec de la ouate et du coutil, pour soustraire l'exostose aux violences extérieures, ou du moins pour atténuer les effets de ces dernières.

Remarquez, messieurs, que nous ne pourrions arriver à une cure radicale que par une opération sanglante. Cette opération qui consisterait à disséquer la peau sur la tumeur, à mettre à découvert la base de celle-ci et à la couper avec une scie à main, ou bien avec la gouge et le maillet, ou mieux encore, avec la scie à chaîne, ne serait certainement pas d'une exécution difficile. Mais elle serait inévitablement suivie de suppuration, car la plaie serait trop étendue pour que la réunion immédiate eût lieu ; la suppuration envahirait sans doute l'os lui-même, et le malade aurait à courir les chances de l'ostéo-myélite suppurante aiguë, maladie dont j'aurai souvent à vous signaler le danger.

J'ai vu, au début de mes études, en 1834, le professeur Roux enlever, par une opération de ce genre, une exostose épiphysaire de la partie inférieure du fémur gauche que portait un fort et beau jeune homme de dix-huit ans. Une ostéo-myélite suppurante du fémur survint, et se compliqua d'une infection purulente qui emporta le malade au bout de vingt jours. Roux avait été conduit à l'opération par la pensée que sans doute la tumeur grossirait, et finirait par occasionner une souffrance ou une gêne intolérable.

Aujourd'hui les chirurgiens doivent savoir que, passé l'adolescence, ces sortes de tumeurs restent stationnaires, et ne causent habituellement aucun trouble dans les fonctions de la partie malade.

Il peut cependant y avoir des exceptions : M. Broca (1) a rapporté l'observation d'un jeune homme de vingt ans, sur lequel l'exostose s'était compliquée d'un kyste développé autour d'elle. Ce kyste avait pris des dimensions telles que le chirurgien avait jugé une opération nécessaire. L'ablation simultanée du kyste et de la tumeur osseuse fut faite avec succès. Je me demande si,

(1) Broca, *loc. cit.*

en pareil cas, la ponction du kyste suivie d'injection isolée, sans toucher à l'exostose, ne serait pas suffisante. Je ne me déciderais encore à une ablation de cette dernière, que s'il y avait une gêne notable des contractions musculaires produite par la tumeur.

Un chirurgien anglais, M. Coote (1), a été conduit à une opération par des accidents tout spéciaux qui, dans le cas où ils se présenteraient, seraient une indication précise d'intervention chirurgicale. La malade, âgée de vingt-six ans, portait depuis bon nombre d'années une exostose de l'apophyse transverse de la septième cervicale. La tumeur qui n'était cependant grosse que comme une forte noix, proéminait au-dessus de la clavicule, repoussait en avant l'artère sous-clavière et refoulait en haut, en les comprimant, les nerfs du plexus brachial. De là, un engourdissement et une sensation de froid dans la main et les doigts, de la douleur le long du bras et à l'épaule. L'ablation de l'exostose qui fut nécessairement laborieuse dans cette région amena la disparition de tous ces troubles fonctionnels.

J'ai vu en 1857, à l'hôpital Cochin, une autre exception plus rare encore. Le malade, âgé de cinquante et un ans, portait depuis l'âge de quinze ou seize ans une exostose sur la partie interne du fémur gauche (fig 2 et 3). Il n'en était aucunement incommodé et n'en avait jamais souffert, lorsqu'un jour il fut renversé par une voiture dont la roue, en passant sur la cuisse, fractura l'exostose. Celle-ci offrait une disposition anatomique tout à fait insolite. En effet, au lieu d'avoir une seule implantation, comme cela est habituel, elle en avait eu deux : une très-large en bas, une autre plus petite en haut (fig. 2). Elle avait donc la forme d'une anse ou d'une grosse arcade zygomatique.

La pression du corps contondant eut pour résultat de fracturer comminutivement cette exostose, en détachant ses insertions. Il y avait en même temps une plaie contuse qui faisait de la blessure une fracture compliquée.

Une suppuration abondante s'établit. Le malade tomba promptement dans une hecticité menaçante. Je pratiquai vers le tren-

(1) Coote, *Union médicale*, 1861, tome XII, page 188.

tième jour l'amputation de la cuisse, et le malade fut emporté par une infection purulente. Les figures 2 et 3 représentent l'une

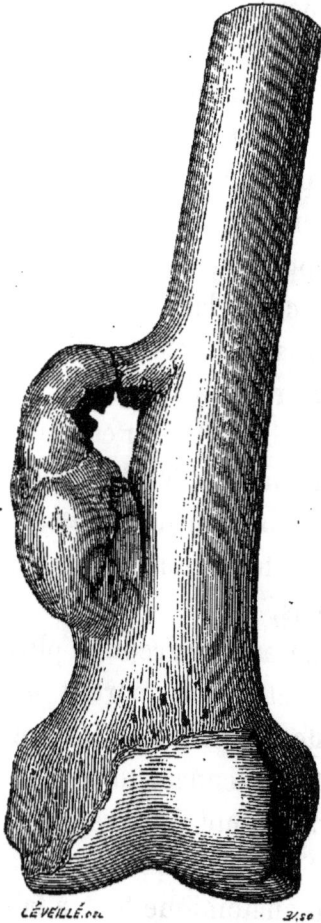

Fig. 2. — Exostose en anse du fémur fracturé : les fragments sont remis en place.

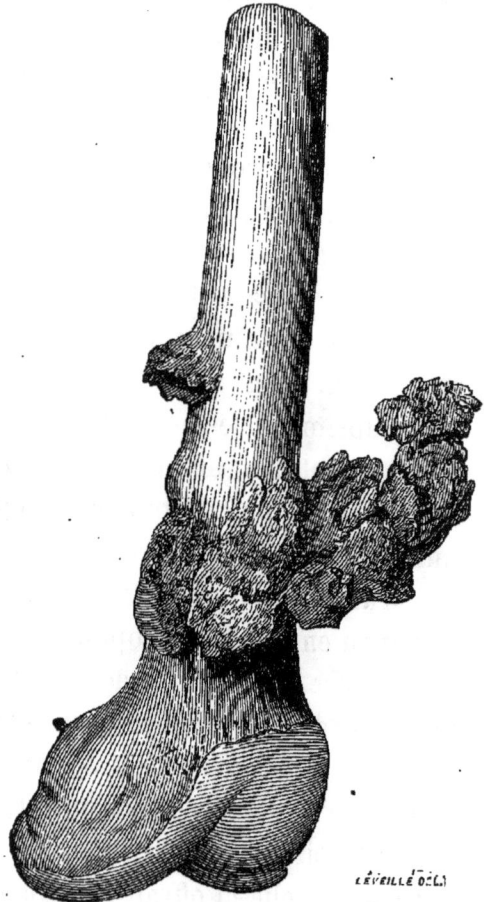

Fig. 3. — Exostose fracturée. Fragment inférieur renversé en dehors.

l'exostose remise en place, l'autre l'exostose brisée et renversée en dehors.

A part donc quelques cas exceptionnels du genre de ces derniers, fixez dans vos esprits ce souvenir, que le plus souvent les exostoses épiphysaires ou de développement peuvent être conservées sans aucun inconvénient, qu'elles cessent de s'accroître, une fois l'adolescence finie, et que leur ablation expose à des dangers qu'il est absolument contre-indiqué de faire courir aux malades, lorsque la tumeur est indolente et inoffensive.

NEUVIÈME LEÇON.

Fibrôme ou polype fibreux naso-pharyngien suffocant et rebelle.

Forme hémorrhagique et suffocante du fibrôme. — Large implantation à la base
du crâne. — Signification du mot polype. — Opérations palliatives. — Procédé de
Nélaton. — Cautérisation avec l'électrolyse. — L'acide azotique. — Les trochisques
au chlorure de zinc. — Augmentation. — Exophthalmie, hémiplégie; puis disparition à l'âge de 25 ans.

MESSIEURS,

Nous venons de voir, en finissant la visite, un jeune homme de
vingt-trois ans, que j'ai soigné pendant près de deux années,
dans nos salles, pour un polype fibreux naso-pharyngien devenu
suffoquant et hémorrhagique, et qui paraît aujourd'hui guéri de
cette grave affection. Son histoire est tellement instructive à tous
les points de vue, et surtout à celui de l'influence de l'âge, que
je tiens à vous la retracer et à vous prier de la graver dans vos
souvenirs.

Ce jeune homme, P... (Joseph), est entré pour la première
fois dans nos salles le 21 avril 1869. Il était alors âgé de vingt-
deux ans. Il nous raconta que depuis l'âge de seize ou dix-sept ans,
il s'était aperçu d'un changement dans sa voix qui était devenue
nasonnée, et d'un peu d'embarras de la respiration par le nez.
Pendant plusieurs années ces symptômes fonctionnels le gênèrent
si peu qu'il ne s'en occupa point et ne consulta personne.

Vers l'âge de vingt ans, des saignements assez fréquents eurent
lieu par le nez; mais, quoique le nasonnement eût augmenté, et
que la respiration eût tout à fait cessé de se faire par les fosses
nasales, le malade put continuer encore à vivre sans se faire
traiter. Depuis quelque temps les épistaxis sont devenues plus
fréquentes sans être très-abondantes; chaque fois la respiration

s'est embarrassée davantage, la déglutition est devenue difficile ;
le malade s'est donc vu obligé de consulter un médecin qui me
l'a adressé pour le traitement chirurgical qu'il jugeait nécessaire.

Le jour où nous avons examiné ce malade pour la première
fois, nous avons constaté qu'il était grand, assez bien constitué,
et qu'il n'avait pas le teint pâle des sujets anémiés, ce qui nous
montrait que la quantité de sang perdue n'avait pas été très-
considérable. Ce qui nous a le plus frappé, c'est la fréquence
des inspirations et le bruit analogue au cornage dont elles s'ac-
compagnaient. Interrogé sur ce point, le malade nous répondit
qu'il ne se sentait pas habituellement étouffé, mais qu'il avait
l'haleine courte en marchant, et que, pour cette raison, il ne
pouvait pas marcher vite ni courir. Il ajouta que déjà à deux
reprises il avait eu, sans cause appréciable, des accès, mais passagers, de suffocation. Il n'avait d'ailleurs aucune déformation
du visage.

Pour examiner les narines et les fosses nasales, je fis placer
le patient devant une fenêtre, j'introduisis successivement dans
chacune des cavités le spéculum nasal bivalve de M. Duplay, et
je vis à deux centimètres environ de la narine, des deux côtés,
un corps arrondi rougeâtre. Je conseillai au malade de faire une
grande expiration, la bouche étant fermée, et je constatai que
non-seulement les corps arrondis dont je viens de parler n'étaient
aucunement repoussés en avant, mais que même il ne sortait pas
la moindre parcelle d'air par les fosses nasales, que par conséquent celles-ci étaient entièrement obstruées. J'ai fait d'ailleurs
observer à ce moment que les tumeurs intra-nasales n'avaient
ni la forme aplatie, ni la coloration gris rosé que présentent les
polypes muqueux.

Portant ensuite mon investigation du côté du pharynx, j'engageai le malade à ouvrir largement la bouche. Je vis de suite que
le voile du palais bombait et par conséquent était refoulé en
avant ; mon doigt appliqué sur lui ne put le repousser en arrière

et fut arrêté par quelque chose de résistant, aussi bien sur les parties latérales que sur la partie médiane. Abaissant alors la langue avec le manche d'une cuiller, je vis dans la partie moyenne du pharynx, au-dessous du bord palatin, un corps arrondi rougeâtre, qui le dépassait d'environ un centimètre, et qui se continuait évidemment avec la partie résistante située au-dessus du voile. Conduisant enfin l'indicateur droit profondément et au delà du voile du palais, je sentis que ce corps charnu occupait en travers toute la région supérieure ou nasale du pharynx. Du côté gauche, je ne pus même pas engager mon doigt entre la tumeur et la partie latérale de ce conduit. Du côté droit je le pus, mais je ne trouvai qu'un très-petit espace libre, et il me fut impossible de contourner la tumeur en arrière et en haut, ni de la faire mouvoir, parce qu'elle occupait tout l'espace, et semblait fixée sur les premières vertèbres cervicales.

A ces symptômes fonctionnels et physiques, je reconnus une de ces tumeurs qui ont été fort bien étudiées dans ces derniers temps par le professeur Nélaton, et que nous connaissons sous le nom de *polypes naso-pharyngiens.*

Ce n'était pas un polype muqueux, parce que, d'une part, ces sortes de polypes n'arrivent ordinairement pas à des proportions aussi considérables, ensuite parce que la couleur était plus rouge, et surtout parce que la consistance était plus ferme. Tous les caractères étaient ceux des polypes fibreux.

L'extension de la tumeur pouvait bien faire naître l'idée d'un cancer, et la résistance de la maladie aux moyens employés pendant dix-huit mois auraient pu confirmer plus tard cette idée. Mais il n'y avait aucune ulcération ; or, le cancer des cavités nasales, buccale et pharyngienne n'arrive guère à ce volume et ne dure pas aussi longtemps sans s'ulcérer. D'un autre côté le cancer, surtout le cancer à marche lente (la tumeur ici date au moins de cinq ans), est bien rare à cet âge.

Enfin les recherches de Nélaton nous ont appris deux choses qui doivent être utilisées pour le diagnostic. La première, c'est que les productions fibreuses naso-pharyngiennes s'observent particulièrement sur des jeunes gens, la seconde c'est qu'elles se voient presque exclusivement sur les jeunes garçons et point sur les jeunes filles.

Les faits que j'ai rencontrés sont tout à fait confirmatifs de ces deux opinions. Je n'ai vu les fibrômes naso-pharyngiens que sur des adolescents et sur des garçons. J'ai lu quelques observations dans lesquelles il était question de filles; mais je ne suis pas sûr que le diagnostic ait été bien porté.

A cet égard, messieurs (1), permettez-moi de vous mettre en

(1) Dans un fait récent que m'a communiqué M. le docteur Rességuet de Toulouse, il me paraît à peu près certain qu'il s'agissait d'un polype fibreux naso-pharyngien sur une jeune fille; la chose serait absolument incontestable si l'examen microscopique avait été fait. Je transcris du reste l'observation telle que me l'a adressée M. Rességuet.

Une jeune fille de 14 ans, chétive, se présenta il y a quelques jours à ma consultation de l'Hôtel-Dieu avec un polype qui affleurait la narine droite. Ce polype avait été attaqué inutilement avant moi par un autre chirurgien de la maison. A mon tour j'eus beau le saisir et le tordre à trois ou quatre reprises différentes avec une bonne pince adhoc, je n'aboutis qu'à en ramener un petit fragment très-dur et véritablement fibreux. Ayant alors fait ouvrir la bouche à cette enfant pour explorer la gorge, j'aperçus dans le pharynx une tumeur volumineuse cylindrique d'un blanc rosé et dont l'extrémité descendait jusque par derrière l'orifice du larynx. En chargeant avec l'abaisse-langue en bas et en arrière je parvins à la faire basculer sur le dos de l'instrument et à la ramener dans la bouche. Elle dépassait de près de 4 centimètres le bord postérieur du voile du palais. Son diamètre transversal était d'environ 2 centimètres 1/2 à 3 centimètres. Mon indicateur porté ensuite derrière le voile trouva occupée toute la portion supérieure du pharynx, mais la masse me parut avoir une certaine mobilité. J'avais donc affaire à un polype fibreux naso-pharyngien parfaitement accessible par la bouche et peut-être opérable sans division préalable du voile et du palais.

La mère de cette fille interrogée alors me dit que l'enfant avait fréquemment des suffocations la nuit, qui la mettaient dans une angoisse assez grande. Néanmoins la déglutition ne paraissait point gênée, et elle avait malgré sa chétive apparence un certain appétit. Aucune surdité du reste, et pas de tuméfaction orbitaire.

Rien n'était sans doute plus facile que d'exciser au ras avec le tonsillotome cette portion pendante, et d'abandonner ensuite le reste à la nature, puisque ces polypes sont susceptibles à un moment donné de disparaître spontanément ainsi que vous l'avez établi; mais l'enfant étant fort indocile, je craignais la possibilité d'une hémorrhagie qui m'eût donné de l'embarras et je me décidai à placer préalablement une forte ligature métallique aussi haut que possible avec la pince à mors canalicules, à l'aide de laquelle je pouvais d'abord essayer de la torsion et de l'arrachement, ou tout au moins réséquer ensuite avec les ciseaux la portion pendante garde contre les titres donnés à beaucoup de faits dans les livres et les écrits périodiques antérieurs à 1848. Jusque-là on n'avait pas eu l'occasion de faire entre les tumeurs de ces régions les distinctions que nous connaissons aujourd'hui, et on donnait volontiers le nom de *polype* à toute production qui faisait saillie dans les cavités naso-pharyngiennes, sans se préoccuper de la nature du tissu qui formait la tumeur. Nous savons aujourd'hui qu'il y a dans ces cavités des fibromes, des cancroïdes et des cancers qui se ressemblent par beaucoup de leurs caractères physiques et fonctionnels. Or, tandis que les derniers se développent à tout âge et sur l'un et l'autre sexe, les premiers présentent les deux particularités étiologiques que je signalais tout à l'heure.

Je n'irai pas jusqu'à affirmer comme une loi que les polypes fibreux naso-pharyngiens ne se développent jamais chez les filles. Je dis seulement que ni Nélaton ni moi nous n'en avons encore observé d'exemple positif.

L'âge et le sexe de notre malade étaient donc favorables à l'opi-

---

sans danger d'hémorrhagie. Je fus tout à fait heureux dans ma tentative, car après un grand nombre de torsions et par une traction modérée, la masse se détacha tout à coup, suivie d'un flot hémorrhagique qui ne dura que quelques instants, grâce à une injection d'eau perchlorurée par la narine.

Je procédai donc à l'examen de la tumeur, et je vis qu'au-dessus du prolongement lié elle avait exactement la forme de la portion supérieure du pharynx dans laquelle elle était moulée : parfaitement convexe et régulière en arrière, en avant bilobée par un sillon vertical régulier qui séparait deux portions latérales cunéiformes. Le sillon correspondait au bord postérieur du vomer, les portions latérales aux deux orifices postérieurs des fosses nasales. Le lobe droit portait par sa face supérieure le pédicule long de deux centimètres, épais de huit millimètres environ et cylindrique. A son extrémité, et à ma grande satisfaction, je trouvai adhérente une petite portion osseuse qui me parut être la fourche du vomer. De la base de ce pédicule partait un prolongement lobulé fibreux qui, par le méat moyen, avait envahi la fosse nasale correspondante jusqu'à la narine, par où j'avais d'abord tenté de l'arracher.

Le point essentiel est la contexture qui est parfaitement fibreuse et très-ferme. Toute autre ligature que l'écraseur ne l'eût certainement pas coupée. A la tranche il suinte une abondante sérosité, et le volume de la tumeur pressée alors entre les doigts se réduit et s'exprime beaucoup; mais la texture fibreuse n'en apparaît que plus solide. C'est du *tissu fibreux aréolaire* abreuvé de sérosité et analogue à certains corps fibreux de l'utérus. Dans la suite, la tumeur se fût peut-être condensée.

Docteur RESSÉGUET,
Ancien chef des travaux anatomiques et chirurgien de l'Hôtel-Dieu.

nion qu'il s'agissait d'un fibrome; mais je me suis servi de l'expression de *polype*. Qu'entendons-nous donc par ce mot, et est-il bien à sa place ici?

En clinique, on appelle depuis longtemps polypes des tumeurs développées et libres dans celles de nos cavités naturelles qui communiquent avec l'extérieur, et dont la plupart sont tapissées par une muqueuse, tumeurs dont l'un des caractères principaux est d'adhérer ou de s'implanter par un pédicule, c'est-à-dire par une partie plus étroite que ne l'est la portion libre et proéminente de la tumeur. Ce mot de polype a l'inconvénient de ne donner aucune notion anatomo-pathologique. La chirurgie moderne l'a conservé cependant, pour deux raisons : d'abord, parce que la présence du pédicule indiquée par ce mot, conduit à des opérations relativement faciles (ligatures, excisions), et différentes de celle que nécessitent les tumeurs des autres régions; ensuite, parce que le pédicule entraîne avec lui l'idée de production de bonne nature, c'est-à-dire non cancéreuse. Je ne sais pas vous dire pourquoi il en est ainsi; mais le fait n'en est pas moins vrai, et je le formule ainsi : dans les cavités naturelles, les tumeurs cancéreuses ne se pédiculisent pas, les tumeurs bénignes seules ont un pédicule.

Cela ne veut pas dire pourtant que toujours les tumeurs bénignes soient pédiculées, et précisément sur le jeune homme dont je vous parle en ce moment, j'avais le droit, pour les raisons que je vous ai données, d'admettre un fibrome; mais je n'étais nullement autorisé le premier jour, et vous verrez que j'y ai été de moins en moins autorisé par la suite, à admettre un pédicule. En effet, avec mes yeux, je ne pouvais pas le voir, et avec mon doigt, je ne sentais libre qu'une très-petite portion de la tumeur. Je constatais une immobilité absolue de celle-ci, et je croyais trouver une sorte de fusion entre elle et les parties correspondantes du squelette, surface basilaire de l'occipital et du sphénoïde, face inférieure du rocher. Si donc la tumeur était réellement pédiculée, il m'était impossible de le constater à première

vue, et je dus réserver cette partie du diagnostic pour le moment
où, la tumeur ayant été morcelée ou diminuée d'une façon quelconque, mon doigt trouverait assez de place pour la contourner
et chercher si l'implantation était notablement plus étroite que
la portion libre. A l'avance je vous dis, en rappelant ce dont
vous avez été témoins comme moi, que mes explorations ultérieures ont confirmé l'absence de pédicule et l'existence d'une
tumeur très-largement implantée. Ce n'était donc pas un polype
dans l'acception rigoureuse du mot.

Si vous m'avez entendu employer néanmoins cette expression,
c'est que, d'une part, elle avait cette autre signification que, dans
ma pensée, la production était fibreuse et par conséquent bénigne,
et que, d'autre part, j'y étais autorisé par l'usage. Dans les travaux qui ont été publiés en France sur ce sujet, sous l'inspiration
de Nélaton, notamment dans les thèses de MM. Périer et d'Ornel-
las, de même que dans les discussions qui ont eu lieu sur ce
sujet, on s'est très-habituellement servi du mot polype pour
indiquer toute espèce de production fibreuse naso-pharyngienne
de l'adolescence.

Ne retenez pas moins cette notion que, parmi les tumeurs de
cette nature, les unes sont franchement pédiculées, les autres
sont tout à fait sessiles, et je vous dirai plus loin l'importance de
cette distinction pour le traitement.

Le diagnostic anatomique étant ainsi établi : fibrome naso-
pharyngien largement implanté sur la voûte et la paroi supérieure
du pharynx, et proéminent tout à la fois dans les deux fosses
nasales, et dans les régions inférieure et moyenne du pharynx,
j'ajouterai, pour le compléter, que la tumeur gênait assez la respiration, en supprimant une partie de l'espace que l'air doit parcourir dans l'inspiration et l'expiration, pour mériter le nom de
fibrome ou polype suffocant.

Dans ce dernier caractère se trouvait l'urgence d'une intervention thérapeutique. Mais qu'y avait-il à faire?

Je passai en revue toutes les opérations simples et composées qui ont été conseillées pour les cas de ce genre. Je reconnus de suite qu'une opération simple serait inexécutable à cause du volume de la tumeur, et qu'il fallait songer à une de ces opérations complexes et multipliées que le premier, en 1850 (1), j'ai distinguées en *préliminaires, fondamentales* et *complémentaires.*

Le but que l'on s'est proposé, dans ces sortes d'interventions, a été d'arriver sur la surface d'implantation, et de séparer complétement la tumeur en ce point, dans l'espoir non-seulement de l'enlever tout entière, mais aussi de mettre le malade à l'abri des récidives qui, d'après l'expérience de Nélaton, confirmée plus tard par celle de tous les chirurgiens, sont très-ordinaires dans cette maladie, et qu'on était disposé à attribuer à l'insuffisance des ablations. Le raisonnement, en apparence très-juste, des opérateurs, a été celui-ci : combinons l'intervention chirurgicale, de manière à pouvoir enlever sûrement ou détruire toutes les origines de la tumeur, et la répullulation n'aura pas lieu. Quelques faits se sont trouvés d'accord avec la théorie ; mais d'autres, et assez nombreux, se sont trouvés en désaccord. Des répullulations ont eu lieu malgré tout le soin que l'on avait pris de raser la surface d'implantation avec les instruments, de la ruginer et de détruire tout ce qui pouvait être considéré comme faisant partie de la tumeur. Pour vous en convaincre, vous n'avez qu'à lire les tableaux donnés par M. Michaux de Louvain, en 1867 (2). Il y a rassemblé 27 cas de résection totale du maxillaire supérieur qui ont donné 18 succès complets, 1 incomplet, 2 *récidives* et 3 morts, et 29 d'ablations avec résection de la voûte palatine, qui ont donné 12 succès, 5 résultats incomplets, 3 inconnus, 4 *récidives* et 5 morts. Je ne suis pas bien certain que les succès annoncés comme complets se soient maintenus

(1) Gosselin, *Traitement chirurgical des polypes des fosses nasales et du pharynx.* Thèse de concours pour une chaire de médecine opératoire, Paris, 1850.

(2) Michaux (de Louvain), *Quelques mots encore sur les polypes fibreux nasopharyngiens volumineux (Bulletin de l'Académie de Belgique,* 3e série, tom. 1er, in-4o).

tels indéfiniment, et qu'un certain nombre de malades n'aient pas eu une récidive, après que le chirurgien les avait perdus de vue. Mais il n'en est pas moins vrai que, d'après les résultats annoncés, la récidive est possible après des opérations préliminaires sérieuses qui ont permis d'enlever complétement la tumeur.

J'avais donc à déterminer si, pour soustraire mon malade à la mort par suffocation qui le menaçait, je devais pratiquer une grande opération préliminaire destinée à m'ouvrir une large voie vers la surface d'implantation, pour attaquer cette dernière avec les instruments tranchants, et ultérieurement, si cela était nécessaire, par la cautérisation. J'avais à choisir entre l'incision du voile palatin suivie de résection de la voûte palatine (procédé de Nélaton), et la résection du maxillaire supérieur, telle que l'ont pratiquée Flaubert de Rouen, Robert et Michaux.

J'étais peu tenté de la voie palatine, parce que la surface d'implantation étant, selon toute probabilité, très-large, je n'aurais pas obtenu une ouverture assez grande pour agir convenablement sur elle. Cette opération préliminaire, qui a le grand avantage de ménager la figure, et de laisser intacte l'arcade alvéolodentaire, me paraît suffisante et préférable, dans les cas où l'implantation est peu étendue, se trouve limitée, par exemple, à la surface basilaire de l'occipital; mais elle est certainement insuffisante lorsque l'implantation est très-étendue, comme cela avait lieu ici. Sous le rapport de la sûreté d'exécution, la voie maxillaire était sans aucun doute préférable. Mais outre les délabrements irrémédiables qu'elle occasionne, elle est plus grave, et expose plus que la précédente à la mort par infection purulente. Je sais bien que les statistiques publiées par M. Michaux semblent dire le contraire. Mais soyez sûrs, et cette objection s'applique à toutes les statistiques faites avec des observations recueillies dans les journaux, que tous les faits et surtout les faits malheureux n'ont pas été publiés, et qu'en conséquence, malgré leur rigueur apparente, les statistiques de ce genre ne jugent pas définitivement la question de danger comparatif des méthodes opératoires. Je suis convaincu, pour ma part, d'après les résultats donnés par la résection maxillaire pour d'autres cas que les polypes, que cette opération expose plus à la mort que la résection palatine. Dans le fait actuel, d'ailleurs, ce n'était pas seulement l'opération préliminaire qui était dangereuse, c'était aussi l'opération fondamentale. Cette grosse tumeur était très-vasculaire, puisqu'elle donnait lieu fréquemment à des épistaxis, et il y avait à craindre qu'en l'attaquant avec le bistouri, les ciseaux ou les pinces à arrachement, le malade fût emporté, séance tenante, par l'abondance de l'hémorrhagie.

En réfléchissant à ces dangers qu'une opération complexe ferait courir au patient, je reportai mes souvenirs vers l'influence de l'âge, et je me demandai si, le malade ayant vingt-deux ans, il n'était pas près de l'époque de la vie où ces sortes de tumeur n'ont plus de tendance à se produire, et par conséquent n'en ont plus à répulluler indéfiniment. Je me rappelai que mon savant collègue et ami M. Legouest avait, de son côté, émis formellement, devant la Société de chirurgie, en 1865 (1), l'opinion qu'on pouvait traiter les polypes naso-pharyngiens par une opération simple et palliative, jusqu'au moment où fût passé l'âge de leur formation habituelle.

N'ayant pas, d'ailleurs, comme je vous l'ai dit tout à l'heure, des notions très-précises sur l'étendue de l'implantation, et ne voulant pas m'engager dans une périlleuse opération sans être mieux renseigné, je décidai que je m'en tiendrais, pour commencer, à une opération palliative qui aurait un double but, celui de débarrasser assez le malade pour qu'il n'y eût plus à craindre la suffocation ou l'asphyxie, et que je me comporterais ultérieurement d'après les notions que cette première tentative m'aurait permis d'acquérir sur les connexions de la tumeur.

Ce parti était arrêté, et je me proposais de le mettre prochai-

_____

(1) Legouest, *Gazette des hôpitaux*, 1865, p. 579. — Sédillot et Legouest, *Traité de médecine opératoire*, 4e édition, Paris, 1870.

mement à exécution, lorsqu'en arrivant à la visite le 27 avril au matin, j'appris que ce malade avait eu, pendant la nuit, un violent accès de suffocation qui avait failli le faire périr. Il n'y avait donc plus de temps à perdre, et ce jour-là même j'opérai, bien décidé à ne faire qu'un traitement palliatif destiné pour le moment à empêcher l'asphyxie.

Le malade étant assis sur une chaise en face de la fenêtre, je fis, comme opération préliminaire indispensable, l'incision du voile du palais sur la ligne médiane, puis la résection d'une partie de la voûte palatine (procédé de Nélaton), et, par cette voie, j'introduisis une forte pince à polype. Je saisis la tumeur et j'essayai de l'attirer vers moi en combinant le mouvement de traction avec celui de rotation. Après d'assez grands efforts, j'amenai un morceau très-petit de la tumeur. J'essayai de nouveau, à deux ou trois reprises, sans rien enlever. Prenant alors une pince de Museux, je l'implantai solidement dans la masse morbide, et je coupai au delà d'elle avec de forts ciseaux courbes. Je retirai cette fois une portion grosse comme une forte noix. Je répétai de nouveau cette manœuvre, après avoir laissé au patient le temps de se reposer et de cracher.

L'opération ainsi faite n'avait pas été très-longue. Mais le malade avait perdu une assez grande quantité de sang et se trouvait fatigué. Je décidai alors que je ne chercherais pas à enlever davantage, et je m'occupai de faire cesser l'écoulement sanguin. Pour cela, je portai sur les parties saignantes de la tumeur, à diverses reprises, un pinceau trempé dans un mélange d'une partie de perchlorure de fer à 30° avec trois parties d'eau. Je fis gargariser le malade avec une solution encore plus étendue de ce même médicament. Je vis l'écoulement cesser assez vite, et le patient put retourner à son lit à pied. Les jours suivants, la respiration était beaucoup plus libre; il n'y avait plus aucune menace de suffocation, et nul accident consécutif à l'opération ne mettait en danger la vie du malade. En un mot, mon opération, incomplète et palliative, n'avait eu aucune des suites fâcheuses qu'aurait pu avoir une tentative de cure radicale. Seulement nous étions loin de la guérison, et il fallait s'attendre à une augmentation de ce qui restait du fibrome.

Je dois rappeler ici que la portion enlevée a été examinée à l'œil nu et au microscope. On y a trouvé une trame inconstestablement fibreuse et mélangée d'un assez grand nombre de vaisseaux sanguins.

En suivant ce jeune homme jour par jour, je constatai, à partir du vingtième au trentième, que la tumeur grossissait un peu, au-dessus du voile palatin. Sans attendre qu'elle eût pris assez de développement pour gêner de nouveau la respiration, je soumis le malade, dans l'espace de deux mois, à une dizaine de séances d'électricité avec l'appareil à électrolyse, qui avait été construit pour moi par M. Phélebon, externe du service. Vous vous rappelez que la disposition des courants dans cet appareil a pour effet d'amener une sorte de destruction chimique des tissus traversés, et une élimination, sans que la lésion soit une véritable gangrène.

Ceux d'entre vous qui ont assisté aux séances se rappellent qu'elles duraient dix à quinze minutes, et qu'elles étaient assez douloureuses. Ils n'ont pas oublié non plus qu'après chaque séance il ne se détachait que des eschares assez petites, que la tumeur était fort peu et fort lentement détruite, et qu'elle augmentait de nouveau aussitôt que l'élimination était terminée. En somme, au bout de deux mois, il n'y avait rien ni de gagné ni de perdu. Le fibrome n'était plus suffocant et ne compromettait en aucune façon l'existence; mais il était toujours là, et je constatais chaque jour facilement, en portant mon doigt par la fente anormale du voile palatin, que la tumeur était sessile, qu'elle occupait une très-large surface, et qu'elle n'appartenait pas à la catégorie des polypes proprement dits.

Après deux ou trois nouvelles semaines passées en observation, je reconnus que la tumeur s'accroissait encore, mais qu'elle restait dans des limites assez étroites pour ne plus causer la suffocation dont le patient avait été si incommodé et si menacé lors de son entrée à l'hôpital. Il n'y avait d'ailleurs d'écoulement sanguin que les jours où l'on touchait le fibrome, soit pour l'explorer, soit pour l'électriser, et la santé restait bonne.

Désireux de maintenir le mal dans ces conditions, c'est-à-dire dans les limites compatibles avec la santé, continuant à craindre les suites d'une grande opération curative, et espérant qu'un jour ou l'autre l'influence de l'âge se ferait sentir, je renonçai à l'électrolyse, qui faisait beaucoup souffrir et ne donnait que des résultats insuffisants, et je décidai que la tumeur serait attaquée désormais et détruite aussi largement que possible avec les caustiques conduits, soit par la voie palatine, soit par les fosses nasales. J'employai d'abord l'acide azotique monohydraté, porté sur la tumeur par la fente du voile, avec toutes les précautions nécessaires pour que le caustique ne tombât pas dans le pharynx et l'œsophage. Ce mode de cautérisation avait l'avantage d'être peu douloureux et de ne plus occasionner le saignement auquel donnait lieu l'introduction des pointes de l'électrolyse. Mais il avait l'inconvénient de ne détruire que la surface, et nullement le parenchyme. C'est pourquoi j'eus recours ultérieurement à l'application de flèches et de trochisques au chlorure de zinc, en faisant donner au caustique bien desséché et composé d'un tiers de chlorure de zinc et deux tiers de farine, la forme et les dimensions appropriées à la voie que j'avais à lui faire parcourir. A trois reprises différentes, j'attaquai les embranchements nasaux qui se développaient assez pour arriver tout près des narines, et pour cela je me servis de trochisques ayant la forme et la longueur de grains d'avoine. Au contraire, pour implanter dans la portion pharyngienne, je me servis de flèches triangulaires, dont la longueur était d'un et demi à deux centimètres, et dont la largeur à la base était de sept à huit millimètres. Ces flèches étaient conduites avec une longue pince à polypes, et j'avais soin de choisir celles dont la pointe était la plus résistante. Malgré la dureté de la tumeur, je pus toujours les faire pénétrer sans ouvrir préalablement la voie avec la pointe du bistouri. Je mettais chaque fois deux ou trois de ces flèches. L'opération avait l'inconvénient de faire saigner pendant quinze à trente minutes. Mais, comme le malade mangeait beaucoup et réparait vite, et qu'en somme la quantité de sang perdue chaque fois ne dépassait guère cent grammes, il n'y avait pas là un trop grand inconvénient. Je remarquais seulement que la production devenait de plus en plus vasculaire à mesure qu'elle vieillissait.

Les choses se passèrent ainsi en août et septembre. Les caustiques avaient été mis à dix reprises différentes. Ils amenaient la chute d'eschares tantôt un peu plus, tantôt un peu moins grosses. En somme, la tumeur restait toujours avec des dimensions moins considérables qu'au début, mais avec la même étendue d'implantation et avec la même tendance à grossir aussitôt que nous cessions d'employer des moyens de destruction partielle. Ennuyé d'un aussi long séjour à l'hôpital, et ne se trouvant pas d'ailleurs assez malade pour continuer à y rester, ce jeune homme me demanda avec instance à s'en aller, me promettant de revenir s'il n'allait pas mieux.

Il sortit en effet le 18 octobre 1869, ayant obtenu de son traitement pendant cinq mois, cet immense résultat qu'il avait certainement été soustrait à la mort par nos premières opérations palliatives, mais conservant le chagrin de ne pas se sentir guéri, chagrin très-grand pour lui, malgré l'espérance que nous lui donnions toujours d'une guérison à la fin de l'adolescence.

Lorsqu'il revint nous trouver deux mois plus tard, le 30 décembre 1869, Pellard nous apprit qu'il n'avait pas eu de nouvelles hémorrhagies, et que sa santé était restée assez bonne, mais qu'il sentait depuis quelque temps sa respiration embarrassée de nouveau. D'ailleurs, quoiqu'il se trouvât bien portant, il avait maigri, et d'autre part, je vous fis remarquer un commencement d'exophthalmie à gauche; je l'attribuai à ce que l'embranchement nasal gauche avait détruit la paroi externe de la fosse nasale et s'était fait jour dans l'orbite. A deux reprises j'attaquai encore la tumeur avec les flèches caustiques, ce qui faisait toujours saigner assez abondamment. Je continuais à reculer devant la résection du maxillaire supérieur, à cause des dangers que je prévoyais et de cette opération elle-même et des tentatives qu'ils eût fallu faire sur les connexions si étendues d'une tumeur très-vasculaire.

Sur ces entrefaites, dans le courant de février 1870, en arrivant à la visite, le malade nous apprit que, sans avoir perdu connaissance, il avait senti le matin, à son réveil, de l'engourdissement dans le bras et la jambe droite. Nous constatâmes en effet, ce jour-là et les jours suivants, que les membres supérieur et inférieur droits étaient en hémiplégie incomplète, mais très-réelle, et comme l'exophthalmie continuait à exister et même faisait quelques progrès à gauche, je dus penser qu'il s'était fait du côté de la lame criblée, à la paroi supérieure de la fosse nasale gauche, quelque chose d'analogue à ce qui avait eu lieu sur la paroi externe, savoir une destruction et une perforation qui avaient permis à la tumeur de s'avancer vers la cavité crânienne et de comprimer le cerveau.

Quoi qu'il en soit, à partir de ce moment, j'abandonnai toutes mes espérances; je pensai que ce jeune homme serait emporté bientôt par une méningite ou d'autres accidents cérébraux. Je regrettai d'avoir reculé au début devant l'ablation et la cautérisation du fibrome, après résection préalable du maxillaire supérieur. Je ne mis d'ailleurs pas en question de procéder ainsi actuellement; il y avait à craindre en effet que l'ablation de la partie supérieure de la tumeur mît à découvert une large communication de la fosse nasale avec la cavité crânienne. Je laissai donc partir de nouveau le malade le 27 mars 1870.

Quel fut mon étonnement de le voir revenir le 16 février 1871. Je n'avais pas entendu parler de lui depuis près d'un an; je le croyais mort. Il n'en était rien; il venait m'apprendre que, depuis sa sortie, sa santé s'était améliorée progressivement, malgré les fatigues et les privations résultant du siége de Paris, qu'il n'avait pas quitté. La faiblesse du côté droit avait disparu peu à peu. Aucun symptôme cérébral ne s'était montré, la saillie de l'œil n'existait plus, et cependant aucun traitement nouveau n'avait été fait. Seulement, en septembre 1870, plus de cinq mois après sa sortie de la Charité, une épistaxis abondante était survenue et avait obligé le malade à entrer à l'Hôtel-Dieu, dans le service de Laugier, qui s'était contenté de lui prescire des gargarismes et n'avait entrepris rien de chirurgical.

En le faisant souffler par les narines, je constatai que l'air y passait librement. En examinant au grand jour, je ne vis plus dans les fosses nasales les corps arrondis et rouges que j'y trouvais autrefois. En faisant ouvrir la bouche, j'aperçus la fente médiane du palais que j'avais faite ; mais au-dessus point de tumeur. Le doigt pouvait parcourir, au-dessus du voile du palais, l'espace pharyngien supérieur exactement comme chez ceux qui n'ont jamais eu de polype. La seule chose dont se plaignait le patient, c'était le nasonnement résultant de la conformation vicieuse du voile du palais. Je proposai la staphylorrhaphie, qui ne fut pas acceptée pour le moment, mais à laquelle le malade m'a dit qu'il se déciderait sans doute un jour ou l'autre.

En résumé donc, messieurs, voilà un jeune homme de vingt-deux ans qui a failli mourir d'un fibrome naso-pharyngien suffocant. Un traitement palliatif a empêché la mort, et ensuite a empêché la tumeur de redevenir suffocante : à l'âge de vingt-quatre ans et demi, et alors qu'on ne fait plus aucun traitement chirurgical, les restes de la tumeur disparaissent spontanément. Ils sont résorbés et non éliminés. Une réparation, dont nous ne connaissons pas exactement les moyens, se fait du côté de la paroi orbitaire et de la paroi naso-crânienne. Les symptômes de compression du côté de l'œil et du côté du cerveau disparaissent, et bref, le malade paraît guéri (1).

(1) Depuis que cet article est imprimé, j'ai reçu de ce malade une lettre m'annonçant qu'il est redevenu souffrant, et qu'il a de temps en temps de nouvelles hémorrhagies nasales. Il est loin de Paris, et je n'ai pu le visiter. S'il s'agissait

Ce fait est certainement favorable à l'opinion de M. Legouest. Mais pour qu'il ait une plus grande valeur, nous devons nous demander si, par hasard, il n'est pas exceptionnel. Pour cela, je cherche si des cas semblables ont été publiés. Je n'en trouve pas.

M. Legouest a bien dit que, sur le jeune enfant de troupe, âgé de dix-huit ans, qu'il avait opéré en 1865 (1), il avait eu l'intention de ne faire qu'une opération palliative au moyen de l'arrachement par une voie nasale préalable qu'il avait établie en incisant dans le sillon naso-génien, coupant la suture naso-maxillaire avec une pince de Liston, renversant en dehors la paroi interne du sinus maxillaire, et laissant cette voie anormale ouverte pour attaquer de nouveau le polype après la récidive à laquelle il s'attendait. La récidive eut lieu, en effet, au bout de quelques mois ; cette fois la tumeur fut prise d'une inflammation gangréneuse et tomba. M. Legouest n'a pas su si, depuis, le polype avait encore répullulé, et si une opération complémentaire avait été faite pour obturer l'ouverture nasale artificielle dont nous avons parlé. Mais si, jusqu'ici, les chirurgiens n'ont pas été guidés, comme M. Legouest et moi, dans leurs décisions thérapeutiques par la pensée de l'influence de l'âge, quelques faits favorables à notre opinion se sont produits. C'est ainsi que dans la discussion qui eut lieu à la Société de chirurgie en 1866, sur ce sujet, Velpeau (2) communiqua deux faits dans lesquels des sujets opérés par la méthode simple de l'arrachement, l'un, vingt ans, l'autre, neuf ans auparavant, étaient restés très-bien guéris, en conservant une saillie anormale, qui ne s'était jamais développée davantage sur l'apophyse basilaire. Velpeau rapprochait avec raison ce qui se passe pour les fibromes pharyngiens de ce

d'une récidive, les détails dans lesquels je suis entré ne justifieraient pas moins mes propositions sur l'influence de l'âge, et m'autorisent à croire qu'un nouveau traitement, maintenant que le sujet a 25 ans, donnerait un succès définitif.

(1) Legouest, *Observations de chirurgie* (*Mém. de l'Académie de médecine*, Paris, 1865-66, t. XVII, p. 156, et *Gazette des hôpitaux*, 1865, p. 579).

(2) Velpeau, *Gazette des hôpitaux*, 1866, p. 67.

qui se passe du côté des fibromes utérins à l'époque de la méno-
pause. On sait que souvent, après la cessation des règles, ces
fibromes ou myomes diminuent, disparaissent même. Il peut très-
bien en être de même pour les fibromes de l'apophyse basilaire.
D'un autre côté, il faut bien reconnaître que, passé un certain
âge, les polypes fibreux naso-pharyngiens ne se produisent plus,
puisqu'à ma connaissance, il ne s'est publié aucune observation
d'adulte qui ait eu un polype de ce genre, après en avoir été
opéré pendant l'adolescence. Les récidives qu'on a publiées
portent toutes sur des jeunes gens. Passé vingt-cinq ans, on
n'en parle plus. C'est donc que ceux sur lesquels l'opération
avait réussi, ont eu une guérison durable, ou que ceux sur lesquels la récidive avait eu lieu, sans qu'aucune opération nouvelle
ait été faite, ont été, comme mon malade, guéris spontanément.

L'observation ultérieure à laquelle je ne manque pas d'en
appeler, décidera en dernier ressort. Mais, pour le moment, je
me crois fondé à vous répéter ce que je disais naguère pour
l'ongle incarné : ne vous préoccupez pas par trop des récidives.
Il s'agit ici d'une maladie de l'adolescence. Faites que votre sujet
devienne adulte, et si sa tumeur ne disparaît pas d'elle-même,
vous aurez grande chance de le guérir alors sans récidive par
une opération simple.

Maintenant, faut-il chercher à répondre à la question que vous
m'entendez faire pour toutes les maladies de l'adolescence ? A
quoi est dû et comment expliquer l'influence de cet âge sur le
développement des fibromes naso-pharyngiens ?

Je ne puis m'arrêter longtemps sur ce point, parce qu'il m'est
impossible de donner au problème une solution satisfaisante.
Je pourrais bien vous dire que ces tumeurs se produisent aux
dépens du derme sous-muqueux, lequel sert en même temps de
périoste aux os de la base du crâne qui limitent en haut le pharynx,
et qu'à l'époque où se complète le développement du squelette,
une aberration et une exubérance du mouvement nutritif a lieu
du côté de l'enveloppe du squelette. Mais je sens combien cette

explication est hypothétique. J'aime mieux ne pas y insister longtemps, et m'en tenir à la constatation du fait sur lequel il n'y a pas le moindre doute à émettre.

Je serai moins embarrassé pour tirer de tout ce qui précède cette conclusion thérapeutique, que les opérations préliminaires destinées à ouvrir une large voie du côté de l'implantation de ces tumeurs ne doivent être faites qu'exceptionnellement. Ici, une explication est nécessaire, car le parti à prendre doit nécessairement varier suivant l'âge du sujet, le volume de la tumeur, et surtout de l'étendue de l'implantation.

1° Supposons d'abord que le sujet soit encore loin de l'âge présumé (24 à 26 ans) auquel, l'adolescence étant finie, le fibrome n'aura plus de tendance à se reproduire ; supposons qu'il ait de treize à dix-huit ans ; supposons en même temps que la tumeur ne soit pas très-grosse, ne dépasse pas, par exemple, la moitié d'un œuf, et que les explorations faites avec le doigt et les yeux aient permis de constater que le pédicule existe et n'est pas très-large, que les embranchements des fosses nasales n'obstruent pas entièrement ces cavités, et qu'il n'en existe pas d'appréciables du côté de la fosse ptérygo-maxillaire, ni du côté de l'orbite.

En pareil cas, le chirurgien doit être guidé par cette pensée, que la maladie abandonnée à elle-même prendra de l'accroissement, finira par envoyer l'un ou l'autre de ces prolongements qui détruisent le squelette de la face, par devenir hémorrhagique, s'il ne l'est déjà, et même suffocant. Il doit donc considérer une intervention comme nécessaire. Mais, à mon avis, il doit rejeter toute opération préalable et recourir à l'une des opérations simples, surtout à l'arrachement ou à la ligature, et comme l'arrachement est à peu près impossible par la voie nasale, il faut l'essayer par la voie bucco-pharyngienne, en se servant d'une bonne pince recourbée et s'aidant du doigt. Cette tentative est rationnelle pour deux raisons : d'abord, parce qu'à la rigueur un polype fibreux peut avoir un pédicule assez mince pour se laisser détruire par les tractions; ensuite, parce que certains polypes muqueux solitaires naso-pharyngiens peuvent, comme j'en ai publié un exemple (1), se développer chez les jeunes sujets, que le diagnostic rigoureux entre eux et les polypes fibreux est à peu près impossible avant l'ablation, et que ces sortes de polypes se laissent très-aisément arracher.

Si la tentative d'arrachement n'a pas réussi, il faut recourir à la ligature en conduisant par l'une des narines, le malade étant toujours assis en face d'une fenêtre, une sonde de Belloc, dont on fait ressortir la tige par la bouche, et attachant à cette tige les deux chefs d'un fil très-solide en soie triple, ou de cette variété très-résistante que l'on désigne sous le nom de soie tors. Les deux chefs sont ramenés par le nez avec la sonde de Belloc, et l'on conduit l'anse en arrière du polype. C'est là le temps difficile. Si la tumeur n'est pas très-grosse, on l'exécute à la rigueur avec les doigts; mais n'oubliez pas que, pour rendre la manœuvre plus supportable, il est bon d'avoir fait prendre au préalable, pendant quelques jours, trois à quatre grammes de bromure de potassium par jour. Vous savez que ce médicament a, chez beaucoup de sujets, la propriété d'amener une diminution notable de la sensibilité du voile du palais et du pharynx.

Si les doigts ne suffisent pas, il faut avoir à sa disposition et employer un des porte-anses qui ont été conseillés par Leroy d'Étiolles, Rigaud, Félix Hatin, et que j'ai déjà fait dessiner (2). Celui auquel je donnerais la préférence est celui de Félix Hatin (fig. 4).

Si l'on ne réussissait pas avec le serre-nœud, ou si l'on n'en avait pas un à sa disposition, l'on pourrait encore, comme M. Legouest l'a fait une fois, saisir le polype de chaque côté avec une pince de Museux recourbée, et faire glisser l'anse le long de cette pince bien maintenue par un aide.

Lorsqu'on aura réussi à faire passer l'anse, il sera bon de

---

(1) L. Gosselin, *Gazette des hôpitaux*, 1866, p. 453. — Il s'agissait dans ce cas d'un garçon de 22 ans, atteint d'un gros polype naso-pharyngien muqueux que j'ai pu arracher facilement.

(2) Gosselin, thèse de concours, 1850.

tâcher de traverser la tumeur au-dessus du voile du palais avec une aiguille recourbée, portée au moyen d'un porte-aiguille, et conduisant un long fil qui permettra de ramener le polype en avant, et l'empêchera d'être avalé lorsqu'il se détachera.

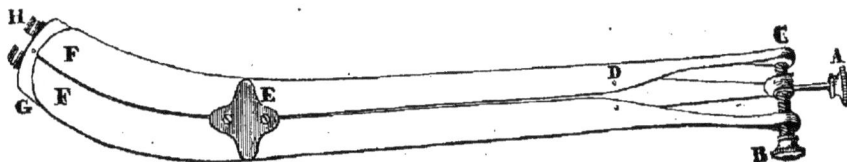

Fig. 4. — Porte-ligature de F. Hatin (*).

L'opération se complète en engageant les deux chefs sortis par le nez dans le serre-nœud de Græfe, et serrant progressivement.

Ici on a à choisir entre la section lente en quelques jours, et la section extemporanée en une ou deux heures. Je donnerais aujourd'hui la préférence à cette dernière, et je mettrais plus ou moins d'intervalle entre les tours de constriction, suivant que le saignement serait plus ou moins abondant. Si, par hasard, il était assez considérable pour faire craindre une hémorrhagie après la section, j'aimerais mieux n'augmenter la constriction qu'une ou deux fois par jour, c'est-à-dire faire la ligature lente au lieu de la ligature extemporanée.

Messieurs, en recourant à l'arrachement ou à la ligature sans une des opérations préalables que nos contemporains ont con-

(*) FF, lames métalliques recourbées à l'une de leurs extrémités et ajustées par l'autre sur la vis BC, munie d'un bouton B, que l'on peut à volonté placer à droite ou à gauche, mais que le dessin aurait dû représenter à droite, où il est plus facile de le faire manœuvrer. Chacune de ces lames est articulée au point D avec une troisième également courbe G, placée en arrière et qui se trouve en grande partie visible lorsque, par le jeu de la vis, les deux premières lames ont été écartées l'une de l'autre. On voit de plus en H deux petits crochets se continuant avec une tige mobile terminée en A, qui permet de les faire passer au delà de la lame G, ou de les cacher derrière elle. — Voici comment on se sert de cet instrument : l'anse du fil est engagée dans les crochets que l'on retire ensuite en arrière; l'instrument est ainsi conduit dans la gorge, derrière la racine du polype; on fait alors tourner la vis B, pour écarter les lames FF, et donner plus de largeur à l'anse; enfin, en poussant devant soi le bouton A, on fait ressortir les crochets et avec eux le fil, dont on tire les deux extrémités par le nez. Il n'y a plus qu'à placer le serre-nœud.

seillées, et que j'ai conseillées moi-même en vue de faire, avec une ablation plus complète, la cautérisation immédiate et consécutive, vous ne pratiquerez, cela est vrai, qu'une opération palliative. Mais vous mettrez du côté du patient ces deux avantages, de ne rien faire qui expose ses jours, et de ne pas lui imposer des mutilations irrémédiables de la face. N'oubliez pas en effet que, pratiquer l'incision du voile du palais et la résection de la voûte palatine, c'est exposer votre adolescent à conserver toute sa vie le nasonnement et les autres désagréments d'une communication permanente de la bouche avec les fosses nasales. Ne croyez pas que vous y remédieriez à coup sûr par la staphylorrhaphie, aidée au besoin de la staphyloplastie. Car ces opérations ne réussissent pas toujours; souvent elles ne réussissent qu'imparfaitement, et laissent une ouverture plus ou moins étroite dont les inconvénients restent à peu près les mêmes que ceux de l'ouverture large, et ne peuvent être palliés que par un obturateur. Mais comprenez-vous encore quels désagréments entraîne l'assujettissement d'un obturateur?

D'un autre côté, pratiquer la résection du maxillaire supérieur, n'est-ce pas condamner le malade, s'il survit, à la déformation du visage résultant des cicatrices et de l'absence des dents? La prothèse moderne a fait de grands progrès, je le sais; mais, comme l'obturateur, la pièce dentaire artificielle n'est-elle pas un fâcheux assujettissement pour les belles années qui s'écoulent entre la fin de l'adolescence et le commencement de l'âge adulte?

Combien je préfère les opérations palliatives dont nous avons parlé!

Il y aura récidive peut-être. Eh bien! vous recommencerez plusieurs fois, s'il le faut. Recommandez seulement au patient de ne pas attendre trop longtemps, de ne pas laisser le fibrome arriver à des proportions trop considérables, vous lui ferez autant de fois qu'il le faudra ces mêmes opérations qui ne compromettent ni la vie, ni la conformation du visage et de la bouche, et quand votre sujet aura atteint 23, 24, 25 ans, peut-être plus, la répullulation cessera, et vous lui aurez rendu le grand service de le faire vivre sans le mutiler.

2° Mais il nous faut supposer un autre cas qui malheureusement se présentera encore trop souvent. Le sujet est dans la période, que j'indiquais toute à l'heure, de 13 à 18; le fibrome a pris de grandes proportions; il envoie des embranchements multiples, ou bien il est suffocant, ou bien il est hémorrhagique. L'arrachement ne peut donner que des résultats très-imparfaits et de courte durée; la ligature est rendue impossible tant par l'obstruction complète des narines que par l'étendue de l'implantation. Je ferais volontiers une ou deux tentatives d'arrachement; mais si elles ne réussissent pas, je n'ai plus le droit d'espérer qu'avec les conditions fâcheuses supposées, la vie pourra se conserver jusqu'à l'achèvement de l'adolescence.

Il y a donc lieu d'intervenir par une des opérations complexes que nous avons longtemps considérées comme radicales, et je donnerais la préférence à la résection de la mâchoire supérieure comme opération préliminaire.

Si, comme il faut toujours le craindre, une récidive avait encore lieu, on pourrait peut-être la combattre cette fois avec succès jusqu'à la fin de l'adolescence, par les arrachements partiels et les cautérisations, comme je l'ai fait sur mon malade, en ajoutant, s'il le faut, une nouvelle opération préalable, l'incision du voile du palais.

Ici, vous le voyez, les notions que nous avons sur l'adolescence nous conduisent à ne pas désespérer et à lutter encore contre les chances de mort. Seulement la lutte n'est plus possible sans les mutilations. Il faut bien les accepter, puisque nous ne pouvons faire mieux. L'important est de ne pas infliger aux malades ces mutilations lorsqu'on peut les éviter, et on peut les éviter si l'on se souvient que les opérations simples, palliatives d'abord, finiront sans doute, avec l'âge, par devenir curatives.

3° J'ai une dernière supposition à faire. Le sujet a passé dix-huit ans, et est près de la fin de l'adolescence. Sa constitution est plus vigoureuse, et il est plus en mesure de résister aux déperditions dont le polype peut être l'occasion. Il n'a pas d'ailleurs un aussi grand nombre d'années à rester exposé à cette cause d'affaiblissement. Tous nos efforts doivent donc tendre encore à nous contenter des opérations simples, ou de la cautérisation palliative après incision du voile du palais, à laquelle on pourrait d'ailleurs ajouter la résection de la voûte palatine, telle que l'a conseillée Nélaton. La résection maxillaire me paraît encore plus exceptionnellement indiquée à cet âge, et ne devrait être faite que si le chirurgien, après avoir longuement étudié son malade, avait acquis la conviction que les opérations palliatives seraient insuffisantes pour le faire vivre jusqu'à la fin de l'adolescence, ou bien si, le sujet ayant passé ce terme de la vie, ayant plus de vingt-six ans par exemple, on ne voyait pas la tumeur diminuer et s'affaisser par un travail de résorption ou de gangrène spontanée.

Je ne possède pas assez de faits pour vous dire dans quelles proportions un fibrome peut disparaître spontanément chez un sujet devenu adulte. Je crois bien qu'il y aura toujours des malades chez lesquels cette disparition ne se fera pas sans intervention chirurgicale. L'important, si cette intervention devient inévitable, est de n'y recourir qu'à l'époque de la vie où l'on est à peu près sûr que la répullulation n'aura plus lieu.

DIXIÈME LEÇON

Deux cas d'ostéite épiphysaire subaiguë et non suppurante.

I. Chute sur le genou. — Développement d'une tuméfaction douloureuse au niveau de la tubérosité antérieure du tibia. — Absence de fièvre. — Raisons pour croire que l'ostéite ne suppurera pas, et se terminera par une légère hypertrophie, après un traitement simple. — II. Chute sur le grand trochanter. — Symptômes analogues. — Ostéite non suppurante et hypertrophiante de l'adolescence.

Messieurs,

Nous avons en ce moment, dans les salles, deux jeunes gens atteints d'une maladie analogue dans des régions différentes. L'un d'eux est guéri et sortira bientôt; l'autre est entré depuis deux jours, et va sans doute rester quelque temps avec nous.

I. Le premier est âgé de dix-sept ans et assez bien constitué. Il nous a raconté, lorsqu'il est venu à l'hôpital, il y a une quinzaine de jours, qu'il était tombé sur le genou droit en courant, et qu'il n'avait pas cessé de ressentir, depuis ce moment, une douleur qui d'abord fut assez modérée pour lui permettre de continuer à marcher et à travailler, mais qui, peu à peu, augmenta et s'accompagna d'un gonflement assez notable pour l'obliger à s'arrêter.

Vous vous rappelez que, le jour où nous l'avons vu pour la première fois, il était sans fièvre et avait à la partie antérieure du tibia droit, tout à fait au niveau de la tubérosité antérieure de cet os, une saillie arrondie, dure, évidemment confondue avec lui, un peu douloureuse pendant la marche, et au niveau de laquelle la pression exercée, même modérément, avec un ou deux doigts, éveillait une assez grande souffrance. Il n'y avait d'ailleurs ni rougeur de la peau, ni empâtement sous-cutané. A la main, la température de la région paraissait plus élevée que celle du côté opposé. Il était évident, d'après la situation du mal, que celui-ci occupait la tubérosité antérieure du tibia, et que cette tubérosité avait un quart, peut-être un tiers de volume en plus que celle du côté opposé. Bien interrogé à cet égard, le malade nous a très-explicitement assuré que ses deux genoux étaient exactement semblables avant le dernier accident, et que c'était seulement depuis une huitaine de jours que la différence de volume entre les deux tubérosités antérieures s'était accusée.

J'ai examiné l'articulation, je n'y ai trouvé ni épanchement, ni épaississement synovial, et comme les symptômes n'étaient en aucune façon ceux du phlegmon, comme l'âge du malade, l'état récent de la tumeur, sa circonscription peu étendue éloignaient l'idée d'un ostéosarcome, j'ai admis l'existence d'une ostéite développée presque exclusivement sur la tubérosité antérieure du tibia.

Et comme, d'autre part, la douleur était modérée, que l'inflammation ne s'était pas propagée au tissu conjonctif extérieur à l'os, et qu'il n'y avait pas du tout de fièvre, je n'ai pas entendu parler d'une de ces ostéites suppurantes aiguës qui se développent quelquefois sur les extrémités encore épiphysaires, c'est-à-dire non soudées, des os longs.

Je ne vous ai pas dit non plus qu'il s'agissait ici d'une exostose épiphysaire de l'adolescence. La forme arrondie et la dureté rappelaient bien l'exostose, mais la situation de la tumeur éloignait cette idée, car l'exostose est une production osseuse tout à fait nouvelle et habituellement indolente. Ici il s'agissait bien d'une saillie osseuse. Mais elle n'était pas de nouvelle formation : c'était une apophyse normale tout simplement, un peu augmentée de volume.

Éloignant donc l'ostéite aiguë, l'ostéosarcome et l'exostose, je devais admettre une ostéite plastique lente, et plutôt subaiguë que chronique.

Cherchant ensuite le diagnostic étiologique, je ne trouvai aucune des causes générales qui contribuent au développement des maladies des os. Pas de syphilis antérieure ni héréditaire, pas de scrofules, pas d'apparence de rhumatisme. Je ne pus donc trouver d'autre cause que la contusion annoncée par le malade, et comme cette contusion avait été assez légère, comme, d'autre part, j'ai vu plusieurs fois un pareil gonflement se développer chez les jeunes gens à cette place, sans intervention d'aucune cause traumatique, j'en ai conclu que derrière la cause occasionnelle se trouvait, comme cause prédisposante, l'âge du sujet et son aptitude à prendre, dans le voisinage des épiphyses, à l'époque de la vie où la nutrition des os s'active pour l'achèvement de l'ossification, une exagération de ce mouvement qui devient alors une ostéite.

En vous parlant, lorsque le malade est entré, de mes impressions sur le pronostic, je vous ai dit que ce qui me préoccupait toujours, en présence d'une ostéite, c'était la possibilité de la terminaison par suppuration, et après celle-ci, par infection purulente ou par carie et nécrose. Mais j'ai ajouté que, dans le cas actuel, nous n'avions pas beaucoup à craindre ces terminaisons. Je redoutais peu l'ostéomyélite putride, parce que l'inflammation n'était pas aiguë ni fébrile, et que rarement les ostéites à marche lente sont suivies de ces altérations putrides, sources d'intoxication, dont j'aurai l'occasion de vous entretenir souvent.

Je ne craignais pas trop non plus la suppuration à marche lente qui pouvait laisser après elle la carie ou la nécrose, ou l'une et l'autre; car le sujet n'était pas lymphatique, et sa constitution n'était pas de celles qui sont prédisposées à la suppuration des os. D'autre part, j'ai vu plusieurs fois des ostéites semblables à celles de notre malade au niveau de la tubérosité antérieure du tibia chez les adolescents, et je ne les ai pas vues se terminer par suppuration.

Je vous avais donc annoncé que très-probablement, après une semaine de repos et de soins, toute crainte aurait disparu.

Les choses se sont passées comme nous l'avions prévu. Le traitement s'est borné à des cataplasmes et au séjour au lit. Depuis quelques jours, ce jeune homme n'a plus de douleur spontanée et ne souffre même presque plus à la pression ; je puis le considérer comme guéri. Cependant il conserve un volume exagéré de sa tubérosité antérieure, et je présume que ce volume persistera. C'est chose très-ordinaire, en effet, et j'aurai l'occasion de vous le signaler souvent, de voir l'hypertrophie que nous appelons *hyperostose*, suivre les ostéites, quelle qu'ait été leur marche, c'est-à-dire que la terminaison ait eu lieu par suppuration ou non, que la phlegmasie osseuse ait été spontanée ou traumatique. Vous ne verrez guère disparaître, sans persistance d'une hyperostose, que les gonflements superficiels dont le siége principal aura été le périoste, comme cela a lieu dans les ostéopériostites syphilitiques ou rhumatismales. Mais dans les cas où l'ostéite, quelle que soit son origine, aura été interstitielle, c'est-à-dire aura occupé le tissu compacte et le tissu spongieux à une certaine profondeur, et où la phlegmasie se sera accompagnée d'une augmentation de volume, attendez-vous à voir persister l'hyperostose.

Attendez-vous également à voir celle-ci conserver une tendance à suppurer, lorsque l'ostéite originaire aura été suppurative, ne pas la prendre, au contraire, lorsque l'ostéite primitive ne se sera pas terminée par suppuration. C'est vous dire que, chez notre jeune homme, tout en voyant persister l'hyperostose de la tubérosité antérieure du tibia, tout en sachant que, pendant un certain temps et jusqu'à l'achèvement de l'ossification, il sera exposé à des retours de douleur, surtout si une nouvelle contusion intervient, je ne vois pas la menace d'une suppuration osseuse dans l'avenir. S'il avait dû l'avoir, il l'aurait eue cette fois.

II. L'autre malade, qui est ici depuis deux jours, est un jeune homme de dix-sept ans qui nous raconte qu'il est tombé sur la hanche gauche il y a trois mois ; que depuis ce temps, sans avoir été complétement arrêté, il a éprouvé des douleurs sourdes et habituelles dans la région trochantérienne. Ces douleurs n'ont

augmenté que depuis quelque temps, la marche est devenue
d'abord un peu plus difficile, puis assez gênée pour que le malade ait été obligé de se servir d'une canne et d'entrer à l'hôpital.

En l'examinant, je l'ai prié de préciser lui-même le siége de
son mal; il a placé la main sur la partie externe et supérieure
de la cuisse, au niveau du grand trochanter, et nous a dit que
souvent la souffrance s'irradiait jusqu'au niveau du genou. La
douleur est à peu près nulle pendant le repos, et apparaît surtout dans la marche et la station verticale. J'ai exercé une
pression avec la main sur toute l'étendue de la région externe de
la cuisse, et vous avez pu constater que cette pression éveillait
la souffrance exclusivement dans la région du grand trochanter,
et dans une étendue correspondante à la surface de cette éminence. Là se trouve un gonflement mal circonscrit, qui tout
d'abord ne paraît pas bien prononcé, mais dont l'existence est
indubitable, lorsqu'on examine comparativement les deux régions
trochantériennes, en faisant coucher le malade alternativement
sur le côté droit et sur le côté gauche. En cherchant à apprécier
avec la main le siége exact de ce gonflement, vous avez pu voir
qu'il n'était pas dans le tissu cellulaire sous-cutané, et qu'il
n'était pas dû non plus à un épanchement de synovie dans l'une
des deux bourses synoviales de la région, car il n'y pas du tout
de fluctuation. Enfin, il nous a paru incontestable que la partie
tuméfiée et douloureuse à la pression était le grand trochanter
lui-même.

Du reste, il n'y a pas du tout de fièvre et l'état général est
bon.

A quelle maladie avons-nous affaire? La douleur déjà ancienne,
la claudication qui l'a suivie, le gonflement diffus et mal circonscrit de la partie supérieure de la cuisse donnent, tout
d'abord, l'idée d'une coxalgie. Mais, le malade étant bien couché
sur le dos, je l'ai engagé à détacher le talon du lit et à élever un
peu haut le pied sans plier le genou. Il a fait ce mouvement

avec facilité, et pendant qu'il l'exécutait je sentais, avec une de mes mains appuyées sur la crête iliaque, que cette crête ne bougeait pas. S'il y avait eu coxalgie, l'élévation du talon eût été plus lente et plus difficile, et eût été accompagnée d'un transport en avant de l'os iliaque, transport dû à ce que les surfaces articulaires étant, dans cette maladie, immobilisées par la contraction musculaire, les mouvements se passent non plus dans l'articulation de la hanche, mais dans les articulations du bassin avec la colonne vertébrale et dans celles des vertèbres lombaires. Prenant ensuite moi-même le bas du membre, et invitant le malade à me laisser fléchir sa jambe sur la cuisse, et sa cuisse sur le bassin, j'ai senti que je communiquais ces mouvements avec facilité et sans éprouver la résistance que j'aurais sentie dans une coxalgie, puisque la tête du fémur et la cavité cotyloïde n'auraient plus été mobiles l'une sur l'autre. Comparant enfin le niveau des épines iliaques, je n'ai pas trouvé abaissée celle du côté malade, comme cela eût eu lieu en cas de coxalgie, et portant la main dans la région lombaire, je n'y ai pas senti non plus la cambrure que l'on trouve habituellement dans cette dernière maladie. Le résultat de mes explorations m'autorisait donc à déclarer qu'il ne s'agissait pas d'une arthrite coxo-fémorale, et j'ai fait, avant de me prononcer, cet examen avec d'autant plus de soin que le malade m'avait été adressé par un médecin de la ville avec une note indiquant qu'il craignait un début de coxalgie.

D'autre part, l'existence de douleurs irradiées le long de la cuisse pouvait aussi faire naître la pensée d'une sciatique. Mais vous avez vu que ces douleurs étaient en dehors, tandis que dans la sciatique elles sont surtout en arrière de la cuisse; en outre la pression les éveillait sur une région, celle du grand trochanter, où elle ne les fait pas naître dans la sciatique. Enfin les douleurs n'existent pas au repos et se développent dans la marche; or celles de la sciatique, tout en s'exagérant quelquefois dans la marche, ont pour caractère principal de se développer spontanément pendant le repos, et même pendant le séjour au lit. Pour ces motifs, il n'y avait pas lieu de croire davantage à une sciatique.

Vous m'entendrez quelquefois parler d'une arthrite à diagnostic difficile, qui occupe la symphyse sacro-iliaque, et qu'on désigne sous le nom de *sacro-coxalgie*. J'ai dû rejeter encore cette maladie, à cause de la localisation de la douleur dans la région trochantérienne, et du réveil de cette douleur par la pression sur cette région.

Il n'y avait d'ailleurs aucun symptôme d'hygroma, et je savais de plus qu'il existait un gonflement non fluctuant au niveau du grand trochanter.

Je me rappelais que Velpeau nous signalait, dans ses leçons, l'ostéite limitée à cette éminence comme assez fréquente, et je trouvais, dans mes souvenirs, des adolescents qui m'avaient offert des symptômes analogues à ceux-ci.

Je pensai donc que nous avions encore affaire à une ostéite subaiguë d'origine traumatique, ostéite développée, comme celle de la tubérosité antérieure dont je vous parlais il y a un moment, au niveau ou au voisinage d'une épiphyse. Car vous savez que le grand trochanter se développe par un point d'ossification spécial et complémentaire, et qu'il reste jusqu'à l'âge de 20 à 25 ans séparé du reste de l'os par une ligne cartilagineuse. Il est donc arrivé, selon moi, pour ce grand trochanter ce qui était arrivé pour la tubérosité antérieure de l'autre malade. Il a été contus à l'époque où sa nutrition était activée pour les besoins de l'ossification, et sa contusion a été suivie d'une phlegmasie qui a débuté peut-être dans le cartilage épiphysaire, peut-être dans la substance osseuse elle-même. Car nous ne pouvons pas être fixés sur le point de départ par les documents cliniques, les seuls que nous ayons à notre disposition.

Je ne prétends pas dire qu'une contusion analogue ne serait jamais suivie d'une trochantérite chez les adultes; je dis seulement que cela est beaucoup plus rare, et que la chose s'observe de préférence chez les adolescents, et dans les régions où se trouvent les épiphyses, c'est-à-dire les extrémités osseuses encore séparées du reste de l'os par une ligne cartilagineuse.

Je me demande actuellement, messieurs, ce que va devenir cette ostéite trochantérienne ou trochantérite subaiguë? Certainement nous pouvons espérer qu'elle se comportera comme l'ostéite tibiale dont je viens de vous entretenir, c'est-à-dire qu'après un repos de quelques semaines elle se terminera sans suppurer et en laissant après elle une légère hyperostose. Mais j'avoue que je crains ici la suppuration, un peu plus que pour le précédent malade. En effet, l'ostéite date déjà de trois mois, et n'a pas cessé de s'aggraver toujours depuis son début. Le sujet est plus maigre et plus pâle que l'autre. Sans offrir les apparences de scrofule franche, il nous présente cependant les attributs du tempérament lymphatique; or, parmi ces attributs, il faut compter une certaine aptitude à la suppuration des os. Je ne crois pas au développement ultérieur d'une de ces ostéites suppurantes aiguës et putrides, qui peuvent entraîner à leur suite l'infection purulente. Il est rare qu'à cet âge l'ostéite prenne cette forme aiguë, lorsque, dans le principe et pendant un certain temps, elle a été subaiguë.

Je ne manquerai pas de vous signaler des exemples d'ostéite épiphysaire aiguë chez les adolescents, et de vous faire remarquer que ces ostéites sont survenues d'emblée, sans avoir été précédées d'une inflammation lente et sourde.

Ce qui menacerait plutôt notre malade actuel, ce serait la variété de suppuration à marche lente, qui conduit à la carie et à la nécrose.

Il se trouverait alors dans la position d'un jeune homme de 20 ans que j'ai montré à la clinique l'an dernier, et qui portait deux fistules de la région trochantérienne. Le stylet conduit par chacune de ces fistules arrivait sur la surface dénudée et raboteuse du grand trochanter, et annonçait l'existence de la variété d'ostéite suppurante du tissu compacte qui doit se terminer par l'élimination d'une ou de plusieurs esquilles, et que nous appelons nécrose. Je n'ai pas senti chez lui le stylet pénétrer assez profondément, en déchirant des lamelles osseuses, pour que j'aie admis l'existence de l'ostéite suppurante interstitielle du tissu spongieux, connue généralement sous le nom de carie. Mais il est probable que, chez certains sujets, à la suite de la trochantérite subaiguë, cette forme peut se rencontrer aussi. Je n'en ai pas d'exemple à vous citer; cela tient à ce que, ces sortes de maladies n'étant pas très-communes, je n'en ai pas observé un assez grand nombre pour en avoir vu toutes les formes.

L'important pour notre malade, c'est que l'ostéite dont il est atteint n'est pas aussi menacée de suppuration que si c'était un enfant ou un adulte, et qu'en raison de son adolescence, il évitera sans doute ce mode de terminaison.

Pour cela, qu'avons-nous à faire?

Il va sans dire que nous allons engager ce jeune homme à rester au lit et à ne se lever sous aucun prétexte.

Je lui ferai de plus un pansement compressif au moyen d'une couche de ouate que je maintiendrai à l'aide d'une bande disposée en huit de chiffre, dont les anses embrasseront alternativement la moitié supérieure de la cuisse et le contour du bassin. C'est le bandage que vous connaissez sous le nom de *spica de l'aine*. Seulement la partie fémorale de l'appareil descendra sur la cuisse un peu plus bas que dans le spica ordinaire. Je renouvellerai ce bandage tous les trois ou quatre jours.

En même temps je mettrai le malade à l'usage de trois ou quatre cuillerées à bouche d'huile de foie de morue, je lui prescrirai 20 grammes de vin de quinquina, à prendre avant le repas du matin, et autant avant le repas du soir, et je le nourrirai le mieux possible.

Je voudrais le préserver en outre des fatigues de la masturbation, car les sujets à constitution délicate et chez lesquels nous avons à craindre une suppuration osseuse, trouvent dans les excès de ce genre un accroissement de leur débilité et de ses conséquences. En ville, j'engagerais les parents à ne pas laisser le jeune homme seul, à le distraire et à l'occuper le plus possible ; à l'hôpital, cette surveillance est plus difficile. Nous donnerons cependant et ferons donner tous les conseils possibles à ce sujet.

Nous continuerons ce traitement pendant un mois.

Au bout de ce temps, nous cesserons l'emploi du bandage, et nous permettrons au malade de se lever un peu. Si nous constatons qu'il ne souffre pas, nous le ferons marcher chaque jour davantage, et s'il continue à ne pas souffrir, nous le considérerons comme guéri.

Si, au contraire, la tentative nous démontre que la guérison n'est pas faite, nous recommanderons de nouveau le repos au lit, et j'aurai recours à quelque révulsif cutané. J'aurai à choisir entre les vésicatoires volants, les cautères et la cautérisation ponctuée. Je n'ai pas une préférence absolue pour l'un ou l'autre de ces moyens, l'expérience ne m'ayant pas démontré jusqu'ici la supériorité des uns sur les autres. Cependant la cautérisation ponctuée est celui auquel je donnerai la préférence, si, après un mois de séjour au lit, ce jeune homme souffre encore un peu dans la marche et à la pression.

(Une cautérisation ponctuée a été faite : quarante points, avec des tringles de rideaux chauffées à blanc, ont été appliqués, pendant que le malade était endormi avec le chloroforme. Au bout de six nouvelles semaines, la douleur avait disparu, et le malade a pu être considéré comme guéri. Il est sorti et nous ne l'avons plus revu.)

ONZIÈME LEÇON

I. Hyperostose du fémur droit. — II. Nécrose du tibia gauche.

Quelques considérations sur les maladies du squelette chez l'enfant et chez l'adolescent. — I. Hyperostose du fémur et ankylose du genou consécutive à une ostéite épiphysaire non suppurée. — Poussée inflammatoire nouvelle ne se terminant pas non plus par suppuration. — II. Nécrose du tibia consécutive à une ostéite épiphysaire suppurante. — Poussée inflammatoire. — Séquestre superficiel mobile, séquestre invaginé encore immobile. Longue durée, probablement jusqu'à l'âge adulte, de cette nécrose.

MESSIEURS,

Le hasard a réuni, ces jours derniers, dans nos salles deux malades atteints des accidents consécutifs et tardifs de la maladie que vous m'entendez souvent indiquer sous le nom de d'*ostéite épiphysaire aiguë de l'adolescence*.

Ici, j'ai besoin de vous donner tout d'abord une explication.

En vous signalant les maladies de l'adolescence, je ne prétends pas et je n'ai jamais prétendu dire que ces maladies appartenaient exclusivement à l'adolescence et ne s'observaient pas à d'autres âges ; j'ai voulu dire qu'elles étaient plus fréquentes pendant la jeunesse, et que le plus souvent elles prenaient à cette époque de la vie des caractères différents de ceux qu'on observe pour les mêmes lésions à d'autres âges.

J'ai été critiqué à ce sujet. Notamment à propos des ostéites épiphysaires aiguës, on m'a objecté que cette maladie s'observait chez les enfants.

Je le savais parfaitement, mais je savais aussi deux choses : la première, c'est qu'elle est moins fréquente que chez les adolescents ; la seconde, c'est qu'elle y est moins grave.

Je savais une troisième chose, c'est que les ostéites des adultes ne prenaient pas spontanément et sans l'intervention de solu-

tions de continuité intéressant tout à la fois les os et les parties
molles, les formes graves que nous observons à peu près spontanément chez l'enfant et l'adolescent. Du reste, pour vous mettre
à même de juger cette question, je mets sous vos yeux les documents statistiques publiés sur ce sujet :

M. le docteur Cullot (1), auteur d'une très-bonne thèse, donne,
relativement aux âges auxquels apparaît l'ostéite épiphysaire, le
tableau suivant :

> De 1 à 18 mois.... .... 2 cas.
> De 2 à 6 ans..................... 7 —
> De 6 à 10 ans..................... 10 —
> De 10 à 14 ans..................... 21 —
> De 14 à 18 ans..................... 33 —
> De 18 à 22 ans................... 8 — dont 6 à 18 et 19 ans.
> De 22 à 29 ans................... 1 cas.
> De 29 à 30 ans................... 1 —

M. Sézary, qui a rassemblé, également pour sa thèse de doctorat (2): 92 cas dont 57 de 12 à 19 ans, arrive à une moyenne de
13 ans. Mais, sur 33 cas observés par lui-même à l'Hôtel-Dieu
de Lyon, il obtient la moyenne de 16 ans.

13 cas de Klose donnent une moyenne de 13 ans.

M. Chassaignac (3), sur vingt-trois cas, en signale quatre observés de 9 jours à 10 ans, quinze de 10 à 18 ans, quatre de
18 à 36 ans.

De tous ces chiffres reproduits encore dans une excellente
thèse de M. le docteur Salès (4), il résulte, messieurs, que la fin
de l'enfance et les premières années de l'adolescence, jusqu'à
19 ans environ, sont les époques de la vie auxquelles se montrent spécialement, mais non pas exclusivement, les maladies dont
nous allons nous occuper. C'est de 12 à 18 ans qu'on l'a surtout
rencontrée.

---

(1) Cullot, *De l'inflammation aiguë primitive de la moelle des os.* Thèse de Paris,
23 juin 1871.

(2) Sézary, *Ostéites de l'adolescence.* Thèse de Paris, 24 août 1871, et *Gazette des
hôpitaux*, 1871, p. 9 et suiv.

(3) Chassaignac, *Traité de la suppuration et du drainage*, t. Ier, p. 413.

(4) Salès, *De la marche et du traitement de l'ostéo-périostite dia-épiphysaire suppurée.* Thèse de Paris, 24 août 1871.

A cette occasion, permettez-moi de vous faire observer que, quand on parle de l'adolescence, on n'a pas des limites parfaitement précises à lui indiquer, et on la fait commencer tantôt à 12, tantôt à 13, tantôt à 14 ans, et quand nous, cliniciens, nous parlons des maladies de l'adolescence, et notamment de celles de ces maladies que nous attribuons à un dérangement de la nutrition pendant l'allongement des os, et au moment de l'exagération vitale qui prépare la soudure des épiphyses, nous savons que cette exagération présente des variétés individuelles nombreuses. Tels sujets la subissent à 12 ou 13 ans, d'autres à 16, 17 et 18, quelques-uns ont un accroissement progressif et lent sans suractivité plus prononcée à certains moments, d'autres au contraire ont la suractivité à plusieurs reprises, et par poussées diverses. Il se peut, en un mot, qu'un enfant de 11, 12, 13 ans soit adolescent par ses épiphyses sans l'être par le reste de son organisme.

A l'époque où j'ai publié mon premier travail sur ce sujet (1), les pathologistes et les cliniciens avaient coutume de décrire les maladies du squelette conformément aux données de l'anatomie et de la physiologie pathologiques sans se préoccuper des âges et sans avertir les praticiens que telle forme d'ostéite aiguë se présentait de préférence à telle ou telle époque de la vie. Mon but a été d'éveiller l'attention sur ce sujet, et de montrer les rapports entre l'âge et l'accroissement du squelette d'un côté, les formes de l'ostéite spontanée de l'autre, et j'ai vu avec plaisir que les travaux ultérieurs publiés sur ce sujet avaient suivi la voie que je venais d'ouvrir. J'avais fait certaines réserves relativement à l'enfance, parce que, n'ayant pas pratiqué dans les hôpitaux d'enfants, je ne pouvais pas savoir ce qui se passait pour les sujets de la première et de la seconde enfance, et j'insistais en particulier sur la fréquence des maladies que j'avais observées chez les adolescents, comparativement à ce que je rencontrais sur les adultes.

(1) Gosselin, *Archives générales de médecine*, 1858, tome II, p. 518.

Depuis, Giraldès(1) a bien montré que les enfants pouvaient être atteints, et cela, surtout à la fin de l'enfance ou, si vous aimez mieux, à cette limite de la vie qui est entre la fin de l'enfance et le commencement de l'adolescence. Les excellents travaux de MM. Gamet (2), Louvet (3), et ceux que j'ai déjà cités de MM. Sézary, Cullot et Salès ont confirmé les assertions de Giraldès et les miennes, et nous ont mis à même de tirer, pour la pratique, les déductions de cette simple notion : la fin de l'enfance et l'adolescence sont exposées à des formes d'ostéites aiguës spontanées qu'on voit beaucoup plus rarement aux autres âges. .

Arrivons maintenant aux deux malades à l'occasion desquels j'ai cru devoir vous présenter ces considérations préalables.

Le premier est un garçon de 19 ans, au teint pâle, aux cheveux châtains, mais ayant un système musculaire bien développé, ne présentant aucune cicatrice au cou, et n'ayant dans son passé et dans son présent aucun indice d'affection tuberculeuse. Il nous raconte qu'à l'âge de 13 ans 1/2, sans cause appréciable, ou après un coup dont il n'a pas conservé un souvenir bien précis, il a été pris d'une douleur vive dans le genou droit et au bas de la cuisse, qu'il a été très-malade à cette époque, qu'il a eu beaucoup de fièvre, qu'au bout de quelques semaines on lui a ouvert un abcès au côté interne et au bas de la cuisse droite, que cet abcès a longtemps suppuré, qu'il s'est terminé sans expulsion de séquestre où d'esquilles, qu'enfin la guérison a eu lieu, mais en laissant le genou un peu fléchi, immobile, et en obligeant le malade à marcher avec une canne et sur un soulier à talon de 8 centimètres.

Depuis une huitaine de jours, sans cause connue de lui, il a recommencé à souffrir un peu du côté de la cuisse et du genou, et ne pouvant plus continuer à marcher, et à exercer sa profession de cordonnier, il est venu nous demander nos soins.

---

(1) Giraldès, *Leçons cliniques sur les maladies chirurgicales de l'enfance*, p. 588.
(2) Gamet, *Ostéite juxta-épiphysaire*. Thèses de Paris, 1862.
(3) Louvet, *Périostite phlegmoneuse diffuse*, Thèses de Paris, 1867.

Voici ce que vous avez pu constater avec moi. Du côté du genou il y a une ankylose complète par fusion, c'est-à-dire une soudure entre le fémur et le tibia, qui forment ensemble un angle d'environ 40 degrés, ce qu'on appelle aussi l'*ankylose angulaire*. Point de gonflement notable à ce niveau; seulement un peu de chaleur à la main.

Au-dessus du genou, on voit que le volume des muscles de la cuisse est évidemment moindre que du côté opposé. Cependant, à partir du tiers inférieur jusqu'au genou, la cuisse paraît un peu plus grosse que l'autre, et en la saisissant à pleine main, on sent une résistance très-dure, circulaire, qui donne l'idée d'un fémur beaucoup plus volumineux qu'à l'état normal et que du côté sain. Je sais bien que l'on peut être induit en erreur par une lésion musculaire que j'ai rencontrée dans deux autopsies, et qui a été bien signalée par M. Aug. Ollivier (1); je veux parler d'une atrophie musculaire, avec transformation du muscle en un tissu fibreux très-dense qui, confondu avec le fémur, ne peut être nettement distingué de lui par la main à travers la peau. Mais ici, comme la tuméfaction d'apparence osseuse est très-considérable, et comme elle porte sur les condyles fémoraux eux-mêmes, dans les points où n'existent plus les fibres musculaires du triceps, j'en conclus que ce gonflement porte, sinon en totalité, au moins en partie sur le tiers inférieur du fémur.

Remarquez d'ailleurs que cette partie tuméfiée est en même temps douloureuse spontanément et à la pression. Comme il n'y a pas de phlegmon actuel auquel nous puissions attribuer ces douleurs, il est permis de les rapporter au fémur; or, à cet âge, les os deviennent plus souvent et plus facilement douloureux, quand ils sont préalablement hypertrophiés, que sur les sujets chez lesquels cette condition n'existe pas.

Du reste, point de fièvre, point de dérangement notable de la santé, et les douleurs, plus intenses dans la station verticale et la

(1) Aug. Ollivier, *Des atrophies musculaires.* Thèse de concours pour l'agrégation. Paris, 1869.

marche que dans la position horizontale, n'ont pas été assez vives jusqu'à présent pour empêcher le sommeil de notre malade.

Le diagnostic comprend ici, Messieurs, deux questions : quelle est la maladie actuelle de ce jeune homme, et quelle a été la maladie antérieure qui a évidemment préparé celle-ci?

Pour ce qui est de la maladie actuelle, elle se compose de lésions complexes déjà anciennes : l'ankylose du genou, l'hyperostose du fémur, et l'atrophie musculaire concomitante. Ces trois lésions sont irrémédiables, et ce ne sont pas elles qui ont amené le malade à l'hôpital. Mais il y a de plus un état pathologique récent et surajouté, c'est une ostéite subaiguë et douloureuse qui s'est développée au niveau et probablement aussi dans l'épaisseur de l'hyperostose. Si nous n'avions pas les antécédents relatifs à la maladie aiguë survenue il y a plus de sept ans, nous aurions à chercher si le gonflement considérable du fémur n'est pas dû à un ostéosarcôme. Mais avec ces antécédents, et en présence de cette considération que, depuis nombre d'années, le gonflement, au lieu de s'accroître, a diminué, il n'y a pas à songer longtemps à ce diagnostic, et nous rappelant, d'autre part, que l'hyperostose est la conséquence de beaucoup d'ostéites des os longs, nous n'avons pas à hésiter, nous sommes en présence d'une ostéite subaiguë ou poussée inflammatoire nouvelle dans une ancienne hyperostose.

Pour le diagnostic étiologique, je n'ai rien de particulier à vous signaler.

Je vous dirai plus tard que chez les adultes, l'ostéo-périostite non suppurante est due souvent à des causes générales : le rhumatisme, la syphilis, ou un état fâcheux de la constitution comparable à la scrofule des enfants, une sorte de scrofule acquise et tardive. Ici, aucune de ces causes générales ne peut être invoquée. La poussée inflammatoire paraît avoir été spontanée, ou si une cause traumatique est intervenue, elle a consisté en une contusion très-légère dont notre malade n'a conservé aucun souvenir. Peut-être faut-il faire intervenir encore l'âge et une exagération du travail nutritif des os. Il est vrai que la soudure de l'épiphyse inférieure du fémur sur ce sujet doit être achevée depuis longtemps; car c'est une des conséquences des ostéites de l'adolescence qui se terminent par l'hyperostose, de hâter la soudure des épiphyses. Je crois néanmoins que l'âge est encore pour quelque chose ici dans l'étiologie; car vous verrez souvent chez les adultes des hyperostoses consécutives à des fractures simples ou compliquées, et vous remarquerez que les poussées inflammatoires, une fois la nécrose terminée, quand il y en a eu une, ne viennent guère aussi tardivement.

Examinons maintenant l'autre question : quelle a été la maladie primitive, celle dont nous voyons ici les vestiges et dont les symptômes actuels sont une conséquence éloignée?

D'après tous les renseignements donnés, et d'après l'analogie entre ce qui nous a été raconté par le malade et ce que nous avons observé sur un certain nombre d'autres, il n'y a pas de doute à avoir. Ce jeune homme a été atteint à la fin de son enfance de la maladie dont je vous parlais en commençant, savoir : une ostéite aiguë promptement terminée par suppuration, et comme cette ostéite paraît avoir été spontanée, ou, si elle a été traumatique, avoir été causée par une violence légère, je crois bien qu'il s'agit là d'une de ces ostéites qui ont pour point de départ, soit le cartilage épiphysaire lui-même, soit une des surfaces osseuses au voisinage du cartilage, et qui ont pour cause prédisposante le travail d'ossification. Je suis embarrassé pour vous dire rigoureusement si c'est le périoste seul qui a suppuré ou si c'est, avec le périoste, la substance compacte elle-même, et même la substance médullaire, tant celle du canal de ce nom que celle des cellules du tissu spongieux.

Je suis convaincu que, dans bien des cas de ce genre, toutes les parties constituantes de l'os prennent part à l'inflammation, et qu'il y a ostéo-myélite en même temps que périostite. Mais lorsque le malade survit, il est bien difficile, sinon impossible, de savoir si les parties profondes de l'os ont suppuré en même temps que les superficielles, ou si l'ostéo-myélite est restée non suppurante, le périoste ayant au contraire été envahi et même détruit par la suppuration. J'aurai, dans d'autres occasions, à revenir sur ce sujet; aujourd'hui, je vous donne comme certain qu'il y a eu ostéite suppurante, au moins à la surface, et ostéite générale, probablement non suppurante, mais présentant la forme décrite par Gerdy sous le nom d'*hypertrophiante* ou *condensante*. Elle ne paraît pas avoir été nécrosique, comme elle l'est souvent en pareille circonstance, et, sous ce rapport, elle est exceptionnelle. Mais elle a guéri en laissant l'hyperostose, qui est la conséquence à peu près inévitable de l'ostéite hypertrophiante, lorsqu'elle occupe le tissu compacte des os longs; et cette hyperostose ayant pour caractère de conserver, pendant un certain temps après sa formation, une tendance à l'inflammation subaiguë ou chronique, et possédant ce caractère à un plus haut degré tant que dure l'adolescence, c'est elle qui a été le point de départ de la poussée nouvelle qui tourmente aujourd'hui ce jeune garçon.

Maintenant, que devons-nous penser des suites de cette maladie? Ce que nous avons à craindre, c'est la suppuration. Il est vrai qu'à la rigueur celle-ci pourrait occuper exclusivement le tissu cellulaire, sans que l'os y participât, et former ce que Gerdy a appelé un *abcès de voisinage*. Cet abcès se terminerait sans nécrose ultérieure, et comme un abcès simple. Mais si l'hyperostose elle-même suppurait, soit à sa surface après destruction du périoste, soit dans sa profondeur, cela indiquerait qu'une partie du fémur hypertrophié s'est nécrosée, et alors notre malade serait condamné à la suppuration de longue durée et aux fistules qui précèdent l'élimination, toujours très-lente, des séquestres ou parties mortifiées de l'os. Tout bien considéré, je ne crains pas trop cette terminaison, et voici pourquoi : la constitution du malade n'est pas épuisée, et comme l'ostéite ne s'est pas terminée par nécrose, à l'époque où elle était aiguë, comme l'âge actuel y prédispose un peu moins que celui auquel la ma-

ladie du fémur a débuté ; comme enfin les accidents inflammatoires sont modérés et subaigus, nous avons le droit d'espérer
que la poussée actuelle se terminera encore par résolution, et
que le malade continuera d'échapper à la nécrose, à laquelle il
sera d'autant moins exposé qu'il avancera davantage dans la
vie.

Pour favoriser cette terminaison heureuse, nous n'avons, du
reste, qu'un traitement bien simple à faire.

Nous tiendrons le patient à un repos absolu, et nous l'engagerons à ne pas marcher tant qu'il aura de la douleur. Nous cou-
vrirons la partie malade de cataplasmes, et nous prescrirons 50
à 60 centigrammes d'iodure de potassium par jour. Si le mal se
prolongeait au-delà de trois semaines, je conseillerais sans doute
un vésicatoire volant, peut-être une cautérisation ponctuée. Mais
je doute que ces moyens puissent être employés utilement ; car,
de deux choses l'une : ou bien la suppuration est inévitable, et
dès lors rien ne l'empêcherait, ou la résolution doit avoir lieu,
et alors le repos et les moyens simples suffiront.

II. L'autre jeune homme est âgé de dix-sept ans, et vient dans
le service pour la deuxième fois. La première fois, il y a deux
ans, il était atteint d'une ostéite épiphysaire aiguë du tibia droit,
à sa partie inférieure. Nous l'avons vu très-malade, avec beaucoup de fièvre ; et son affection s'est terminée par des abcès
volumineux dont les uns communiquaient avec la partie
inférieure de l'os dénudé, et les autres paraissaient communiquer
avec l'articulation tibio-tarsienne. C'était, en un mot, un de ces
cas graves, tels que je les ai décrits (1), dans lesquels l'inflammation suppurante se propage de l'épiphyse et de l'os à l'articulation voisine. Craignant pour la vie de l'enfant, le voyant
exposé, si par hasard il ne mourait pas, à une nécrose qui le
tourmenterait pendant de longues années, j'avais proposé l'amputation, que les parents refusèrent absolument. L'ostéomyélite

(1) Gosselin, *Mémoire sur l'ostéite épiphysaire des adolescents* (*Archives de médecine*, 1858).

et l'arthrite suppurantes n'ont pas pris une forme assez putride pour donner l'infection purulente; le malade a échappé également à l'hecticité, et lorsqu'il a quitté l'hôpital, après six mois de séjour, il avait l'articulation tibio-tarsienne ankylosée, sans nécrose persistante de l'astragale, et conservait, au bas de la jambe, deux fistules abondamment suppurantes, par lesquelles le stylet arrivait sur le tibia dénudé dans une assez grande étendue, et notablement hyperostosé. Il marchait d'ailleurs sur des béquilles.

Les choses se sont passées ultérieurement de la même manière que chez la plupart des jeunes sujets que nous voyons survivre à des ostéites épiphysaires aiguës terminées par suppuration, de la même manière, par exemple, que sur un jeune homme de dix-huit ans, que vous avez vu longtemps, l'année dernière, dans nos salles, avec une nécrose du fémur consécutive à une maladie de ce genre. Il n'a pas cessé d'avoir de la suppuration et de marcher sur des béquilles. A deux reprises différentes, de nouvelles douleurs et un mouvement fébrile se sont montrés, et, chaque fois, il s'est formé un nouvel abcès et une esquille a été expulsée.

Depuis huit jours, une nouvelle poussée inflammatoire est survenue, et le malade, arrêté encore et obligé de prendre le lit, est venu me demander les secours de l'hôpital. Vous avez constaté que la partie inférieure de la jambe était gonflée, chaude, rouge et douloureuse. Le tibia est considérablement hypertrophié. Les quatre fistules qui lui correspondent fournissent une grande quantité de pus non fétide. Le stylet, conduit par ces fistules, arrive sur une surface dénudée, et je vous ai montré qu'en plaçant un stylet sur l'os par une des fistules internes, en conduisant un autre par la fistule située au-dessous, et exerçant avec lui une pression sur la portion d'os dénudé correspondante, je transmettais un mouvement au premier stylet. J'en ai conclu que nous avions là une portion osseuse nécrosée et séparée du reste de l'os, c'est-à-dire un séquestre mobile et superficiel. En explorant avec le stylet de l'autre côté, j'ai senti sur la dénudation une ouverture par laquelle l'instrument a pénétré à plus d'un centimètre de profondeur, et m'a permis de sentir une nouvelle portion dénudée que je n'ai pas trouvée mobile, mais qui me paraît destinée à le devenir, et à former ce que, dans la description de la nécrose, nous désignons sous le nom de *séquestre invaginé.*

La maladie actuelle de ce jeune homme est donc une nécrose persistante du tibia hyperostosé, avec séquestre superficiel mobile, et séquestre invaginé non encore mobile. Vous savez que sous le nom de *nécrose*, nous désignons une mortification du tissu osseux, que cette mortification, portant plus souvent sur le tissu compacte que sur le tissu spongieux, est un des modes de terminaison de l'ostéite suppurante, et coïncide assez habituellement avec l'hypertrophie et la condensation, de telle sorte que ces trois choses, *suppuration, hypertrophie* et *mortification* marchent presque toujours simultanément. Sans doute l'ostéite condensante ou hypertrophiante de Gerdy peut survenir dans le tissu compacte des os longs, sans suppuration et sans nécrose. Je vous en montrais dernièrement un exemple sur un adolescent, et je vous en montrerai souvent d'autres sur les adultes. Mais lorsque cette ostéite se termine par suppuration, elle est en même temps hypertrophiante et nécrosique; c'est ce que vous voyez très-bien dans le cas actuel, et c'est ce que vous verrez aussi de temps en temps sur des adultes; mais tandis que, chez ces derniers, la suppuration, l'hypertrophie et la nécrose se voient surtout à la suite de grandes lésions traumatiques, dans lesquelles il y a eu plaie et fracture, ou, si vous aimez mieux, exposition de l'os au contact de l'air, cela est arrivé chez notre jeune homme, et cela arrive habituellement chez les adolescents, sans plaie extérieure, sans exposition préalable, et à la suite d'une ostéite ou tout à fait spontanée, ou consécutive à une contusion légère et sans plaie.

Quelle sera la marche ultérieure et quelles seront les suites de

la maladie de ce jeune homme? Pour ce qui est de la poussée
inflammatoire actuelle, elle va tomber d'ici à quelques jours,
peut-être après formation d'un nouvel abcès, et la vie n'est pas
menacée, d'abord parce que l'état fébrile est modéré, et que si
nous nous en rapportons aux faits analogues que nous avons
observés, il n'augmentera pas et ne prendra pas un caractère
grave, ensuite, parce que c'est chose ordinaire que l'ostéite
persistante et réchauffée dans une ancienne hyperostose, ne prenne
pas les formes graves de l'ostéite suppurante aiguë primitive.

A quoi peut tenir cette différence de gravité entre l'ostéite
suppurante antérieure à l'hyperostose, et l'ostéite consécutive
à cette dernière, la condition prédisposante de l'âge existant
encore? c'est peut-être difficile à expliquer, mais je l'attribue,
quant à moi, aux différences de structure. Avant l'hypertrophie,
toutes les cavités de l'os sont remplies d'une graisse abondante,
dont la suppuration contribue pour une large part, ainsi que je
vous l'ai dit et vous le dirai souvent encore, à donner à l'ostéo-
myélite la gravité que vous connaissez; il y a de plus la ligne
épiphysaire au niveau et au voisinage de laquelle l'ostéite prend,
chez l'adolescent, l'intensité et la gravité que vous connaissez
également. Quand l'hyperostose est survenue, la cavité médullaire
est ou comblée ou très-notablement diminuée, au moins dans la
grande majorité des cas; il n'y reste donc plus qu'une faible proportion de matière grasse. Les cellules du tissu spongieux sont
également amoindries et peu graisseuses, il en est de même des
canalicules; c'est pourquoi l'élément principal, dont la suppuration fait la gravité de l'ostéomyélite, étant réduit à de faibles
proportions, les retours de cette dernière sont moins compro-
mettants pour la santé. De plus, la ligne épiphysaire a disparu;
elle a été comblée par l'ossification, nouvelle cause d'amoindrissement des phlegmasies consécutives. Remarquez bien ceci,
Messieurs, l'ostéite a pour résultat anatomique d'amener l'hypertrophie, et avec elle une certaine tendance aux récidives; mais
en même temps elle diminue le nombre et l'étendue des cavités

osseuses dans lesquelles se distribuent, au milieu de la graisse, les vaisseaux sanguins destinés à la nutrition de l'os, d'où une certaine tendance à la mortification par places, c'est-à-dire à la nécrose si souvent concomitante. Par conséquent, si les modifications anatomiques causées par l'ostéite primitive ont pour résultat favorable de préserver des formes graves de la récidive, elles ont cet autre résultat fâcheux d'entretenir la suppuration prolongée et la nécrose. Je dis donc que ce jeune homme, selon toute probabilité, ne mourra pas, et ne sera même pas gravement malade.

D'autre part, son articulation tibio-tarsienne étant soudée, nous n'avons pas à craindre une propagation de la phlegmasie suppurative vers la synoviale, ce qui est une nouvelle cause de bénignité du mal; mais il conservera longtemps encore, plusieurs années probablement, sa nécrose. Il va être débarrassé d'un nouveau séquestre sans doute. Mais il en a un autre en voie d'élimination. Il aura peut-être de nouvelles poussées inflammatoires et de nouvelles parties nécrosées, qui entretiendront la suppuration, et cela pourra bien durer tant qu'il sera dans l'âge où la prédisposition existe. Je sais qu'il y a des variétés sous ce rapport, que, chez certains sujets, les poussées d'ostéite ne se reproduisent plus, malgré la persistance de l'hyperostose, longtemps avant la fin de l'adolescence, et que, d'autre part, on voit quelquefois ces récidives et la continuation de la nécrose chez des sujets arrivés à l'âge adulte. Mais puisqu'il s'agit d'un pronostic à établir nous devons nous en rapporter à ce que la clinique nous donne de plus fréquent. Or j'ai constaté depuis longtemps, que la nécrose et la suppuration persistante des gros os longs (surtout ceux des membres inférieurs) hyperostosés par une première ostéite aiguë spontanée, se voient surtout pendant l'adolescence, et disparaissent après que celle-ci est terminée. Le sujet devenu adulte ne conserve plus que les déformations articulaires, l'hyperostose, et l'amoindrissement musculaire déterminé par la maladie primitive.

Traitement. — Nous inciserons pour retirer le séquestre mobile superficiel que nous avons senti, nous ferons en même temps
les explorations nécessaires pour savoir si par hasard il n'y en a
pas quelque autre, puis nous tiendrons le malade au repos et aux
cataplasmes, et nous lui donnerons des toniques. Vous le verrez
partir dans quelques semaines, conservant ses fistules et sa
suppuration, et nous n'aurons pas d'autre conseil à lui donner
que celui d'éviter les fatigues et les contusions qui pourraient
ramener une nouvelle poussée inflammatoire.

Quelqu'un me demandait ce matin, pourquoi je ne proposais
pas à ce jeune homme de le débarrasser de son infirmité actuelle,
et des chances de récidive, par l'amputation de la jambe. Voici
mes raisons : d'abord l'amputation exposerait la vie qui, à mon
sens, n'est pas menacée par les lésions actuelles, ensuite je suis
fondé à espérer, comme je vous le disais tout à l'heure, que
l'infirmité est temporaire, qu'elle disparaîtra avec l'adolescence,
et que de 25 à 30 ans, ce sujet n'aura plus de douleurs ni de
suppuration et marchera facilement. Bref il sera guéri, en conservant un tibia un peu gros, et une articulation ankylosée qui
le gêneront beaucoup moins qu'un membre artificiel, et vau-
dront certainement mieux pour lui qu'une mutilation.

Ne voyez pas une contradiction entre l'opinion que je vous
donne aujourd'hui sur l'inopportunité d'une amputation et celle
que j'ai exprimée il y a deux ans aux parents de ce sujet, en leur
demandant l'autorisation d'amputer. A cette époque j'avais droit
de craindre la mort de l'enfant, et s'il ne mourait pas, les conséquences d'une suppuration prolongée et de la nécrose, c'est-à-
dire des alternatives de souffrance et d'amélioration et un état
de maladie pendant plusieurs années. Le bonheur a voulu que
la première de ces craintes ne se réalisât pas, et que la seconde,
tout en se réalisant, n'ait pas eu des suites trop fâcheuses. Ce
jeune homme a été souffrant et malade depuis deux ans, mais sa
santé n'est pas trop altérée aujourd'hui ; il n'a pas l'amaigrissement et la toux que lui aurait donnés une tuberculose pulmonaire

surajoutée ; il n'a pas l'albuminurie ni l'anasarque qui causerait la stéatose ou la dégénérescence amyloïde du foie ou des reins, lésions que nous voyons quelquefois à la suite des suppurations prolongées. Bref, il a passé les moments les plus difficiles, et bien qu'il ait encore devant lui quelques mois, quelques années peut-être de nécrose, j'ai tout lieu d'espérer qu'il arrivera à une guérison définitive. Il n'y a donc plus lieu aujourd'hui de songer à l'amputation.

Les personnes du monde diront, il est vrai, que, du moment où les choses se sont passées si bien, il était inopportun de parler d'amputation il y a deux ans. Mais, entre nous, nous pouvons nous dire qu'en matière de pronostic, nous ne sommes pas infaillibles, et ne pouvons pas l'être. Il y a deux ans, cet enfant était menacé de mort ; l'amputation était le principal moyen de le soustraire à cette menace. Nous savions bien qu'il pouvait à la rigueur s'en tirer ; mais la présomption était qu'il ne s'en tirerait pas, et que l'amputation, en lui sauvant la vie, le préserverait de la continuation de la maladie dont nous sommes témoins en ce moment. Or en médecine opératoire nous sommes presque toujours obligés de nous laisser guider par des présomptions et non par des certitudes.

DOUZIÈME LEÇON

Ostéite épiphysaire aiguë du fémur gauche avec arthrite suppurante du genou. Amputation de la cuisse.

Description de la pièce. — Difficulté de démontrer si le périoste est décollé ou s'il est détruit. — Suppuration et disparition partielle du cartilage épiphysaire. — Suppuration diffuse du tissu spongieux et du canal médullaire. — Pus dans l'articulation. — Dénominations diverses de la maladie. — Préférence pour celle d'ostéite épiphysaire aiguë. — Trois variétés de cette maladie. — 1re variété : périostite externe sans destruction du périoste; 2e variété : ostéo-périostite superficielle avec destruction du périoste; 3e variété : ostéite générale et profonde. — Difficultés et intérêt du diagnostic de ces trois variétés.

MESSIEURS,

Je mets sous vos yeux les pièces provenant de la dissection du membre, après une amputation de cuisse que j'ai pratiquée avant-hier à un jeune homme de seize ans, entré pour une ostéo-arthrite suppurante de la cuisse et du genou. Ce malade avait été pris tout à coup, il y a vingt jours, à la suite d'une longue promenade à pied, d'une fièvre intense qui avait d'abord été considérée par le médecin traitant comme une fièvre typhoïde. Mais bientôt s'était montré un gonflement douloureux au bas de la cuisse droite et au niveau du genou correspondant; puis une fluctuation profonde avait été sentie, et c'est dans cet état que le jeune homme nous avait été amené après douze jours de maladie.

Nous avons senti de suite une fluctuation profonde au côté externe et au côté interne de la partie inférieure de la cuisse, et une autre très-distincte au niveau de l'articulation elle-même, qui était notablement distendue.

Dès le lendemain de l'entrée, j'ai fait deux larges incisions, l'une en dedans, l'autre en dehors, et après avoir traversé le vaste interne et vaste externe, je suis arrivé dans un immense foyer purulent, d'où s'est échappé plus d'un demi-litre de pus crémeux, légèrement fétide et mélangé de gouttes huileuses. Mon doigt, conduit au fond du foyer a senti le fémur à nu des deux côtés. L'articulation ne s'est pas vidée tout d'abord, car, en pressant sur elle, je n'ai pas fait sortir de pus par les incisions. Je n'ai donc pas été certain que l'arthrite, qui était évidente, fût passée elle-même à la suppuration. Le malade a été un peu soulagé; mais il a continué à ne pouvoir exécuter aucun mouvement sans souffrir beaucoup du genou, qui restait un peu fléchi, le membre reposant sur le côté externe. La fièvre, d'ailleurs, continuait avec 130 pulsations et une température de 39° le matin, de 39,5 à 40 le soir.

Le troisième jour, la pression exercée sur le genou m'a permis de faire sortir un flot de pus par l'incision interne, et d'amener une diminution du volume.

Dès lors, il n'y avait plus de doute, l'abcès était articulaire en même temps qu'ossifluent. Sachant, d'après les faits analogues dont j'ai été témoin, et en particulier d'après ceux qui ont été communiqués à la Société anatomique, en 1858, par mon excellent collègue et ami, le docteur Léon Labbé, alors interne dans mon service à l'hôpital Cochin, que ce genre de maladie expose dans une très-large proportion à la mort, soit par pyohémie, soit par hecticité, et, si la mort n'a pas lieu, à la longue durée de la suppuration et de la nécrose, j'ai proposé au malade et à ses parents l'amputation, comme moyen de diminuer les chances d'une terminaison fatale.

L'opération a été faite, et l'inspection des régions malades nous donne les détails suivants :

Je vous montre d'abord le foyer purulent de la cuisse; il entourait les quatre cinquièmes du quart inférieur du fémur, à la partie postérieure duquel il n'arrivait pas. Les muscles vastes externe et interne du triceps étaient tout à fait décollés, et formaient la paroi externe de ce foyer qui avait pour paroi interne et profonde les faces antérieure et latérale du fémur. Cet os est, comme vous le voyez, dépouillé de son périoste qui peut-être s'est détaché avec les muscles décollés. Vous remarquez cependant qu'en cherchant s'il se continue du point où commence la lésion par en haut sur la face profonde des muscles, nous ne le constatons pas. Il semble que sa continuité avec le reste de l'os soit interrompue, et je ne trouve pas sur les muscles une couche fibreuse ressemblant au revêtement périostique, je ne vois qu'un détritus qui me paraît appartenir au tissu musculaire lui-même. En un mot, je ne trouve pas là nettement un simple décollement du périoste, et je crois plutôt que cette membrane a disparu, soit par un travail de résorption, soit à la suite d'une gangrène et d'une élimination prompte. Vous verrez, du reste, que dans presque tous les cas d'ostéite suppurante avec dénudation, vous aurez la même peine pour déterminer si le périoste n'est que décollé ou s'il n'existe plus du tout.

A la surface du fémur dénudé, nous ne voyons guère autre chose qu'un agrandissement des canalicules vasculaires, lesquels, si le malade avait survécu, et si l'hyperostose était arrivée, se seraient au contraire rétrécis, et dont quelques-uns même auraient disparu. Quand on arrive à la ligne épiphysaire, on voit qu'en ce point, la portion périphérique du cartilage a disparu, de manière à laisser un sillon à sa place. Ce sillon est rempli de pus, et faisait évidemment partie du foyer purulent. Pour examiner le reste de l'os, nous l'avons scié verticalement et d'avant en arrière, de manière à faire tomber la coupe jusqu'à la surface articulaire, entre les insertions supérieures des ligaments croisés. Vous voyez qu'au-dessus de l'épiphyse la moelle est rouge, infiltrée de sang, de pus et de matière plastique, tant dans les mailles du tissu spongieux que dans la partie inférieure du canal médullaire, dont les lésions s'arrêtent à deux centimètres au-dessous du point où a été faite l'amputation.

Au niveau de la ligne épiphysaire, le cartilage est détruit par places et dans une étendue plus grande que ne l'indiquait le sillon que nous avons vu à la surface. A la place des points détruits, il y a du pus rougeâtre et sanieux. Au-dessus et au-dessous du cartilage, les mailles spongieuses sont infiltrées du pus, et la surface de la coupe osseuse présente une coloration lie de vin.

Enfin l'articulation est remplie de pus ; le cartilage diarthrodial du fémur est détruit çà et là, se décortique aisément dans toute son étendue, et laisse voir, érodée par places, la lamelle compacte sous-cartilagineuse. Le pus articulaire communique avec le pus fémoral par une éraillure de la synoviale en avant, tout près du bord du cartilage d'encroutément, jusqu'au niveau duquel s'avance d'ailleurs la destruction du périoste. Il semble que la synoviale, au voisinage du cartilage, et dans le point où elle tapisse le périoste du creux sus-condylien, ait participé à la destruction si difficile à expliquer de ce périoste. Quant au cartilage diarthrodial du tibia et aux ménisques interarticulaires, ils n'avaient encore rien perdu de leur intégrité.

En présence de ces lésions, vous pouvez comprendre les dénominations diverses qui ont été données à la maladie dont elles sont l'expression. Ces dénominations sont toutes récentes, et la difficulté qu'on a eue pour en établir une définitive, tient à ce que nos prédécesseurs n'avaient pas étudié cette maladie, et avaient confondu sa description dans celle du phlegmon profond et dans celle de la nécrose.

J'avais bien entendu, au début de mes études, le professeur Roux indiquer ces abcès profonds autour des os longs du membre inférieur, signaler leur apparition spéciale chez les jeunes gens, et la dénudation osseuse qui les suit. Je l'avais même entendu exprimer le regret de n'avoir pas trouvé dans les auteurs une étude particulière de ces abcès.

Mais l'attention ne me paraît avoir été bien sérieusement appelée sur ce sujet que par deux travaux de M. Chassaignac, l'un sur l'ostéomyélite (1), l'autre sur les abcès sous-périostiques aigus (2). En créant et faisant adopter le mot d'*ostéomyélite*,

(1) Chassaignac, *Gazette médicale*, 1854, p. 505.

(2) Chassaignac, *Abcès sous-périostiques aigus.* (*Mémoires de la Société de chirurgie,* tome IV, p. 281.)

M. Chassaignac décrivait des lésions de la moelle osseuse qui avaient été publiées pour la première fois par le docteur Raynaud dans un travail remarquable (1). Mais tandis que ce dernier auteur n'avait parlé que de l'ostéomyélite traumatique, consécutive aux amputations, le premier signalait l'ostéomyélite spontanée ou primitive, et sa coïncidence avec des abcès profonds extérieurs à l'os, et avec la disparition ou le décollement du périoste.

D'autre part, M. Chassaignac a eu le mérite d'indiquer la fréquence de ces abcès dans le jeune âge, leur développement avec des phénomènes fébriles intenses, et la nécrose concomitante et consécutive. Il reconnaît que cette maladie a des relations étroites avec l'ostéomyélite, que celle-ci en diffère surtout par sa coïncidence avec des suppurations articulaires qui n'ont pas lieu, lorsqu'il s'agit d'abcès périostiques.

Plus tard, Klose (de Breslau) a publié sous le titre de *Décollements épiphysaires* (2), une inflammation suppurative des extrémités des os longs qui amène une séparation entre l'épiphyse et a diaphyse, et dont la description anatomique et clinique a beaucoup d'analogie avec celle de l'ostéomyélite et des abcès sous-périostiques aigus de M. Chassaignac.

Puis des lésions analogues ont été décrites sous les noms d'*ostéite juxta-épiphysaire* par le docteur Gamet, de Lyon, sous celui de *périostite phlegmoneuse*, par le docteur Louvet et Giraldès.

En vous reportant à ces diverses descriptions et aux pièces que je viens de mettre sous vos yeux, vous voyez que nous pourrions, à la rigueur, employer l'une ou l'autre de ces dénominations. Nul doute que nous ayons affaire, par exemple, à l'ostéomyélite spontanée de M. Chassaignac, puisque la substance médullaire est enflammée et suppurée, et que, d'autre part, l'articulation voisine est en suppuration. De même, la présence d'un foyer purulent à la place que ce même auteur a assignée aux

---

(1) Raynaud, *Sur l'inflammation du tissu médullaire des os longs.* (*Archives générales de médecine,* 1831, t. XXVI, p. 161.)

(2) Klose, *Archives générales de médecine,* août 1858.

abcès sous-périostiques aigus, pourrait nous faire choisir cette appellation, tout comme la présence d'un foyer à la jonction de l'épiphyse et de la diaphyse, et sur une certaine partie de la longueur du fémur justifierait également les expressions d'ostéite juxta-épiphysaire et de périostite phlegmoneuse. Ne voyez-vous pas enfin qu'il y a un commencement de destruction du cartilage épiphysaire, et que si cette destruction avait continué, la diaphyse aurait pu se séparer de l'épiphyse et nous donner le décollement épiphysaire spontané de Klose?

Il m'a paru nécessaire de choisir une dénomination qui ne localisât pas autant qu'on a cherché à le faire l'inflammation dans telle ou telle partie des os, qui indiquât le point de départ de la maladie dans l'exagération du travail nutritif, à la jonction de l'épiphyse avec la diaphyse au moment de l'accroissement des os, et qui indiquât en même temps la période de la vie à laquelle se fait cette exagération. Voilà pourquoi je me suis servi, et je continue à me servir des expressions *ostéite épiphysaire aiguë de l'adolescence* (1).

Voyez ces pièces.

Il y a une ostéite qui est générale et complexe, puisqu'elle occupe toutes les parties constituantes de l'os, périoste, tissu osseux, substance médullaire, et il n'y a pas plus de raison pour l'appeler exclusivement ostéomyélite que périostite ou ostéo-périostite. Elle a été aiguë, puisqu'elle s'est terminée promptement par suppuration. Elle est très-intense au niveau et au voisinage de l'épiphyse; elle s'est développée enfin chez un adolescent. Quand la maladie apparaîtra chez un enfant, je dirai volontiers qu'il s'agit d'une ostéite épiphysaire aiguë de l'enfance; mais il n'en restera pas moins vrai que nous serons toujours en présence de lésions qui ne se voient guère chez l'adulte, et pour le développement desquelles l'inachèvement de l'ossification est la condition prédisposante capitale.

(1) Gosselin, *Ostéites épiphysaires des adolescents.* (*Archives gén. de méd.*, 1858, t. II, p. 513.)

Maintenant, pour mettre d'accord le fait qui nous occupe en ce moment, et quelques-uns de ceux que vous avez rencontrés déjà ou que vous pourrez rencontrer ultérieurement, il est nécessaire d'ajouter que cette ostéite épiphysaire de l'adolescence se présente dans la clinique sous plusieurs formes variées.

Il y a d'abord des différences de siège. La maladie peut se développer aux membres supérieurs ou aux membres inférieurs; mais elle est beaucoup plus commune sur les derniers que sur les premiers. Vous l'observerez plus spécialement au niveau de la partie inférieure du fémur, de l'extrémité inférieure du tibia, plus rarement à l'extrémité supérieure de ce même os. Sur une malade dont j'ai rapporté l'observation (1), c'était au niveau de l'extrémité supérieure du fémur et tout à la fois à la jonction du col avec le corps, et à celle de la partie supérieure avec la partie inférieure du grand trochanter que l'ostéite suppurante s'était montrée.

Nous avons ensuite des variétés d'intensité. Je crois pouvoir dire qu'il existe une forme subaiguë sans fièvre et avec des douleurs modérées, qui ne se termine pas par suppuration, mais laisse néanmoins après elle une hyperostose et quelquefois une ankylose incomplète. Cette forme est rare. Je ne puis, en ce moment, vous en présenter d'exemples; mais je me rappelle avoir vu à l'hôpital de la Pitié, en 1864, un garçon de dix-huit ou dix-neuf ans, qui avait une ankylose angulaire incomplète du genou gauche, avec un gonflement de la moitié inférieure du fémur redevenu douloureux depuis quelques jours, à la suite d'une chute. Ce malade nous apprit que, trois années auparavant, il avait été pris, sans cause appréciable, de gonflement et de douleurs qui l'avaient retenu deux mois au lit, qu'on avait craint des abcès, mais que ceux-ci n'avaient pas eu lieu, et qu'il était resté une augmentation de volume du fémur et une impossibilité d'amener le genou à l'extension complète. Il avait donc eu, selon toute apparence, une ostéite épiphysaire subaiguë non suppurante.

(1) Gosselin, Mémoire cité, 1858.

La forme aiguë et marchant rapidement vers la suppuration, comme sur le sujet dont je vous montre les pièces anatomiques, est celle que vous observerez le plus souvent, et la maladie aura alors pour caractères principaux de s'accompagner d'une fièvre intense, de donner lieu à des douleurs très-vives, et en même temps d'occuper une assez grande hauteur sur l'os malade, pour mériter le nom d'ostéite suppurante diffuse. Seulement cette forme aiguë présente elle-même trois variétés dépendant du siége et de l'abondance de la suppuration.

Dans une première variété, dont le malade de la page 178 a offert un exemple, l'inflammation suppurative paraît n'occuper que la face externe du périoste. L'ostéite n'en est pas moins compliquée; mais elle n'est suppurative ni dans le tissu compacte ni dans la substance médullaire, et l'est seulement entre le périoste et les couches musculaires. L'abcès se termine sans laisser ni fistules ni nécrose; mais l'hyperostose, attestant que toute l'épaisseur de l'os a été malade, se produit. C'est en pareil cas que je consentirais à employer l'expression de périostite phlegmoneuse, et encore tiendrais-je à ajouter celle d'externe, périostite externe phlegmoneuse et suppurante. C'est certainement la moins grave parmi les variétés suppurantes de l'ostéite épiphysaire, mais c'est aussi la plus rare.

Dans la seconde variété, il y a, comme cela s'est passé sur le tibia du jeune malade dont je vous ai entretenu précédemment (voir page 183), suppuration de la surface de l'os après destruction du périoste, et suppuration dans les couches périphériques ou superficielles du cartilage épiphysaire. La substance compacte et la moelle, c'est-à-dire tout le reste de l'os long, prennent part à la phlegmasie; seulement elles ne suppurent pas comme la surface de l'os, et si l'articulation voisine s'enflamme aussi, l'arthrite ne devient pas suppurative non plus, probablement parce que l'intensité de la maladie n'est pas assez grande pour que la phlegmasie se propage avec sa forme suppurative jusqu'à la synoviale. C'est cette variété que M. Chassaignac a décrite avec le titre d'*abcès sous-périostique aigu*. C'est celle que j'appellerais peut-être *ostéo-périostite phlegmoneuse diffuse;* mais je vous fais remarquer encore une fois que, dans les cas dont il s'agit, le mal n'est pas limité à la partie superficielle de l'os. Il en occupe toute l'épaisseur. Seulement les autres points ne suppurent pas, l'ostéite y reste plastique et donne plus tard l'hypertrophie dont je vous ai si souvent parlé.

Dans la troisième variété enfin, dont nous avons un exemple sous les yeux, toutes les parties constituantes de l'os long, non-seulement deviennent malades, mais suppurent, et l'inflammation suppurative se propage, soit le long du périoste, soit le long du parenchyme de l'épiphyse et à travers le cartilage diarthrodial érodé, jusqu'à la synoviale voisine. C'est la forme la plus grave sans contredit, celle que j'appelle volontiers ostéo-arthrite. Elle se termine très-souvent par la mort, ou, si par hasard le malade survit, par une nécrose interminable.

Reste à savoir maintenant si le diagnostic entre ces diverses formes peut être aisément établi. Il est facile pour la forme su-baiguë, et pour celle des formes aiguës dans laquelle le périoste suppure par sa face externe, sans destruction de la membrane et sans suppuration profonde de l'os. On l'établit surtout à l'aide des symptômes généraux qui sont peu intenses dans ces cas, et par l'exploration de la partie profonde du foyer, lorsqu'il a été ouvert. Si le périoste est conservé, il n'y a pas de dénudation osseuse; s'il avait disparu il y en aurait une. La difficulté n'existe réellement que pour la distinction entre l'ostéite suppurante superficielle et l'ostéite suppurante générale, c'est-à-dire tout à la fois superficielle et profonde ou ostéo-myélite. Ces deux formes diffèrent peut-être un peu par l'intensité des symptômes généraux qui est plus grande dans la seconde que dans la première. Mais cette différence est peu appréciable, quand on n'a qu'un seul malade sous les yeux; en somme, dans l'un et l'autre cas, la fièvre et tous les troubles fonctionnels qui en dépendent sont très-prononcés, et les différences dans cette intensité ne sont pas assez accentuées pour donner un moyen de diagnostic. Le pus ne fournit pas non plus de caractères distinctifs;

les gouttes huileuses indiquées par M. Chassaignac se rencontrent dans les deux formes, et cela se conçoit, puisque ces gouttes viennent de la graisse des os, et que, dans l'une et l'autre, le pus est fourni par l'os, dont la surface et la profondeur sont fournis de cette graisse médullaire, qui existe aussi bien dans les canalicules vasculaires extérieurs, que dans les mailles du tissu spongieux, ou la grande cavité médullaire du tissu compacte. Le diagnostic, et surtout le diagnostic important pour la pratique n'est complétement établi que par la présence du pus dans l'articulation, ou l'apparition à l'extérieur, par l'ouverture de l'abcès, de l'extrémité décollée et luxée de la diaphyse. Lorsque l'on a constaté l'une ou l'autre de ces choses, et c'est bien plus souvent l'abcès articulaire que le décollement qui vient à notre aide, il n'y a pas à douter de l'existence de l'ostéite complexe et profonde, celle que M. Chassaignac avait en vue dans sa description de l'ostéomyélite.

Et voici pourquoi ce diagnostic a de l'intérêt. Tant que la suppuration est superficielle, et que l'articulation n'est pas prise, la conservation du membre est de règle, et le traitement chirurgical consiste surtout en de larges incisions pour vider et laver ultérieurement le foyer purulent. Assurément la mort par infection purulente ou par hecticité pourrait bien encore avoir lieu. Mais elle est beaucoup moins probable que dans les cas où l'ostéite suppurante est profonde, parce que, comme j'ai souvent eu l'occasion de vous l'expliquer, c'est surtout la suppuration de la moelle, dans l'ostéo-myélite, qui est le point de départ de la pyohémie.

Le malade a donc grandes chances de guérir quand le mal est superficiel. Il est vrai que ce sera après une nécrose de longue durée, mais qui, en général, finira avec l'adolescence. Au contraire, lorsqu'il y a tout à la fois arthrite suppurée, ostéo-myélite suppurée et ostéo-périostite, les chances d'infection purulente et d'hecticité sont tellement grandes que l'amputation met beaucoup plus de chances que la temporisation en faveur de la conservation de la vie.

TREIZIÈME LEÇON

Tarsalgie des adolescents.

Premier, deuxième et troisième degrés.

1er degré, tarsalgie avec contracture des péroniers disparaissant par le repos et reparaissant dans la marche. — Moyens d'exploration dans cette maladie. — Traitement par le repos et l'appareil inamovible. — 2e degré, tarsalgie avec contracture ne disparaissant qu'au moyen de l'anesthésie, traitement par le redressement pendant le sommeil anesthésique. — 3e degré, tarsalgie avec rétraction. — Traitement par la ténotomie des péroniers latéraux. — Examen et discussion des théories de MM. J. Guérin, Bonnet de Lyon, Nélaton, Duchenne (de Boulogne), sur le *valgus* douloureux.

Messieurs,

Nous avons en ce moment sous les yeux deux jeunes gens atteints de la maladie que j'ai désignée sous le nom de *tarsalgie des adolescents*.

I. Le premier est dans les salles depuis plus de deux mois, et va nous quitter prochainement. Voici, en peu de mots, l'état dans lequel il était au moment de son arrivée.

Il a dix-sept ans et demi. Deux mois avant son entrée à l'hôpital, il avait été pris de quelques douleurs au pied gauche. Interrogé sur la cause qui avait pu faire naître ces souffrances, il nous a répondu qu'il n'en connaissait pas. Il n'a jamais été sujet aux douleurs rhumatismales; il ne s'est pas donné d'entorse; il est d'une bonne santé habituelle, et rien n'indique chez lui une constitution scrofuleuse. Nous avons appris seulement qu'il avait grandi beaucoup depuis un an, qu'il avait commencé depuis six mois la profession de garçon épicier, et que cette profession l'obligeait à se tenir debout toute la journée, et à faire de longues courses. Pendant les premiers temps, la douleur a été modérée. Elle n'arrivait qu'à la fin de la journée, disparaissait tout à fait

au lit, et ne reparaissait pas du tout pendant les premières heures
de la matinée. Puis au bout de trois semaines environ, la souffrance devint plus vive ; elle s'accompagnait le jour d'un léger
gonflement, et devenait par moments assez vive pour obliger le
malade à s'asseoir une demi-heure ou une heure, après quoi il
pouvait de nouveau marcher et reprendre ses occupations. Mais
depuis une douzaine de jours, la souffrance, dans l'après-midi,
en est venue au point de faire boiter ce jeune homme et de
l'obliger à se reposer, et même à s'étendre deux ou trois fois à la
fin de la journée.

Le jour où il s'est présenté à nous, à la consultation, je vous
ai fait remarquer de suite que le pied était porté en dehors, -
dans la position qui caractérise le vice de conformation connu
sous le nom de *valgus*, et qu'il était maintenu dans cette position
par une contraction persistante des extenseurs et des péroniers
latéraux.

Le lendemain matin à la visite, ce jeune homme n'avait pas
marché depuis près de vingt-quatre heures. En l'examinant,
nous n'avons plus trouvé ni le valgus ni la contracture observés
la veille, le pied possédait tous ses mouvements, aussi bien
ceux de latéralité que ceux de flexion et d'extension.

Interrogé sur sa douleur, le malade nous a répondu que pour
le moment il ne souffrait pas du tout. Cependant en pressant
avec un doigt la région externe du pied un peu en avant de la
malléole externe, et sur un point assez circonscrit correspondant
à la jonction du calcanéum avec le cuboïde, j'ai réveillé de la
douleur. La pression exercée en dedans, au niveau et un peu en
arrière de la saillie du scaphoïde, a fait naître une douleur
analogue, et le malade nous a très-bien dit que c'était dans ces
points-là qu'il souffrait à la fin de la journée, lorsqu'il s'était
tenu debout et avait marché longtemps.

Vous avez vu enfin que, portant avec une main le gros orteil
dans l'extension forcée, j'ai appliqué le pouce de l'autre main
sur la partie inférieure de la tête du premier métatarsien, et j'ai

engagé le malade à repousser mon pouce. Il l'a fait aussi facilement que du côté opposé, ce qui prouve que le long péronier
latéral destiné, comme vous le savez, à former et à maintenir la
voûte du pied, n'est en ce moment ni paralysé ni inerte.

Il était évident que, pour nous rendre exactement compte de
l'affection, il était nécessaire de procéder à un nouvel examen
fait après quelques heures de marche. Il fut donc convenu que
le malade se lèverait le lendemain à six heures du matin, et se
promènerait jusqu'à l'heure de la visite (huit heures).

En arrivant à son lit ce jour-là, vous avez pu constater avec
moi que le pied gauche avait repris la position en valgus qui
nous avait frappés le premier jour à la consultation, c'est-à-dire
que le bord externe du pied était relevé en dehors, la pointe un
peu portée dans le même sens, et la tête de l'astragale en dedans
notablement plus saillante sous la peau que du côté opposé, d'où
une apparence de volume plus grand. Mais ce n'était bien qu'une
apparence, puisque la veille au moment où le pied était revenu
à sa position naturelle, il n'y avait aucune différence de volume
entre les deux côtés. De plus on voyait se dessiner sous la peau
les tendons des muscles extenseur commun, extenseur propre
du gros orteil, et jambier antérieur ; on apercevait au-dessus de
la malléole externe, et on sentait avec le doigt la saillie rigide
des péroniers latéraux contracturés. On pouvait enfin sentir et
suivre avec le doigt, sur la partie externe, de la face supérieure du
pied, la corde saillante du tendon du court péronier latéral.
Invité à laisser aller son pied et à relâcher les muscles contractés,
le malade n'a pu, en aucune façon et malgré toute la bonne
volonté qu'il y a mise, obtempérer à notre désir. Soulevant
alors sa jambe avec mes deux mains placées au-dessus des
chevilles, et la maintenant solidement, j'ai secoué cette jambe en
la portant brusquement et alternativement en dehors et en dedans,
je n'ai pu imprimer au pied aucun mouvement de latéralité,
tandis que par cette même manœuvre, du côté droit, j'ai vu se
produire des mouvements de latéralité très-prononcés. De plus,

en saisissant et immobilisant le bas de la jambe gauche avec une main, j'ai embrassé avec mon autre main la plante du pied, et j'ai cherché vainement à la porter en dehors et en dedans. Tous mes efforts se sont transmis à la jambe, et le pied n'a exécuté aucun mouvement latéral, c'est-à-dire aucun des mouvements qui se passent dans les articulations médio-tarsienne et calcanéo-astragalienne.

Au contraire, j'ai pu communiquer assez facilement au pied les mouvements de flexion et d'extension, ceux qui se passent principalement dans l'articulation tibio-tarsienne.

Examinant enfin la plante du pied, je lui ai trouvé d'abord exactement la même concavité que du côté sain, en sorte que si j'avais voulu me servir de la dénomination, souvent employée par nos prédécesseurs, de valgus douloureux, j'aurais dû dire valgus douloureux pied-creux. En outre la peau, en arrière de la saillie inférieure de la tête métatarsienne, présentait les plis normaux qui sont en rapport avec la présence et la bonne conformation de la voûte plantaire.

D'après ces symptômes, à quoi avions-nous affaire chez ce jeune homme? A une maladie singulière dont la nature et les lésions anatomiques sont encore imparfaitement connues, et qui a trois caractères cliniques dominants : une douleur provoquée surtout par la marche prolongée, une déviation du pied en dehors ou valgus, et une contraction prolongée ou contracture des muscles antérieurs et externes de la jambe, ou si vous aimez mieux, de tous les muscles animés par le nerf poplité externe. Il est évident que le valgus, dans ce cas, n'était pas congénital, qu'il était accidentel et même temporaire, puisqu'il disparaissait complétement par le repos.

Le problème à résoudre était donc celui-ci : la douleur était-elle provoquée par la contraction, et liée étroitement à elle, ou bien la contraction n'était-elle que la conséquence de la douleur, laquelle était le phénomène primitif?

Pour répondre à la question à propos de notre malade, j'ai

fait appel à l'exploration clinique faite sur lui, et au souvenir d'un cas analogue dans lequel il m'a été donné de faire l'examen anatomique.

Pour ce qui est de notre investigation clinique, je vous ai fait remarquer deux choses : d'abord que, d'après les commémoratifs, la douleur avait été le symptôme initial, non-seulement de la maladie, mais de toutes les crises qui arrivaient à la fin de la journée. Pendant deux ou trois semaines, ce jeune homme a souffert sans avoir remarqué la déviation ; celle-ci ne s'est montrée que plus tard, et, dans chaque accès douloureux du soir, le valgus n'apparaissait que quelque temps après la souffrance. De plus, le premier jour, alors qu'après vingt heures de repos, les muscles étaient relâchés et le valgus effacé, nous avons provoqué par la pression une souffrance qui se trouvait, non pas sur le trajet des muscles dont j'ai parlé, mais au niveau des os et des articulations de la rangée postérieure du tarse. Pour moi donc pas de doute dans ce cas, la douleur était primordiale, elle s'exagérait par la marche, et provoquait par action réflexe la contraction musculaire et la déviation du pied en dehors.

Mais alors quel était le point de départ et le siége de cette douleur?

Ici, je puis invoquer d'abord le résultat fourni par la pression avec mes doigts. La souffrance qu'elle éveillait ne pouvait avoir d'autre origine que les os ou les articulations.

Mais j'aime mieux faire appel au souvenir du fait unique, je crois, dans la science (1), dans lequel il m'a été donné de faire une autopsie.

Il s'agissait d'une jeune fille de dix-huit ans qui nous avait présenté les mêmes phénomènes que le jeune homme dont je

---

(1) Je dois rappeler que M. Leroux, de Versailles, a communiqué à la Société de chirurgie (*Gaz. des Hôpitaux*, 1865) un fait dans lequel la dissection d'un pied a montré les lésions articulaires semblables à celles que je signale ici. Ces lésions se rapportaient à une tarsalgie des adolescents. Seulement le pied avait été porté en dedans ou en varus, au lieu de se trouver en valgus comme dans tous les faits qu'il m'a été donné d'observer.

m'occupe en ce moment, et qui était morte d'un choléra fou-
droyant peu de jours après son entrée à l'hôpital de la Pitié.
L'examen anatomique dont j'ai communiqué les détails à l'Académie de médecine (1), nous a montré que les articulations as-
tragalo-scaphoïdienne et calcanéo-cuboïdienne, étaient atteintes
de synovite sèche, que, sur plusieurs points, les cartilages
diarthrodiaux étaient détruits par un travail d'érosion ou d'ulcération, et qu'au-dessous du cartilage enlevé, le tissu spongieux
correspondant était rouge et infiltré de sang, comme dans l'ostéite
au premier degré. Ces lésions, semblables, sous divers rapports,
à celles de l'arthrite sèche, et dont la principale était ce que
Brodie a appelé l'*ulcération des cartilages*; ne m'ont laissé aucun
doute sur la filiation des phénomènes cliniques chez cette jeune
fille. L'ulcération en question, l'ostéite partielle sous-jacente, la
synovite sèche étaient devenues douloureuses pendant la marche,
et la douleur avait amené consécutivement la contraction musculaire et le valgus.

Pour moi, les choses se sont passées de la même façon chez le
jeune homme que nous avons sous les yeux, et sur ceux que
nous voyons tous les ans, au nombre de trois ou quatre dans le
service, avec la même maladie à des degrés variables.

Cherchons maintenant ensemble, messieurs, ce qu'il y a d'insolite et de bizarre dans cette affection, et jusqu'à quel point nous
pouvons en avoir l'explication.

Une première chose me frappe, c'est que nous nous trouvons
ici en présence d'une variété de maladie articulaire, l'arthrite
sèche, qui, pour les autres articulations, est réservée à la fin de
l'âge adulte et au commencement de la vieillesse, et pour celles-
ci, c'est-à-dire pour les articulations tarsiennes, paraît exclusivement réservée à l'adolescence. En effet elle se développe chez les
sujets qui, au moment où il se fait une poussée de croissance,
sont obligés à des travaux pénibles et à une marche prolongée,

(1) Gosselin, *Tarsalgie des adolescents (valgus douloureux), lésions anatomiques
de cette maladie. (Bull. de l'Académie de médecine, 1865. T. XXXI, p. 144.)*

souvent avec l'addition au poids du corps de fardeaux plus ou moins pesants.

Quel rapport y a-t-il donc entre la croissance du squelette et cette arthrite ou mieux arthro-ostéite avec ulcération de cartilages? Je ne saurais le dire. Quand je vous ai parlé d'ostéite chez les adolescents, j'ai pu faire intervenir l'exagération du travail nutritif au niveau des épiphyses. Ici nous n'avons pas d'épiphyse sur l'astragale; celle qui existe en arrière du calcanéum est bien loin de la surface articulaire sur laquelle apparaissent les lésions; dans mon autopsie, elle était déjà soudée, et aucune lésion n'existait à son niveau. Il faut donc admettre que l'achèvement de la croissance prédispose, sans soudure épiphysaire en voie d'évolution, à la lésion qui nous occupe, et j'invoque ici le travail de croissance, parce qu'il s'agit encore d'une maladie des adolescents. Je ne la nie pas chez les enfants, quoique je ne l'aie pas vue encore, mais vous ne la rencontrerez pas chez l'adulte. Vous verrez des adultes atteints de valgus incorrigible mais vous apprendrez, en les interrogeant, que ce vice de conformation a débuté à seize, dix-sept ou dix-huit ans.

Mais la contraction musculaire est-elle également insolite? Non et oui. Je dis non, car la clinique nous montre souvent des contradictions spasmodiques en rapport avec les lésions articulaires. Rappelez-vous d'abord la coxalgie, dans laquelle, à son début, vous voyez l'articulation immobilisée, souvent dans l'extension, quelquefois dans une flexion très-vicieuse, par tous les muscles péri-articulaires et surtout par le psoas. Rappelez-vous encore les arthrites du genou avec flexion permanente due à la contraction des biceps, demi-tendineux et demi-membraneux. Enfin le torticolis passager qui est aussi une maladie de l'enfance et de l'adolescence, ne paraît-il pas, dans bien des cas, être constitué par une contraction consécutive à une arthrite rhumatismale des articulations cervicales?

Mais restons à la région du pied. J'ai vu quelquefois, chez des adultes, et j'ai montré à ma clinique deux malades qui, avec une arthrite tibio-tarsienne blennorrhagique, avaient une déviation en dedans, manifestement due à la contracture des jambiers postérieurs. Ce n'étaient pas les mêmes muscles que ceux dont nous parlons aujourd'hui, mais c'étaient encore des contractures développées à l'occasion d'une affection articulaire.

Ce qui est insolite et très-difficilement explicable, c'est la constance, chez les adolescents atteints de l'ostéo-arthrite tarsienne, de la contracture dans les muscles antérieurs et externes. Cette constance est telle, que je comprends parfaitement que des cliniciens éminents aient considéré la maladie comme propre à ces muscles. Lorsque MM. Jules Guérin et Amédée Bonnet (de Lyon) (1) ont décrit le valgus pied-plat douloureux, et conseillé comme moyen de traitement principal la ténotomie des péroniers latéraux, il est incontestable qu'ils ont cru à une difformité produite par la contraction et plus tard la rétraction de ces muscles.

Lorsque M. Nélaton a comparé la maladie dont nous nous occupons à la crampe des écrivains, il a pensé qu'il s'agissait d'une contraction, devenant douloureuse, des péroniers et des extenseurs, tout comme dans la crampe des écrivains, il y a contraction douloureuse des muscles fléchisseurs et extenseurs du pouce.

Cette même idée de lésion primitivement musculaire, a conduit Duchenne (de Boulogne) (2) à une théorie analogue, selon laquelle le point de départ de la variété du valgus, dans laquelle le pied est ou reste creux, serait une contraction exagérée ou contracture du long péronier latéral pendant la marche. Outre que cette théorie est impossible à démontrer, elle a l'inconvénient de ne tenir compte ni de la douleur initiale, qui est bien plus au niveau des os tarsiens, que sur le trajet du muscle en question, ni des lésions articulaires que j'ai signalées, ni de la tendance à l'ankylose qui est une des terminaisons possibles de la maladie. Elle offre surtout cette contradiction singulière que,

---

(1) A. Bonnet, *Thérapeutique des mal. articulaires.* Paris, 1853.
(2) Duchenne (de Boulogne), *De l'électrisation localisée.* 3e édition. Paris, 1872.

comme je vous le dirai bientôt à l'occasion d'un autre malade, la contraction du long péronier donnerait, à part le creux plantaire, exactement les mêmes symptômes physiques et fonctionnels que la paralysie incomplète du même muscle, laquelle, selon Duchenne, produirait le valgus pied-plat.

C'est du reste, parce que dans ma pensée, il y a, avec un point de départ dans le squelette, des effets consécutifs, des lésions singulières et importantes du côté des muscles, dans cette bizarre maladie de l'adolescence, que j'ai proposé pour elle, en 1865, la dénomination qui ne préjuge rien sur sa nature de *tarsalgie des adolescents*.

J'ajoute que, sur ce malade, nous avions affaire à ce que j'ai appelé le premier degré de la tarsalgie, celui dans lequel la douleur, mais surtout la contracture et le valgus disparaissent après quelques heures de repos, pour reparaître lorsque la marche a été reprise et continuée un certain temps.

Que serait-il advenu, si nous n'avions rien fait?

Peut-être la guérison aurait-elle eu lieu spontanément; mais c'eût été sans doute à la condition que, de lui-même, ce jeune homme eût renoncé momentanément aux occupations fatigantes qui avaient été la cause occasionnelle de son mal. J'ai rencontré plusieurs sujets qui, d'après les renseignements donnés par eux, me paraissaient avoir eu la tarsalgie au premier degré, et en avaient été débarrassés sans traitement chirurgical, et par l'abstention de marches prolongées. J'ai soigné dans le monde une jeune fille de seize ans qui, prise, depuis une semaine seulement, du valgus, après avoir eu, quinze jours auparavant, une douleur en marchant, a été débarrassée par huit jours au lit, et ensuite par la précaution d'éviter pendant quelque temps la marche et la station verticale prolongées.

Mais comme, chez notre jeune homme, la tarsalgie était très-prononcée, et datait déjà de plusieurs semaines, comme, d'autre part, l'obligation de gagner sa vie par son travail, l'eût entraîné à surmonter la douleur après une légère diminution obtenue par un repos très-temporaire, j'ai tout lieu de présumer que la tarsalgie serait passée d'abord au second degré, celui dans lequel la contracture et le valgus ne disparaissent plus par le repos, mais sont susceptibles de disparaître pendant le sommeil anesthésique, puis au troisième, celui dans lequel les muscles ne se relâchent plus, même pendant le sommeil, et peuvent être considérés comme passés à cet état de raccourcissement permanent, que vous connaissez sous le nom de rétraction; peut-être enfin au quatrième, celui dans lequel les articulations médio-tarsiennes ou au moins l'une d'entre elles, et surtout l'astragalo-saphoïdienne sont ankylosées par fusion. C'est en effet une des conséquences de l'arthrite légère, dont vous avez vu, chez ce sujet, le premier degré, que la formation d'une ou de plusieurs ankyloses. J'ai fait voir, il y a quelques années, à l'hôpital de la Pitié, un homme de cinquante ans, qui avait sur le pied gauche, avec un valgus ancien, une soudure de l'astragale et du calcanéum, et nous avons appris, en l'interrogeant, qu'il avait eu, à l'âge de dix-huit ans, une entorse qu'il ne s'était pas cru obligé de faire soigner par un chirurgien, et à la suite de laquelle s'était produite la déformation. Je dois ajouter que cette ankylose, après l'avoir longtemps gêné, en rendant les longues courses impossibles, avait fini par devenir indolente et n'occasionner aucun trouble fonctionnel.

Vous voyez, Messieurs, qu'en vous parlant de la marche de cette maladie abandonnée à elle-même, je ne vous laisse entrevoir en aucune façon la suppuration. Je la craindrais peut-être si j'avais constaté dans quelques points de la région tarsienne, un gonflement diffus et un empâtement mollasse avec semi-fluctuation, comme ceux que nous observons dans les cas de synovite fongueuse ou tumeur blanche. Non-seulement ces signes nous manquaient; mais de plus, l'existence du valgus et de la contracture nous conduisait à éloigner l'idée d'une affection articulaire pouvant un jour ou l'autre se terminer par suppuration. Car c'est un fait remarquable, mais surabondamment démontré

.par l'observation clinique : l'arthrite tendant à la suppuration ne s'accompagne pas de ces phénomènes (la contracture et le valgus), et quand nous voyons ceux-ci apparaître, surtout chez un sujet qui, comme celui dont nous parlons, n'a pas les apparences scrofuleuses, nous savons que la maladie ne se terminera ni par une suppuration articulaire ni par une carie.

Sous ce rapport, le pronostic était favorable; mais il avait cet inconvénient, pour le cas où l'affection eût été abandonnée à elle-même, qu'elle eût duré sans doute plusieurs années, pendant lesquelles ce jeune homme aurait été à chaque instant distrait de ses occupations, et qu'elle se serait peut-être terminée par la rétraction et l'ankylose définitives, qui sont toujours l'occasion d'une grande gêne de la marche jusqu'à la confirmation de l'état adulte.

Traitement. — Il ressort de tout ce qui vient de vous être dit, que l'indication principale, chez ce malade, était de tenir le pied dans l'immobilité. C'était le moyen d'abord de faire disparaître définitivement la douleur, et avec elle la contracture musculaire qui en était un effet réflexe. C'était aussi le moyen d'obtenir la disparition des lésions articulaires justement présumées, et notamment celle de l'ostéite, et de l'ulcération cartilagineuse. Je ne saurais vous dire si cette ulcération est susceptible de se cicatriser purement et simplement, sans restauration du cartilage, ou si celui-ci peut se reproduire, ce qui ne me paraît pas impossible à cette période peu avancée de la vie. Mais je ne suis fixé sur ces points par aucune démonstration anatomique. Ce que je sais seulement, d'après les résultats que j'ai obtenus sur une dizaine de malades qu'il m'a été donné de revoir, c'est que tous les phénomènes cliniques du degré de la tarsalgie auquel nous avons affaire ici, peuvent disparaître à la suite d'un repos de deux ou trois mois.

J'ai donc mis un appareil inamovible, en profitant du moment où les muscles étaient bien relâchés. Pendant que le pied était maintenu en dedans, je l'ai enveloppé d'une couche épaisse de ouate que j'ait fait remonter le long du tiers inférieur de la jambe, j'ai enroulé autour de la ouate, en serrant fortement, une bande sèche, puis une bande imbibée de plâtre délayé dans une solution étendue de gélatine (un gramme de gélatine pour mille grammes d'eau chaude). Le plâtre s'est desséché en quelques heures. Le malade est resté au lit pendant six semaines sans que le bandage ait été ôté. Au bout de ce temps, je lui ai permis de se lever et de s'asseoir, et quinze jours après, c'est-à-dire au bout de deux mois, j'ai enlevé l'appareil, et j'ai laissé le malade marcher tant qu'il a voulu.

Aujourd'hui, huitième jour après la levée du pansement, tout paraît en bon état. Aucune douleur ni contraction n'a reparu, j'espère que ce jeune homme est guéri, et je le laisserai partir dans quelques jours. Je lui prescrirai l'usage d'une chaussette en caoutchouc, je l'engagerai à porter des bottines un peu serrées, afin que son pied, bien assujetti, ne tourne pas et ne prenne pas une entorse qui ramènerait la tarsalgie. Je lui conseille enfin de venir nous voir de temps en temps, et si je m'aperçois que son pied a de la tendance à tourner de nouveau en dehors, je lui ferai faire une bottine lacée dont la semelle aura sa moitié interne plus élevée d'environ un centimètre que sa moitié externe, de façon à l'obliger de marcher sur le pied maintenu en dedans.

Malheureusement je ne puis assurer que la guérison est solide et définitive. J'ai vu, chez plusieurs sujets qui avaient été traités de cette façon, les souffrances, les contractions et le valgus reparaître quelques semaines après qu'ils s'étaient remis à marcher, et il a fallu recommencer le traitement. Cela tenait sans doute à ce que les lésions articulaires n'étaient pas complétement effacées. Vous comprenez en effet que, dans certains cas, l'ulcération cartilagineuse n'est pas cicatrisée ou réparée dans l'espace de deux mois, et il est à regretter que nous n'ayons aucun signe qui nous permette de constater la persistance de la lésion, lorsqu'elle a été assez amoindrie par le repos pour ne plus donner lieu momentanément aux troubles fonctionnels, dont la réapparition est amenée plus tard par la marche et la station verticale.

II. L'autre malade que je vous signalais en commençant est âgé de dix-huit ans. Il croit s'être donné une entorse au pied gauche, il y a trois mois. Il en a peu souffert et a continué ses occupations de valet de chambre, lesquelles l'obligent à rester debout une partie de la journée et à frotter les appartements. Pendant quelques semaines, il a eu des souffrances très-modérées qui, comme celles du malade précédent, augmentaient notablement le soir. Puis il a remarqué que son pied tournait en dehors dans les moments où il souffrait le plus. La déviation disparaissait par le repos; mais, depuis une quinzaine de jours, elle n'a plus disparu, et la douleur étant devenue plus forte, le malade a été obligé d'entrer à l'hôpital il y a huit jours.

Nous avons constaté, le premier et le second jour, après vingt-quatre et quarante-huit heures de repos, que le pied gauche était plat, presque sans voûte plantaire. Mais cette conformation n'est pas liée à la maladie actuelle; elle est ancienne, peut-être congéniale, quoique le jeune homme ne puisse pas, sur ce point, donner de renseignements catégoriques. En tout cas, elle est aussi prononcée sur le pied droit, qui n'est le siège d'aucun autre désordre, que sur le pied gauche, devenu malade depuis quelque temps. Nous observons, en outre, les mêmes phénomènes physiques et fonctionnels que chez le sujet dont nous parlions précédemment, savoir : une déviation du pied en dehors, une apparence d'augmentation de volume de l'astragale, une suppression des mouvements de latéralité du pied, une douleur à la pression sur le côté externe, au niveau de l'articulation calcanéocuboïdienne, enfin une saillie des tendons extenseurs et des péroniers latéraux.

Il s'agissait de savoir si le raccourcissement musculaire qui se traduisait tout à la fois par la saillie des tendons et la déviation du pied en dehors était définitive et irrémédiable, ce qui eût indiqué l'existence d'une rétraction, ou s'il pouvait disparaître et être remplacé par un relâchement. Vous avez vu que, malgré le repos, ce raccourcissement avait persisté. Pour savoir s'il était de nature à cesser, j'ai, hier matin, soumis ce jeune homme à l'action du chloroforme, et après qu'il a été bien endormi, vous avez constaté que tous les muscles s'étaient relâchés, et que j'en avais profité pour amener le pied en dedans et l'y maintenir au moyen d'un appareil plâtré.

Nous avions donc affaire ici, comme chez le jeune homme précédent, à une tarsalgie des adolescents, seulement c'était une tarsalgie avec valgus pied-plat au lieu du valgus pied-creux. La succession des phénomènes, savoir une douleur sans contracture, d'abord, puis une douleur avec contracture passagère, enfin une douleur avec contracture prolongée et valgus sans intermittence, m'autorisaient à croire qu'il s'agissait encore d'une maladie dont le point de départ était une lésion des articulations tarsiennes, mais dans laquelle la contracture, effet réflexe secondaire, tendait à prendre une importance capitale ; voici comment : la contracture prolongée pouvait passer à l'état de rétraction, c'est-à-dire d'impossibilité, pour les muscles de se relâcher, et cette rétraction s'accompagnant inévitablement d'immobilité des articulations, celles-ci n'en eussent été que plus disposées à s'ankyloser. Si j'ai obtenu, au moyen de l'anesthésie, un relâchement persistant ; si, les lésions articulaires disparaissant sous l'influence du repos, les douleurs ne se reproduisent plus et ne ramènent plus l'effet réflexe de contraction musculaire, les articulations pourront reprendre avec les muscles leurs fonctions, et le pied se rétablir dans l'état normal. C'est avec cet espoir que j'ai appliqué l'appareil plâtré sur le pied ramené en valgus après l'anesthésie.

C'est le moment de nous demander encore une fois si l'explication que j'ai cru pouvoir reproduire ici de la lésion qui nous occupe est la bonne, et s'il n'y a pas lieu d'invoquer la théorie de Duchenne (de Boulogne). Voici en quoi consiste cette théorie : le valgus pied-plat fait présumer une insuffisance d'action du long péronier latéral, puisque ce muscle a pour effet, par sa simple tonicité, de maintenir le creux plantaire, en entraînant le premier métatarsien en bas et en dehors. Le point de départ de la maladie pourrait donc être dans ce muscle, qui serait le siége d'une insuffisance de contraction, ou, comme le dit l'auteur, d'une impotence. Par suite de cette impotence, le pied s'aplatirait, les nerfs plantaires, devenus douloureux par l'exagération de la pression, provoqueraient par action réflexe une contraction douloureuse des péroniers et des extenseurs; peut-être même l'aplatissement du pied aurait-il pour effet de soumettre certains points des surfaces articulaires à une pression insolite qui amènerait l'ulcération des cartilages.

Je dois dire cependant que Duchenne, dans le dernier travail que j'ai lu de lui sur ce sujet (1), ne s'explique pas beaucoup sur les lésions articulaires, non plus que sur l'origine des douleurs. Je ne vois pas bien si, pour lui, ces dernières ont leur point de départ ou leur siége principal dans le muscle impotent, dans les muscles contracturés consécutivement, ou dans les nerfs, ou même dans les os et les articulations.

C'est, du reste, l'objection que j'adresse à tous ceux qui attribuent le valgus à une lésion fonctionnelle des muscles. Pourquoi cette douleur irradiée, pourquoi surtout cette douleur à la pression quand les muscles sont relâchés, et que le malade est au repos, cette douleur qui, d'ailleurs, dans la plupart des cas, est le phénomène initial, et précède d'assez longtemps la contracture ?

Dans le fait actuel, je ne puis admettre l'impotence, toujours très-problématique, dont nous parle Duchenne. Mes raisons principales sont que le pied-plat est antérieur de beaucoup à l'état douloureux, et qu'il existe du côté droit, où il n'y a pas de

---

(1) Duchenne, *De la crampe du pied ou de l'impotence fonctionnelle du long péronier et de la contraction fonctionnelle de ce muscle.* (*Union médicale*, t. XXXVII, p. 599, année 1868). On remarquera que dans l'observation de pied-plat que renferme ce travail, il s'agit d'une femme de 40 ans et non d'un adolescent.

douleur, aussi bien que du côté gauche malade ; que la douleur, comme je viens de le dire, a été le phénomène initial, et qu'enfin, avant l'anesthésie, nous avons trouvé le long péronier latéral contracturé autant que le court. Peut-être admettra-t-on que le muscle, d'abord impotent, s'est plus tard contracturé. Je l'accorderai, si l'on veut, mais je demanderai comment alors on prouvera que c'est l'impotence qui a été le point de départ du mal. A supposer la théorie exacte, elle ne peut pas être démontrée par l'étude clinique, dans les cas où, comme dans celui-ci, le pied est plat longtemps avant l'apparition des phénomènes douloureux.

Je reconnais, du reste, que Duchenne appuie sa théorie de l'impotence sur un argument puissant : la guérison de certains malades atteints de valgus pied-plat par la faradisation du long péronier latéral. Mais cet argument ne doit pas trop nous embarrasser. Quoi que nous pensions, en effet de la théorie, il y aura toujours dans la tarsalgie une lésion fonctionnelle singulière des muscles, et je comprends que le passage des courants électriques modifie avantageusement cette lésion et le trouble de l'innervation qui les produit.

Je n'accepte donc pas la théorie de l'impotence, parce que l'étude clinique et anatomique de la maladie ne la confirme pas. Mais je profiterai au besoin de la ressource thérapeutique que nous offre Duchenne. Si, au bout de deux mois d'immobilité, dans une bonne position, la douleur et la contracture reviennent, j'aurai recours à l'électrisation des péroniers et des muscles de la région jambière antérieure. Vous avez pu voir, l'an dernier, un adolescent atteint de tarsalgie avec pied-plat, s'améliorer et paraître guéri après vingt séances d'électricité ; mais je crois toujours qu'en raison du début présumé de la maladie par des lésions articulaires, nous ferons bien de combattre d'abord ces lésions par l'immobilité, et de ne nous adresser à l'élément musculaire que quand il aura pris une prédominance marquée, et une importance qu'il n'a pas au début.

III. Tarsalgie au 3ᵉ degré avec rétraction des péroniers latéraux; traitement par la ténotomie.

Voici un nouveau cas de tarsalgie sur un sujet de dix-neuf ans.
Le pied est creux et en valgus. Les muscles extenseurs se relâchent par le repos; mais il n'en est pas de même des péroniers
latéraux. Ils restent continuellement tendus et saillants sous la
peau. J'ai endormi le sujet, et n'ai point obtenu leur relâchement. Je suis donc autorisé à penser que ces muscles sont définitivement raccourcis par la production, consécutivement à une
contracture prolongée, de l'état qu'on nomme rétraction. Les
commémoratifs sont encore favorables à l'opinion qu'il y a eu
d'abord une douleur articulaire et osseuse, et que la contracture
est arrivée ensuite. Aujourd'hui que la rétraction est faite, la
lésion musculaire est devenue la plus importante. Car, à supposer
que les lésions articulaires puissent s'amoindrir, le pied restera
toujours dévié en dehors, ce qui est une condition de gêne, et,
par moments, de douleurs pendant la marche. Je sais bien qu'à
la longue, cette gêne et cette douleur disparaîtraient; mais elles
existeraient toujours pendant un certain nombre d'années. D'ailleurs, au lieu de s'amoindrir, les lésions articulaires pourraient
s'étendre et se terminer par l'ankylose caractéristique du 4ᵉ degré
de la tarsalgie, ankylose qui serait encore l'occasion de troubles
fonctionnels pendant un certain nombre d'années.

C'est dans les cas de ce genre que la ténotomie des péroniers
latéraux est indiquée. Je la crois inutile lorsque la contracture
cesse par le repos ou par l'emploi de l'anesthésie.

Vous me l'avez vu pratiquer hier pour ce malade. Elle a consisté en un premier temps, pour lequel j'ai fait un pli à la peau
et piqué, avec un ténotome pointu, la base de ce pli, à trois
travers de doigt au-dessus de la malléole externe. Dans un second
temps, j'ai introduit par cette ouverture, entre la peau et la face
postérieure des tendons, la lame, conduite à plat, d'un ténotome
pointu. J'ai retourné cette lame du côté des tendons et je les ai
coupés l'un après l'autre. Immédiatement j'ai pu ramener le

pied en dedans, je l'y ai maintenu avec un simple bandage roulé, et, dans quatre ou cinq jours, lorsque la petite piqûre de la peau sera cicatrisée, et que nous serons tout à fait sûrs de n'avoir pas de suppuration, je mettrai un appareil plâtré pour immobiliser le pied en le maintenant un peu en dedans. J'ai déjà fait deux fois cette opération dans des cas de tarsalgie au 3ᵉ degré (avec rétraction des péroniers). Les malades n'ont eu aucun accident et sont sortis de l'hôpital, guéris en apparence. Comme ils ne me sont pas revenus, j'ai lieu d'espérer que leur guérison s'est maintenue.

Si l'on avait, d'après les résultats de l'investigation clinique, des raisons pour croire que le long péronier ne prend pas part à la rétraction et que le court en est seul atteint, on pourrait ménager le premier, et faire la section du second seulement sur la face dorsale du pied. Je sais que Duchenne (de Boulogne) a conseillé cette modification pour les cas attribués par lui à l'impotence du long péronier latéral. Je n'ai pas eu jusqu'à présent, l'occasion de rencontrer des faits de ce genre. Si j'en rencontrais, je n'hésiterais pas à faire porter la section sur le court péronier seul.

QUATORZIÈME LEÇON

Tarsalgie sans contracture.

Messieurs,

Dans les faits de tarsalgie dont j'ai eu l'occasion de vous entretenir, et dans la plupart de ceux qu'il m'a été donné d'observer depuis l'époque (1865) à laquelle j'ai commencé à m'occuper de ce sujet, il s'agissait d'une maladie complexe dont les quatre symptômes principaux étaient :

La douleur au niveau des os et des articulations appartenant à la rangée postérieure du tarse ;

La déviation du pied en dehors ;

La suppression des mouvements de latéralité du pied ;

La contracture des péroniers latéraux et des autres muscles animés par le nerf poplité externe.

Je vous ai fait observer que le trouble fonctionnel des muscles était assez prononcé pour avoir fait naître les théories dans lesquelles la maladie est considérée comme ayant son origine et son siége principal dans ces organes, et dans lesquelles on ne tient pas compte des lésions articulaires que j'ai trouvées une fois sur le cadavre, et que M. Leroux de Versailles a rencontrées également.

Voici un nouveau fait dans lequel je crois être autorisé à vous montrer un exemple de tarsalgie sans contracture. Il s'agit d'un jeune garçon de dix-sept ans, actuellement couché au n° 38 de la salle Sainte-Vierge (mars 1877), mais qui est venu une première fois dans le service l'année dernière. A cette époque, il nous avait présenté sur le pied droit tous les symptômes que je rappelais tout à l'heure de la tarsalgie des adolescents. Cette tarsalgie qui occupait le pied droit était au premier degré, car la contracture et l'immobilité du pied dans le sens transversal, qui étaient très-prononcées après la marche, disparaissaient assez vite par une ou deux heures de repos horizontal.

Il était sorti de l'hôpital après un traitement de cinq à six semaines, traitement qui avait consisté dans le repos au lit et l'application d'un bandage roulé ouaté. A ce moment le valgus avait depuis longtemps disparu, les mouvements d'adduction et d'abduction étaient redevenus possibles, la contracture n'existait plus en aucune façon. Il ne restait qu'un peu de douleur à la pression sur le côté interne du pied, dans la région du scaphoïde et de l'astragale; mais cette douleur ne revenait pas dans la marche, et nous avons pu considérer ce jeune garçon sinon comme guéri, au moins comme très-sensiblement amélioré. Il me restait, de même que dans tous les cas de ce genre, des doutes sur la solidité et la durée de cette amélioration. Car, présumant que les surfaces cartilagineuses de l'articulation médio-tarsienne avaient été malades, je me demandais ce qui avait pu se passer du côté de ces surfaces articulaires. Les cartilages s'étaient-ils reproduits? une fusion (ankylose osseuse) s'était-elle établie entre les points mis à nu par la destruction de ces cartilages? ou bien les surfaces articulaires, dépouillées de leur revêtement cartilagineux, étaient-elles destinées à glisser les unes sur les autres sans ce complément habituel de leur organisation? Je n'étais pas renseigné sur ces points, et il faut bien convenir qu'ils sont énigmatiques. Ils resteront tels, jusqu'à ce que des autopsies faites sur des adultes qui auront eu une tarsalgie dans leur enfance, nous aient appris le mode de guérison intervenu.

Quoi qu'il en soit, mon jeune malade nous rentrait six mois après, et nous apprenait que, depuis sa sortie, il n'avait pas cessé de souffrir en marchant et de boiter un peu. La douleur était à peu près nulle dans le lit; mais elle reparaissait, et parfois avec assez d'intensité, après quelques heures de marche ou de station verticale.

Il a continué à ne nous présenter ni gonflement, ni chaleur à la main. Mais nous avons été étonnés, lorsqu'il s'est présenté à la consultation, de ne lui trouver ni la déviation du pied en dehors, ni l'immobilité dans le sens transversal, ni la tension des péroniers latéraux que nous avions constatées lors de son premier séjour à l'hôpital.

Nous l'avons fait marcher quelques instants devant nous, et nous avons reconnu qu'après cette tentative les muscles péroniers n'étaient pas en contracture. En vérité nous n'avons aucun autre symptôme appréciable que la douleur à la pression sur le calcanéum droit. Voilà six semaines que le malade est à l'hôpital, sans marcher, et ce symptôme, beaucoup moins prononcé que lors de l'entrée, n'en existe pas moins encore.

Je vous fais remarquer une dernière fois que ce jeune garçon n'a plus aujourd'hui ni le valgus ni la contracture que nous lui avons trouvée lors de sa première entrée dans la salle. M'appuyant sur ce fait et sur cet autre que la douleur pendant la marche et à la pression n'en existe pas moins, je vous le présente comme atteint sans aucun doute de la lésion que j'ai trouvée dans mon autopsie de 1865, et que M. Leroux de Versailles a trouvée dans celle qu'il a fait connaître peu de temps après. Dans ces deux faits il y avait contracture en même temps que lésion cartilagineuse et osseuse, de telle sorte que les partisans de la doctrine qui place le point de départ de la tarsalgie dans les muscles plutôt que dans le squelette, auraient pu dire que les muscles avaient été malades les premiers, et que les os l'étaient devenus consécutivement.

Une semblable interprétation serait difficile sur le malade actuel, car il a été guéri ou tout au moins fort amélioré une première fois, et il serait assez étrange que le squelette redevint malade seul, à la première et à la seconde récidive.

Voici d'ailleurs un nouveau fait qui est tout à fait contraire à la doctrine de la tarsalgie primitivement musculaire. Il nous a été fourni ces jours derniers par M. Maurice Raynaud.

La malade était une jeune fille de dix-huit ans, occupée à servir dans un restaurant, et qui pour ce travail restait debout et marchait une grande partie de la journée. Dans les premiers jours de février 1877, elle fut prise de douleurs au pied gauche ; ces douleurs la firent d'abord marcher péniblement et en boitant, et elles prirent bientôt une intensité telle que la malade fut obligée d'entrer à l'hôpital Lariboisière. Là, M. M. Raynaud constata qu'il n'y avait ni déviation du pied en dehors, ni contracture des péroniers latéraux, et que, sans gonflement bien appréciable, la malade souffrait spontanément et à la pression sur la face dorsale et sur les parties latérales de la portion tarsienne du pied. Comme on ne trouvait dans les antécédents ni la scrofule, ni la syphilis, ni le rhumatisme, comme d'ailleurs on ne voyait aucune autre articulation douloureuse, M. Maurice Raynaud pensa qu'il avait affaire à une tarsalgie des adolescents différant des cas ordinaires par l'absence de contracture et de valgus. Il fit appliquer des vésicatoires, et condamna la malade au repos absolu dans le lit. Après quinze ou vingt jours de ce traitement, une grande amélioration était obtenue, c'est-à-dire que la douleur, le seul symptôme observé, s'était notablement amoindrie, lorsque la malade fut prise à l'hôpital même, le 15 mars, d'une fièvre typhoïde grave à laquelle elle succomba au bout de 28 jours.

A l'autopsie, on ne trouva pas de lésions du côté des articulations tarsiennes postérieures. Mais il y en avait de très-notables : 1° dans l'articulation du scaphoïde avec le deuxième et le troisième cunéiformes ; 2° dans celle de ces deux derniers os entre eux ; 3° dans l'articulation des deux mêmes cunéiformes avec les deux métatarsiens correspondants. Ici je reproduis la description même de M. Maurice Raynaud (1). « Lorsqu'au moyen d'un scalpel on cherche à pénétrer dans ces articulations, on constate d'abord que l'interligne articulaire est difficile à découvrir, et que l'instrument y pénètre avec une certaine peine. Quelque soin que l'on mette à procéder avec ménagement, il est impossible de mettre à nu les cartilages diarthrodiaux. Ceux-ci n'existent, en

(1) *Bulletin de l'Académie de médecine,* 1877, p. 416.

quelque sorte qu'à l'état de vestige. Très-reconnaissables, quoique profondément altérés, à la partie périphérique de chaque articulation, ils ont complétement disparu à la partie centrale où le tissu spongieux de l'os se trouve mis à nu. Les deux surfaces osseuses en contact semblent avoir contracté entre elles un commencement d'adhérence. La partie avoisinante de l'articulation a subi un certain degré d'ostéite raréfiante, sans aucune suppuration.

« De toutes les lésions articulaires connues, celle qui se rapproche le plus de l'altération que je cherche à faire connaître en ce moment, c'est l'arthrite sèche, moins les ostéophytes, qui font ici absolument défaut. En revanche l'usure ou plutôt l'ulcération des cartilages articulaires acquiert ici une importance considérable. Ajoutez-y la tendance à la soudure des surfaces osseuses mises en contact par la disparition de leurs cartilages d'encroûtement. Si la malade eût survécu, il est probable que l'ankylose fût devenue complète. Que fût-il alors advenu? Cette terminaison devrait-elle être regardée comme un mode de guérison définitive? N'est-il pas probable, au contraire, que, tout en ayant disparu entre les principales pièces osseuses qui concourent à former la voûte du pied, une telle rigidité aurait pour effet une gêne permanente dans la marche et peut-être pour conséquence médiate l'établissement des contractures musculaires? Ce sont là des suppositions que l'on ne peut hasarder qu'avec réserve. Ce qui est certain, c'est que dans le cas actuel, contrairement aux faits habituellement observés en clinique, la contracture n'existait pas. J'ajoute que les muscles péroniers examinés avec soin après la mort ne m'ont présenté aucune altération. »

Il n'est pas possible, en présence de cette nouvelle démonstration anatomique, de nier que les adolescents soient exposés à une variété particulière d'arthrite dans laquelle la lésion principale est une destruction progressive des cartilages diarthrodiaux, et, quand cette destruction est devenue complète, la mise à nu de la surface osseuse sous-jacente, dépouillée ou non de la lamelle compacte sous-cartilagineuse. En rapprochant ce fait anatomique du dernier fait clinique dont je vous parlais, celui de notre jeune garçon qui, après avoir, dans une première phase ou atteinte de sa maladie, présenté la douleur, la contracture des péroniers, et le valgus, nous revient avec une seconde atteinte caractérisée par la douleur seulement, sans contracture, peut-on se défendre d'admettre que la lésion articulaire, dans la plupart des tarsalgies, est primitive et que les muscles se prennent consécutivement?

Il est vrai que plus les faits de lésions primitives des cartilages diarthrodiaux, dans la tarsalgie, se multiplient, plus nous sommes embarrassés pour déterminer comment se termine la maladie. Certainement je comprends très-bien avec de semblables lésions que la guérison soit difficile, que les mêmes malades reviennent plusieurs fois dans nos services hospitaliers, avec les mêmes symptômes, c'est-à-dire avec la douleur pendant la marche et des contractures plus ou moins prolongées. Mais enfin comment tout cela finit-il? J'ai bien revu longtemps après leur traitement, quand ils avaient vingt-quatre ou vingt cinq ans, deux malades que j'avais traités, l'un à seize, l'autre à dix-sept, et qui n'avaient conservé aucune trace de leur tarsalgie. N'avaient-ils eu qu'une destruction très-partielle de quelques-uns de leurs cartilages diarthrodiaux tarsiens? Et cette destruction, sans avoir été suivie de réparation, a-t-elle laissé un état anatomique compatible avec les exercices fonctionnels du pied? Ou bien, par hasard, le cartilage détruit partiellement a-t-il pu se réparer? L'anatomie pathologique n'a pas encore éclairci ces questions. Mes autres malades ont tous été perdus de vue; mais par cela même qu'ils ne sont plus venus réclamer de soins, je crois pouvoir en conclure qu'ils sont restés guéris, sans que je sache exactement ce qui s'est passé du côté de leurs surfaces articulaires. J'ai bien rencontré de temps à autre des adultes qui avaient conservé un valgus, et une immobilité paraissant due à une ankylose complète de quelques-unes des articulations tarsiennes; mais, d'une part, je n'ai pas eu de renseignements bien précis sur ce qu'ils avaient eu dans leur jeunesse, et, d'autre part, je n'ai pas pu à travers la peau constater exactement ce qui s'était produit. Il m'a bien semblé qu'ils avaient une ankylose complète ou par fusion entre le calcanéum et le cuboïde, l'astragale et le scaphoïde; mais la chose n'a pas été aussi bien démontrée qu'elle l'eût été par une autopsie. Je crois pouvoir conclure cependant que la tarsalgie se termine quelquefois par ankylose, mais que nous manquons de documents pour savoir si elle guérit autrement. Il reste là des investigations à faire.

QUINZIÈME LEÇON

Genou cagneux (genu valgum).

I. Troisième malade de l'année avec un genu valgum. — Relation succincte des deux premiers; jeune homme de 16 ans, non rachitique; jeune fille de 15 ans, ayant eu du rachitisme à l'âge de 4 ou 5 ans. — Déviation et déjettement du pied en dehors, douleurs modérées; claudication très-pénible; contact impossible des deux malléoles internes; écartement entre elles de 0,12 cent. 1/2; flèche de 0,07 cent. — Le gonflement du genou en dehors n'est qu'apparent. — Dans la flexion les jambes reprennent leur parallélisme, et les malléoles se touchent; tentative d'explication de ce phénomène. — Diagnostic clinique et anatomique. — Dénominations variées : elles n'indiquent pas la nature vraie de la maladie; nous ne la connaissons pas; opinions diverses sur cette nature. — Rachitisme général; relâchement du ligament latéral interne. — Rachitisme partiel non dia-thésique. — Trouble de la nutrition et de l'accroissement en longueur au niveau du cartilage épiphysaire. — Distinction entre le genu valgum de l'enfance et celui de l'adolescence. — *Marche ultérieure, pronostic.* — La difformité peut s'arrêter, mais ne se corrige pas d'elle-même. — *Traitement;* pour un enfant le redressement progressif au moyen des machines pourrait suffire; pour un ado-lescent le redressement brusque est nécessaire, par la méthode de Delore; cette méthode produit une fracture par écrasement, dont l'appareil inamovible doit maintenir les conséquences.

II. Résultats ultérieurs; il a été imparfait sur deux malades; la difformité n'a été que diminuée; un appareil orthopédique eût été nécessaire.

MESSIEURS,

I. Nous avons depuis quelques jours, au n° 34 de la salle Sainte-Vierge (24 juin 1876), un nouveau cas de *genou cagneux* ou *genou valgum,* que nous allons tout à l'heure traiter par le redressement brusque suivi de l'application d'un appareil ina-movible. C'est le troisième fait de ce genre qui se présente à nous depuis le commencement de cette année (1876), et vous vous rappelez certainement le jeune garçon de seize ans (n° 3 de la même salle) et la jeune fille de quinze ans (n° 26 de la salle Sainte-Catherine), qui ont été opérés tous deux sous nos yeux le même jour, le 27 avril dernier, par M. le docteur Tillaux, mon collègue, chirurgien à l'hôpital de Lariboisière.

Permettez-moi, avant de nous occuper de notre dernier malade, de vous rappeler en quelques mots les points culminants de l'observation des deux premiers. Je vous ai fait remarquer, lors de leur entrée, qu'il s'agissait d'adolescents, et que, selon leur dire et le dire de leurs parents, la difformité pour laquelle ils venaient nous consulter n'était ni congénitale, ni développée dans la seconde enfance. Le jeune homme de seize ans avait marché très-bien, sans boiter, sans avoir présenté aucun antécédent qu'on pût rattacher au rachitisme jusqu'à l'âge de quinze ans, c'est-à-dire jusqu'à une année avant son admission à l'hôpital. A cette époque, sans accident et sans aucune cause connue de lui, il avait commencé à souffrir un peu dans le genou gauche, à mal marcher et à constater au côté interne de ce genou une apparence de gonflement qui avait augmenté peu à peu, en même temps que son pied se déjetait de plus en plus en dehors. Nous l'avons fait marcher devant nous, et nous avons reconnu qu'il boitait d'une certaine façon, en déjetant fortement le pied gauche en dehors, inclinant disgracieusement le tronc de ce côté et frottant ses deux genoux l'un contre l'autre. Nous l'avons examiné au lit, le membre dans l'extension, et nous avons vu que le pied gauche s'écartait sensiblement de l'autre, que l'espace entre les deux malléoles internes était 0,16 centimètres, et que, quand on invitait le malade à mettre ses chevilles en contact, il n'y parvenait pas, quelque effort qu'il fît, à moins d'amener le genou à angle droit sur la cuisse. Alors, chose assez remarquable et qui a été fort bien indiquée par Malgaigne (1), les deux malléoles internes se touchaient et les jambes redevenaient parallèles. En nous plaçant à l'extrémité du lit, après que le membre était remis dans l'extension, nous avons reconnu aisément que la difformité n'existait pas seulement à gauche, mais qu'à droite aussi l'axe de la jambe ne se continuait pas en ligne droite avec celui de la cuisse, que le pied, par conséquent, était aussi un peu déjeté en dehors, et qu'il fallait en tenir compte pour inter-

(1) Malgaigne, *Leçons d'orthopédie* publiées par Guyon et Panas. Paris, 1862.

prêter l'intervalle de 0ᵐ,16 que nous avions trouvé entre les deux chevilles. Pour donner une idée plus exacte de la situation respective des deux genoux, et du degré de difformité de chacun, M. Ozenne, élève du service, a mesuré très-exactement la flèche de l'angle que formaient les genoux. Pour cela il a placé un ruban du grand trochanter à la malléole externe, puis il a conduit un mètre de la partie la plus rentrante de l'angle jusqu'à la rencontre du ruban, en ligne perpendiculaire, et il a trouvé que du côté gauche la distance était de 0ᵐ,6 1/2; du côté droit, au contraire, où la difformité paraissait tout d'abord beaucoup moindre, cette distance ou, ce qui est la même chose, la longueur de la flèche était encore de 0ᵐ,3 1/2.

Nous avons cru devoir néanmoins, M. Tillaux et moi, ne pratiquer le redressement brusque que sur le côté gauche, et je vous dirai plus tard quel résultat aura été obtenu, car aujourd'hui encore le membre est enfermé dans un appareil inamovible.

Chez la jeune fille de quinze ans, il y a ceci de particulier qu'elle a eu dans son enfance un certain degré de rachitisme. Jusqu'à l'âge de quatre ans, elle a à peine marché; ce n'est qu'à six qu'elle a commencé à trouver assez de solidité pour marcher sans appui et sans tomber. On a remarqué cependant qu'elle boitait, qu'elle avait le membre inférieur gauche plus court que l'autre et que cela était dû à une incurvation rachitique de l'os de la cuisse. Puis huit années se sont passées sans qu'elle ait observé rien de particulier. Mais depuis six mois, sans qu'elle ait eu des douleurs semblables à celles du malade précédent, on s'est aperçu qu'elle boitait davantage, que ses genoux semblaient grossir en dedans et se touchaient pendant la marche. Nous lui avons trouvé, outre le raccourcissement rachitique du fémur gauche dont nous parlions tout à l'heure, et la possibilité de faire toucher les deux chevilles internes pendant la flexion, un écartement de 0ᵐ,21 entre les deux malléoles internes pendant l'extension. On voyait plus aisément que chez le jeune homme que la difformité existait des deux côtés, mais qu'elle était, comme chez lui, plus prononcée à gauche. En effet, la flèche était longue de 0^m,07 1/2 à gauche et de 0^m,04 à droite.

Sur elle, les deux genoux ont été redressés le même jour, et nous vous parlerons plus tard du résultat.

Arrivons à notre nouveau malade. Il a dix-huit ans et n'offre aucun antécédent qui puisse faire croire à un rachitisme de l'enfance; car il a marché très-bien jusqu'à l'année dernière. Vers le milieu de 1875, il y a un an juste, il a été pris, comme notre premier malade, celui de seize ans, sans chute, sans coup, sans aucune cause appréciable, d'un commencement de la difformité qui l'amène aujourd'hui, c'est-à-dire une boiterie, une déviation du genou droit en dedans et du pied correspondant en dehors. Quelques mois plus tard, le malade a ressenti de légères douleurs ressemblant à des piqûres, à des élancements passagers; ces douleurs, qui existent encore aujourd'hui, se montrent surtout lorsque, après s'être reposé, il veut se remettre en marche. Le matin, en sortant du lit, il ne les ressent pas.

Nous l'avons fait marcher devant nous, comme les deux autres, et nous avons vu cette claudication particulière, avec déjettement du pied en dehors, et balancement alternatif du tronc à droite et à gauche.

Puis nous l'avons étudié couché, en lui faisant étendre les deux jambes. Vous avez vu que celles-ci n'étaient pas parallèles, que le malade ne pouvait pas mettre les deux chevilles au contact, et qu'il restait entre elles un intervalle de 12 centimètres et demi. Chez lui la difformité n'existe que du côté droit; nous nous en sommes assurés, d'abord en regardant comparativement les deux membres après nous être placés à l'extrémité du lit. Nous avons ainsi constaté que la jambe gauche n'est pas coudée sur la cuisse, et qu'il n'y a pas en dehors du genou d'angle rentrant; à droite, la saillie de la partie interne du genou et l'angle rentrant du côté externe sont au contraire très-prononcés. La flèche de cet angle, mesurée de la même façon que sur les deux autres malades, est de 0,07 centimètres.

A sa partie interne, le genou offre une grosse saillie arrondie, mais qu'il ne faut pas attribuer à une augmentation de volume des parties molles ou des os. Elle n'est qu'apparente, et s'explique par l'entraînement de la jambe et du pied en dehors. En effet, la mensuration circulaire ne donne pas de différence entre le côté droit et le côté gauche. D'ailleurs, on ne trouve ni épaississement de la synoviale, ni épanchement intra-articulaire, ni mobilité latérale, rien en un mot qui puisse faire croire à une forme quelconque d'arthrite.

J'ai ensuite invité le malade à fléchir la jambe sur la cuisse au-delà de l'angle droit, et vous avez vu sur lui, de même que sur les deux autres, se passer ce phénomène étrange que les jambes ont repris dans la flexion leur parallélisme, que les chevilles se sont touchées, et que toute apparence de difformité a disparu. Malgaigne, en nous signalant cette particularité des genoux cagneux, ne l'a pas expliquée, et il est en effet difficile d'en donner une explication dont la justesse puisse être démontrée. Cette difformité, comme je vous le dirai tout à l'heure, a pour siége les extrémités articulaires, celle du fémur plus souvent que celle du tibia. Je présume que la lésion de l'os qui est une hypertrophie en hauteur d'un seul côté n'occupe pas uniformément toute l'extrémité, qu'elle se prononce surtout en bas et en avant, mais qu'elle n'existe pas en arrière, de telle sorte que, quand les deux os se rencontrent dans ce dernier sens à la fin de la flexion, la difformité cesse d'être apparente.

Diagnostic clinique et *anatomique.* — Rien ne m'est plus facile que de vous donner les noms consacrés pour cet état de choses, qui est un vice de conformation accidentel plutôt qu'une maladie. Pour les gens du monde, et les médecins ont souvent adopté cette dénomination, nous sommes là en présence d'un genou cagneux (1). Les chirurgiens, Bonnet de Lyon entre autres,

_____

(1) D'après MM. Littré et Robin (*Diction. de médecine*, xive édition. Paris, 1878, art. CAGNEUX), ce mot cagneux vient d'un vieux mot français *cagne* qui voulait dire chienne, et qui s'appliquait aux bassets à jambe torse.

se sont quelquefois servis des mots genou en dedans, d'autres ont préféré celui de *valgus du genou, genu valgum*. Ces dernières expressions, empruntées à une comparaison avec la variété de pied-bot, que nous appelons valgus, ne sont pas très-justes, attendu que c'est la jambe tout entière avec le pied qui est entraînée en dehors, tandis que le genou est plutôt dévié en dedans. Si c'était un valgus, ce serait un valgus de la jambe plutôt que du genou. Peu importent les mots, du reste, pourvu qu'on s'entende, et il est facile de s'entendre quand on a vu une fois la difformité dont il s'agit, et qu'on connaît les expressions consacrées par l'usage pour la désigner.

Mais vous voyez de suite que ces mots, *genou cagneux, genou en dedans, valgus du genou*, nous indiquent un symptôme et non la nature même de la maladie qui a fait naître ce symptôme. Ils expriment, si vous voulez, un diagnostic clinique, mais non un diagnostic anatomique : quelle est donc la lésion qui occasionne le genou cagneux, et pourquoi n'avons-nous pas un mot qui donne de suite une idée de cette lésion? La réponse est toute simple, messieurs; nous ne savons pas encore bien ce que c'est, anatomiquement, que le genou cagneux, et nous ne pouvons pas donner de nom à ce que nous ne connaissons pas. Cela tient à ce qu'on n'a pas eu jusqu'à présent l'occasion de faire l'examen anatomique au début. On n'a eu cette occasion que sur des sujets chez lesquels la maladie était confirmée depuis un temps plus ou moins long, mais on n'a rien su de positif sur le point de départ.

A défaut de documents précis, voyons cependant ce que nous pouvons tirer des quelques documents approximatifs dont nous pouvons disposer.

Ici je trouve d'abord une opinion, assez généralement acceptée, qui attribue cette difformité du genou au rachitisme. Elle s'appuie d'abord sur cette particularité que la difformité en question, assez fréquente dans la classe pauvre, se voit très-rarement dans les classes aisées de la société. Elle s'appuie ensuite sur un certain nombre de faits incontestables, dans lesquels le genou cagneux s'est montré sur des enfants positivement rachitiques, et a débuté, comme débute le rachitisme lui-même, à l'âge de deux, trois ou quatre ans. Chez ces sujets, on a constaté une déviation à concavité externe des cuisses, une autre à concavité interne des jambes, et ces déviations se sont expliquées par le ramollissement des os, qui, à un certain moment, ont cédé, se sont incurvés dans leur partie diaphysaire, sous l'influence du poids du corps, et, lorsqu'il s'est agi des membres supérieurs, sous l'influence des tractions produites par la contraction des muscles. Or, quand un pareil résultat se produit dans la diaphyse, il s'en produit quelquefois un analogue au voisinage de l'épiphyse; et, pour peu que le ramollissement se prononce plus du côté externe que du côté interne, vous voyez de suite ce qui doit arriver : le fémur et le tibia cèdent, s'affaissent sous le poids des parties supérieures; le pied se déjette en dehors et le genou fait une saillie anormale en dedans. L'enfant a donc un genou ou les deux genoux cagneux, en même temps qu'une incurvation des diaphyses.

Pouvons-nous attribuer à une cause de ce genre la difformité observée sur notre malade d'aujourd'hui et sur les deux précédents? Je ne le crois pas. D'abord deux d'entre eux, les jeunes garçons, et notamment celui qui va être opéré tout à l'heure, ne sont pas rachitiques, ou du moins ne le sont pas dans le sens que nous attachons à ce mot en pathologie.

En effet, leur mal a commencé à 16 ans et à 17 ans. Jusque-là ils marchaient très-bien; le rachitisme, au contraire, débute de 2 à 4 ou 5 ans. En outre, ils ne présentent aucune des incurvations diaphysaires qui sont un des caractères de ce même rachitisme; ils n'ont pas de lésions multiples du squelette, ce qui en est un autre. Enfin ils ont une belle constitution, qui ne se voit pas habituellement dans le rachitisme. Quelle est donc chez eux la lésion qui a donné la difformité cagneuse? Je vous déclare encore que je ne la connais pas d'une façon précise, que personne ne la connaît, et qu'il faut ou ne pas l'expliquer, ou l'expliquer par des hypothèses.

Bonnet de Lyon (1) et Malgaigne (2), par exemple, ont parlé d'un relâchement du ligament latéral interne, relâchement qui permettrait au pied de tourner en dehors pendant la marche. Mais ce relâchement n'a pas été montré, et on ne voit pas comment il amènerait une déviation semblable à celle que nous voyons.

Malgaigne a parlé aussi d'un développement exagéré soit de la tubérosité interne du tibia, soit du condyle interne du fémur, soit des deux à la fois, développement qui serait consécutif au relâchement du ligament latéral interne, dont nous parlions tout-à-l'heure. J. Guérin, en proposant la ténotomie, a paru croire à une contraction du biceps qui entraînerait la jambe en dehors, mais il n'a rien démontré non plus sur ce point.

Je le répète, rien de positif n'est établi. Quant à moi, partant des faits, incontestables chez les enfants, dans lesquels le genou cagneux est lié au rachitisme, je ne suis pas éloigné d'admettre que chez certains jeunes gens dont l'ossification est en voie de complément, il peut survenir à la jonction de la diaphyse et de l'épiphyse un ramollissement analogue à celui dont j'ai parlé tout à l'heure; seulement ce ramollissement serait partiel et limité, sans que nous puissions dire pourquoi, à la partie externe du fémur et du tibia, et permettrait un affaissement dans ce sens. Ce serait un rachitisme partiel, local et non diathésique.

Je ne répugnerais pas non plus à admettre, sans intervention d'aucun ramollissement préalable, un trouble physiologique de l'accroissement. Les recherches de Hunter et de M. Ollier nous ont fait savoir que les os longs s'accroissent par les extrémités de leur diaphyse au voisinage du cartilage épiphysaire. En partant de là, je comprends des trois façons suivantes le trouble nutritif qui pourrait amener la difformité : 1° Il pourrait se faire que, sans cause connue, ou à la suite d'une inflammation légère se traduisant par des douleurs analogues à celles qu'ont présentées deux

---

(1) Bonnet, *Traité de thérapeutique des maladies articulaires.* Paris, 1853.
(2) Malgaigne, *loc. cit.*

de nos malades, l'ossification s'achevât prématurément du côté externe du fémur ou du tibia. Voici quelle serait la conséquence : d'après les beaux travaux de M. Ollier, la soudure une fois faite, l'accroissement en longueur s'arrête dans la portion correspondante de la diaphyse. L'accroissement s'arrêterait donc à la partie externe vers 14, 15, 16 ans ; mais à la partie interne, là où la soudure prématurée n'aurait pas eu lieu, le travail physiologique, c'est-à-dire l'accroissement en longueur continuerait à se faire jusqu'à l'époque ordinaire (de 20 à 25 ans). Vous auriez ainsi une extrémité inférieure du fémur, ou une extrémité supérieure du tibia qui aurait plus de longueur en dedans qu'en dehors. De là, forcément, la déviation que vous connaissez. 2° Il se pourrait aussi que, sans soudure prématurée, la formation osseuse se trouvât ralentie et diminuée au côté externe, tandis qu'elle resterait normale au côté interne de l'un des deux os du genou. Ce serait encore une inégalité de longueur qui en résulterait. 3° Il se pourrait enfin, qu'au lieu d'un ralentissement en dehors, ce fût une exagération de formation osseuse qui eût lieu en dedans, d'où le défaut d'équilibre et d'harmonie qui donnerait plus de longueur à la partie interne qu'à la partie externe de l'un des os, ou de deux.

Nous manquons absolument de pièces anatomiques propres à éclairer ce point d'étiologie ; mais j'emprunte à la clinique les documents suivants que je trouve favorables à l'opinion d'un trouble nutritif survenu au niveau de l'un des cartilages de conjugaison. D'abord deux de nos malades, sur trois, ont eu des souffrances dans la région où se trouvent ces cartilages. En outre le genou cagneux commence et se développe à deux périodes différentes de la vie : 1° Pendant la seconde enfance, de deux à cinq ans ; 2° pendant l'adolescence, depuis douze ou quinze ans, jusqu'à vingt-cinq. Dans le premier cas, il me paraît être une manifestation de ce trouble nutritif général ou très-étendu du squelette, qui est caractérisé surtout par le ramollissement du tissu osseux, et qu'on appelle le rachitisme. Dans le second, c'est une lésion locale, limitée au genou, qui, avec ou sans ramollissement, dépend d'un vice de nutrition de la ligne épiphysodiaphysaire et d'un trouble consécutif de l'accroissement en longueur, tantôt du côté du fémur, tantôt du côté du tibia.

Le genou cagneux enfin ne commence pas au-delà de vingt-cinq ans, c'est-à-dire après l'achèvement de l'ossification. Nous voyons bien, chez certains adultes atteints de tumeur blanche, d'arthrite sèche, d'ostéo-sarcôme, le genou saillant en dedans et dévié comme chez les cagneux ; mais il y a alors cette différence capitale que la déviation est une conséquence du relâchement des parties molles, et ne dépend pas, comme cela est incontestable pour le genu valgum, d'une différence dans la hauteur de l'une des épiphyses en dehors ou en dedans.

Dans la pratique, en un mot, nous observons le genou cagneux de l'enfance qui paraît être une dépendance du rachitisme et le genou cagneux de l'adolescence qui paraît être une lésion toute différente. Vous allez voir tout à l'heure que le traitement n'est pas le même à ces deux âges, et que cette raison, ajoutée à la différence d'origine, nous autorise et même nous oblige à ranger la seconde variété du genou cagneux parmi les maladies de l'adolescence.

Quant à la troisième de nos malades, la jeune fille de quinze ans, la brièveté de sa taille, la courbure de son fémur gauche, l'époque tardive à laquelle elle a commencé à marcher, les antécédents fournis par ses parents, nous autorisent à croire qu'elle a été rachitique. Ce serait un motif pour présumer que la difformité de ses genoux a eu pour point de départ un ramollissement du tissu osseux à l'extrémité de l'une des diaphyses fémorale ou tibiale. Mais il n'y a pas de certitude à cet égard, parce que le rachitisme avait produit son effet, et que la malade avait passé la période de ramollissement sur le corps des os longs, lorsque la déviation des genoux a commencé. Ce pourrait bien être en définitive, un vice de l'accroissement (arrêt en dehors ou excès en dedans) qui serait survenu sur un sujet rachitique antérieurement. En tout cas, c'était toujours une maladie de l'adolescence, et, à cause de cela, elle m'a paru nécessiter le traitement qui, selon moi, convient aux genoux cagneux de cet âge, le redressement brusque.

Marche ultérieure, pronostic. — Si notre malade était abandonné à lui-même, qu'adviendrait-il? probablement la difformité c'est-à-dire l'entraînement du pied en dehors, et la saillie du genou en dedans augmenteraient encore. Mais je présume que cette augmentation n'irait pas très-loin, et qu'arrivée à un certain degré, la déviation s'arrêterait parce que le ramollissement osseux, s'il existe, serait remplacé, comme il l'est tôt ou tard dans le rachitisme, par un retour de la consistance osseuse normale, et parce que, s'il s'agit d'un trouble dans le développement, ce trouble cesserait un jour ou l'autre. En tout cas, l'observation clinique de faits analogues m'autorise à vous dire que ce genou ne serait pas exposé plus que d'autres aux arthrites et à leurs conséquences. Tout au plus surviendrait-il une fatigue plus facile et plus prompte que chez les sujets du même âge, et avec cette fatigue quelques douleurs de temps à autre. N'oubliez pas, en effet, qu'au milieu des obscurités dont ce sujet est entouré, nous avons pourtant ce fait bien positif que la lésion, quelle qu'elle soit, qui occasionne le genou cagneux, n'est pas intra-articulaire. Elle se trouve dans les extrémités osseuses, mais le cartilage articulaire ou diarthrodial n'y participe en aucune façon, et il en est de même de la synoviale. Il est possible qu'à la longue ces parties finissent par s'enflammer, s'altérer et conduire à l'arthrite sèche. Mais je n'en ai pas vu d'exemple, et les auteurs n'en rapportent pas.

En définitive, toute la gravité de ce mal est dans la difformité déplorable qu'il occasionne, et dans l'impossibilité où nous sommes d'espérer une amélioration, et encore moins une guérison spontanée.

Traitement. — L'indication est évidente. Il faut remédier à la difformité en redressant le genou. Nous ne pouvons y arriver par aucune médication intérieure. Certainement, dans la présomption d'un reste de ramollissement, il n'y aurait aucun inconvénient à prescrire le phosphate de chaux, une bonne alimentation, l'exposition à un air pur. Mais ces moyens ne conduiraient pas au but principal qui est le redressement, et ce redressement nous n'avons à l'attendre que des moyens mécaniques. Les uns sont combinés pour donner un redressement progressif, les autres un redressement brusque. Auxquels donnerons-nous la préférence pour notre jeune homme?

Je la donnerais certainement aux premiers, si je pouvais croire les os assez mous pour se laisser dévier peu à peu dans un sens opposé à celui de la difformité, sous l'influence de la propulsion ou de l'inflexion donnée par un appareil orthopédique.

Il existe deux variétés principales d'appareils construits en vue d'amener le redressement des genoux cagneux. Dans la première qui a été la plus employée, le pied est placé dans une bottine ordinaire, de chaque côté de laquelle partent deux fortes attelles métalliques, lesquelles s'arrêtent au milieu de la cuisse et s'y attachent au moyen d'un bracelet ou cuissard en peau bien rembourrée. Ces attelles sont articulées au genou pour la flexion et l'extension, et pourvues en outre d'un mouvement de latéralité qu'on augmente peu à peu au moyen d'une vis et d'une clef.

Dans la seconde, qui a été imaginée par Malgaigne, le pied, logé dans une bottine dont la semelle est beaucoup plus élevée en dedans qu'en dehors est forcé d'appuyer sur le bord externe pendant la marche, et la jambe entraînée en dedans tend à redresser l'angle saillant qui se trouve au côté interne du genou. Deux attelles métalliques, aboutissant à un cuissard, mais sans articulation, complètent l'appareil.

Comment ces moyens orthopédiques pourraient-ils réussir? Ce serait surtout en soumettant le fémur et le tibia à une inflexion en sens opposé à la déviation, en provoquant une absorption du côté qu'on cherche à infléchir et mettant peu à peu ces os dans une position que le mouvement nutritif compléterait et rendrait définitive. Mais pour cela, je vous le répète, il faudrait un ramollissement préalable qui se prêterait à l'absorption ; or ce ramollissement, je n'ai pas le droit de l'admettre, parce que je n'ai pas de raison suffisante pour attribuer la difformité à un rachitisme partiel, et surtout parce que, quand bien même ce rachitisme aurait existé au début, il a sans doute disparu aujourd'hui et se trouve remplacé par un tissu osseux trop dense pour se résorber et se modifier comme il le faudrait. Si, chez des sujets de cet âge, le redressement progressif a été obtenu à l'aide des appareils, ce doit être dans des cas tout à fait exceptionnels.

Tenez pour certain qu'à l'époque de l'adolescence, les appareils ne redressent pas à eux tout seuls un genou cagneux, au moins dans la plupart des cas, et que le mieux, en conséquence, est de ne pas soumettre, sans préparation préalable, les malades à leur usage. Je n'en dirais pas autant pour les enfants (de quatre à douze ou treize ans). Chez ceux-là, soit parce qu'il y a un ramollissement pathologique, soit parce que la consistance normale des os est assez faible pour se prêter aux conséquences des deux modes d'action des appareils, l'inflexion et la pression réciproque des surfaces articulaires, l'appareil orthopédique, surtout le premier de ceux que je vous ai indiqués, peut donner le redressement progressif, à la condition que les malades s'en serviront pour marcher pendant le jour, le garderont la nuit, et continueront à le porter deux ou trois années.

Si donc mon malade était un enfant, je conseillerais d'abord le redressement progressif, et je n'arriverais au redressement brusque qu'au bout de plusieurs années, après avoir bien reconnu l'impuissance du premier. C'est parce qu'il s'agit d'un adolescent, et parce que je ne peux pas compter sur le redressement progressif, que je vais recourir au deuxième mode de traitement du genou cagneux, le redressement brusque.

M. Delore, chirurgien distingué à Lyon, est l'auteur et le propagateur de ce mode de traitement qu'il a fait connaître pour la première fois vers 1870, et qui est devenu le sujet de deux thèses intéressantes de MM. Barbarin (1) et Barbier (2). Voici en quoi consiste la manœuvre, et comment je vais l'exécuter tout à l'heure sur notre malade.

Il sera d'abord endormi complétement au moyen du chloroforme; puis je le ferai arriver jusqu'à l'extrémité du lit, de telle manière que la jambe tout entière dépasse cette extrémité, et que le côté interne du genou puisse prendre un point d'appui solide sur le bord du lit, le malade étant couché un peu sur le côté gauche, et le membre droit étant dans la rotation en dedans. Pendant que deux aides fixeront solidement la cuisse, je saisirai la jambe un peu au-dessous de sa partie moyenne avec une de mes mains, pendant qu'avec l'autre j'appuierai sur le jarret et la partie externe de la cuisse. J'essaierai ensuite de porter la jambe en dedans, et je renouvellerai cette manœuvre, en déployant toute la force dont je puis disposer, jusqu'à ce que j'entende un craquement, un petit bruit qui m'annoncera qu'une fracture s'est produite au niveau du genou. Je ferai alors replacer mon malade sur le dos, et je verrai si la déviation est corrigée, c'est-à-dire si les axes de la jambe et de la cuisse se continuent en ligne droite. Si je m'aperçois que la correction n'a pas eu lieu ou qu'elle est imparfaite, l'anesthésie n'ayant d'ailleurs pas été interrompue, je recommencerai la manœuvre, et les secousses du membre jusqu'à ce que la difformité ait disparu.

Dès qu'il en sera ainsi, je placerai autour du membre, un bandage inamovible au silicate de potasse, dans lequel j'incorporerai une attelle de bois placée au côté interne du membre et allant de la partie moyenne de la cuisse jusqu'au bas du pied. J'aurai soin d'ajouter sous la première couche de bande, et entre elle et la seconde, une quantité suffisante de coton pour que la pression exercée par l'attelle n'occasionne pas d'eschare. J'aurai soin également de ne pas trop serrer, pour n'avoir pas une

(1) Barbarin, *Thèses de Paris*, 1873, n° 206.
(2) Barbier, *Thèses de Paris*, 1874, n° 456.

constriction douloureuse, qui m'obligerait à couper l'appareil ou
à le renouveler le jour même. Le pied sera d'ailleurs maintenu
en dedans par la main d'un aide jusqu'à la dessiccation qui,
comme vous le savez, est suffisante au bout de vingt à trente
minutes. Vous vous rappelez que nos deux premiers malades
ont été opérés et pansés de cette façon par M. Tillaux qui, le
premier à Paris, a employé la méthode de M. Delore. Seulement
M. Tillaux a mis l'attelle en dehors, tandis que je préfère la
placer en dedans pour mieux assurer le maintien de la jambe
dans ce sens.

Si, maintenant, vous désirez savoir ce que je pense obtenir et
par quel mécanisme l'opération de M. Delore amènera le redressement, je puis y répondre assez facilement en invoquant : 1° les
expériences nombreuses qui ont été faites sur le cadavre, tant
par M. Delore lui-même que par ses élèves, MM. les docteurs
Barbarin et Barbier; 2° une autopsie qui a été faite à l'hôpital
des enfants sur un petit malade qui était mort d'une autre affection dans le cours de ce traitement. Il résulte de ces expériences
et de cette observation que la manœuvre du redressement brusque réussit, en occasionnant une fracture par écrasement au côté
interne, soit de la diaphyse fémorale, soit de la diaphyse tibiale
au voisinage de l'épiphyse. Ce n'est pas un décollement épiphysaire, c'est une fracture au-dessus de la ligne épiphysaire pour le
fémur, au-dessous pour le tibia qui se produit. Cet écrasement a
pour effet de raccourcir les os du côté interne, et l'appareil que
nous mettrons immédiatement après l'opération, et que nous lais-
serons deux mois en place, obligera la consolidation à se faire
avec la nouvelle longueur qui aura été donnée aux deux os.

Sommes-nous sûrs cependant de ne produire qu'une fracture
par écrasement ou tassement du côté interne? Je ne suis pas en
mesure de répondre affirmativement à cette question, parce que,
d'une part, les observations dont je parle ont été faites sur des enfants et non sur des adolescents, et ensuite, parce que, sur ces enfants, on a quelquefois trouvé une fracture transversale complète

du fémur ou du tibia produite par le mécanisme de l'écrasement en dedans et celui de l'arrachement en dehors. Mais peu importe ce qui se passe chez les enfants, pour lequel je ne vous conseille pas le redressement brusque. Ce qui est capital dans ce mode de traitement, c'est que, chez les adolescents, le redressement semble bien s'obtenir au moyen d'une fracture partielle par écrasement, et d'un appareil contentif qui donne une consolidation régulière de cette fracture.

Si je m'en rapporte d'autre part à ce que j'ai vu, la fracture se comporte ultérieurement comme la plupart des fractures non exposées, c'est-à-dire qu'elle ne suppure pas et que les phénomènes consécutifs sont ceux d'une inflammation simple qui se termine par résolution. Comme cette fracture n'est pas, ou, tout au moins, d'après les documents que nous possédons, ne semble pas devoir être articulaire, elle ne donne pas à sa suite une arthrite intense. Chez quelques sujets, elle a bien été suivie d'une arthrite légère et hydropique, semblable à celle que nous observons presque toujours après les fractures du fémur, et qui, comme elle, guérit par résolution et sans laisser de traces.

On a seulement vu quelquefois, et nous-mêmes en avons eu un exemple, il y a deux ans, une mobilité latérale anormale, que j'ai attribuée à une déchirure des ligaments, et probablement du latéral interne. Je ne suis pas fixé sur la fréquence de cette lésion que je n'ai pas vue signalée dans les faits observés à Lyon par M. Delore, et à Paris par M. Tillaux. Je ne suis pas fixé non plus sur ses conséquences et sa durée. Je présume cependant que, quand on a constaté après les huit ou neuf semaines qu'est resté le bandage inamovible, cette mobilité latérale, on peut obtenir, avec le temps, au moyen d'une genouillère ou d'un bandage roulé autour du genou, ou tout autre appareil contentif, une consolidation du tissu fibreux déchiré, et dont la réparation aura été lente à se produire.

J'appelle spécialement votre attention sur cette conséquence possible du redressement brusque. Elle n'est ni assez fréquente, ni assez grave pour le faire rejeter chez les adolescents, puisque nous ne pouvons pas compter pour eux sur le redressement progressif, et qu'en définitive le redressement, même avec la mobilité latérale, vaut mieux que la persistance de la difformité à laquelle nous condamnerions tous les sujets, si la crainte d'une déchirure ligamenteuse non-consolidée devait nous arrêter.

Seulement je vois là un motif de plus pour laisser de côté la méthode et préférer le redressement progressif chez les enfants; car s'il réussit, et je répète qu'en y mettant de la persévérance et du soin, il réussit presque toujours à cette époque de la vie, il rend la forme, sans compromettre en aucune manière les fonctions par la faiblesse et la facilité des entorses auxquelles exposerait la non-cicatrisation d'un ligament latéral interne déchiré.

II. *Résultats constatés un mois après le redressement brusque sur les trois malades dont il vient d'être question.* — Ces résultats n'ont pas été aussi satisfaisants que ceux dont nous avions été témoins le premier jour, et que ceux dont la relation a été .donnée par les auteurs.

Vous vous rappelez que, sur les trois sujets, nous avions obtenu, au moment de l'opération, un redressement à peu près complet du membre, et que l'appareil inamovible avait été placé dans l'espoir de maintenir définitivement ce résultat. Le bandage est, chez tous les trois, resté en place pendant deux mois.

Or, chez le premier, le jeune garçon de 16 ans, douze jours après avoir retiré l'appareil silicaté (72 jours après l'opération), nous avons trouvé encore huit centimètres d'écartement entre les deux malléoles internes. Il est vrai que nous devons faire une certaine part à la difformité qui existe du côté gauche, et que nous n'avons pas corrigée; admettons que cette part soit de quatre centimètres, il reste donc encore un écart de quatre centimètres dû à la persistance de la difformité du côté opéré. Comme, avant le traitement, l'intervalle était de seize centimètres, nous aurions donc gagné par le traitement huit centimètres au lieu de douze qu'il eût fallu gagner. La flèche du côté malade a d'ailleurs encore trois centimètres et demi, tandis qu'avant l'opération elle en avait six. Donc nous avons obtenu une amélioration, mais non pas une correction complète de la difformité. Le malade marche du reste beaucoup mieux qu'avant; il boîte moins, et n'a pas le même balancement disgracieux du tronc. Il a encore un peu d'hésitation qu'il faut attribuer d'abord à la faiblesse résultant de l'immobilité prolongée. D'autre part, nous avons constaté une mobilité latérale bien marquée, pour laquelle nous avons conseillé l'usage d'une genouillère élastique.

La jeune fille de quinze ans a été examinée huit jours après l'ablation de ses appareils inamovibles qui sont restés huit semaines en place. (Vous vous rappelez que les deux genoux avaient été redressés le même jour.) Elle n'avait plus que deux centimètres d'écartement entre les malléoles au lieu de 21, que nous avions trouvés avant l'opération. Les angles rentrants étaient tellement effacés, qu'il n'a pas été possible de trouver la mesure d'une flèche. Il n'y avait de mobilité latérale ni à droite ni à gauche. Seulement nous avons constaté un peu d'hydarthrose dans le genou gauche. La marche était difficile à cause de la faiblesse des deux genoux. Nous lui avons donné des béquilles, et, lorsqu'un mois après l'enlèvement des bandages, trois mois après l'opération, elle a quitté l'hôpital, elle ne se servait plus que d'une canne. J'ai eu de ses nouvelles deux mois après, et j'ai su qu'elle marchait sans aucun soutien, assez facilement, toujours avec un peu de claudication, à cause de la brièveté de son fémur gauche, mais beaucoup moins disgracieusement qu'avant l'opération. Bref, pour la forme, le résultat n'a rien laissé à désirer, et je pense qu'aujourd'hui nous pouvons en dire autant pour les fonctions.

Quant au troisième malade, le sujet principal de la leçon qui précède, il ne nous a pas donné un résultat aussi satisfaisant. Il est vrai que nous avons trouvé un peu de mobilité latérale; mais elle est beaucoup moins prononcée que chez le premier de nos jeunes gens, et nous sommes en droit d'espérer que la consolidation du ligament déchiré se fera, et que cette mobilité disparaîtra. Mais il restait, au moment où l'appareil a été retiré, 8 centimètres d'écartement inter-malléolaire (au lieu de 12) et une flèche de 3 centimètres 1/2 au lieu de 7. Le malade boîtait encore un peu, et cependant marchait beaucoup moins mal qu'avant l'opération.

Vous voyez donc, messieurs, que de nos trois malades, un seul a obtenu du redressement brusque le résultat parfait que nos auteurs, et surtout M. Delore, nous ont présenté comme à peu près constant. Des deux sur lesquels le résultat a été imparfait, un a conservé une mobilité latérale du genou, dont nous ne pouvons prévoir les suites, mais qui peut-être l'obligera longtemps à porter un appareil contentif. Chez tous les deux, au reste, il y a eu une diminution très-grande de la difformité et une amélioration notable, qui n'a pas coûté au patient d'autre désagrément que celui d'un séjour de deux mois au lit.

Je termine par une dernière réflexion. Quand le redressement brusque est suivi, comme chez nos deux jeunes gens, d'un résultat imparfait, et surtout d'une mobilité latérale, il y aurait, je crois, avantage, à faire porter quelque temps, un an au moins, un appareil orthopédique, semblable à celui dont il a été question plus haut, avec l'articulation et la clef, permettant de déjeter progressivement la jambe en dedans (1). D'une part, ce dejettement progressif compléterait peut-être le redressement, et d'autre part, l'appareil, en s'opposant à la mise en jeu du mouvement latéral anormal, favoriserait la consolidation ligamenteuse.

Je n'ai pas prescrit ce complément thérapeutique à mes deux jeunes gens, parce que, m'en rapportant à la pratique actuelle, j'ai pensé que nous n'obtiendrions pas mieux que ce que nous

---

(1) Cet appareil à attelles métalliques ou tuteurs latéraux, pourvu de deux articulations, tel qu'on le fabrique pour les hôpitaux de Paris, me paraît préférable à celui de Malgaigne dans lequel on ne compte que sur l'élévation plus grande du pied, au côté interne qu'au côté externe. C'est du reste celui qu'on emploie le plus souvent aujourd'hui.

J'ai passé sous silence la ténotomie (section du biceps et du ligament latéral

avions, et qu'alors il était inutile de les soumettre à l'incommo-
dité de la marche avec une machine orthopédique. Mais doré-
navant, quand je n'aurai pas après le redressement brusque un
succès complet, je conseillerai au malade l'usage de la bottine
avec attelles latérales et articulation, dans l'espoir de compléter la
cure. Si je n'arrive pas à faire mieux, je ne ferai certainement
pas plus mal. Je vois que sur les enfants, après le redressement
brusque, M. Delore a souvent conseillé la machine pendant plusieurs mois, comme moyen complémentaire. Je conseille d'en
agir de même pour les adolescents, quand la nouvelle méthode
n'aura pas donné tout ce qu'on attendait d'elle.

externe). Cette petite opération n'a pas donné de succès, et est depuis longtemps
abandonnée. Elle a d'ailleurs l'inconvénient d'exposer beaucoup à la lésion du nerf
poplité externe.

SEIZIÈME LEÇON

Périarthrite du genou chez les filles adolescentes.

Douleur du genou sans cause appréciable. — Point de diathèse scrofuleuse ni rhumatismale. — Symptômes : boiterie, douleurs modérées, contracture des fléchisseurs, crépitation fine anté-rotulienne. — Explication anatomique mal connue de cette crépitation; elle coïncide avec l'absence d'épanchement; c'est un mélange de névralgie et d'inflammation modérée occupant la bourse anté-rotulienne et le périoste. — Influence de l'adolescence et du sexe féminin sur cette périarthrite.

Messieurs,

Vous avez vu, ce matin, une jeune fille de dix-huit ans attachée depuis quelque temps au service de notre salle des femmes. J'avais remarqué depuis cinq ou six jours qu'elle boitait légèrement en marchant, et lui en ayant demandé la cause, je reçus d'elle la réponse qu'elle ne connaissait pas cette cause, qu'elle croyait s'être cogné le genou gauche, mais qu'elle n'y avait pas fait autrement attention. Deux jours après, elle souffrait et boitait davantage, ce qui la détermina à prendre un lit dans la salle.

Vous savez que cette fille est d'une bonne santé, et qu'elle n'a aucune apparence de la diathèse scrofuleuse. Vous avez constaté avec moi que son genou n'est pas gonflé, n'offre pas d'épanchement, et que les apparences physiques ne sont pas en rapport avec les deux symptômes fonctionnels que j'ai signalés : la boiterie et la douleur en marchant. Le fait est tellement frappant que je me suis demandé s'il ne s'agissait pas d'une de ces douleurs du genou qui sont en rapport avec une maladie de la hanche. Mais ayant reconnu que les mouvements de l'articulation coxo-fémorale étaient libres et complets, que surtout les mouvements communiqués ne se transmettaient pas au bassin, qu'il n'y avait ni changement de position dans l'épine et la crête iliaques, ni cambrure lombaire, j'ai abandonné de suite l'idée d'une coxalgie, et je suis revenu à l'examen du genou.

Je lui ai trouvé d'abord de la chaleur; puis, engageant la malade à l'étendre complétement dans le lit à côté de l'autre, j'ai vu qu'elle n'y parvenait pas, et que moi-même je la faisais souffrir, si je voulais corriger la flexion, à angle très-obtus d'ailleurs, qui persistait. Portant alors mes doigts en arrière, j'ai constaté une tension de la corde représentée par les muscles demi-tendineux et demi-membraneux, et j'ai reconnu que l'obstacle à l'extension était apporté par une contraction de ces muscles.

J'ai ensuite fait exécuter les mouvements encore possibles de cette articulation, et j'ai vu qu'ils se passaient sans douleur et sans donner de craquements. J'ai prié la malade de m'indiquer les points au niveau desquels elle souffrait; elle m'a montré la région rotulienne, la tubérosité antérieure du tibia, et en effet, en pressant moi-même sur ces points, j'ai réveillé la douleur que le repos de toute la nuit avait fait disparaître. En portant les doigts au-devant de la rotule, j'ai senti de plus sous la peau un craquement très-fin que j'ai rendu plus net en plaçant toute la paume de la main sur la partie antérieure du genou et exerçant une pression très-légère avec quelques mouvements de latéralité; ce craquement, semblable à l'effet produit par le froissement de l'amidon, rappelait celui que nous sentons dans les bourses synoviales tendineuses ou sous-cutanées légèrement enflammées. Ici, la position très-superficielle du craquement fin, et sa ressemblance avec celui que nous avons perçu dans des cas analogues ne nous laissaient aucun doute sur sa situation dans la bourse synoviale anté-rotulienne.

Du reste, si je connais le siége du craquement, je ne suis pas en mesure de vous dire exactement par quoi il est causé, parce que, les maladies qui le produisent étant passagères et n'occasionnant pas la mort, l'anatomie pathologique n'a pas été à même de résoudre le problème. Il est probable que la sensation dont il s'agit résulte du frottement les unes contre les autres de parcelles fibrineuses ou fibrino-albumineuses, exsudées en vertu du travail inflammatoire. Ce qu'il y a de curieux, c'est que, sur notre malade, et il en a été de même sur un bon nombre d'autres, cet exsudat s'est produit sans épanchement concomitant de sérosité et sans formation ultérieure de pus. En un mot, la crépitation fine de la bourse anté-rotulienne semble être l'indice d'une synovite très-légère, qui se terminera promptement par résolution.

Avec cet ensemble de symptômes, à quoi avons-nous affaire chez cette jeune fille? A une maladie qui, à ma connaissance, n'avait pas été décrite jusqu'à ces derniers temps et se trouvait confondue avec l'arthrite.

Dans un travail que j'ai publié sur ce sujet en 1873 (1), j'ai établi qu'il s'agissait, dans les cas de ce genre, non pas d'une arthrite véritable, c'est-à-dire d'une inflammation occupant la synoviale articulaire et ses dépendances, mais d'une inflammation péri-articulaire dont le siége était complexe et se trouvait dans la bourse synoviale anté-rotulienne, le ligament rotulien, le périoste de l'extrémité supérieure du tibia, notamment celui de la tubérosité antérieure, et peut-être le nerf saphène interne. J'ai rappelé, à cet égard, la description que M. le professeur J. Cloquet avait donnée autrefois de la névralgie articulaire. J'ai montré que la contracture des fléchisseurs provoquée par une inflammation, en définitive légère, et l'apparition de la maladie chez des filles hystériques donnaient raison à l'opinion de notre maître sur l'intervention des nerfs dans les symptômes de cette affection, mais que, d'un autre côté, la crépitation de la bourse muqueuse et la douleur à la pression indiquaient l'existence d'un autre élément de la maladie que la névralgie ou la névrite, son point de départ dans la synoviale sous-cutanée et le tissu fibreux périostique et tendineux de la région, son extension, probablement consécutive, au nerf saphène interne, et par suite la contracture des

(1) Gosselin, *sur la périarthrite du genou*. Lettre adressée à M. le docteur Duplay (*Archives générales de médecine*, octobre 1873).

fléchisseurs par une action réflexe partie des nerfs irrités et enflammés.

J'ai, de plus, signalé deux particularités assez bizarres : la première, que j'avais observé cette périostite pendant l'adolescence et chez des jeunes filles. Sans prétendre qu'elle ne pouvait
pas se montrer à d'autres âges et sur des garçons, j'ai cependant
été autorisé par les faits cliniques à émettre l'opinion de la fréquence plus grande dans ces deux conditions que dans les autres.

Le fait que nous observons aujourd'hui ressemble aux trois
que j'ai publiés dans mon travail. C'est une jeune fille, et elle a
dix-huit ans ; sa maladie est caractérisée par des symptômes fonctionnels qui semblent sérieux et inquiétants, la douleur en
marchant, la claudication, et par des symptômes physiques très-
légers qui semblent en désaccord avec les symptômes fonctionnels, la crépitation fine de la bourse synoviale anté-rotulienne
et la situation angulaire du genou, par suite la contraction des
fléchisseurs, et de l'obstacle qu'elle apporte à l'extension complète.
J'appelle tout spécialement votre attention sur ce dernier point,
parce qu'il peut vous aider à comprendre une autre maladie qui
a été beaucoup plus étudiée que celle-ci, la *coxalgie nerveuse*.

Vous rencontrerez certainement un jour des jeunes filles chez
lesquelles vous croirez tout d'abord à une coxalgie, c'est-à-dire
à une véritable arthrite avec contracture consécutive des muscles
péri-articulaires ; vous serez étonnés, en constatant la marche ultérieure de la maladie, de la facilité avec laquelle les symptômes auront disparu complétement, et si vous reportez vos souvenirs vers
les descriptions de nos auteurs, vous reconnaîtrez que vous aurez
eu affaire à une contracture musculaire sans synovite, peut-être
avec des lésions extra-articulaires insignifiantes. Ce qui existe
assez souvent, et ce qui est difficile à déterminer pour la hanche,
est, sur le genou de notre malade, très-évident. Vous n'avez pas
de synovite se traduisant, soit par l'épaississement de la synoviale, soit par un épanchement dans sa cavité. Vous n'avez que des
lésions extérieures se traduisant par les points douloureux à la

pression et par la crépitation fine de la bourse sous-cutanée, et, si légères qu'elles soient, ces lésions, probablement à cause de la participation des filets nerveux, déterminent les contractions réflexes qui sont si frappantes dans les coxalgies nerveuses.

Il resterait à déterminer quel a été chez notre malade, de même que chez celles dont j'ai antérieurement rappelé les observations, le point de départ de la péri-arthrite. Serait-ce la croissance et un certain degré de phlegmasie périostique partie de la ligne épiphysaire en voie d'ossification et de soudure? La douleur à la pression sur la tubérosité antérieure, et un peu sur les tubérosités latérales du tibia, et la prédilection de cette maladie pour les jeunes sujets me le font penser; mais je ne puis avancer la chose avec certitude, puisque je n'ai pas eu l'occasion de la vérifier par les autopsies, et en tout cas, il resterait singulier que cette forme d'inflammation fût spéciale au sexe féminin.

Ici, cependant, il faut nous entendre. J'ai vu quelquefois chez de jeunes garçons, je vous l'ai spécialement signalé pour la tubérosité antérieure du tibia et pour le grand trochanter, des points douloureux qui paraissaient avoir leur origine dans une ostéite de croissance. La différence principale, dans le cas actuel et dans ceux du même genre, est la participation de la bourse synoviale antéro-rotulienne et celle des nerfs à la maladie.

Pour ce qui est de la synovite, j'expliquerais volontiers son absence, au moins apparente, chez les jeunes garçons par une insuffisance de recherches. En effet, les garçons qui ont de ces périostites légères ne s'arrêtent pas, et ne sont pas beaucoup examinés; peut-être a-t-on négligé de faire avec la paume de la main l'exploration qui est nécessaire pour constater cette synovite crépitante.

Je m'explique mieux la modération de la douleur et l'absence de contracture. Les garçons sont moins exposés que les filles à l'extension des inflammations légères vers le système nerveux, et c'est pour cette raison, sans doute, qu'ils n'ont pas la contracture, la claudication et la gêne de la marche qui obligent les filles à se soigner.

Quoi qu'il en soit, j'avais à rechercher si, chez notre jeune malade, la péri-arthrite à forme nerveuse avait quelque cause locale ou générale dont nous aurions eu à nous occuper dans le traitement actuel et ultérieur.

Je vous ai dit qu'il n'y avait pas eu de cause traumatique appréciable. Je n'ai pas trouvé non plus de causes professionnelles, telles que l'obligation de se mettre souvent à genou, de faire aller une machine à coudre. Tout au plus pouvait-on faire intervenir l'obligation d'être presque continuellement debout ou en marche pour ses occupations d'infirmière.

N'ayant trouvé ni dans les commémoratifs, ni dans l'état actuel de la malade des manifestations rhumatismales, je ne suis pas autorisé à vous dire que sa péri-arthrite soit de nature rhumatismale, bien qu'à la rigueur ce pût être une manifestation première et unique de cette diathèse, qui serait destinée à se montrer d'une façon plus nette ultérieurement.

Je n'ai pu faire intervenir non plus la syphilis, dont notre malade n'a eu jusqu'ici aucune manifestation.

Quant à l'hystérie, si elle existe, elle n'est pas évidente ; car je ne puis mettre sur le compte de cette névrose l'aptitude à la souffrance et à la contracture réflexe, choses si communes chez les jeunes femmes. C'est là une manifestation nerveuse qui est en quelque sorte un des attributs du sexe ; mais elle n'est pas ici portée à un degré assez élevé pour constituer une suite de l'hystérie caractérisée.

Quoi qu'il en soit, si je suis dans le vrai : ostéo-périostite légère de l'adolescence avec propagation à la bourse muqueuse antéro-tulienne et au nerf saphène interne, les choses se comporteront ultérieurement comme sur les trois malades relatées dans mon travail de 1873, c'est-à-dire que l'ostéite se terminera par résolution et non par suppuration, que probablement même elle ne laissera pas d'hyperostose après elle. La synovite disparaîtra de même, sans avoir produit un hygrôma, et, quant à la contracture des fléchisseurs, elle diminuera peu à peu en même temps que la douleur, et s'effacera complétement avec elle.

Le pronostic n'est donc pas grave, et je compte sur la guérison d'ici à trois ou quatre semaines. Je pourrais, il est vrai, tomber sur un cas insolite et dont je n'ai pas encore eu d'exemple, savoir un début à forme rare de tumeur blanche, une terminaison par arthrite chronique et ankylose. Mais, d'après les faits analogues dont j'ai été témoin, je suis autorisé à penser que tout cela n'aura pas lieu, et à porter un pronostic favorable.

Traitement. — Le meilleur moyen, au reste, d'assurer ce pronostic, est de favoriser la terminaison la plus prompte possible par résolution. Dans ce but, j'ai conseillé d'abord à notre jeune malade de ne pas se lever, et j'ai entouré son genou d'un peu de coton et d'une bande de flanelle.

Je ne crois pas qu'il y ait lieu, pour le moment, de faire une tentative de redressement brusque avec ou sans anesthésie ; car, dans les autres faits que j'ai observés, la contracture s'est améliorée et guérie d'elle-même, à mesure que la péri-arthrite diminuait. S'il n'en était pas ainsi chez notre malade, d'ici à une quinzaine de jours, je l'endormirais, je lui redresserais le genou, et je le placerais dans une gouttière pour une ou deux semaines ; après quoi je rendrais au membre sa liberté, et je donnerais des béquilles pour recommencer à marcher.

D'autre part, en vue des phénomènes nerveux que je vous ai signalés, je donnerai à cette malade de l'infusion de valériane et deux pilules par jour de valérianate de quinine de 0^{gr},10 chacune. Si par hasard quelque attaque d'hystérie venait me démontrer que cette névrose existe chez elle, à un degré plus prononcé qu'il ne m'a semblé tout à l'heure, je lui prescrirais probablement le musc et l'assa fœtida.

N. B. Cette jeune fille était guérie et recommençait à marcher le vingtième jour ; elle n'avait conservé ni rétraction musculaire ni ankylose, et pendant une année que nous l'avons eue sous les yeux, nous n'avons pas observé de récidive.

TITRE TROISIÈME

LÉSIONS TRAUMATIQUES DE LA TÊTE

DIX-SEPTIÈME LEÇON.

Commotion et contusion cérébrales.

I. Commotion simple. — Différences entre elle et la contusion. — Absence de signes propres à la compression par épanchement sanguin. — Traitement. — II. Deux cas de contusion du cerveau. — Erreur des anciens sur la fréquence et la gravité de l'épanchement sanguin, et sur la nécessité de trépaner pour lui donner issue. — Rejet absolu du trépan primitif, lorsqu'il n'y a pas fracture et plaie. — III. Commotion cérébrale, sans contusion, suivie de méningo-encéphalite mortelle. — Exposé des symptômes. — Diagnostic établi d'après la clinique : Commotion et contusion. — Diagnostic rectifié par l'autopsie : commotion, sans contusion, suivie de méningo-encéphalite au premier degré.

I. — Commotion simple. — Nous avons depuis quatre jours, au n° 47 de la salle Sainte-Vierge, un homme de vingt-huit ans qui est tombé sur la tête, de la hauteur d'un second étage, dans un bâtiment en construction. Il avait perdu immédiatement connaissance et ne l'a retrouvée qu'hier à la fin du troisième jour. J'ai chaque matin appelé votre attention sur les phénomènes singuliers que nous présentait ce malade. Il paraissait dormir du sommeil le plus tranquille; sa respiration était douce et lente; son pouls, plutôt faible que fort, donnait 55 pulsations par minute. Il ne criait pas, ne se remuait pas, ne parlait pas, et laissait aller ses urines sous lui. Quand nous lui faisions une question, il ne paraissait pas entendre, et ne répondait pas. Quand nous le pincions doucement, il ne manifestait aucune sensation. Si nous le pincions très-fortement, il retirait la partie irritée, et poussait un petit grognement, sans interrompre son sommeil. Quand on lui faisait couler une boisson dans la bouche, il l'avalait facilement, après l'avoir conservée quelque temps dans la cavité buccale.

Je vous ai fait remarquer, dès le premier jour, que ces symptômes indiquaient une abolition des facultés intellectuelles et une diminution de toutes les fonctions de la vie de relation (sensibilité et mouvement), avec conservation mais amoindrissement notable des fonctions de nutrition (ralentissement du pouls et des mouvements respiratoires) ; que, selon toute probabilité, ils ne se compliqueraient pas de fièvre ni des phénomènes d'excitation que nous voyons quelquefois sur les malades atteints de lésion traumatique du crâne ; qu'il y avait cependant là matière à observation ; que je craignais peu ces phénomènes d'excitation, parce que le sujet n'était ni âgé ni alcoolique ; qu'ils pouvaient survenir cependant, mais que ce serait dans les 24 ou 36 heures consécutives à l'accident, et que si on ne les voyait pas paraître dans ce laps de temps, probablement après une durée impossible à prévoir au juste, les symptômes s'amenderaient, ce qui serait indiqué par un peu plus de fréquence dans le pouls et de force dans les inspirations, une suspension du sommeil de temps à autre et un retcur progressif de la connaissance.

Cherchant à caractériser par un mot consacré en clinique cet ensemble de phénomènes, je vous ai dit que c'étaient ceux de la commotion cérébrale, en vous rappelant que ce mot était employé, depuis J.-L. Petit, pour désigner les troubles fonctionnels du genre de ceux que nous observions sur notre malade, sans que nous puissions les rapporter à une lésion bien définie. Pour nous, en effet, la commotion cérébrale est une secousse du cerveau, par suite de laquelle les fonctions de cet organe sont plus ou moins longtemps amoindries. Elle indique, si vous voulez, une étiologie et des troubles fonctionnels ; mais elle n'indique pas une lésion matérielle caractérisée à laquelle ces troubles seraient dus. Celle-ci existe peut-être ; mais jusqu'à présent il n'a été donné à personne de la découvrir. Il est vrai que, comme nous connaissons deux lésions traumatiques très-franches, la contusion simple du cerveau et l'épanchement sanguin, et comme nous savons, d'après les résultats d'un bon nombre d'autopsies, que ces lésions peuvent avoir lieu sans fracture concomitante du crâne, vous pouvez me demander pourquoi j'admets ici la commotion simple sans coïncidence de contusion ni d'épanchement? C'est que la plupart des phénomènes que nous observons sur ce blessé sont ceux d'un amoindrissement et non ceux d'une excitation cérébrale. Quand il y a contusion, nous observons de très-bonne heure, tantôt dès la première, tantôt seulement dans la seconde journée, des phénomènes d'excitation (fièvre, chaleur, respiration fréquente et stertoreuse, vomissements, sommeil agité, mouvements désordonnés). Je ne veux pas dire que ces phénomènes soient produits directement par la lésion. Ils sont plutôt le résultat d'une encéphalo-méningite qui se développe facilement et rapidement après les solutions de continuité de la substance cérébrale caractéristiques de la contusion. Mais qu'importe! Pour nous, en clinique, quand nous rencontrons, avec la perte de connaissance, les phénomènes d'excitation, nous disons qu'ils indiquent une méningoencéphalite, et comme celle-ci, à part quelques cas exceptionnels dont j'aurai l'occasion de vous parler, est consécutive à la contusion, ils nous autorisent à établir le diagnostic : *contusion du cerveau* et le pronostic qui en découle.

Quant à l'épanchement sanguin, soit entre la dure-mère et les os, soit entre la dure-mère et la substance grise cérébrale, il a très-rarement des symptômes qui lui soient propres et qui permettent d'en établir nettement le diagnostic. A cet égard, l'anatomie pathologique et la clinique modernes n'ont en aucune façon confirmé les écrits de nos prédécesseurs. Tant qu'ils n'ont bien connu ni la commotion qui date du xviiie siècle, ni la contusion qui date du xixe, les auteurs ont parlé volontiers de l'épanchement sanguin intra-crânien comme cause des troubles physiologiques consécutifs aux blessures de la tête. Mais, depuis que nous connaissons la commotion et la contusion, nous avons bien reconnu que les symptômes appartiennent en propre à l'une ou à l'autre, et qu'il n'en reste pas qui soient spéciaux à l'épanchement. Il est vrai qu'en m'exprimant ainsi, je me mets en contradiction avec quelques auteurs contemporains, L.-J. Sanson, Nélaton, Chassaignac, qui ont donné comme caractéristiques de l'épanchement sanguin et de la compression qu'il exerce sur l'encéphale, l'hémiplégie du côté opposé. Mais les faits nombreux que j'ai observés m'autorisent à vous prévenir que c'est là une erreur. J'ai rencontré plus de vingt fois sur le cadavre des épanchements sanguins à la surface du cerveau, et pendant la vie je n'avais pas constaté l'hémiplégie. D'autre part, il m'est arrivé trois fois de constater l'hémiplégie. Dans l'un des cas, le malade a survécu et je ne sais pas au juste quelle a été la lésion occasionnant cette hémiplégie. Dans les deux autres, le blessé a succombé, et à l'autopsie j'ai trouvé une déchirure profonde du cerveau sans épanchement à sa surface et sans compression. Je sais bien que la substance cérébrale mélangée avec le sang donne quelque chose d'analogue à un foyer apoplectique spontané. Mais notez que, quand nos auteurs classiques nous ont décrit les épanchements de sang, ils ont voulu parler d'épanchements plus ou moins largement étalés sur la dure-mère ou sur le cerveau lui-même, et non pas de foyers apoplectiformes traumatiques.

Je résume donc la situation de notre malade, en insistant sur ce point, qu'il a des phénomènes d'amoindrissement fonctionnel du cerveau, mais point d'excitation ni d'hémiplégie, et, comme nous sommes arrivés à la fin du troisième jour sans que les symptômes d'excitation se soient montrés, je suis autorisé à vous dire que vous avez eu, et que vous avez encore sous les yeux un exemple de commotion cérébrale au deuxième degré. J'y suis d'autant plus autorisé que le malade commence à reprendre connaissance, qu'il a demandé le bassin cette nuit, qu'il a compris quelques questions, en se rendormant de suite après une réponse faite très-brièvement. C'est un des caractères de la commotion, en effet, que de voir peu à peu s'amoindrir, puis disparaître, un état fonctionnel qui tout d'abord paraît très-grave et même voisin de la mort.

Est-ce à dire que je puisse vous donner l'assurance qu'il s'agit chez lui d'un simple trouble physiologique sans lésion anatomique? Je ne vais pas jusque-là; car outre les lésions microscopiques possibles et que personne ne connaît encore, je ne serais pas étonné qu'il y eût à la surface du cerveau de notre malade quelques taches sanguines dues à de petites contusions multiples, ou dans son épaisseur quelque vascularisation anormale. Je dis seulement que rien ne m'indique la présence de ces lésions, que, si elles existent, elles restent problématiques pour le clinicien, et qu'en tout cas elles ne me suffisent pas pour comprendre un trouble physiologique aussi profond que celui qui existe. Ce trouble, je ne peux pas l'attribuer à autre chose qu'à la secousse, sans production de lésions appréciables et connues, de la substance délicate du cerveau dans sa boîte osseuse.

Pronostic. — Vous avez conclu de ce qui précède que, malgré l'état sérieux dans lequel nous l'avons vu, ce malade ne mourra pas. Il en est ainsi pour la plupart des cas dans lesquels l'absence des phénomènes d'excitation et d'hémiplégie positive nous permet de croire à une commotion. C'est même le motif pour lequel il y a utilité à conserver en clinique l'heureuse innovation introduite par J.-L. Petit dans la nosographie chirurgicale, sous ce nom de *commotion du cerveau.*

Je dois ajouter cependant que, tout en laissant la vie intacte, la commotion, telle que nous l'observons ici, pourra bien avoir quelques suites fâcheuses. Il est probable que le malade retrouvera tardivement toute sa mémoire, que peut-être il ne la retrouvera pas aussi bonne qu'avant sa maladie. Il sera surtout très-long à reprendre le souvenir de l'accident et même des circonstances qui l'ont précédé. Il pourra conserver longtemps une certaine difficulté à s'exprimer, à trouver les substantifs, les noms propres, mais ce symptôme finira au bout de quelque temps; peut-être aussi aurons-nous pour un temps plus ou moins long des bizarraries intellectuelles. J'ai eu l'occasion de montrer à l'hôpital de la Pitié un homme qui, après une commotion cérébrale avec huit jours de perte de connaissance et de sommeil tranquille, a conservé pendant quelques semaines la mauvaise habitude d'uriner dans un coin de la salle. Il fallait le guetter pour le conduire au cabinet d'aisance et l'empêcher de se livrer à cette excentricité. Faut-il parler de la possibilité d'un diabète consécutif que les travaux modernes nous ont fait connaître et dont Bauchet (1) a cité des exemples?

Ce qu'il y a de capital dans le pronostic, c'est que le malade n'a pas eu et probablement n'aura pas la méningo-encéphalite mortelle, qui, bien plus souvent, est une suite de la contusion du cerveau.

Traitement. — Vous avez vu qu'il avait été presque nul et que je m'étais borné à prescrire l'administration de boissons (eau rougie, infusion de tilleul), que le malade n'aurait pas prises si on ne les lui avait pas introduites dans la bouche, sans qu'il en eût conscience. Je lui ai fait, en outre, placer le soir des sinapismes au mollet pendant huit à dix minutes, et je lui ai tenu le ventre libre au moyen de quelques lavements purgatifs. On a beaucoup parlé du traitement antiphlogistique (saignées et sangsues répétées) dans le traitement des lésions traumatiques de la tête. Je consens volontiers à l'emploi de ces moyens, lorsque je vois des symptômes d'excitation qui m'indiquent un début de méningo-encéphalite; mais il n'en est pas de même quand je vois les symptômes d'affaissement et de stupeur, plus ou moins comparables à la syncope, qui appartiennent à la commotion. Les pertes de sang, en pareil cas, ne pourraient qu'aggraver la situation; c'est pourquoi je m'en suis abstenu sur notre blessé.

II. Deux cas de contusion du cerveau. Indications et contre-indications du trépan (2). — Nous avons depuis deux

---

(1) Bauchet, *Des lésions traumatiques de l'encéphale*, thèse de concours pour l'agrégation. Paris, 1860.

(2) Cette partie de la leçon est extraite de la *Gazette des hôpitaux*, juillet 1867.

jours, au n° 54 de la salle Saint-Louis (Pitié), un homme de vingt-six ans qui est tombé de trente-deux pieds de hauteur dans la cour de l'hôpital même, où il travaillait au bâtiment actuellement en construction.

Nous l'avons vu au moment où l'accident venait d'avoir lieu. Il était tout à fait sans connaissance, et laissait aller involontairement son urine. Vous avez été frappés en même temps de son agitation, du désordre de ses mouvements, de sa respiration fréquente et stertoreuse. Nous avons constaté qu'il n'avait pas d'hémiplégie.

Les symptômes sont restés sensiblement les mêmes pendant toute la journée. Avec la perte de connaissance, qui s'était produite immédiatement après la chute, il a continué à avoir la respiration fréquente et stertoreuse, et des mouvements désordonnés qui ont obligé de lui attacher les pieds et les mains. Le pouls, excessivement fréquent et petit au moment où le blessé venait d'être relevé, s'est ralenti au bout de peu de temps, mais depuis lors n'a pas cessé d'être plein et un peu fréquent (95 à 100).

Du reste, le malade ne présentait d'autre plaie qu'une attrition légère des téguments à la commissure externe des paupières du côté droit, et d'autre signe rationnel d'une fracture possible de la base du crâne, qu'une épistaxis abondante, qui s'était arrêtée spontanément peu d'heures après l'accident.

Point d'écoulement de sang ni de liquide céphalo-rachidien par les oreilles.

Une fracture de l'extrémité inférieure du radius droit a été reconnue, et a dû être maintenue, à cause de l'agitation, par un appareil inamovible.

Le lendemain, la perte de connaissance existait encore, mais l'agitation était un peu moindre ; le malade accusait, par un grognement, de la sensibilité lorsqu'on le pinçait ; il remuait tous ses membres, toutefois il laissait encore aller involontairement ses urines.

Aujourd'hui, troisième jour depuis l'accident, la connaissance revient un peu ; le malade paraît comprendre les questions qu'on lui adresse, répond par oui et par non, et quoique son agitation et la fréquence de son pouls nous autorisent à vous le présenter comme atteint d'une méningo-encéphalite traumatique commençante, notre pronostic n'est pas aussi grave que certains d'entre vous pourraient le supposer. Nous espérons que, grâce au traitement mis en usage, sangsues derrière les oreilles le premier jour, saignée du bras le lendemain, glace sur la tête, calomel, lavements purgatifs, sinapismes, les facultés intellectuelles et les autres fonctions de la vie organique et de la vie de relation vont se rétablir peu à peu.

Ceux d'entre vous qui ont assisté à la leçon clinique du 10 mars dernier ont remarqué sans doute l'analogie qui existe entre notre blessé actuel et le malade dont il était question alors. Celui-ci, qui est encore dans nos salles, au n° 30, nous avait également présenté une perte complète de connaissance, avec agitation, cris désordonnés, respiration et pouls fréquent, en un mot, excitation des grandes fonctions avec suppression momentanée des facultés intellectuelles. Mais tandis que notre blessé actuel ne nous offre aucune lésion de la voûte crânienne, celui du n° 30 avait une grande plaie à lambeau au côté gauche de cette région, sans dénudation et sans fracture appréciables ; il avait, en outre, une paralysie du côté droit, laquelle a duré peu de jours sur le membre inférieur, mais s'est prolongée bien plus sur le supérieur. Il n'y a pas longtemps que ce dernier a recouvré la contraction de tous ses muscles, sauf du deltoïde, qui est encore paralysé aujourd'hui.

Mais, vous l'avez vu, sauf cette dernière infirmité, relativement légère, contre laquelle nous employons tous les jours l'électricité, ce malade si gravement atteint s'est progressivement rétabli, grâce à son jeune âge (24 ans), grâce aussi peut-être au traitement antiphlogistique et révulsif que nous avons employé. En outre, chez le dernier comme chez le premier, nous avons cette

condition favorable que ni l'un ni l'autre n'étaient adonnés aux
xcès alcooliques.

Je vous ai présenté ces deux blessés comme atteints d'une lésion traumatique complexe de l'encéphale, celle que nous désignons sous les noms de contusion et de commotion du cerveau.
Il y avait contusion, car depuis les lucides descriptions préparées
par Sabouraut et données ensuite par Dupuytren et Sanson (1),
nous savons que les contusions, c'est-à-dire les solutions de continuité superficielles ou profondes, solitaires ou multiples du
cerveau, ont pour expression clinique l'agitation, la fréquence
du pouls et de la respiration. Il y avait commotion, car, d'après les
opinions généralement admises, la perte immédiate de connaissance est l'indice de la variété clinique pour laquelle nous réser-
vons ce nom : et comme je ne trouvais de fracture de la voûte ni
chez l'un ni chez l'autre de ces malades, la contusion a été indirecte, c'est-à-dire a été le résultat d'une grande secousse qui a
projeté le cerveau contre les parois résistantes de la boîte crânienne, et a bien pu, par conséquent, produire les lésions problématiques de la commotion, en même temps que les lésions
mieux connues de la contusion.

Avant la fin du xviiie siècle, c'est-à-dire avant l'époque où
J.-L. Petit a fait connaître la commotion du cerveau, et même
aussi avant les descriptions plus récentes de la contusion, il y
avait, comme je vous le faisais pressentir tout à l'heure, une explication généralement adoptée pour les phénomènes consécutifs
aux lésions traumatiques de la tête, qu'on n'eût pas manqué d'appliquer à nos deux malades. On aurait cru qu'il existait chez
eux un épanchement sanguin dans le crâne, que cet épanchement était dangereux par la compression qu'il exerçait sur le
cerveau et qu'il était indiqué de trépaner pour donner issue
au liquide et dégager l'encéphale. Avec le diagnostic que nos
connaissances cliniques actuelles nous autorisent à poser : con-

---

(1) Sanson, article FRACTURES DU CRÂNE in *Diction. de médecine et de chirurgie
pratiques* en 15 vol., tom. VIII, p. 451. — 1832.

tusion cérébrale conduisant à une méningo-encéphalite, cette opération n'est nullement indiquée, et je suis certain qu'aucun chirurgien ne songerait à la mettre en usage. Je profiterai cependant de l'occasion pour examiner devant vous cette question, assez simple pour moi, de l'opération du trépan à la suite des blessures de la tête. Je mettrai de côté les indications du trépan consécutif, c'est-à-dire de celui qui est fait en vue d'ouvrir une issue au pus formé dans la boîte crânienne à la suite des lésions traumatiques. J'accepte avec tout le monde cette opération dans les cas où le diagnostic de la présence du pus est possible, et il l'est quelquefois. Je me préoccupe seulement aujourd'hui du trépan dit primitif, de celui que l'on ferait dès les premiers jours, ou un peu plus tard, mais à une époque où il n'y a pas encore de pus, du trépan, en un mot, qui n'aurait d'autre but que de remédier à une compression du cerveau, soit par du sang épanché, soit par un fragment osseux enfoncé, et de prévenir ainsi le développement de la méningo-encéphalite.

Or, à mon avis, ce trépan primitif et préventif n'est jamais indiqué et ne doit pas être fait lorsqu'on ne trouve ni plaie, ni fracture à la voûte du crâne, ni même lorsque, la plaie existant, on ne voit pas de fracture concomitante de la voûte au niveau de laquelle on pourrait trépaner. Voici les raisons sur lesquelles je m'appuie :

1° En pareil cas, le diagnostic de l'épanchement ou d'une fracture de la table interne déterminant une compression, est absolument impossible. Je vous ai dit, dans d'autres occasions, combien avait peu de valeur, sous ce rapport, l'hémiplégie traumatique, laquelle est rare, tandis que l'épanchement sanguin est assez fréquent. Chez le jeune homme du n° 30, nous avons reconnu, lorsqu'il eut repris connaissance, une légère déviation de la portion cervicale du rachis, et nous avons pu penser que l'hémiplégie avait été due à une lésion de la moelle et des racines antérieures, plutôt qu'à une lésion du cerveau.

A supposer, d'ailleurs, que dans un cas de blessure de la tête l'hémiplégie pût être attribuée à une compression par du sang, faudrait, pour appliquer le trépan, savoir si ce sang est bien épanché à la voûte où l'opération l'atteindrait en effet, ou à la base où elle ne l'atteindrait pas. Je le répète, il n'y a pas de signe spécial pour établir ce diagnostic. Les symptômes qu'occasionne l'épanchement sanguin se confondent avec ceux de la contusion et de la commotion. Il n'y a donc qu'un diagnostic de probabilité, lequel ne suffit pas pour autoriser à ouvrir la cavité crânienne.

2° A supposer même que le diagnostic de l'épanchement sanguin fût possible, le trépan serait encore contre-indiqué pour cette circonstance que l'épanchement peut se résorber et le malade guérir; dans les cas où la mort a eu lieu, il n'a pas été démontré que ce résultat ait dû être attribué au sang. Il pouvait l'être avec beaucoup plus de raison à la déchirure du cerveau et à l'encéphalite consécutive.

3° Mais voici le point capital : l'ouverture du crâne, celle de la dure-mère, si on était obligé de la faire, ajouterait aux dangers de la blessure, en exposant à l'altération putride du sang épanché et trop pris en caillot pour s'écouler, à l'ostéite crânienne, à l'infection purulente et à l'aggravation de la méningo-encéphalite par communication de la cavité crânienne avec l'extérieur.

En résumé, l'impossibilité d'un diagnostic précis, la possibilité de la guérison spontanée, l'augmentation des dangers, telles sont les raisons qui, à mon avis, condamnent le trépan primitif dans les cas de lésion traumatique du cerveau sans plaie et sans fracture à la voûte du crâne, quels que soient les symptômes fonctionnels observés après la blessure. La question se pose tout différemment, lorsqu'il y a plaie et fracture évidente de la voûte au niveau de cette plaie, en même temps que les désordres cérébraux attribués à la contusion et à ses suites. En pareil cas, nous ne pouvons pas savoir encore exactement quelle part doit être faite, dans les grands troubles fonctionnels que nous observons, à la compression du cerveau par un épanchement de sang ou par une pièce osseuse appartenant à la table interne ou vitrée. Mais il est permis de croire que cette part existe, et, d'un autre côté, ce n'est pas augmenter les dangers que d'agrandir par le trépan une porte déjà ouverte, de donner issue par cette porte au sang qui pourrait s'altérer, et dont il est utile de favoriser la sortie, enfin de supprimer ou de relever les pièces osseuses enfoncées. Le trépan peut donc être utile et n'ajoute pas au danger; c'est alors qu'il faut le pratiquer. Je l'ai fait dans quatre cas de ce genre, et un de mes malades, c'était à l'hôpital Beaujon, a survécu.

Dans l'état actuel de la clinique, il n'y a pas d'autre solution possible, à mon avis, de la question des indications et des contre-indications du trépan primitif, dans les cas de troubles cérébraux graves. Abstention, s'il n'y a ni plaie ni fracture, abstention s'il y a plaie sans fracture de la voûte, intervention, au contraire, s'il y a concurremment plaie et fracture. Voilà pourquoi je n'ai pas songé à pratiquer cette opération chez le blessé du 10 mars, malgré son hémiplégie, et pourquoi je n'y ai pas non plus recours pour celui d'aujourd'hui.

(Depuis le jour, 9 juin, où la leçon a été faite, les phénomènes cérébraux ont presque complétement disparu. Un érysipèle, qui s'est déclaré autour de la plaie de la commissure palpébrale, est à peu près terminé. L'état général du malade s'est beaucoup amélioré et permet d'espérer une guérison complète dans quelques jours.)

III. — COMMOTION CÉRÉBRALE, SANS CONTUSION, SUIVIE DE MÉ-NINGO-ENCÉPHALITE MORTELLE (1) CHEZ UN ALCOOLIQUE. — Il y a quinze jours, un homme de soixante ans était apporté à la Charité, salle Sainte-Catherine, n° 46. Il venait de tomber d'un échafaud de la hauteur d'un troisième étage, et avait perdu connaissance au moment même de la chute. Quand il fut couché, et bien qu'il ne pût fournir aucune indication, nous reconnûmes l'existence

---

(1) Cette partie de la leçon a été publiée dans le journal la *France médicale* du 22 décembre 1875, par M. le Dr Al. Bergeron.

d'une fracture sus-malléolaire de la jambe gauche, sans plaie, et d'une fracture probable de la colonne vertébrale avec une petite gibbosité, mais sans paraplégie ; car, lorsqu'on lui pinçait les jambes avec force, il les retirait l'une et l'autre en s'agitant, comme un homme qui a perçu la douleur.

La perte de connaissance a persisté sans changement pendant deux jours ; mais en même temps le pouls était fréquent et petit, la température axillaire à 39°, la respiration était anxieuse, fréquente et bruyante. Bien que ce dernier phénomène pût être attribué en partie à une vieille bronchite accompagnée d'emphysème, cependant l'ensemble des symptômes étaient ceux de la fièvre et d'un certain degré d'excitation cérébrale. En effet, il remuait incessamment les bras et les jambes, et s'agitait tellement dans son lit que j'ai été obligé d'envelopper, dès le second jour, sa jambe fracturée dans un appareil roulé plâtré. Le troisième jour, la perte de connaissance était moindre ; le malade tirait la langue lorsque je le lui demandais ; il entr'ouvrait souvent les paupières et nous regardait avec étonnement ; le pouls devenait plus fort, mais restait fréquent ; la sensibilité au pincement et même au simple contact était revenue ; mais l'agitation et les mouvements désordonnés restaient les mêmes, au point que le malade fut plusieurs fois, malgré ses deux fractures, sur le point de tomber de son lit. Cette agitation a toujours été en augmentant ; elle s'est accompagnée de cris désordonnés, et est devenue par moments un véritable délire. La miction et la défécation ont été involontaires, le pouls est monté à 140, la température à 40. En un mot, malgré le retour de connaissance qui, dans la supposition d'une commotion, était de bon augure, la fièvre et l'excitation ont été toujours en augmentant, et la mort est survenue le quinzième jour, malgré deux saignées du bras, deux applications de sangsues derrière les oreilles, les compresses d'eau froide sur la tête, les sinapismes, deux vésicatoires aux mollets.

A quoi avions-nous affaire sur ce malade ? J'ai à distinguer : 1° la réponse que la clinique m'avait autorisé à faire,

— 2° celle que l'autopsie m'oblige à donner aujourd'hui.

Quant à la réponse fournie par la clinique, j'ai, pour la faire, passé de nouveau en revue mes souvenirs historiques. Je vous ai dit qu'avant J.-L. Petit, les chirurgiens n'auraient pas hésité, en présence d'un cas semblable, à admettre une fracture du crâne avec un épanchement de sang dans la cavité crânienne, et, probablement, à proposer l'opération du trépan pour aller à la recherche de cet épanchement et lui donner issue. A. Paré avait bien, cela est vrai, décrit sous le nom de commotion ou, comme il le dit, d'*escousse*, des troubles fonctionnels résultant d'une chute ou d'un choc sur la tête; mais il n'attribuait pas un sens bien net à cette dénomination, et il faut arriver jusqu'à J.-L. Petit, en 1723, pour trouver une distinction bien tranchée entre l'ébranlement et les autres lésions du cerveau, et, comme je vous l'ai déjà dit, ce fut une grande innovation quand cet éminent chirurgien put dire : « Le fait même de l'ébranlement du cerveau détermine des symptômes fonctionnels très-sérieux, sans qu'il y ait pour cela un épanchement de sang. » C'était la *commotion* positivement établie.

Plus tard, au commencement de notre siècle, on a scruté davantage la question. L'anatomie pathologique était en pleine croissance. On interrogea scrupuleusement, dans les autopsies des blessés, la masse encéphalique; on rechercha une lésion qui correspondît aux symptômes de la commotion de J.-L. Petit, mais ce fut en vain. Littre avait bien dit avoir trouvé une fois et Sabatier une autre fois, une diminution de volume du cerveau et une sorte de tassement de sa substance. Mais les observateurs modernes et notamment M. Fano, dans ses expériences sur les chiens (1), n'ont pas rencontré cette bizarre lésion; on n'a pas trouvé davantage sur le cadavre humain l'épanchement de sang localisé autour du bulbe rachidien et de la protubérance, épanchement que M. Fano avait rencontré sur les chiens, et il est

(1) Fano, *Mémoire sur la commotion cérébrale. (Mémoires de la Société de chirurgie*, t. III, p. 163.)

resté dans l'esprit de tous les chirurgiens de notre époque, ce que je vous ai dit dans d'autres occasions, savoir : qu'il n'y a pas de lésion positive correspondant à la commotion.

Mais en même temps les recherches d'anatomie pathologique ont fait découvrir ce qui n'avait été connu ni d'Hippocrate ni des autres auteurs anciens, c'est la contusion du cerveau, c'est-à-dire la déchirure plus ou moins étendue et plus ou moins profonde de cet organe, *déchirure directe*, quand elle est produite par un fragment osseux enfoncé, ou par un instrument vulnérant qui a pénétré dans le crâne; *déchirure indirecte*, lorsqu'elle est la conséquence d'un ébranlement violent du cerveau dans la cavité crânienne.

Dupuytren et son élève Sanson ont bien établi cette variété de lésion traumatique et les symptômes qui la distinguent de la commotion. Mais ce qu'ils n'avaient pas suffisamment indiqué et ce que vous trouverez formulé bien plus nettement dans le *Compendium de chirurgie* en 1851, c'est que les symptômes par lesquels se traduit la contusion sont ceux de la méningo-encéphalite; si bien qu'aujourd'hui les lésions traumatiques se réduisent à deux principales : la commotion et la contusion, cette dernière presque inévitablement suivie d'une méningo-encéphalite. J'admets comme autre lésion possible l'épanchement sanguin, mais le plus souvent il résulte de la déchirure qui caractérise la contusion et se lie étroitement avec elle; et d'ailleurs, je vous répète qu'il n'a pas de symptômes qui lui appartiennent en propre. Il n'y en a que dans les cas où l'épanchement est assez considérable pour donner une hémorrhagie mortelle, ou pour exercer une compression dangereuse sur le cerveau. Mais l'une et l'autre de ces choses n'existent qu'exceptionnellement, et elles ne peuvent pas être assujetties à une description applicable en clinique.

Aujourd'hui, en un mot, ce dont vous avez à vous préoccuper en présence d'un blessé de la tête, c'est de savoir s'il a une commotion cérébrale simple dont les symptômes diffèrent, comme je vous l'ai montré (p. 254), de ceux de la méningo-encéphalite, ou s'il a la contusion et la méningo-encéphalite qui la suit.

Je reviens donc au diagnostic clinique que j'ai porté sur notre malade. Il avait eu la perte de connaissance immédiate que produit habituellement la commotion. Mais, en même temps, il nous avait présenté assez rapidement les symptômes d'abord assez légers, puis de plus en plus accusés, de la méningo-encéphalite traumatique. Donc mon diagnostic avait été ainsi formulé comme sur le blessé précédent de la page 260 : *commotion cérébrale* et *contusion* indirecte du cerveau (il n'y avait ni plaie ni fracture), suivie d'inflammation du cerveau et des méninges.

2° Voyons maintenant le diagnostic, tel que l'a rectifié l'autopsie.

Celle-ci a été faite ce matin. Le crâne ne présentait aucune fracture et par conséquent aucun enfoncement. Nous n'avons trouvé d'épanchement sanguin ni sur la convexité, ni sur la base du cerveau, ni à sa surface, ni dans ses profondeurs. Donc, nous avions eu raison, pendant la vie, de ne pas nous préoccuper de l'épanchement sanguin comme cause de l'assoupissement et des autres désordres fonctionnels.

Mais en outre, et c'est là le point capital, il n'y avait aucune déchirure superficielle ou profonde du cerveau, rien, par conséquent, qui correspondît à notre diagnostic de contusion avec plus ou moins d'apoplexie traumatique. Les lésions que nous avons trouvées sont : une coloration légèrement grise et opaline de l'arachnoïde viscérale et de la pie-mère sur la surface convexe des hémisphères, et, par places, sur leur base, des connexions plus intimes qu'à l'ordinaire entre les deux membranes que je viens de nommer, un piqueté rouge très-prononcé de la substance grise du cerveau.

Certainement ces lésions n'étaient pas très-marquées, certainement on pourrait, avec une apparence de raison, dire qu'elles ne suffisent pas pour expliquer la mort, et cependant je dois vous déclarer qu'elles appartiennent bien à ce que nous appelons la méningo-encéphalite. Il n'y a pas le pus et les fausses membranes qui caractériseraient le deuxième degré de cette maladie. Mais la teinte opaline est due à un léger épaississement et à une petite suffusion séreuse du tissu sous-arachnoïdien, et cette suffusion est considérée par les anatomo-pathologistes comme produite par un premier degré d'inflammation méningée ; d'un autre côté, la vascularisation de la pie-mère et celle de·la substance cérébrale indiquent aussi un premier degré d'encéphalite. Je ne sais pas vous dire comment de si petits désordres matériels ont produit des désordres fonctionnels aussi grands, et surtout la terminaison fatale. Ce que je sais bien, c'est que les symptômes ont été ceux de la méningo-encéphalite, et les lésions sont celles de cette même maladie dans sa forme diffuse, mais à sa première période, celle qui précède la suppuration. N'oublions pas d'ailleurs qu'il y avait une commotion. Peut-être le mélange de cette maladie si problématique dans les lésions matérielles, avec l'inflammation en apparence légère des méninges et du cerveau a-t-il donné la gravité dont nous restons étonné en présence de cette autopsie (1).

Donc, nous renonçons à notre premier diagnostic, et nous le rectifions de la façon suivante : commotion, suivie de méningo-encéphalite mortelle.

Et maintenant, pourquoi n'ai-je pas établi ce diagnostic pendant la vie ? Parce que, d'une part, c'est chose ordinaire que de voir la méningo-encéphalite se développer après la contusion du cerveau, et c'est chose assez rare de l'observer après la commotion ; et parce que, d'autre part, nous n'avons pas en clinique de caractères distinctifs entre la méningo-encéphalite qui suit la contusion, et celle qui exceptionnellement suit la commotion. D'ailleurs je vous répète que cela importe peu pour la thérapeu-

(1) Il est bien entendu que nous avons examiné l'appareil respiratoire. Il n'y avait ni pneumonie, ni congestion pulmonaire, ni accumulation de mucosités dans les bronches, rien enfin qui pût expliquer la mort.

tique. Ce que nous avons à traiter en pareil cas, quelle que soit son origine, c'est la méningo-encéphalite. Nous ne l'eussions pas mieux traitée en l'attribuant à la commotion, que nous ne l'avons fait en l'attribuant à la contusion.

Remarquez enfin, en passant, combien j'ai eu raison de ne pas parler de trépan, comme on l'eût peut-être fait avant J.-L. Petit et Desault. Il est trop évident que cette opération n'aurait remédié à rien, et qu'elle n'eût pu qu'accélérer et aggraver l'inflammation intra-crânienne de ce malheureux.

Il me reste à revenir sur un dernier point. En somme, cette méningo-encéphalite, bien que diffuse, était très-légère. Pourquoi donc lui attribuons-nous la mort? est-ce que nous ne voyons pas quelquefois des sujets guérir après avoir présenté des symptômes analogues à ceux de notre blessé? Est-ce que même notre malade de la page 257 n'en est pas un exemple? pourquoi donc celui-ci n'a-t-il pas guéri? Je ne puis, messieurs, vous répondre d'une manière absolue, parce que, dans l'état actuel de la physiologie normale et pathologique, nous ne savons pas bien ce qu'il faut à chacun de lésion matérielle du cerveau et de ses enveloppes pour mourir ou pour survivre. La dose varie probablement suivant les sujets, et je vous signale sans hésiter deux conditions qui ont fait sans doute que, chez celui-ci, une petite dose a produit de grands effets : 1° Il n'était pas jeune (soixante ans); 2° c'était un alcoolique invétéré. Or, quand le cerveau a vieilli, il supporte beaucoup plus mal des lésions qui, tout à fait semblables sur un sujet plus jeune, ne se seraient pas terminées par la mort; et en outre, quand le cerveau a été longtemps fatigué par l'alcool, il supporte très-mal les lésions traumatiques et l'inflammation consécutive, si légère qu'elle soit au point de vue anatomique. Vous m'entendrez certainement développer dans d'autres occasions cette opinion qui m'a été démontrée vraie par l'observation, mais qui, malheureusement, n'entraîne à sa suite que des déductions pronostiques.

DIX-HUITIÈME LEÇON.

Fractures du rocher.

I. — Fractures du rocher. — Nous avons eu depuis quelque temps dans les salles, deux malades atteints de fracture du rocher. L'un d'eux a succombé à la fin du sixième jour après son entrée, l'autre a survécu et est sur le point de quitter l'hôpital. En les comparant l'un à l'autre, je fixerai vos esprits sur les variétés cliniques et principalement sur les variétés du pronostic que nous présente cette fracture. La gravité dépend, comme vous allez le voir, de la lésion traumatique concomitante du cerveau et des conditions individuelles qui rendent le sujet plus ou moins apte à la méningo-encéphalite.

I. — Le premier, celui qui a succombé, et dont l'autopsie vient d'être faite, était un homme de soixante et un ans, journalier, adonné depuis longues années aux liqueurs alcooliques. Il était tombé sur la tempe gauche de la hauteur d'une échelle (environ deux mètres). Il avait perdu connaissance immédiatement, mais au bout d'une demi-heure il l'avait retrouvée, et avait pu faire quelques pas, soutenu par un camarade; puis on l'avait mis dans une voiture et on l'avait amené à la Charité. L'interne de garde avait constaté un écoulement de sang par l'oreille, sans plaie de tête et sans autre symptôme qui eût pu inspirer des craintes et nécessiter un traitement particulier.

Quand nous l'avons vu, le lendemain matin, nous avons appris qu'il avait mal dormi et qu'il avait été tourmenté par une céphalalgie assez intense. Il n'avait pas eu de nausées ni de vomissements, et il commençait à sentir un peu d'appétit. La sensibilité était intacte partout, et il remuait aussi bien le bras et la jambe droites que le bras et la jambe gauches; donc point d'hémiplégie. Il répondait d'ailleurs très-nettement aux questions que nous lui adressions, il se souvenait de tout, voyait très-distinctement, sans diplopie. Il n'avait d'ailleurs aucune bosse sanguine sur le crâne ni aucune douleur qui pût éveiller la pensée d'une fracture à la voûte.

Notre attention fut donc concentrée sur la région auriculaire gauche. Le lobule, la conque et l'entrée du conduit auditif externe se trouvaient tachés de sang, qui était humide dans le conduit, mais desséché sur la partie inférieure du pavillon et sur le lobule. Il s'agissait de savoir d'où venait ce sang, et quelle était sa signification diagnostique et pronostique.

Il pouvait venir d'une plaie à l'entrée du conduit auditif. La chose était peu probable, puisque le malade était tombé sur la tempe, et qu'aucun instrument vulnérant n'avait touché l'oreille; cependant, pour me donner toute assurance à cet égard, j'ai essuyé au moyen d'un coton fixé sur une pince à torsion et légèrement mouillé, l'entrée du conduit. Quand le sang a été bien enlevé jusqu'à un centimètre de profondeur, j'ai regardé la peau de ces régions, et je n'y ai vu aucune plaie. Il n'y avait donc pas lieu de s'arrêter à cette première explication.

A la rigueur, le sang aurait pu venir d'une fracture de la cavité glénoïde du temporal, au niveau du point qui sert en même temps de paroi inférieure à la partie externe du conduit auditif. M. le docteur Morvan, qui a bien décrit cette fracture (1), donne en effet, parmi ses symptômes, un écoulement modéré de sang qui provient de la lame osseuse servant de cloison entre le conduit auditif et la cavité en question. Mais le malade ne présentait au niveau du menton ni plaie ni écorchure, ni contusion ; or, ces fractures de la cavité glénoïde ayant pour cause un coup violent reçu sur le menton, elles sont presque toujours accompagnées d'une lésion qui indique cette étiologie. En outre, le lendemain et le surlendemain, j'ai continué à ne trouver aucune plaie et cependant vous avez vu qu'en portant au fond du conduit auditif, avec précaution pour ne pas faire souffrir le patient, du coton enroulé autour d'une pince à torsion, je ramenais encore une notable quantité de sang. Il s'en était écoulé très-peu dans la journée, et cependant j'en trouvais dans le conduit. Il était impossible dès lors de l'attribuer à une lésion de la peau vers l'entrée du conduit auditif.

Il était dès lors probable que le sang venait de parties plus profondes. Or, comme la membrane tympan, à supposer qu'elle fût déchirée, n'est pas assez vasculaire pour donner une quantité notable de sang, et comme il en est de même de la muqueuse fine qui tapisse la cavité tympanique ; comme, d'autre part, ces membranes, la dernière surtout, ne se déchirent pas habituellement dans un ébranlement général de la tête, et comme leur déchirure n'est qu'une conséquence de la solution de continuité de l'os voisin dans lequel l'une d'entre elles, la membrane du tympan, est encadrée, et auquel l'autre, la muqueuse tympanique sert de revêtement, je n'avais guère à douter que ce sang dût venir d'une fracture ; je vous dirai tout à l'heure de laquelle.

Après avoir étudié l'écoulement auriculaire, j'ai demandé au malade s'il avait craché du sang. Il n'a pas pu me montrer de crachats sanglants, mais il m'a dit en avoir rendu deux depuis

---

(1) Morvan, *Du saignement par l'oreille à la suite des chutes sur le menton.* (*Archiv. gén. de médecine*, 1858, t. VIII, p. 653.)

l'accident. Ils étaient formés non pas de sang pur, mais de sang mêlé avec des mucosités. Ce sang craché provenait-il des voies respiratoires? Ce n'est pas probable, car il n'y avait pas de lésion concomitante de la poitrine, qui eût pu expliquer une hémoptysie traumatique, et, d'ailleurs, le malade nous a parfaitement expliqué qu'il s'agissait non pas de crachats amenés du thorax par la toux, mais de crachats ramenés de la gorge à la suite d'une grande inspiration par le nez. Obtenu par ce mécanisme, le sang pouvait venir des fosses nasales. Vous savez que, bien souvent dans les salles, nous trouvons des malades qui se plaignent d'avoir craché du sang, et quand nous les questionnons, les uns nous répondent qu'ils ont saigné du nez peu de temps avant d'avoir craché; les autres nous montrent leur mouchoir que nous trouvons maculé de sang, d'où nous concluons que leur hémoptysie se lie à une épistaxis, le sang, par suite du séjour au lit, étant tombé dans le pharynx et ayant ensuite été expulsé par la bouche. Ce qui arrive dans une épistaxis spontanée pourrait bien arriver aussi dans une épistaxis traumatique consécutive à une fracture, soit de la lame criblée, soit de toute autre partie du squelette nasal. Or nous n'avons pas affaire ici à un cas de ce genre, puisque le blessé n'a pas rendu de sang par le nez, et n'en a pas mouché. Il ne reste donc qu'une explication du sang qui a été craché : c'est son écoulement de la cavité tympanique par la trompe d'Eustache en même temps que par le conduit auditif.

J'ai examiné très-attentivement la face pour savoir s'il y avait une hémiplégie faciale ; je n'en ai pas trouvé.

Puis, je me suis occupé de l'état fonctionnel de l'oreille ; le malade avait un bourdonnement presque continuel, et entendait à peine. Le bruit d'une montre appliquée sur l'oreille même était perçu ; mais une fois que la montre s'éloignait de deux centimètres, rien n'était entendu.

L'ensemble de ces symptômes ne m'a laissé aucun doute. Je vous ai dit que ce blessé devait avoir une fracture du rocher ;

car, bien que la quantité de sang perdu n'eût pas été assez grande
pour mériter le nom d'hémorrhagie, cependant elle l'était assez
et son écoulement a persisté assez longtemps pour qu'on ne pût
l'attribuer à une simple lésion des parties molles, et qu'on dût
faire intervenir une lésion du squelette. C'est d'ailleurs chose
démontrée par l'expérience et l'observation, que la surdité et
les bourdonnements causés par un désordre du côté de la membrane tympanique, de la chaîne des osselets, de la fenêtre ovale et
de la fenêtre ronde, accompagne plutôt une fracture du rocher
que toute autre lésion de l'oreille susceptible de se produire sans
introduction de corps vulnérants. Il est vrai que les grandes
vibrations de l'air par la détonation du canon causent assez souvent la déchirure de la membrane tympanique et un certain
degré de surdité. Mais, d'une part, la surdité n'est pas, dans
ce cas, portée à un degré aussi grand que celle à laquelle nous
avons eu affaire ici, et, d'autre part, cet accident ne s'accompagne
pas de l'écoulement sanguin, relativement abondant, que nous
avons constaté.

Enfin, les études qui ont été faites depuis une trentaine
d'années, et qui comprennent les résultats d'autopsies pratiquées
avec soin et ceux d'expériences sur le cadavre, études auxquelles
sont attachés les noms de plusieurs de nos contemporains,
Aran (1) et M. Trélat (2) en particulier, n'ont laissé aucun doute
sur la fréquence assez grande de fractures indirectes de la base
du crâne qui, parties d'un point plus ou moins éloigné du rocher, se dirigent vers lui et l'intéressent; ce ne sont pas des fractures par contre-coup ou par ébranlement, car elles représentent sur le rocher des fissures qui se continuent avec une fissure
partie de la région temporale ou de la région occipitale, point
sur lequel a porté le coup qui a en même temps ébranlé le crâne
et le cerveau. La démonstration de ce fait a été plus spéciale-

_____

(1) Aran, *Recherches sur les fractures de la base du crâne.* (*Archiv. gén. de médecine*, 1844, 4° série, t. IV.)
(2) Trélat, *Bulletin de la Société anatomique*, 1855 et 1862.

ment donnée par le Dr Aran dans son mémoire qui est resté célèbre.

Nos études récentes sur cette matière m'autoriseraient à vous dire, non-seulement que nous avions affaire à une fracture fissurique du rocher, mais aussi que cette fracture était parallèle au grand axe de cette éminence, ou, comme on l'a dit aussi, longitudinale, et qu'elle passait par l'hiatus de Fallope et le petit sillon du grand nerf pétreux superficiel, en ouvrant de haut en bas la partie spongieuse du rocher au niveau de l'aqueduc de Fallope, de la cavité tympanique et de la partie supérieure de l'encadrement de la membrane du tympan. Il y a là, pour ces fractures longitudinales, un lieu d'élection qui a été démontré par les autopsies et les expériences, et dont vous pouvez vous assurer en examinant les fractures du rocher déposées au musée Dupuytren.

Je ne prétends pas dire qu'il n'y ait sur le rocher que des fractures longitudinales. On y trouve aussi des fractures fissuriques transversales. J'ai insisté sur ce point dans le *Compendium de chirurgie* (t. II, page 590), dans lequel j'ai, de concert avec Denonvilliers, bien établi que, dans les cas d'écoulement aqueux par l'oreille, il y avait habituellement une fracture transversale passant par le conduit auditif interne; tandis que, dans ceux où l'écoulement était et restait pendant quelques jours sanguinolent, cela indiquait une fracture longitudinale.

Je vous ai fait remarquer, enfin, que tout n'était pas fini pour le diagnostic, lorsqu'on avait reconnu une fracture longitudinale du rocher se continuant, selon toute probabilité, avec une fracture fissurique partie de la région temporale ou de la région occipitale; car la même cause traumatique qui produit la fracture, donne à la boîte crânienne et au cerveau un ébranlement qui peut occasionner les lésions dont j'ai déjà eu l'occasion de vous entretenir, savoir : la contusion, et l'épanchement sanguin produisant une sorte de compression. Je ne parle pas d'une fracture appréciable sur la voûte avec un enfoncement qui pourrait comprimer aussi l'un des hémisphères. Vous savez, en effet, que notre blessé n'avait pas de plaie, et qu'à travers sa peau demeurée intacte, nous n'avons trouvé aucune dépression qui aurait pu nous faire songer à des accidents cérébraux par compression. En réalité, il ne s'agissait donc que de savoir jusqu'à quel point, chez ce malade, avaient été portées les conséquences de l'ébranlement cérébral.

Je n'ai pas hésité à vous dire de suite que notre blessé, ayant eu quelques heures de perte de connaissance, nous pouvions affirmer qu'il avait eu une commotion cérébrale; puis comme, dès le lendemain, nous l'avons trouvé avec toute sa connaissance et avec l'intégrité de la sensibilité et du mouvement, sans fièvre et sans symptômes d'excitation, nous avons pu ajouter qu'il n'avait ni contusion du cerveau, ni grand épanchement sanguin, et que, probablement, nous ne serions pas témoins de la méningo-encéphalite, si grave en pareille circonstance.

Mais, en même temps, je me suis enquis des antécédents du blessé. J'ai appris qu'il buvait beaucoup; et depuis de longues années. J'en ai conclu qu'il était plus exposé que d'autres à la méningo-encéphalite ayant son point de départ dans les lésions larvées et problématiques de la commotion. Mes craintes étaient d'autant plus fondées que la cause vulnérante capable d'ébranler la boîte crânienne au point d'amener la fracture du rocher, devait avoir eu assez d'intensité pour secouer violemment le cerveau, plus violemment même que ne semblait l'indiquer le commémoratif de quelques heures seulement de perte de connaissance.

C'est l'occasion de vous rappeler, en effet, que, par elle-même, la fracture fissurique du rocher n'est pas grave. Il est vrai que, mise en communication avec l'extérieur par l'intermédiaire du conduit auditif et de la cavité tympanique, elle se trouve dans la catégorie des fractures exposées. Il est vrai aussi qu'une suppuration prolongée, tantôt pendant quelques jours seulement, tantôt plusieurs semaines, est assez souvent consécutive à ces fractures.

Mais il n'est pas probable que ce soit l'os qui suppure directement en pareil cas ; c'est plus vraisemblablement la cavité tympanique dont la surface interne, comme vous le savez, est assez prompte à devenir le siége d'une inflammation suppurative après l'action des causes générales, ou de certaines causes locales, telles qu'un courant d'air froid, et la perforation accidentelle de la membrane tympanique. Mais nous n'avons pas eu l'occasion jusqu'ici de trouver la démonstration de l'ostéite suppurée sur le rocher fracturé, et encore moins de voir survenir l'infection purulente après cette ostéite suppurée.

En conséquence, à part quelques exceptions, que je consens à admettre, mais dont il ne m'a pas été donné d'être témoin, la fracture du rocher n'est pas grave par elle-même ; elle l'est surtout par les lésions cérébrales qui peuvent l'accompagner et par les symptômes encéphaliques dont elle peut être suivie. A ce point de vue, je le répète, nous avions le droit d'avoir quelques inquiétudes, parce que notre blessé était un alcoolique.

Voici maintenant ce qui s'est passé. Le lendemain et le surlendemain de son entrée à l'hôpital, nous n'avons rien observé de particulier, si ce n'est une céphalalgie. A part cela, le malade se levait, se promenait, mangeait et prenait part volontiers à quelques conversations avec ses voisins. Mais le troisième jour, nous l'avons trouvé avec du délire, de la fièvre, de l'agitation et une augmentation de la céphalalgie. Il avait eu deux vomissements de matière verdâtre pendant la nuit. J'ai immédiatement prescrit une saignée du bras, une vessie de glace sur la tête, et 0,50 cent. de calomel avec 0,25 cent. de poudre de jalap.

Le surlendemain, quatrième jour, le délire continuait, le pouls restait fréquent, à 110, en même temps qu'il était petit et dépressible, les urines et les garde-robes résultant du purgatif étaient sorties involontairement. Douze sangsues ont été mises, six derrière chaque oreille. Néanmoins le blessé est tombé le soir dans le coma, et il a succombé vers la fin de la nuit.

Voici, en très-peu de mots, ce que nous a donné l'autopsie :

1° du côté du cerveau aucune trace de contusion; injection de la pie-mère et de la substance corticale, teinte grise opaline au niveau du feuillet viscéral de l'arachnoïde, çà et là au-dessous de cette membrane de petits exsudats jaunes, d'aspect purulent, en un mot sur toute la surface du cerveau ces lésions, en apparence légères, mais en réalité sérieuses et très-significatives, quand on les place à côté des symptômes et de la terminaison, lésions que nous avons d'ailleurs trouvées dans d'autres cas et notamment dans celui de la page 367 ; 2° du côté du crâne, une fissure partant de la fosse temporale gauche, à la jonction de son tiers postérieur avec ses deux tiers antérieurs, gagnant la base du rocher, puis la face supérieure de ce dernier, se dirigeant parallèlement au grand axe, et passant par les lieux d'élection que je vous ai indiqués, et qu'il vous est facile de suivre sur la pièce que je fais passer sous vos yeux. Vous constatez en effet la communication de la fracture avec l'oreille moyenne et l'oreille externe, ainsi que la déchirure de la membrane du tympan. Du reste, il n'y avait qu'une lame de sang insignifiante épanchée entre la dure-mère et la face supérieure du rocher, et l'on ne voyait de pus ni à la surface du rocher ni entre les deux bords de la fracture fissurique.

En un mot, messieurs, vous avez eu là un nouvel exemple de méningo-encéphalite consécutive, tout à la fois à une commotion, en apparence légère, du cerveau, et à une fracture longitudinale du rocher. Faut-il attribuer cette maladie, qui a déterminé la mort, à la même cause que celle du sujet de la page, 263 savoir à une commotion cérébrale chez un sujet prédisposé par son âge et ses habitudes alcooliques à l'inflammation cérébrale? Ne faut-il pas faire aussi la part de la fissure et de la pénétration d'un peu d'air, à travers elle, dans la boîte crânienne? Il m'est difficile de me prononcer à cet égard ; mais avec la prédisposition qui existait, et en raison de la rareté de la méningo-encéphalite, quand il y a simplement commotion, je suis très-disposé à considérer l'entrée de l'air par la fissure comme un des éléments étiologiques de cette inflammation méningée.

II. — Notre deuxième malade, atteint de fracture du rocher, est un jeune hommé de 25 ans, couché au n° 27 de la salle Sainte-Vierge. Il nous est entré il y a 21 jours, le 28 mai 1868, après avoir fait une chute du haut de l'impériale d'un omnibus. Il avait perdu connaissance immédiatement, et l'avait retrouvée, nous a-t-on dit, environ une heure après l'accident. Quand nous l'avons vu le lendemain, il avait toutes ses facultés intellectuelles, sa sensibilité, ses mouvements, et n'avait conservé de sa chute que trois symptômes, savoir : un peu de céphalalgie, l'écoulement de sang par l'oreille droite, et une surdité très-incomplète de ce côté. Il n'avait ni l'hémiplégie faciale que vous rencontrerez quelquefois dans les cas de ce genre, et qui est due, soit à la compression du nerf facial par un peu de sang épanché dans l'aqueduc de Fallope, soit à une déchirure concomitante de ce nerf. Il n'a pas eu l'expuition sanguine que nous avions observée sur le blessé de la page 273. Je n'ai pas trouvé non plus l'ecchymose mastoïdienne que je vous ai fait remarquer sur d'autres sujets atteints de fracture du rocher, notamment sur celui qui était couché à la fin de l'année dernière (du 25 au 30 septembre 1867) au n° 22 de la salle Sainte-Vierge.

Notre jeune homme avait de plus, au moment de son entrée, une plaie avec décollement cutané, mais sans dénudation, de la région occipitale à droite, c'est-à-dire du même côté que l'écoulement auriculaire du sang. Je n'ai ni vu ni senti de fracture au fond de cette plaie, ce qui pouvait tenir à l'absence de dénudation; mais, comme nous avons affaire encore ici à une fracture longitudinale du rocher, et comme les expériences de Bauchet, confirmatives des observations d'Aran, nous ont appris que cette fracture, toujours fissurique, se continue assez habituellement avec une fracture partie de l'occipital et du temporal, j'ai quelque raison de présumer que la fissure en question partait peut-être du fond de cette plaie, où, se trouvant masquée par le périoste, elle pouvait être caractérisée par le mot de fracture fissurique sous-périostée. Du reste, cette plaie qui a été pansée avec la tarlatane imbibée d'alcool pur a marché régulièrement et très-rapidement vers la cicatrisation, et ce n'est pas d'elle, c'est de la fracture du rocher, que je désire vous entretenir.

Arrêtons-nous donc un peu sur les trois symptômes que j'ai nommés tout à l'heure.

1° *La céphalalgie*. Elle est assez ordinaire après la commotion cérébrale, et se prolonge tantôt un ou deux jours seulement en s'affaiblissant progressivement, tantôt beaucoup plus longtemps. Elle a cette signification que le malade est sous le coup d'une méningo-encéphalite imminente, ou même en a déjà le commencement. Car nous sommes trop peu éclairés sur les maladies, et en particulier sur les maladies traumatiques du cerveau pour connaître la relation qui existe entre les lésions et les symptômes, et il est bien possible que cette céphalalgie passagère ou opiniâtre coïncide avec l'hyperémie du début de la méningo-encéphalite. Qu'il en soit ainsi ou non, il faut toujours se tenir pour averti, quand, après une chute sur la tête et une commotion plus ou moins prononcée, le malade accuse cette céphalalgie. C'est pour cela que vous m'avez entendu ordonner une saignée du bras qui aurait été suivie le lendemain ou le surlendemain d'une application de sangsues derrière les oreilles, si ce symptôme, qui d'ailleurs n'était pas accompagné des nausées et des vomissements observés quelquefois en pareil circonstance, n'avait pas disparu promptement après la saignée et après la purgation qui avait été prescrite pour le lendemain matin.

2° Quant à l'*écoulement sanguin*, il a duré quatre jours, a été constaté les deux premiers par les taches rouges de l'oreiller, les taches desséchées du pavillon auriculaire et l'exploration du fond du conduit auditif avec le coton enroulé sur une pince à torsion, comme nous l'avions fait sur le malade précédent. Je vous avais invité à examiner avec moi si, le lendemain de l'entrée du malade et les jours suivants, cet écoulement ne changerait pas de nature en augmentant de quantité. Vous lisez, en effet, dans vos livres que quelquefois les fractures du rocher sont annoncées par un écoulement de liquide aqueux, celui-ci peut bien être quelquefois la sérosité du sang, comme l'avait admis d'une manière générale Laugier (1), lorsqu'il a découvert et fait connaître le premier ce symptôme important, mais le plus souvent c'est, comme l'ont admis Aug. Bérard, Nélaton et Robert (2), du liquide céphalo-rachidien, dont la nature est démontrée par l'absence ou par une très-faible proportion d'albumine, et par l'existence du chlorure de sodium dans une proportion double de celle que contient normalement la sérosité du sang. Or cet écoulement aqueux est assez souvent précédé de l'écoulement sanguin, lequel, au bout de vingt-quatre ou trente-six heures, devient séro-sanguinolent, puis tout à fait incolore et semblable à de l'eau, en même temps que sa quantité est beaucoup plus grande, puisque j'en ai pu recueillir 8 grammes dans une cuillère en l'espace d'une heure, ce qui nous donnerait environ 200 grammes par jour, tandis que c'est à peine si l'écoulement sanguin par l'oreille donne 15 à 20 grammes de sang dans la journée. Si ce nouveau symptôme, l'écoulement aqueux, s'était montré, nous n'en aurions pas moins admis la fracture du rocher; mais je vous aurais averti que nous avions affaire, avec ou sans la fracture longitudinale (laquelle est d'ailleurs la plus fréquente), à une fracture transversale passant par le conduit et le trou auditif interne, et déchirant le cul-de-sac arachnoïdien que forme au fond de ce conduit la séreuse cérébrale, après y avoir accompagné la septième paire. En effet, quand c'est le liquide céphalo-rachidien qui forme l'écoulement par l'oreille, ce qui est indiqué par sa quantité et par les caractères chimiques sus-énoncés, il faut que ce liquide puisse passer de l'espace sous-arachnoïdien circonscrit par les deux nerfs de la septième paire et leur feuillet séreux dans les cavités vestibulaire et labyrinthique, et de là dans la caisse du tympan et le conduit auditif externe. Or cela ne peut arriver que si la fracture divise

---

(1) Laugier, *Bulletin médical*, 1841.
(2) Robert, *Sur l'écoulement aqueux par l'oreille*. (*Archives gén. de médecine*, 4e série, t, IX, 1845.)

transversalement le rocher au niveau du trou auditif interne et du vestibule, et si en même temps la communication avec l'extérieur est établie par la déchirure concomitante des cloisons membraneuses de la fenêtre ovale, de la fenêtre ronde et du cercle tympanique.

Mais, je le répète, l'écoulement aqueux ne s'est pas montré sur notre malade. Il est resté sanguin pendant trois jours, puis il a disparu.

Je vous avais engagés à examiner ultérieurement si un écoulement de pus ne s'était pas substitué à l'écoulement de sang. Je vous ai dit tout à l'heure que cela arrivait quelquefois, et je puis même ajouter aujourd'hui que, sur vingt-trois malades atteints de fracture du rocher qui ont guéri, et dont j'ai conservé l'indication par écrit, trois ont eu la suppuration dont je viens de parler. Chez deux d'entre eux, elle a duré quelques semaines et m'a paru guérie lorsque les malades ont quitté l'hôpital; chez le troisième, la suppuration existait encore à la sortie du malade, et je ne sais pas si elle s'est prolongée longtemps.

Notre blessé actuel n'a pas eu cette otite suppurée consécutive, qui, quand elle est passagère, ajoute peu à la gravité de la maladie, mais qui, si elle se prolongeait longtemps, pourrait bien être attribuée à une ostéite partie de la fracture et à une nécrose, et faire craindre la propagation, un jour ou l'autre, vers l'encéphale et les méninges, propagation que Lallemand (1) a fait connaître comme une des conséquences possibles de l'ostéite suppurée spontanée du rocher.

3° Pour ce qui est de la *surdité*, elle n'était pas très-considérable, le malade pouvait entendre la montre à la distance de quatre centimètres. Mais depuis vingt jours que l'accident a eu lieu, elle reste la même, et je crains bien qu'elle ne disparaisse pas. Sur mes trente et un malades, dont huit sont morts rapidement et vingt-trois ont guéri, j'en trouve notés quatorze chez lesquels la surdité, toujours incomplète, a été constatée, mais

_____

(1) Lallemand, *Lettres anatomico-pathologiques sur l'encéphale*. Paris, 1820-1836.

chez lesquels elle n'avait pas disparu au moment où ils sont sortis, et chez lesquels je présume qu'elle a persisté indéfiniment.

Diagnostic et pronostic. — Je n'insisterai pas longtemps sur le diagnostic. Il a été établi sur les mêmes bases que celui de notre précédent malade. Un écoulement de sang continué pendant plusieurs jours, avec une surdité, une plaie à la région occipitale et une commotion cérébrale, indique de toute nécessité une fracture longitudinale du rocher, avec communication entre la fracture, l'oreille moyenne et l'oreille externe. Il s'agissait de savoir si cette fracture serait grave et comment elle se terminerait.

Pour ce qui est de la gravité, j'ai encore à distinguer celle qui pouvait dépendre de la fracture elle-même, et celle qui pouvait dépendre de la lésion concomitante du cerveau. Je vous disais, tout à l'heure, que, par elle-même, la fracture était rarement inquiétante. Bien qu'exposée, elle ne donne pas lieu, au moins dans le plus grand nombre des cas, à l'ostéite purulente; ou, si elle lui donne lieu, celle-ci n'est pas suivie de la pyoémie qui survient assez facilement à la suite des ostéites traumatiques suppurées de la voûte crânienne. Il est vrai que ce qui n'arrive pas habituellement arrive peut-être dans quelques cas exceptionnels. Je ne vous ai pas caché qu'en définitive, nous n'étions pas encore bien fixés sur le siége exact de la suppuration consécutive à certaines fractures du rocher. J'incline à croire que c'est plutôt l'oreille moyenne que l'os lui-même; mais la chose n'a pas, que je sache, été étudiée jusqu'à présent sur le cadavre. En tout cas, si la suppuration provient quelquefois du rocher lui-même, il est certain que la pyoémie n'en est pas une suite bien fréquente. En effet, parmi mes sept cas de mort, il n'en est pas un seul dans lequel le patient ait eu les symptômes et les lésions de cette grave maladie. Mais, direz-vous peut-être, pourquoi cette rareté de la suppuration osseuse, et, si par hasard elle a lieu, cette rareté de la pyoémie consécutive? Cela tient, je pense, à ce que dans le point où il est atteint, le rocher est mince et composé exclusivement de tissu compacte. J'ai eu l'occasion de vous le dire souvent; ce qui suppure dans les os, c'est la substance médullaire, aussi bien celle des canalicules de Havers que celle des grands amas médullaires, que nous trouvons dans le corps des os longs et le diploé de la plupart des os plats. Quand nous avons le droit de rapporter la pyoémie à une ostéite purulente, nous trouvons la suppuration putride dans le canal médullaire, s'il s'agit d'un os long, dans l'interstice diploïque, lorsqu'il s'agit d'un os plat. Or, sur les points du rocher que parcourt la fracture fissurique longitudinale dont il est question en ce moment, il n'y a qu'un tissu compacte assez mince, dépourvu de diploé, et dont les canalicules vasculaires sont trop petits pour devenir le siége d'une suppuration et surtout d'une suppuration grave. Voilà pourquoi les accidents que j'ai nommés sont si peu fréquents, et ne me paraissent pas menacer notre jeune malade.

Mais avec cette inaptitude de la fracture longitudinale du rocher à suppurer, y a-t-il aptitude à la consolidation, et devons-nous espérer que, chez ce blessé, un cal réunira les deux fragments? La chose paraît d'autant plus facile que ces fragments, par suite de l'enclavement du rocher, n'ont pas dû se déplacer et ont dû, au contraire, rester en contact. Eh bien, c'est un point qui n'est pas du tout éclairci. On ne voit pas pourquoi cette partie du squelette ne prendrait pas, comme tant d'autres, l'ostéite productive, au moyen de laquelle se fait le cal, et on comprend que, si les conditions de l'ostéite purulente manquent, celles de l'ostéite non suppurante peuvent néanmoins exister. Mais laissons de côté le raisonnement, et cherchons les faits. Or il ne me paraît pas bien établi que les fractures fissuriques du rocher se consolident. Je n'en ai pas vu d'exemple; je l'attribue d'abord à ce que, dans les cas pour lesquels il m'a été donné de faire un examen cadavérique, l'accident était récent, et la mort a eu lieu trop promptement pour que le cal ait eu le temps de se produire. Mais depuis que ces fractures ont commencé à être étudiées, depuis une trentaine d'années environ, la question a été posée, on a dû faire des autopsies plus ou moins longtemps après la fracture. Or je ne sache pas que l'on ait vu et montré un cal de fracture fissurique du rocher. M. le docteur Houel (1) assure, de son côté, que, d'après l'examen des pièces du musée Dupuytren, les fractures linéaires du crâne, et dans cette catégorie il place inévitablement les fractures fissuriques du rocher, ne présentent jamais de travail de consolidation et que les bords se cicatrisent isolément.

Cela n'a pas, du reste, un bien grand intérêt ; car, en supposant que la consolidation manque, aucun fait n'est venu prouver jusqu'à présent qu'il en résultait pour le blessé des inconvénients sérieux. J'ai bien quelques observations dans lesquelles les malades ont conservé pendant un certain temps, les uns de la céphalalgie, les autres une titubation passagère, des vertiges même semblables à ceux de la maladie de Ménière. Mais comme les patients avaient eu en même temps une commotion cérébrale, et comme nous observons ces mêmes phénomènes consécutifs après la commotion sans fracture du rocher, je ne suis pas autorisé à vous dire qu'ils aient pu être attribués à quelque travail ou irritation, partie d'une fracture non consolidée. Et, si j'ai quelques doutes à cet égard, c'est que je vois le rocher dans des conditions anatomiques moins favorables à la consolidation que la plupart des autres os. Il n'est pas entouré d'un périoste régulier. La dure-mère, qui joue peut-être ce rôle pour sa face supérieure, n'est pas aussi vasculaire ni aussi productive de substance osseuse que l'est le périoste en général. Par en bas et sur les côtés, je ne vois qu'un périoste insignifiant ; enfin il y a là peu de tissu médullaire, peu de vaisseaux. Voilà des conditions qui peuvent rendre la réparation incomplète. Je le répète, d'ailleurs, je ne vois pas là, d'après l'observation clinique, de motifs pour attribuer une certaine gravité au pronostic.

Reste donc l'état du cerveau. Ici je me suis déjà assez expliqué devant vous pour n'avoir pas à y revenir longuement. Notre jeune blessé a eu une commotion cérébrale, cela est évident.

(1) Houel, *Catalogue des pièces du musée Dupuytren*, t. Ier, p. 34.

S'il a eu de la contusion, cela a été à un trop faible degré pour que les symptômes de la méningo-encéphalite se soient montrés de bonne heure. Aujourd'hui nous sommes trop éloignés de l'époque de l'accident pour craindre cette complication terrible, et, dès le début, je vous ai avertis que, selon toute probabilité, elle n'aurait pas lieu; voici pour quelles raisons : d'abord il n'y avait eu pour la clinique qu'une commotion, et vous savez qu'après elle la méningo-encéphalite est plus rare qu'après la contusion. Ensuite le malade était jeune; enfin il n'était pas adonné aux liqueurs alcooliques, ou, s'il l'était, il n'y avait pas un assez grand nombre d'années pour que son cerveau eût pu prendre cette aptitude aux inflammations graves et promptement mortelles, que donne certainement l'alcoolisme.

Pour fixer vos esprits sur cette influence de l'âge et de l'alcool, je présente le tableau suivant de mes 31 cas de fractures du rocher sans plaie.

Je vous ai déjà dit que j'avais eu 23 guérisons. Elles se répartissent de la façon suivante :

1re catégorie. — 23 Guérisons.

1 sur un sujet de 18 ans. — Commotion cérébrale très-légère. Pas d'alcoolisme.

2 — 19 ans. — Commotion et contusion. Pas d'alcoolisme.

1 — 20 ans. — Commotion passagère. Pas d'alcoolisme.

1 — 21 ans. id. id.

2 sur des sujets de 23 ans. — Commotion { 2 heures de perte de conn. } Pas d'al- { 5 heures de perte de conn. } coolisme.

1 sur un sujet de 25 ans. — Commotion passagère. Pas d'alcoolisme.

3 sur des sujets de 28 ans. { 3 heures de perte de connaissance. } Pas d'alcoo- { 8 heures de perte de connaissance. } lisme. { Écoulement aqueux sur le 3°. }

1 sur un sujet de 30 ans. — Commotion passagère. Pas d'alcoolisme.

1 — 31 ans. — Commotion très-passagère. Pas d'alcoolisme.

1 — 35 ans. — Commotion de 2 heures. Pas d'alcoolisme.

1 — 36 ans. — Pas de commotion. Pas d'alcoolisme.

2 — 37 ans. — Tous deux avec commotion légère. Pas d'alcoolisme.

1 — 39 ans. — Pas de commotion. Pas d'alcoolisme.

1 — 41 ans. — Commotion passagère. Pas d'alcoolisme.

1 — 42 ans. — Commotion pendant 9 heures. Pas d'alcoolisme.

1 — 47 ans. — Pas de commotion. Pas d'alcoolisme.

1 — 50 ans. — Pas de commotion. Pas d'alcoolisme.

1 — 61 ans. — Commotion. (2 heures de perte de conn.) Pas d'al-
——— coolisme.
23

2e catégorie. — 8 morts.

1 des sujets avait 26 ans. — Commotion cérébrale. Écoulement aqueux par l'oreille. Pas d'alcoolisme.

1 — — 35 ans. — Il buvait et avait été apporté ivre.

2 — avaient 39 ans. — L'un avait des contusions multiples du cerveau, et un écoulement aqueux après une chute d'un troisième étage; très-peu alcoolique. — L'autre avait aussi une violente contusion du cerveau et l'écoulement aqueux. Alcoolique.

1 des sujets avait 40 ans. — Pas de commotion. Alcoolique.

1 — 61 ans. — Très-peu de commotion. Alcoolique.

1 — 62 ans. — Commotion et contusion multiple du cerveau. Alcoolique.

1 — âge indéterminé. — Commotion légère. Alcoolique.

Je ne me dissimule pas que les résultats consignés dans ces deux catégories de faits sont d'une interprétation difficile, parce qu'il faut, en sus de l'âge et des habitudes alcooliques, tenir grand compte de l'intensité de la lésion cérébrale qui a pu accompagner la fracture du rocher. Ainsi, mes deux décédés de trente-neuf ans, dont l'un nous avait été signalé comme non alcoolique, tandis que l'autre l'était positivement, avaient tous les deux fait une chute d'un lieu élevé, et s'étaient déchiré le cerveau. Il m'est impossible de savoir quelle part a pu prendre, dans la terminaison fatale, l'alcoolisme dont l'un d'eux était entaché. De même pour celui de soixante-deux ans qui avait des contusions multiples. Quant aux quatre derniers de ma deuxième catégorie, l'influence alcoolique me paraît d'autant plus admissible pour expliquer la mort, que la commotion cérébrale avait été légère; la perte de connaissance avait duré très-peu de temps, et les sujets ne paraissaient pas en danger, lorsque tout d'un coup, le 3e ou le 4e jour, se sont développés les symptômes de la méningo-encéphalite qui a été promptement mortelle.

Mais il suffit de parcourir les 23 cas de la première catégorie pour voir combien ont été favorables le jeune âge et la sobriété des sujets. Car plusieurs d'entre eux, malgré des commotions intenses qui ont été suivies de plusieurs heures et même de plusieurs jours de perte de connaissance, n'en ont pas moins survécu.

Malheureusement, je ne puis avec mon petit nombre de faits, vous renseigner positivement sur la part de l'âge seul et de la sobriété seule dans les terminaisons heureuses. Il faudrait pouvoir comparer un certain nombre de jeunes blessés alcooliques avec un nombre égal de jeunes blessés non alcooliques. Or ce parallèle est impossible parce que nous trouvons très-peu de jeunes gens assez épuisés par l'alcoolisme pour que leur cerveau s'en ressente gravement après les lésions traumatiques.

Et, d'autre part, il faudrait pouvoir comparer un même nombre de sujets alcooliques et non alcooliques, ayant tous passé cinquante ans. Mais la pratique ne nous donne pas non plus les documents nécessaires, du moins dans les hôpitaux, parce que passé cinquante ans, presque tous nos malades sont alcooliques. Remarquez pourtant, dans ma première catégorie, deux sujets, l'un de cinquante, l'autre de soixante et un ans, que j'ai été autorisé par les renseignements à croire non alcooliques, et qui, après une fracture du rocher, et l'un d'eux même après une commotion cérébrale assez forte, n'ont pas été pris de la méningo-encéphalite et ne sont pas morts. N'est-il pas permis de croire que, malgré leur âge, ils ont été préservés parce qu'ils n'étaient pas trop entachés d'alcoolisme ?

Je regrette que ces notions ne puissent vous servir que pour le pronostic. Ne les oubliez pas, cependant, toutes les fois que vous serez appelé à donner votre avis sur la terminaison probable de la maladie, si, à la suite d'une chute, vous avez constaté une fracture du rocher et un certain degré de commotion, un soupçon même de contusion cérébrale. Informez-vous alors de l'âge et des habitudes du sujet. Si l'on vous répond qu'il a passé cinquante ans, et qu'il boit habituellement beaucoup, émettez un pronostic grave. Si au contraire c'est un jeune homme, ou si c'est un adulte qu'on vous signale comme habituellement sobre, laissez espérer une guérison.

Quant au *traitement*, il sera le même dans tous les cas. C'est celui dont je vous ai déjà entretenus : saignée et sangsues, lorsque le pouls est relevé, purgations, révulsifs sur la peau des jambes.

III. — FRACTURE TRANSVERSALE DU ROCHER AVEC ÉCOULEMENT AQUEUX. — Je ne veux pas revenir longuement sur les fractures avec écoulement aqueux et sur les raisons qui me font penser qu'en pareil cas, la fracture fissurique, si elle est unique, divise transversalement le rocher et le conduit auditif interne, si elle est multiple, a un trait longitudinal et un autre transversal. Cette notion m'a été fournie par quatre autopsies que j'ai eu l'occasion de faire, et je vous ai dit plus haut qu'elle était en rapport avec l'explication de l'écoulement aqueux par la sortie du liquide céphalo-rachidien à travers la déchirure que subissent, en pareil cas, au fond du conduit auditif interne, les feuillets fibreux et arachnoïdien accompagnant la septième paire (1). En effet, le liquide en question a l'un de ses confluents dans ce point, c'est-à-dire au niveau du fond du conduit, entre le feuillet de l'arachnoïde et les deux nerfs que ce dernier enveloppe en laissant entre eux et lui un espace qui est une continuation de l'espace sous arachnoïdien, occupé, sur toute la longueur de l'axe cérébro-spinal, par le liquide céphalo-rachidien.

---

(1) Au moment où cet article était sous presse (décembre 1877), j'observais à la Charité un malade qui, à la suite d'une sorte d'écrasement entre un comptoir et six gros volets en chêne, nous présentait un écoulement de sang, qui, au moment de l'accident, avait été menaçant pour la vie, par l'oreille gauche, et un écoulement aqueux par l'oreille droite. Cet écoulement aqueux avait été assez abondant pour que nous ayons pu à diverses reprises en recueillir 15 à 20 grammes dans l'espace d'une demi-heure. J'avais annoncé une fissure longitudinale du rocher gauche, avec ouverture probable du sinus latéral, et une fracture transversale du rocher droit, passant par le conduit auditif interne. Mon blessé, qui n'était pas alcoolique, a succombé néanmoins à une méningo-encéphalite le 4e jour. L'autopsie a confirmé le diagnostic pour le côté gauche, mais elle l'a démenti pour le côté droit, en ce sens que la fracture, bien qu'elle fût transversale, ne passait pas le trou auditif interne, mais se trouvait à cinq ou six millimètres en arrière. Seulement cette fracture n'était pas fissurique ; elle offrait un fragment postérieur déplacé suivant l'épaisseur, et assez saillant pour avoir ouvert la dure-mère et l'arachnoïde viscérale, au niveau de la partie externe du grand confluent antérieur, dont le liquide avait pu facilement arriver jusqu'à la fracture et de là dans l'oreille moyenne et l'oreille externe.

Cela veut-il dire que l'écoulement aqueux par l'oreille ne peut pas être fourni par autre chose que le liquide céphalo-rachidien? Nous ne devons pas oublier que Laugier, en signalant pour la première fois cette complication remarquable des fractures du rocher lui avait attribué une autre origine. Il considérait le liquide aqueux comme de la sérosité sanguine provenant d'un caillot logé entre la dure-mère et la face supérieure du rocher, et alors il est indifférent que la fissure soit en long ou en travers. Je ne nie pas que cette explication soit applicable à un certain nombre de cas, à ceux en particulier dans lesquels on ne trouverait pas à l'autopsie la fissure transversale; mais ces cas sont les plus rares. D'une part, les autopsies ont permis de constater le plus souvent la fissure transversale, et d'autre part, on comprend bien mieux avec le liquide céphalo-rachidien qu'avec la sérosité du sang, ces trois caractères que la clinique nous permet de constater dans le produit des écoulements aqueux auriculaires d'origine traumatique :

1° L'abondance du liquide ;

2° L'absence d'albumine ;

3° La présence du chlorure de sodium.

Quoi qu'il en soit, du moment où la clinique et l'anatomie pathologique réunies nous autorisent à considérer, au moins pour le plus grand nombre des cas, le liquide aqueux comme du liquide céphalo-rachidien, la théorie nous dit que les fractures du rocher avec un écoulement de ce genre doivent être plus graves que les fractures avec écoulement sanguin. Je vous ai fait remarquer, à propos de ces dernières, que peut-être les méningo-encéphalites, qui leur ont été consécutives, ont été dues à l'entrée de l'air par la fissure, et à l'action refroidissante ou autre exercée sur le cerveau, par l'intermédiaire de la dure-mère. Quand au contraire il y a fissure avec ouverture arachnoïdienne, comme dans les cas d'issue du liquide céphalo-rachidien, je comprends mieux l'imminence de méningo-encéphalite, soit par l'entrée de l'air dans l'espace sous-arachnoïdien ouvert, soit par la propaga-

tion, vers les méninges, de l'irritation partie de la solution de
continuité.

Les faits parlent d'ailleurs dans le même sens que la théorie.
Sur mes 31 cas en effet, j'en ai quatre dans lesquels l'écoulement
aqueux a été observé ; trois malades sont morts dans les quatre
ou cinq jours qui ont suivi l'accident. Parmi les vingt-sept autres
qui avaient l'écoulement sanguin, cinq seulement sont morts, les
vingt-deux autres ont guéri. Je consigne ces résultats dans le
tableau suivant :

Écoulement aqueux. ...	4 cas	3 morts	1 guérison.
Écoulement sanguin....	27 cas	5 morts	22 guérisons.

DIX-NEUVIÈME LEÇON.

Fractures de la voûte du crâne. — Indications du trépan.

I. Plaie de tête avec fracture du temporal et issue de la substance cérébrale. — Diagnostic tardif. — Développement rapide de la méningo-encéphalite mortelle. Le trépan n'aurait rien empêché. — II. Fracture du frontal et du pariétal gauche, avec enfoncement considérable, sans plaie, bosse sanguine pulsatile. — Symptômes de commotion cérébrale. — Absence de méningo-encéphalite, malgré la profondeur de l'enfoncement. — III. Quatre cas de trépan primitif; dans aucun, bien qu'il y eût fracture de la voûte avec enfoncement, les symptômes n'ont été différents de ceux que présentaient les sujets atteints de commotion ou contusion du cerveau sans fracture. — 1er cas. Plaie et fracture avec enfoncement de l'occipital. — Symptômes mélangés de commotion et de contusion. — Examen des raisons pour et contre le trépan. — Adoption de ce dernier. — 2e cas. Fracture avec plaie et avec enfoncement du frontal. — Mêmes incertitudes. — Mêmes présomptions en faveur de l'opération. — 3e cas. Fracture et enfoncement du pariétal droit. — Hémiplégie consécutive; trépan le 13e jour, mort comme dans les deux cas précédents. — 4e cas. Plaie avec fracture et enfoncement du frontal; Trépan le 3e jour, hernie consécutive du cerveau, guérison. — Conclusions sur les indications du trépan. — Rejet, quand il n'y a ni plaie ni fracture. — Adoption autorisée dans les cas de plaie avec fracture et enfoncement. — IV. Trépan consécutif pour suppuration intra-crânienne. — Trois cas à la suite de blessure ordinaire, quatre après coups de feu. — Quatre guérisons. — Parallèle du trépan primitif et du trépan consécutif.

MESSIEURS,

Dans les leçons qui précèdent, j'ai eu l'occasion de développer devant vous cette pensée qu'à la suite des lésions traumatiques du crâne et du cerveau, l'accident le plus redoutable, celui qu'il faut chercher à reconnaître au milieu de symptômes fonctionnels difficiles à interpréter, celui qu'il faut prévenir et combattre, c'est la méningo-encéphalite traumatique, maladie à lésions très-simples au début et à la première période, mais dont les manifestations sont faciles à saisir, et les suites très-souvent fatales.

Le trépan peut-il prévenir la méningo-encéphalite, ou la guérir? Et s'il le peut, dans quels cas y réussit-il? Quels sont les symptômes qui peuvent nous aider à reconnaître l'opportunité de son intervention? J'ai déjà dit ma pensée sur ce sujet, dans une leçon sur une contusion du cerveau sans plaie et sans fracture apparente (p. 261). Il me paraît nécessaire d'y revenir à propos de quelques cas remarquables de fractures de la voûte du crâne que nous avons eus dernièrement. Je vous préviens seulement que, pour établir avec netteté, et d'après les données de la clinique, les préceptes que j'ai à formuler, je vais faire passer sous vos yeux non-seulement les faits récents dont vous avez été témoins, mais aussi un certain nombre de cas plus anciens que je retrouve dans mes cahiers d'observations, et notamment les six dans lesquels il m'a été donné de pratiquer l'opération du trépan chez des sujets atteints de fracture récente de la voûte crânienne.

§ 1er. *Plaie de tête, fracture du crâne, avec issue de la substance cérébrale, méningo-encéphalite mortelle.* — Nous avons vu pendant quelques jours, au n° 25 de la salle Sainte-Vierge, un homme de soixante-trois ans, sur les habitudes alcooliques duquel nous n'avons pas été bien renseignés, qui était ouvrier brocheur et qui nous a raconté que, la veille même de son entrée, il avait été renversé par une colonne de livres qui, en s'éboulant, l'avait précipité sur le balancier d'une presse hydraulique, dont sa tempe gauche avait atteint l'extrémité. Une plaie d'un centimètre et demi de long à la tempe droite, et un écoulement sanguin assez abondant s'en étaient suivis. Lorsque l'interne de garde fut appelé, il eut à se préoccuper surtout de cet écoulement, qu'il eut un peu de peine à arrêter au moyen d'un pansement compressif avec de l'amidon et une bande. Il dut s'y reprendre à plusieurs fois avant que l'hémorrhagie fût arrêtée.

Quand nous vîmes le blessé le lendemain matin (9 mai 1876), le sang ne coulait pas, et je jugeai convenable, après avoir recueilli les renseignements qui précèdent, de ne pas défaire le bandage. Notez d'ailleurs que le malade était en bon état. L'accident avait causé une plaie de tête, cela est vrai; mais il n'avait pas amené un ébranlement assez fort du cerveau pour occasionner la commotion, et, d'un autre côté, nous n'observions aucun des phénomènes d'excitation qui pouvaient nous faire craindre la contusion cérébrale et ses suites. Nous ne trouvions pas d'hémiplégie. Tous les symptômes se bornaient à une légère céphalalgie, et à une pâleur assez grande due certainement à la perte notable de sang qui avait eu lieu la veille.

Les choses continuent à se passer très-bien pendant cette journée du 9 et celle du 10; mais le matin du 11, j'apprends que le malade avait été pris tout à coup, pendant la nuit, à deux heures du matin, de deux vomissements et d'une extrême agitation qui avait obligé de l'attacher. Nous le trouvons avec la peau chaude et le pouls fréquent. Il n'est pas assoupi, mais ne répond à aucune des questions que nous lui adressons, et divague avec tranquillité, c'est-à-dire sans cette loquacité et cette violence qui caractérisent le délire des alcooliques. Ces symptômes, qui d'ailleurs avaient commencé sans frisson, me rappelaient ceux que nous avons observés sur des sujets atteints de commotion légère, avec ou sans fracture du rocher, et chez lesquels, après avoir cru d'abord à un pronostic bénin, nous avions vu se développer tout à coup, le 3ᵉ ou le 4ᵉ jour, une méningo-encéphalite aiguë, rapidement mortelle. Seulement ici, je n'avais été mis sur la voie ni par une commotion, ni par une fracture présumée de la base du crâne. J'avais, d'après les commémoratifs, admis une simple plaie de tête qui pouvait exposer le patient à l'érysipèle et au phlegmon diffus. Malheureusement, nous n'avions ni le frisson ni la tuméfaction ganglionnaire du débnt d'un érysipèle, et il eût été étrange qu'un phlegmon diffus eût commencé aussi brusquement et avec du délire, sans qu'il eût donné lieu d'abord, pendant deux ou trois jours, à de la douleur de tête.

Cependant il fallait examiner les choses de près, et comme je n'avais plus guère à craindre le retour de l'hémorrhagie, comme d'ailleurs j'étais en mesure d'y remédier si elle se produisait, je me hâtai d'enlever le pansement. Quel ne fut pas mon étonnement de trouver, sur l'amadou qui recouvrait la plaie, de petits amas de matière blanchâtre, faisant contraste, par leur couleur, avec la bouillie rouge que formait, sur d'autres points, le sang mêlé avec la sérosité purulente! Ces amas blancs, dont trois étaient gros comme des petits pois, et plusieurs autres très-petits, étaient mous, s'écrasaient facilement sous les doigts, et ressemblaient, par leurs caractères physiques, à de la substance cérébrale blanche. Pour plus de certitude, j'ai prié M. Alb. Bergeron d'en faire immédiatement l'examen microscopique. Nous avons vu sur la préparation, au milieu d'une substance granuleuse, un tube nerveux qui s'est coloré par le carmin et dont la myéline s'est segmentée en fragments cubiques. Il n'y avait donc pas de doute; nous étions en présence d'une plaie qui laissait échapper de la matière cérébrale, et, qui, par conséquent, était accompagnée non-seulement d'une fracture, mais aussi d'une blessure de la dure-mère. En effet, le doigt introduit par la plaie qui se trouvait au-dessus de la partie moyenne de l'arcade zygomatique, arrivait sur la fosse temporale dénudée, déprimée et perforée de la façon la plus évidente.

Que faire en pareil cas? Y avait-il lieu de pratiquer le trépan? non, car la méningo-encéphalite était déclarée et très-prononcée, et je ne sache pas que l'ouverture du crâne soit un moyen de guérir cette maladie; d'autre part, celle-ci était probablement consécutive à une plaie du cerveau dont les suites n'auraient été en aucune façon modifiées par l'opération, et enfin, quoique mon doigt sentît une perforation du temporal, il ne constatait pas un enfoncement notable dont les pièces auraient pu presser le cerveau. Il résultait en un mot de mes explorations, que l'encéphalo-méningite avait pour point de départ une plaie contuse directe du cerveau par l'instrument vulnérant qui avait ouvert le crâne et la dure-mère, et qu'il n'y avait pas lieu de faire intervenir, pour expliquer son origine, la présomption d'une compression par les fragments enfoncés, présomption qui m'a déterminé dans quelques cas dont je vous parlerai tout à l'heure.

Un autre motif me décidait à ne pas fatiguer ce malheureux par une opération inutile, c'est qu'il avait soixante-trois ans, qu'à cet âge l'encéphalo-méningite est toujours grave, et qu'elle l'est à plus forte raison, lorsqu'elle est causée par une plaie directe du cerveau. Vous le voyez, je mets l'influence de l'âge avant celle de la blessure, car si j'avais à traiter à fond la question des plaies et fractures du crâne avec issue de la substance cérébrale, je vous dirais que certainement ce genre de blessure est toujours grave, mais qu'il l'est d'autant moins que les sujets sont plus jeunes. Je me rappelle avoir soigné à l'hôpital Saint-Antoine, en 1847 un jeune garçon de quatorze ans qui avait reçu un coup de pied de cheval sur le front, et qui, par une plaie accompagnée d'une fracture avec léger enfoncement, a perdu une notable quantité de substance cérébrale. Il a néanmoins très-bien guéri. Nous lisons de temps à autre, dans les journaux, des observations remarquables de sujets qui, comme ce dernier, ont guéri après une fracture de crâne compliquée de plaie du cerveau, et d'issue de la substance cérébrale. Mais on ne fait pas remarquer que ces blessés sont toujours des enfants ou de très-jeunes gens. On ne cite pas de guérisons de ce genre, ou l'on en cite très-peu qui aient été observées sur des sujets au-delà de quarante-cinq ans. Je me suis déjà expliqué sur cette influence de l'âge, et j'aurais pu invoquer à l'appui de ce que j'avançais cinq observations rapportées dans un mémoire important de Quesnay (1). Voulant prouver qu'il était difficile de décider, d'après les symptômes fonctionnels, si le trépan est indiqué, cet auteur cite les faits que je viens de rappeler comme des exemples de fractures pour lesquels le trépan aurait pu paraître nécessaire, mais n'a pas été pratiqué; les blessés ont néanmoins guéri. Mais tous ces faits appartiennent à des sujets qui avaient de six à dix-huit ans.

Les choses se sont du reste passées chez notre blessé comme il était facile de le prévoir. La fièvre et le délire ne se sont pas

---

(1) Quesnay, *Du trépan dans les cas douteux.* (*Mémoires de l'Académie de chirurgie*, t. Iᵉʳ, in-4°, p. 188.)

amoindris, le malade est tombé très-rapidement dans le coma, et a succombé vingt heures après le début des accidents, et à la fin du quatrième jour après l'accident.

A l'autopsie qui a été faite ce matin, vous avez pu voir que le petit doigt entrait facilement dans la cavité crânienne, par une plaie de la tempe gauche et du muscle temporal située immédiatement au-dessus de l'arcade zygmatique, et par une perforation du temporal (portion écailleuse), près de sa jonction avec la grande aile du sphénoïde. Après avoir enlevé la calotte du crâne, nous vous montrons que la dure-mère est déchirée au niveau de la fracture, que celle-ci est en étoile et à fragments enfoncés ou déprimés. Parmi ces derniers, quelques-uns sont tout à fait libres, d'autres sont encore adhérents au reste de l'os. Quelques-uns d'entre eux exercent une pression notable, mais modérée sur le cerveau. La lésion principale est une déchirure et une attrition de la substance cérébrale, au niveau et au-delà de la fracture. Il est évident que l'instrument vulnérant est entré dans le crâne et a blessé directement le cerveau. Celui-ci est ramolli dans une grande étendue et aussi bien sur la face supérieure que sur la face inférieure de l'hémisphère droit, et sa substance forme avec le sang une bouillie rougeâtre. Cette bouillie s'étend trop loin de la plaie pour avoir été produite par l'instrument vulnérant. Elle est évidemment, au-delà des limites de la plaie, le résultat d'un travail inflammatoire. On voit d'ailleurs une injection de la pie-mère qui indique la coïncidence de la méningite avec l'encéphalite. Du reste, nous n'avons trouvé de suppuration en aucun point de la substance du cerveau, et ce n'est pas étonnant. Le malade n'avait pas vécu assez longtemps pour arriver à la période de suppuration. Il était resté à la période congestive d'une méningite et d'une encéphalite diffuse aiguë et ramollissante, parties de la plaie considérable qui avait été faite au cerveau.

Je vous ai montré que les fragments de la fracture étoilée du temporal étaient enfoncés vers le cerveau. Or n'y a-t-il pas eu là une compression qui a pu contribuer au développement des accidents inflammatoires? Je ne le pense pas, car l'enfoncement est très-peu prononcé, et n'a lésé que très-peu l'encéphale. Je suis persuadé que la grande blessure directe du cerveau et sa communication avec l'extérieur a joué le principal rôle dans l'étiologie de cette grave encéphalite diffuse. Rien n'est difficile comme d'apprécier rigoureusement l'étendue et la gravité de l'inflammation méningo-rachidienne que peut produire, en comprimant le cerveau, une fracture du crâne avec enfoncement, et comme c'est là une des causes de l'obscurité qui existe encore dans la question des indications du trépan, laissez-moi vous raconter un fait, très-instructif sous ce rapport, que j'ai observé à l'hôpital Beaujon en 1861.

§ 2e. *Fractures du frontal et du pariétal gauche, avec enfoncement considérable sans plaie. Bosse sanguine pulsatile. Symptômes de commotion cérébrale.* — Il s'agit d'un jeune maçon de dix-neuf ans, qui avait reçu le 31 juillet 1861, un gros crochet en fer de la hauteur d'un deuxième étage. Ce crochet qui avait la forme d'un S était du poids de dix-huit à vingt livres. La peau n'avait été en aucune façon intéressée, mais le jeune homme avait été renversé et avait immédiatement perdu connaissance. Du sang s'était échappé en assez grande quantité par le nez et la bouche; ce symptôme avait cessé lorsque j'ai vu le malade le lendemain à Beaujon (2e pavillon, no 23). J'ai été frappé à ce moment de l'existence d'une grosse collection sanguine occupant la bosse frontale gauche, s'étendant en arrière, et prenant une forme allongée jusqu'à la partie moyenne du pariétal, au côté gauche de la ligne médiane. En refoulant avec un doigt la partie la plus liquide du sang contenu dans la tumeur, il m'a bien semblé que je sentais un enfoncement du crâne, mais comme je pouvais être induit en erreur par le bourrelet dur que je trouvais à la périphérie, et dont J. L. Petit nous a signalé la présence habituelle dans les bosses sanguines de la tête, je ne portai pas de suite un jugement définitif sur ce point, et j'attendis les événements ultérieurs. Je constatai d'abord très-positivement que le malade n'avait aucune plaie à la tête, et ensuite qu'il avait une perte complète de connaissance avec le sommeil tranquille, le pouls calme, l'émission urineuse involontaire de la commotion cérébrale.

Quand on soulevait les membres et qu'on les abandonnait, ils retombaient lourdement sur le lit sans la moindre résistance, c'est-à-dire qu'il y avait résolution complète, à droite aussi bien qu'à gauche. Le blessé n'accusait aucune sensation, lorsqu'on le pinçait doucement, il retirait au contraire la partie irritée, lorsqu'on le pinçait fortement. La sensation obtuse indiquée par ce mouvement de retrait était la même des deux côtés, il n'y avait donc rien qui ressemblât à de l'hémiplégie.

Les choses se prolongèrent ainsi pendant huit jours, c'est-à-dire que, sans avoir présenté ni l'agitation, ni le délire, ni la fièvre qui m'auraient fait admettre la méningo-encéphalite inquiétante, le malade avait repris, le 8 août, la plus grande partie de sa connaissance ; il commençait à demander le bassin pour uriner et à répondre aux questions.

Un nouvel accident s'était montré pendant ces huit jours, c'est un écoulement de sang par l'oreille gauche, ce qui, avec l'écoulement de sang par le nez, nous avait fait admettre une fracture de la voûte du crâne avec prolongements fissuriques sur deux points de la base : la lame criblée et le rocher.

Vers le 15 août, il ne restait presque rien des symptômes de la commotion. L'écoulement sanguin par l'oreille avait cessé. Mais voici ce que nous avons constaté du côté du crâne. La bosse sanguine avait très-notablement diminué, et ce qui en restait était réductible par une pression continuée quelque temps ; puis quand on cessait la pression, la tumeur se reproduisait peu à peu avec une série de pulsations isochrones aux battements du pouls, et quand une fois elle était reproduite avec le volume assez médiocre qu'elle conservait, on y voyait, en regardant attentivement, et on sentait avec la pulpe du doigt des battements analogues. En faisant tousser ou moucher le malade, nous sentions également une notable impulsion dans la tumeur. Donc il n'y avait pas de doute, cette collection sanguine, qui les premiers jours avait trop de volume pour donner les sensations dont je viens de parler, était évidemment en communication avec l'intérieur du crâne, et cette communication se trouvait établie par une fracture non pas fissurique, mais à bords plus ou moins écartés, comme sont d'ordinaire les fractures avec enfoncement. D'ailleurs, à mesure que cette bosse sanguine s'est amoindrie, j'ai senti de mieux en mieux qu'à son niveau, le frontal et le pariétal étaient considérablement déprimés vers la cavité crânienne; et quand, vers le 15 septembre, six semaines après l'accident, ce jeune homme est sorti de l'hôpital, il n'avait plus du tout de bosse sanguine, et le crâne conservait, dans l'endroit où il avait été fracturé, une dépression considédérable, bien plus considérable que celle des malades dont je vais vous parler tout à l'heure et auxquels j'ai pratiqué l'opération du trépan, parce qu'ils avaient une plaie concomitante.

Voilà donc, au point de vue de cette question du trépan, l'enseignement qui ressort pour nous de l'observation de ce malade. Il a eu une commotion cérébrale, cela est évident; a-t-il eu en même temps une contusion légère, soit par ébranlement, soit par la pression qu'ont dû exercer sur le cerveau les fragments enfoncés? La chose est possible; mais elle n'a été démontrée par aucun symptôme spécial, et notamment, nous n'avons pas eu l'hémiplégie, qui a été donnée comme un symptôme de compression. Or, notez bien qu'ici le cerveau a dû être comprimé, tant par les fragments, que par la partie intérieure de l'épanchement sanguin, qui communiquait avec la collection extérieure, par l'intermédiaire de la fracture. Il y avait là une compression certaine, et pourtant nous n'avons pas eu de symptômes particuliers. Aujourd'hui nous dirions peut-être que la paralysie a manqué sur ce blessé, parce que la compression s'exerçait, non pas sur les centres moteurs corticaux, mais plus en avant. Je n'accepterais pas davantage pour cela le trépan; car je développerai plus loin (page 314) cette opinion que la blessure avec hémiplégie a moins de gravité quand le crâne reste fermé, que quand il est ouvert. J'ai, en tout cas, eu raison de vous dire, et j'aurai raison de vous répéter tout à l'heure que nous n'avons pas, dans les symptômes fonctionnels, chez la plupart des blessés que nous rencontrons, des indications positives de l'opération du trépan.

Les symptômes physiques seuls, quand nous constatons un enfoncement, nous donnent une indication, mais hypothétique. Nous présumons, lorsque nous voyons cet enfoncement, qu'ils peuvent, lui et l'épanchement sanguin peut-être concomitant, exercer sur le cerveau une pression favorable au développement soit de la méningo-encéphalite, soit d'une paralysie. Mais comme ces complications peuvent être consécutives aussi à une commotion, à une contusion du cerveau, et, quand il y a plaie, à la communication de l'encéphale avec l'air extérieur, je ne sais pas et je ne puis pas savoir dans quelle mesure la compression prend part au développement des accidents inflammatoires, et vous comprenez que les cas du genre de celui que je viens de relater, sont bien faits pour augmenter nos doutes à cet égard. J'aurais risqué, si j'avais ouvert la cavité crânienne de notre jeune homme, au moment où il était sans connaissance, d'aggraver sa situation en ajoutant aux mauvaises chances de la méningo-encéphalite qui le menaçait, celles que lui auraient données l'ouverture de la peau, et la communication établie entre la cavité crânienne et l'air extérieur. Il a échappé à la complication, parce que probablement les lésions cérébrales n'étaient pas très-profondes, parce qu'il était jeune, parce qu'il n'était pas alcoolique, et sans doute aussi, parce que son cerveau et ses méninges sont restés protégés par les téguments dont nous avons pris soin de conserver l'intégrité.

§ 3°. *Quatre cas de trépan primitif.* — Je me suis trouvé souvent en présence de malades qui, comme quelques-uns de ceux dont je vous ai parlé dans des leçons précédentes et dans celle-ci, présentaient à la suite de blessures de la tête des symptômes inquiétants, et je me suis attaché, comme vous l'avez vu, à démêler parmi ces symptômes ceux qui devaient faire espérer une terminaison favorable, et ceux qui au contraire pouvaient faire craindre une terminaison fatale. Vous êtes déjà bien fixés sur ces points. Quand nous observons les phénomènes de ralentissement fonctionnel attribués à la commotion, nous savons qu'il y a de grandes chances pour que le malade n'ait pas la méningo-encéphalite et ne succombe pas, mais que pourtant, dans ce cas même, les alcooliques et les âgés peuvent être pris ultérieurement de cette maladie grave. Nous savons, en outre, que quand ce sont les phénomènes d'excitation qui dominent, il y a de grandes chances pour qu'une méningo-encéphalite sérieuse en soit la conséquence; vous savez enfin que l'âge et l'alcoolisme interviennent encore ici, que les sujets jeunes et ceux qui ne sont pas alcooliques peuvent survivre à l'inflammation intra-crânienne.

Mais les faits que je vous ai présentés à l'appui de ces manières de voir étaient des cas de lésion traumatique du cerveau sans plaie et sans fracture, ou tout au plus avec une de ces fractures fissuriques de la base, principalement du rocher, qui ne changent pas beaucoup les conditions d'abri de la substance cérébrale. J'ai maintenant à vous signaler quatre cas dans lesquels, avec des symptômes soit de commotion soit de contusion du cerveau, coïncidait une plaie, et dans lesquels, au fond de cette plaie se trouvait une fracture de la voûte du crâne, fracture bien évidente, et facile à reconnaître parce qu'il y avait un enfoncement des fragments, et une inégalité au niveau des bords de la fracture. J'ai pu croire alors, comme je vous le faisais pressentir tout à l'heure, que la situation était grave, et que l'encéphalite était rendue plus menaçante par la compression qu'exerçaient les fragments déprimés vers le cerveau, peut-être même implantés dans sa substance. J'ai pu craindre d'ailleurs que l'ostéite exposée se terminât par suppuration et provoquât une rétention de pus dans la cavité crânienne. Ce sont ces présomptions et ces craintes qui m'ont fait pencher vers l'opération du trépan primitif, c'est-à-dire celui qu'on pratique avant la période de suppuration. Mais, dans aucun des cas, je n'y ai été conduit par des symptômes fonctionnels spéciaux, c'est-à-dire que les malades, bien qu'ils eussent le cerveau plus ou moins blessé par les fragments, et profondément modifié, irrité même par sa communication avec l'air extérieur, offraient néanmoins des symptômes en tout semblables à ceux que nous avaient présentés les sujets atteints de commotion ou de contusion, sans plaie et sans fracture du crâne. La relation succincte de mes quatre cas, va vous donner la confirmation de ce que je viens d'avancer.

Première observation. — Mon premier malade a été opéré à l'hôpital Cochin en 1857. C'était un carrier de quarante ans, très-buveur, qui, un jour où il était ivre, avait fait une chute à la renverse dans un escalier. Il présentait le premier jour, comme symptômes de commotion, une continuation de la perte de connaissance qui avait commencé aussitôt après la chute, une respiration tranquille et un pouls faible et lent; mais il avait en même temps, comme symptômes de contusion et de méningo-encéphalite commençante, un peu d'agitation, des soubresauts dans les tendons fléchisseurs de la main, des mouvements convulsifs dans les membres. Le lendemain, les symptômes restaient à peu près les mêmes, c'est-à-dire indiquaient toujours de la commotion avec les phénomènes de la méningo-encéphalite.

Mais comme il y avait en même temps une grande plaie contuse au côté droit de la région occipitale, et, au fond de cette plaie, une dénudation et une fracture, avec enfoncement des fragments, que mon doigt appréciait avec une grande facilité, n'y avait-il pas à craindre que, sous cette fracture, le sang fût épanché en assez grande abondance pour exercer une compression sur le cerveau? on l'eût pensé autrefois, et tous les chirurgiens, jusqu'à l'époque où Desault a élevé des doutes sur la fréquence trop facilement admise et trop peu prouvée de cet épanchement, l'auraient pensé de même. D'autre part, le fragment supérieur notablement enfoncé, la table interne, qui l'était peut-être plus encore que la table externe, exerçaient-ils, par l'intermédiaire de la dure-mère ou après déchirure de cette membrane, une compression qui, à son tour, contribuait à entretenir les symptômes fonctionnels graves? Je ne pouvais répondre positivement à ces questions. Mais les travaux de nos prédécesseurs et l'opinion de plusieurs de nos contemporains sur les effets de la compression autorisaient de grandes présomptions en faveur de ces deux causes de gravité : le sang épanché et la mauvaise situation des fragments. D'ailleurs quels dangers l'opération pouvait-elle ajouter à ceux qui menaçaient déjà le blessé? ce n'était pas celui de l'ostéite suppurée. Il est bien connu aujourd'hui que les fractures du crâne avec plaie quand elles suppurent, exposent le patient à l'infection purulente et à la nécrose, que le point de départ de cette infection purulente est l'altération putride de la substance médullaire du diploë, peut-être la phlébite putride concomitante des veines renfermées dans ce dernier (veines de Breschet), et que c'est là l'explication vraie des abcès du foie après les plaies de tête qui avaient tant préoccupé les chirurgiens de la fin du siècle dernier. Mais si les blessés sont exposés à ces suites par la fracture elle-même, ils n'y sont pas plus exposés après le trépan. Il est même douteux que la section régulière faite par ce dernier, section qui fait sur les os une coupe comparable à celle que donne sur les parties molles un instrument tranchant bien acéré, soit suivie d'une inflammation aussi violente que la solution de continuité produite par un instrument contondant.

Laissez-moi vous rappeler, à cette occasion, un détail anatomique fort curieux que nous avons mis ailleurs en relief (1). Quand un corps vulnérant frappe sur la voûte du crâne et fait céder sa résistance en l'enfonçant vers la cavité, presque toujours une partie des lamelles diploïques se déchire, ce qui permet à la table interne de s'enfoncer plus que la table externe,

(1) *Compendium de chirurgie* (tome II, page 578).

et de se séparer du reste de l'os sur un point plus éloigné que ne le fait cette dernière. De là résultent d'abord un enfoncement, et une pression sur le cerveau, plus considérable que ne le ferait présumer la dépression constatée sur la table externe. De là résulte ensuite, pour la question qui nous préoccupe en ce moment, une déchirure du tissu osseux favorable au développement de la suppuration putride. Non-seulement, le trépan ne produit pas de désordres analogues, mais on pourrait trouver qu'en conduisant à la suppression d'une partie de ce diploë délabré, il diminue les chances de pyoémie. Je regrette cependant que l'opération ne nous donne pas un nombre assez grand de succès pour appuyer sur des faits probants la proposition que je viens d'émettre.

D'autre part, fallait-il reculer devant le trépan à cause des conséquences de la communication qu'il devait établir entre la cavité crânienne, et, si la dure-mère était déchirée, entre le cerveau lui-même et l'air extérieur? Je ne le pense pas. Oui, sans doute, il faut craindre les suites de cette communication, tout comme il faut craindre les suites de la suppuration osseuse. Mais la plaie et la fracture, surtout quand il y a enfoncement et chevauchement, établissent déjà la communication. Le trépan l'agrandit, cela est vrai; mais rien ne prouve que cet agrandissement ajoute un danger à la blessure. C'est là, je le répète en passant, ce qui, au point de vue des indications du trépan, établit une si grande différence entre les lésions traumatiques sans plaie ni fracture à la voûte, et les lésions traumatiques avec plaie et fracture.

Donc l'examen des raisons pour et contre me conduisait à ce résultat : il est possible, mais je n'ai aucune raison pour en être sûr, que le cerveau de mon malade soit lésé par des fragments osseux ou par du sang, et qu'en conséquence le trépan lui soit utile en supprimant cette cause d'inflammation. Il est certain, d'autre part, que l'opération n'ajoutera rien à la gravité de la blessure.

Le 11 septembre 1857, troisième jour après l'accident, l'état du blessé restant le même, j'appliquai une couronne de trépan (de dimension moyenne) à la partie supérieure et droite de l'occipital, au-dessus du niveau du sinus latéral, sans agrandir la plaie, et après avoir ruginé pour donner à la dénudation une étendue correspondant aux dimensions de la couronne. Je ne veux pas insister sur les détails de l'opération, parce que je n'ai rien de particulier à vous en dire, et que je n'ai fait autre chose que suivre les préceptes indiqués dans nos traités de médecine opératoire. J'ai eu soin seulement de faire arriver la circonférence de la perforation sur le trait de la fracture. La dure-mère n'était pas déchirée, et je n'ai trouvé sur sa face externe aucun épanchement. J'ai relevé avec l'élévatoire l'un des fragments qui n'était du reste que modérément enfoncé. Mais les accidents ont continué ; le malade n'a pas tardé à tomber dans le coma caractéristique de la troisième période de la méningo-encéphalite, et il a succombé quelques heures après l'opération.

L'autopsie nous a permis de constater sur le lobe droit du cerveau (celui qui correspondait à la fracture et au trépan) une injection considérable de la substance grise et de la pie-mère correspondante, ainsi que cette suffusion grise entre la pie-mère et l'arachnoïde que nous avons trouvée dans plusieurs cas de ce genre. Il n'y avait pas de grand épanchement sanguin de ce côté, en sorte que si j'avais cru devoir ouvrir la dure-mère, je n'aurais rien trouvé qui exerçât une compression sur le cerveau. Du côté gauche au contraire, celui qui n'était pas en regard de la plaie et de la fracture, il y avait dans la cavité arachnoïdienne un vaste épanchement sanguin qui occupait toute la surface de l'hémisphère. Le sang était coagulé et n'avait qu'une mince épaisseur. Il provenait d'une déchirure profonde de la substance cérébrale au niveau de la partie postérieure et à gauche de la grande scissure médiane. Le cerveau présentait en outre sur le lobe frontal droit plusieurs ecchymoses superficielles, et, dans son épaisseur, une déchirure formant un foyer apoplectiforme, de la grosseur d'une noix. En un mot nous avons bien trouvé la contusion du cerveau, à laquelle les symptômes fonctionnels m'avaient fait penser. Nous avons même trouvé cette contusion plus multipliée que nous n'aurions pu le croire. Il y avait de plus cet épanchement de sang largement étalé à la surface de l'arachnoïde cérébrale sur la présence duquel nous n'étions nullement renseignés pendant la vie. Les symptômes consécutifs à la contusion avaient complétement effacé les symptômes problématiques, et même inconnus pour moi, auxquels aurait pu donner lieu cet épanchement qui, d'ailleurs bien que très-large, n'exerçait pas de compression appréciable sur le cerveau. Notez d'ailleurs que cet épanchement se trouvait juste du côté opposé à celui où j'avais été conduit par la force des choses à placer ma couronne de trépan. En somme, mon opération n'a pas été nuisible, mais elle n'a été d'aucune utilité,

Deuxième observation. — Des réflexions assez analogues se présentent à l'occasion de ma deuxième opération de trépan primitif. Je l'ai faite le 4 juin 1860 à l'hôpital Beaujon, sur un homme de trente-cinq ans, dont le front avait été atteint la veille par un énorme soliveau lancé du deuxième étage. Il y avait des symptômes de commotion légère, et en même temps une plaie contuse de quatre centimètres de long, au fond de laquelle je sentais avec mon doigt une fracture et un enfoncement considérable des fragments. Je ne pus résister à la pensée qu'une dépression pareille, bien qu'elle n'eût pas produit d'hémiplégie, devait être fâcheuse pour le cerveau, et occasionner ou tout au moins aggraver, si elle devait survenir, la méningo-encéphalite traumatique. J'appliquai donc, dès le lendemain de l'accident, deux couronnes de trépan sur la périphérie de la fracture. Je coupai avec une cisaille le pont osseux que j'avais laissé entre les couronnes. Puis avec la pince à disséquer je saisis et j'enlevai cinq fragments osseux tout à fait mobiles, et qui, comme je l'ai dit, avaient été refoulés profondément sur la dure-mère, intacte néanmoins.

Les choses se sont passées assez bien pendant trois jours ; puis le délire et la fièvre sont survenus, et le blessé a succombé le

10 juin. L'autopsie nous a été interdite ; mais je n'ai pas mis en doute, d'après les symptômes fonctionnels observés les derniers jours, que la mort avait été produite par une méningo-encéphalite consécutive à la contusion du cerveau. Ici l'opération a été faite avant le développement d'accidents cérébraux sérieux. Elle paraissait devoir être préventive de ces accidents, comme le dit M. Sédillot. Il n'en a rien été. Malgré l'ablation des fragments osseux qui pouvaient comprimer et irriter le cerveau, cet organe s'est enflammé, et la mort en a été la conséquence. Seulement, comme dans le cas précédent, je crois que la trépanation n'a été pour rien dans la production des accidents consécutifs.

Troisième observation. — *Plaie de tête, fracture de la voûte avec plaie, fracture transversale du rocher, écoulement aqueux, hémiplégie consécutive, trépanation le 18ᵉ jour.* — C'était un homme de trente-quatre ans qui, en tombant d'une échelle, s'était fait une grande plaie, avec décollement, étendue de l'angle externe de l'œil droit à l'angle supérieur de l'occipital. Au fond de cette plaie on voyait une fracture, mais avec très-peu d'enfoncement, du pariétal droit, et comme, au bout de quelques jours, un écoulement d'abord séro-sanguinolent, puis aqueux pur se montra par l'oreille droite, je pensai que la fracture se continuait jusqu'au rocher et le divisait transversalement au niveau du conduit auditif interne. Du reste il y avait eu une perte de connaissance de très-courte durée au moment de l'accident ; puis le malade n'avait plus présenté aucun symptôme autre qu'une céphalalgie intense et opiniâtre. D'une part, il n'y avait pas d'accidents qui pussent faire espérer quelque chose du trépan, et, d'autre part, l'enfoncement n'était pas assez considérable pour justifier tout d'abord l'opération. Je me bornai donc, dans le principe, à soigner la plaie. Mais, vers le 13ᵉ jour, la céphalalgie n'ayant pas cessé, le malade nous présenta une hémiplégie du côté gauche (opposé à la blessure). Je pensai que cette hémiplégie pouvait tenir soit à un épanchement de sang qui avait augmenté tout à coup, soit à un épanchement de pus, quoiqu'il n'y eût pas eu beaucoup de fièvre, et que le pus ne s'écoulât pas à travers les bords fort peu écartés, il est vrai, de la fracture.

Guidé par ces pensées, j'appliquai une couronne du trépan de dimension moyenne sur le contour de la fracture. Quel fut mon désappointement, après avoir enlevé la rondelle osseuse, de ne voir s'écouler ni pus ni sang, de trouver la dure-mère intacte, et de continuer à ne pas sentir de pièce osseuse assez déprimée pour légitimer l'emploi de l'élévatoire, ou assez mobile pour nécessiter une ablation. Fallait-il ouvrir la dure-mère, dans la pensée de trouver au-dessous d'elle l'agent de compression que j'avais cherché vainement en dehors? Mais ne sentant ni la résistance ni la fluctuation qui auraient pu faire présumer l'existence d'un liquide, craignant d'ailleurs que l'exposition à l'air de l'arachnoïde et du cerveau favorisât le développement de la méningo-encéphalite, je préférai m'abstenir et m'en tenir au pansement protecteur. Les jours qui ont suivi, le malade a continué à être tourmenté par la céphalalgie; celle-ci s'est même, par moments, accompagnée des cris dits encéphaliques, le subdélirium n'a pas tardé à se montrer; la paralysie du membre supérieur et du membre inférieur gauches a persisté, s'est accompagnée de mouvements convulsifs. Bref la mort a eu lieu le 4e jour. Je passe ce qui, dans l'autopsie, a trait à la fracture transversale du rocher avec blessure de la dure-mère et du cul-de-sac arachnoïdien au fond du conduit auditif interne, et je m'en tiens aux lésions du cerveau et des méninges, dans leurs rapports avec l'opération du trépan.

Ce qui a été capital dans cette autopsie, c'est l'existence d'une méningite diffuse, avec dépôt de fausses membranes sur la face supérieure de l'hémisphère droit. L'amas principal de ces fausses membranes, qui çà et là étaient infiltrées de pus, en très-petite quantité, formait ce qu'on appelle aujourd'hui la pachyméningite, et se trouvait à trois travers de doigt en arrière de la fracture et de l'ouverture faite par le trépan. Cet amas était d'ailleurs con-

cret, et n'aurait pu être enlevé facilement après l'ouverture de
la dure-mère (1). Au-dessous de ces fausses membranes, la
substance corticale était ramollie et comme exulcérée sur une
assez grande étendue. Y avait-il eu sur ces points de la contusion? la chose est probable mais on n'en voyait plus guères de
trace. Nous n'avons d'ailleurs trouvé aucun autre point contus,
et, à la surface ou dans les profondeurs du cerveau qui a été
examiné avec le plus grand soin, aucune autre lésion qui ait pu
expliquer l'hémiplégie.

J'aurais pu ranger ce fait dans la catégorie de mes trépans
consécutifs, puisque l'opération n'a pas été pratiquée de bonne
heure, et qu'en réalité, il y avait une pachyméningite commençant à suppurer. Mais je me suis laissé guider par mes impressions et par l'incertitude qui dominait chez moi au moment de
l'opération. J'étais en présence d'une fracture et d'une hémiplégie; le malade n'avait encore eu comme symptôme de méningite que la céphalalgie, je pensais bien plus qu'à toute autre
chose à un épanchement sanguin ou à une fracture de la table interne, c'est-à-dire à des lésions primitives augmentées peu à peu.
Mais peu importe. Ce qui ressort de ce fait, c'est une nouvelle
constatation des doutes dans lesquels nous laisse trop souvent
l'observation des troubles fonctionnels quand nous cherchons les
indications du trépan. Nous avions dans l'hémiplégie la présomption d'une compression par un fragment de la table interne ou
par un épanchement de sang; cette présomption seule m'a guidé.
Mais vous comprenez encore une fois que, s'il n'y avait pas eu
de fracture ni de plaie, ma présomption ne m'eût pas conduit
à cette entreprise qui eût été alors téméraire et blâmable. C'est
parce qu'il y avait fracture et plaie que la même présomption

_____

(1) A cette époque nous n'avions pas encore le travail de Farrier, sur les localisations corticales; mais d'après la relation que nous avons faite, je crois bien que
la pachy-méningite et le ramollissement se trouvaient à la partie supérieure des circonvolutions pariétale et frontale ascendantes, là où ce physiologiste a placé le centre
des mouvements du membre supérieur.

m'autorisait à faire une opération qui, dans ma pensée, n'augmentait pas la gravité de la situation.

Quatrième observation. — Fracture du frontal avec plaie et enfoncement, — trépan, — hernie consécutive du cerveau, — guérison. — Il s'agit ici d'un jeune homme de dix-sept ans, qui avait été apporté à l'hôpital Beaujon, sans connaissance, après avoir reçu un coup de pied de cheval au front le 26 mai 1860. Il nous a présenté le premier jour, avec les symptômes de la commotion, une large plaie contuse au côté droit du front avec une fracture évidente et un enfoncement tel du fragment supérieur, que le bord de l'inférieur débordait l'autre de près d'un centimètre. Le 29 mai la connaissance était un peu revenue, mais le malade retombait toujours dans un sommeil tranquille, sans avoir aucun symptôme de méningite commençante. Cependant guidé par les mêmes pensées que dans les précédentes observations, et craignant la méningo-encéphalite comme effet de la pression exercée sur le cerveau par le fragment enfoncé, et par la table interne peut-être plus enfoncée que l'externe, je me décidai à faire le trépan préventif pour relever, et, s'il le fallait, pour extraire les pièces osseuses mal placées. Une couronne du diamètre de 50 centimètre fut mise au-dessous de la fracture. Je soulevai avec précaution une première pièce avec l'élévatoire, et comme elle était mobile de tous côtés, je l'enlevai. J'en ôtai de même deux autres un peu plus petites. Chacune d'elles comprenait toute l'épaisseur du frontal, sans cette séparation entre les deux tables que je vous ai signalée comme un des caractères anatomiques fréquents dans les fractures de la voûte du crâne. Après cette opération, j'ai bien vu la dure-mère à nu ; mais le sang qui la recouvrait ne m'a pas permis de constater si elle était ouverte, et si, par suite, le cerveau se trouvait mis à nu.

Le sommeil tranquille de la commotion a persisté encore deux jours, sans apparition de nouveaux symptômes alarmants. Puis une série d'incidents se sont montrés : un érysipèle du 12 au 18 juin, un abcès chaud consécutif, du 16 au 27, trois frissons et une

fièvre modérée qui ont fait craindre une infection purulente, mais
quiont cédé après l'administration de 0,60 centigr. de sulfate de
quinine par jour pendant onze jours. L'incident le plus curieux a
été l'apparition, à partir du 4 juin (sixième jour après l'opération), d'un bourgeon rouge dans le trou du trépan. D'abord petit
et semblable à un gros bourgeon charnu, d'aspect ordinaire, il
augmenta peu à peu et en quelque sorte à vue d'œil. Il remplit
d'abord toute l'ouverture du trépan; puis il la déborda en prenant, au delà de son contour, le volume d'un gros œuf de pigeon.
Tout en conservant sa couleur rouge, il présenta, à partir du 25
juillet, des pulsations isochrones aux battements du pouls. Ces
pulsations se voyaient et se sentaient avec un doigt modérément
appuyé sur la tumeur. La pression et les attouchements n'occasionnant aucune souffrance, j'eus la curiosité, le 28 juin, de conduire mon doigt dans l'épaisseur de la tumeur, au niveau du contour
de l'ouverture crânienne, et j'en ramenai une matière blanche
et molle qu'il était facile de reconnaître pour de la substance cérébrale. Donc il n'y avait aucun doute, j'étais en présence d'une
hernie du cerveau, ou encéphalocèle, consécutive à la trépanation, et quoique je n'eusse pas, au moment de l'opération, constaté
d'ouverture à la dure-mère, il est certain que cette ouverture avait
existé, et que c'était à travers elle que le cerveau s'était engagé,
probablement en se boursouflant dans la perforation crânienne
et au delà. J'avais entendu parler de cette complication consécutive au trépan; mais je ne croyais pas qu'elle pût former une
saillie aussi considérable, et j'étais préoccupé de savoir si elle
ne serait pas une nouvelle cause d'encéphalite, et si je pourrais la faire disparaître et obtenir la cicatrisation définitive. Je
n'avais aucun document pour m'éclairer sur ces points. Dans le
doute, je me décidai à faire, avec de l'amadou, puis un linge percé,
de la charpie et une bande, un pansement compressif renouvelé
chaque matin. La compression fut très-bien supportée, le volume
de l'encéphalocèle diminua peu à peu, sans qu'il survînt ni vomissements, ni vertiges, ni étourdissements, ni paralysie du côté opposé.

Le 30 juillet (trente deux jours après le commencement de la compression), la tumeur avait disparu, l'ouverture ne présentait plus que des bourgeons charnus pulsatiles, qui se continuaient sans interruption avec les bourgeons charnus du reste de la plaie. Le 21 septembre, la cicatrisation était achevée partout. Seulement au niveau de l'ouverture faite par le trépan, la cicatrice était toujours pulsatile. Le malade voulut sortir de l'hôpital, et nous l'engageâmes à protéger toujours sa cicatrice avec un bandage modérément compressif. Il est revenu nous voir un mois après (le 19 octobre), et nous dire que sa santé était restée bonne, qu'il avait repris sa vie et ses occupations habituelles, et qu'il s'était fait arranger, avec des morceaux d'étoffe superposés, un petit appareil protecteur attaché au moyen de rubans.

Ce cas est le seul de ma pratique dans lequel le trépan primitif ait été suivi de guérison. Vous avez pu voir que j'avais été entraîné à le faire, non par des symptômes fonctionnels particuliers, mais, comme dans mes autres cas, par la présomption que la fracture enfoncée pouvait être fâcheuse à cause de la compression qu'exerçaient actuellement les pièces osseuses, et à cause de la suppuration qui pouvait plus tard s'accumuler à l'intérieur du crâne. Est-ce bien mon opération qui a préservé ce malade de la méningo-encéphalite mortelle et de la rétention, avec putridité consécutive, du sang et du pus ? Je ne suis pas assez téméraire pour l'affirmer ; j'ai vu trop de sujets (au moins vingt) mourir sans avoir eu la fracture de la voûte et la compression, pour assurer que celui-ci serait mort s'il n'avait pas été trépané. J'ai d'ailleurs mes trois cas d'insuccès qui prouvent qu'on peut avoir la méningo-encéphalite traumatique, alors même qu'on n'a plus rien qui gêne mécaniquement le cerveau. Je ne puis tirer de mon fait qu'une conclusion, c'est que le trépan n'a pas fait mourir l'opéré, malgré la complication ultérieure d'encéphalocèle.

L'enseignement qui ressort de tout ce qui précède, c'est que le trépan primitif (celui qui se fait dans les huit ou dix premiers jours et avant la période de suppuration) n'est jamais indiqué par des symptômes positifs. La maladie dont on meurt le plus souvent après les lésions traumatiques de la tête, avec ou sans fracture, c'est la méningo-encéphalite et le plus souvent la méningo-encéphalite à sa première période, c'est-à-dire non encore suppurée; or celle-ci ne peut ni être prévenue par le trépan (auquel cas ce dernier serait préventif), ni combattue par lui (auquel cas il serait curatif). Il me paraît incontestable même que, si l'on ajoutait, chez les malades qui n'ont ni plaie ni fracture, la plaie et la lésion osseuse nécessaires pour le trépan, aux dangers qui menacent déjà, on ne ferait qu'augmenter les chances de gravité de la méningo-encéphalite et celles de mort.

Mais, dans les cas où le chirurgien a sous les yeux une plaie et une fracture avec enfoncement de la voûte, il a le droit de présumer que, dans une certaine mesure, l'enfoncement peut contribuer au développement de la méningo-encéphalite, et cette présomption l'autorise parfaitement à pratiquer une opération qui, en pareille circonstance, n'ajoute pas, selon moi, à la gravité de la situation. Sans doute la suppuration consécutive a ses dangers, mais cette suppuration consécutive arriverait tout aussi bien par le fait de la fracture compliquée de plaie que par celui de l'opération surajoutée; et si mon opinion est acceptable pour les fractures de la voûte par instruments ordinaires, elle l'est à plus forte raison pour celles par coups de feu; car si j'en crois, non pas mon expérience personnelle (elle est tout à fait insuffisante), mais les relations données par les chirurgiens militaires, après ces coups de feu il y a plus à craindre encore la compression par un détachement de la table interne, une suppuration abondante entre la dure-mère et les os et même la suppuration consécutive du cerveau.

Aux quatre observations du trépan primitif que je viens de citer, je puis en ajouter une cinquième que j'ai recueillie en novembre 1876, à l'époque où cette leçon était depuis longtemps rédigée. L'opération, comme dans quatre des faits ci-dessus, n'a pas été suivie de succès pour des motifs analogues, et surtout parce que la déchirure du cerveau était trop étendue et trop profonde. L'intérêt particulier qui s'attache à ce fait tient à ce que nous l'avons eu à l'époque où l'on commençait à s'occuper de la question des localisations cérébrales dans leurs rapports avec le trépan. Je donne ici un résumé de l'observation qui m'a été remise par M. R. Moutard-Martin, interne du service (1). Garçon de dix-huit ans, blessé à la tête par une tuile tombée d'un toit le 27 novembre 1876, plaie contuse de 5 centimètres dans la région pariétale gauche, fracture et enfoncement du pariétal au-dessous de cette plaie. Au milieu de symptômes mélangés de commotion et de contusion cérébrales, nous constatons une paralysie des membres supérieur et inférieur droits. Et comme le siège de la blessure correspond à la scissure de Rolando et aux circonvolutions voisines, nous en concluons que probablement l'hémiplégie est due à une lésion de ces circonvolutions, et ce motif ajouté à ceux que nous donne par elle-même la fracture enfoncée, me détermine à pratiquer le jour même le trépan, et à enlever plusieurs esquilles détachées et mobiles. Les symptômes cérébraux ont continué, puis se sont aggravés et le blessé a succombé 65 heures après l'opération. L'autopsie nous a montré que la lésion du cerveau, produite évidemment par les pièces osseuses refoulées violemment à l'intérieur du crâne au moment de l'accident, se trouvait tout à la fois sur la circonvolution frontale ascendante et sur la pariétale ascendante. La pulpe cérébrale était largement ouverte au niveau de ces points et au delà, dans une étendue de 2 à 3 centimètres. Cette lésion du cerveau était trop accentuée pour que l'ablation des pièces osseuses ait pu en supprimer les conséquences. Seulement, comme dans la plupart de nos observations, il nous avait été impossible de savoir à l'avance ce qu'il en était.

En résumé, dans les blessures de la tête sans plaie, alors même qu'il y a fracture de la voûte avec enfoncement, et, quels

(1) M. R. Moutard-Martin a publié le fait dans les *Bulletins de la Société anatomique*, 8 décembre, 1876. 4e série, t. Ier, p. 706.

que soient les phénomènes cérébraux du début, le trépan primitif est toujours contre-indiqué.

Dans les plaies avec fracture et enfoncement, le trépan n'est pas indiqué d'une manière formelle, mais il est légitime et le chirurgien est autorisé à le faire.

Jetons maintenant un coup d'œil en arrière, et voyons pourquoi cette question de chirurgie a été si diversement jugée et est restée jusqu'à présent d'une solution si difficile.

Cela a tenu pendant une longue suite d'années à des erreurs et à l'insuffisance des connaissances. Une première erreur qui remonte à Hippocrate (1) et qui s'est continuée jusqu'à Desault, a consisté à croire que l'assoupissement, les accidents cérébraux et la mort étaient causés surtout par un épanchement de sang. Une seconde erreur est celle qui a fait croire aux chirurgiens que ce sang ne pouvait pas disparaître par résorption, et que, pour en débarrasser les malades, il fallait lui donner une issue au dehors.

L'insuffisance de connaissances a consisté dans l'ignorance où se trouvaient les chirurgiens relativement aux effets de l'ébranlement sans lésion, aux suites de la contusion et surtout à la

---

(1) Je dois dire que j'ai lu avec attention dans la traduction de Littré, les passages d'Hippocrate relatifs aux fractures du crâne et au trépan, et que je n'y ai pas trouvé des préceptes assez formels et surtout assez rationnels pour justifier l'expression de doctrine hippocratique que je vois souvent employée par quelques-uns de nos contemporains, et surtout par MM. Sédillot et Bœckel. On voit bien qu'Hippocrate redoute des accidents après les fractures du crâne et qu'il croit le trépan capable de prévenir ou de guérir ces accidents. Mais il ne dit pas au juste quels sont ces accidents, et comment le trépan y remédie. De temps à autre il parle bien de l'épanchement sanguin et de la blessure du cerveau par un fragment, mais il ne dit pas positivement que ce soient là les causes du danger. En somme, Hippocrate ne sait pas pourquoi les fractures du crâne sont si dangereuses, et pourquoi le trépan leur est bon. Sa doctrine, puisqu'on se sert de ce mot, est toute pratique, mais ne serait aujourd'hui qu'une grande erreur. Il faut, dit-il, trépaner toutes les fois qu'il y a une fracture du crâne, et quand cette fracture n'est pas évidente, comme dans les cas où les téguments sont restés intacts, il faut inciser largement, profondément, ruginer pour chercher cette fracture et y poser pour le trépan. — Inutile, je pense, de démontrer combien serait préjudiciable aux blessés, l'application de pareils préceptes.

grande cause de mort, que l'anatomie pathologique moderne nous a fait connaître, la méningo-encéphalite.

Je comprends parfaitement que Desault, après avoir suivi d'abord les préceptes anciens, et profité des perfectionnements de l'observation clinique en général et de l'observation clinique des blessures de la tête en particulier, telle que l'avait rectifiée J.-L. Petit, que Desault, dis-je, se soit élevé avec tant de rigueur contre le trépan. On lui avait appris que cette opération débarrassait le crâne des épanchements sanguins. Il trépanait et ne trouvait pas d'épanchement. Il trépanait et ne trouvait pas de pièces enfoncées, ou bien il en trouvait, mais son malade n'en mourait pas moins quelques jours après. Il en a déduit, contrairement à l'opinion ancienne que soutenaient à cette époque Pott Dease et Abernethy, en Angleterre, que l'opération du trépan était inutile, et pouvait être dangereuse, et que le mieux était d'y renoncer. Depuis cette proscription, les chirurgiens se sont évertués à trouver des indications qui eussent permis de résister à l'arrêt prononcé par Desault. Les uns ont parlé de la compression et des symptômes qui l'indiquent, les autres, et notamment Boyer, ont insisté sur l'utilité de relever les pièces enfoncées. Au milieu de ces efforts, l'incertitude et l'obscurité des symptômes indiquant l'opération a toujours dominé, et jamais cette incertitude n'a été mieux mise en évidence que dans la discussion de la Société de chirurgie de Paris, en 1867, discussion à laquelle ont pris part bon nombre de nos contemporains. Tous nos collègues ont bien compris qu'il n'y avait lieu ni d'adopter le trépan exagéré des anciens, ni de le rejeter absolument comme l'avait fait Desault. Mais aucun n'est arrivé à donner une formule qui pût guider les chirurgiens. Cela a tenu, sans doute, à ce que chacun d'eux a traité la question plutôt avec des souvenirs ou des observations peu nombreuses, qu'avec des faits suffisants. Quant à moi, c'est après avoir consulté non pas seulement des souvenirs, mais des observations écrites au nombre de 75, et recueillies dans les hôpitaux auxquels j'ai été attaché, que je suis arrivé à cette notion, que la clinique ne peut pas donner et ne donnera probablement jamais l'indication précise des lésions et des troubles fonctionnels auxquels le trépan peut remédier, sans nuire; et que, dans la pratique, le chirurgien doit s'en tenir à des présomptions que je résume dans la formule ci-dessous.

Point de trépan primitif, c'est-à-dire adoption de doctrine de Desault quand il n'y a ni plaie, ni fracture à la voûte, quels que soient les troubles fonctionnels.

Trépan primitif, non pas indispensable, mais autorisé pour les cas de plaie avec fracture et enfoncement, quand il y a des symptômes cérébraux.

§ 4e. *Trépan consécutif pour la suppuration intra-crânienne.* — Si le trépan primitif a pu laisser les doutes et les incertitudes dont j'ai parlé tout à l'heure, et qui se résument, en clinique, par le mot de présomption, il n'en est pas de même pour le trépan consécutif à la suppuration des fractures de la voûte du crâne. Ici quand le diagnostic est établi, et il peut l'être souvent, quand il est évident que le pus n'a pas une issue suffisante, il n'y a et il ne doit y avoir de doute pour personne. Le trépan est indiqué pour faciliter l'issue du pus, empêcher son croupissement, sa résorption putride, et même la propagation, à travers la dure-mère, de l'inflammation suppurative jusqu'aux membranes internes et jusqu'au cerveau lui-même. Les faits de ce genre ne sont pas très-fréquents; car la suppuration à laquelle je fais allusion provient habituellement de l'os fracturé, ou, si vous aimez mieux est le résultat de 'ostéite purulente; or je vous ai déjà dit que cette ostéite-là se complique facilement d'une infection purulente qui se termine par la mort, avant que le trépan ait pu être fait. C'est donc dans les cas les moins malheureux, ceux où l'ostéite n'a pas amené la pyoémie, que le séjour du pus entre la dure-mère et la face interne du crâne peut être une indication positive.

J'ai dans mes cahiers sept observations de ce genre : trois, dans lesquelles il s'agissait d'une blessure par instruments contondants ordinaires, quatre dans lesquels il s'agissait de blessures par arme à feu.

Dans les trois premières, le blessé avait eu la commotion cérébrale, et n'avait pas présenté les symptômes de la méningo-encéphalite. Mais au vingt-cinquième et trentième jour après l'accident, la plaie continuait à suppurer, et il m'a été facile de reconnaître que le pus séjournant dans son fond était soulevé par des battements isochrones à ceux du pouls. Le stylet sentait une dénudation à l'extérieur, puis un trou au niveau de la fracture, trou par lequel l'instrument arrivait très-loin et évidemment dans l'intérieur du crâne. Dans l'un des cas, je n'ai pas mis de couronne, parce qu'après avoir agrandi la plaie j'ai trouvé à l'ouverture osseuse trois esquilles mobiles qu'il m'a suffi d'enlever pour obtenir un résultat semblable à celui que m'aurait donné la trépanation, savoir une ouverture suffisante pour l'écoulement du pus. Le malade a parfaitement guéri.

Dans ma deuxième observation qui a été publiée par Bauchet (1), j'ai placé une seule couronne de trépan, et l'ouverture m'a servi à retirer trois cuillerées de pus, la guérison a également eu lieu.

Dans le troisième fait, que j'ai eu, comme le précédent, à l'hôpital Cochin, en 1857, j'ai mis une couronne de trépan, mais n'ayant trouvé au-dessous d'elle qu'une petite quantité de pus, et voyant le lendemain que le blessé avait de la fièvre, du délire et un commencement d'assoupissement, je pensai que le pus devait être plus profondément placé, et j'ouvris la dure-mère. Ne trouvant pas encore de pus dans la cavité de l'arachnoïde, ni au-dessous d'elle, je ponctionnai le cerveau lui-même. Je continuai à ne pas rencontrer de pus. Le malade succomba, et je trouvai à l'autopsie qu'il y avait bien un abcès du cerveau, mais qu'il se trouvait à cinq ou six millimètres en arrière du point où le trépan avait été fait. L'ouverture de cet abcès d'ailleurs n'aurait sans doute pas eu un meilleur résultat; car il y avait en même temps

---

(1) Bauchet, *Des lésions traumatiques de l'encéphale.* Thèse de concours pour l'agrégation, 1860, p. 146.

une méningite suppurée diffuse à laquelle, selon toute probabilité, le malade aurait toujours succombé.

Quant à mes quatre sujets blessés par coup de feu, il en est un, celui de l'hôpital Beaujon en 1861 qui, malgré la réussite momentanée de l'opération, puisque j'avais trouvé une collection de pus assez considérable au-dessous de la couronne, a succombé plus tard à une infection purulente partant évidemment de l'ostéite suppurée. Un autre, celui de l'hôpital de la Pitié, en 1862, avait une suppuration et une fistule entretenues par une balle aplatie et logée dans le sinus frontal. J'ai agrandi l'ouverture osseuse, non pas avec une couronne du trépan, mais avec des cisailles portées successivement sur tout le contour, ce qui a eu pour résultat de permettre l'extraction du corps étranger, et la sortie du pus qui était retenu derrière lui. Il y avait même sur la paroi postérieure du sinus une ouverture laissant sortir du pus qui s'était accumulé au-devant de la dure-mère. Mais, cette ouverture m'ayant paru suffisamment large pour l'évacuation ultérieure, je ne l'ai pas agrandie, et en effet, le malade a guéri, après avoir eu un érysipèle.

Mon troisième cas, observé en mars 1868 à l'hôpital de la Charité, est, sous le rapport des lésions, assez analogue au précédent. Le malade, âgé de vingt-sept ans, avait cherché à se suicider en se tirant, au niveau du front, un coup de pistolet chargé à balle. Trente-six heures après l'accident, j'avais retiré une esquille, et la balle qui me paraissait logée dans le sinus frontal; mais au bout de quelques jours, je reconnus que, du fond de la cavité osseuse laissée par ma première opération sortait un pus fétide avec des pulsations isochrones à celles du pouls, et en plus grande abondance au moment où le malade se mouchait, Je reconnus avec le stylet et avec le doigt une ouverture osseuse qui se trouvait évidemment sur la paroi postérieure du sinus, à gauche de la ligne médiane. Je sentis d'ailleurs avec le stylet un peu de mobilité. Le blessé n'avait pas eu, au moment de l'accident, et continuait à n'avoir pas de symptômes cérébraux, mais il éprouvait de la céphalalgie et avait de la fièvre le soir. Les symptômes étaient évidents, nous avions une fracture probablement comminutive du sinus frontal et de la portion gauche avoisinante du frontal lui-même, et par suite une suppuration à la face interne du crâne, une rétention et un croupissement du pus. J'appliquai le 28 mars, neuf jours après l'accident, deux couronnes de trépan. J'enlevai, avec une pince de Liston, la languette osseuse laissée entre les deux couronnes, et par cette brèche je retirai trois esquilles de la table interne et de la paroi postérieure du sinus, ce qui permit l'écoulement d'une notable quantité de pus fétide. La dure-mère était ouverte. Malheureusement des symptômes d'infection purulente n'ont pas tardé à se montrer, et le malade a succombé le 9 avril. Les suites de l'opération avaient offert ceci de remarquable que nous avions vu apparaître au bout de quelques jours un gros bourgeon rouge et pulsatile semblable à celui que j'ai signalé à la page 311. Or, l'autopsie nous a bien permis de constater que ce bourgeon sortait à travers la dure-mère ouverte et était constitué par la substance cérébrale blanche profondément, mais présentant à l'extérieur une coloration brunâtre. Nous n'avons pu démêler si c'était de la substance grise modifiée et hyperémiée par son exposition à l'air, ou si c'était la substance blanche modifiée de la même façon après écrasement et disparition de la grise. Quoi qu'il en soit, il a été démontré par l'autopsie, que ce bourgeon pulsatile était bien une hernie du cerveau, avec une sorte de boursouflement difficile à expliquer de la substance nerveuse.

Mon dernier cas, enfin, concerne un jeune homme de vingt-quatre ans qui, pendant le siége de Paris, en 1871, avait reçu un coup de feu au niveau du pariétal droit. Quand je l'ai vu à l'ambulance du Muséun d'histoire naturelle, quinze ou vingt jours après sa blessure, j'ai constaté la dénudation, et l'expulsion lente du pus par des pulsations isochrones au pouls; j'ai mis une couronne de trépan, enlevé deux séquestres mobiles et fait sortir beaucoup de pus amassé entre le pariétal et la dure-mère. La guérison a été parfaite.

Qu'on me permette, en terminant, quelques réflexions sur les résultats comparatifs de mes trépans primitifs (avant la suppuration) et de mes trépans consécutifs (après et pour la suppuration). En voici le tableau.

1º Les 4 trépans primitifs m'ont donné........ 1 guérison, 3 morts.
2º Les 7 trépans consécutifs.................. 4 guérisons, 3 morts.

Je ne me dissimule pas que ces chiffres sont trop peu élevés pour avoir une bien grande valeur. Tels qu'ils sont cependant, et en les rapprochant des incertitudes et des discussions que j'ai rappelées dans les pages précédentes, ils nous autorisent à dire qu'on ne doit pas donner une appréciation générale du trépan appliqué aux lésions traumatiques du crâne, et qu'on ne peut porter un jugement sur sa valeur qu'en distinguant les cas. Il saute aux yeux de tout le monde que cette opération, lorsqu'elle est faite en vue de donner issue au pus retenu sous les os du crâne, chez un sujet qui n'a plus et qui parfois n'a même pas eu de lésion traumatique du cerveau, offre bien plus de chances de succès que si elle est faite dans l'espoir de remédier à des accidents cérébraux. Quand, entraînés par les présomptions que j'ai indiquées, nous nous décidons, parce que nous savons que ce n'est pas dangereux, à agrandir avec le trépan l'ouverture déjà faite par une fracture avec enfoncement, nous avons trop souvent de l'inconnu. Le cerveau peut être blessé beaucoup plus sérieusement que les symptômes ne nous l'avaient indiqué, la méningo-encéphalite peut avoir pris rapidement une très-grande étendue, et alors la maladie reste grave et entraîne le blessé malgré nos efforts. Nous n'avons quelque chance de réussir que quand la blessure du cerveau est nulle ou fort légère, et quand la méningite reste dans des limites de diffusion et de gravité très-modérées. Ces cas-là sont les plus rares, et voilà pourquoi le trépan primitif ne réussit pas souvent;

mais il suffit que la réussite soit possible (une de mes observations, et bien d'autres, celles toutes récentes, en particulier, de MM. Terrillon et Lucas-Championnière, prouvent qu'elle l'est), pour que nous agissions sans crainte dans les cas que j'ai déterminés.

Combien les choses se présentent plus favorablement quand il s'agit du trépan consécutif, lequel en définitive n'est qu'une ouverture d'abcès ! Le blessé n'a pas actuellement, au moins dans la plupart des cas, de maladie traumatique du cerveau et de ses membranes. Il y est exposé dans une certaine mesure, et par l'origine traumatique de son mal et par l'opération elle-même; mais enfin il n'a pas actuellement la méningo-encéphalite, et cette condition est bien plus favorable que quand elle existe déjà au moment de l'opération. Voilà pourquoi le trépan, tout en exposant encore et à l'inflammation cérébrale et à l'infection purulente, présente cependant plus de probabilités de succès.

VINGTIÈME LEÇON

Nouvelles réflexions sur les fractures de la voute du crâne et sur le trépan.

I. Plaie de tête avec fracture du frontal à gauche, et avec un peu d'enfoncement, mais sans déchirure du périoste (fracture sous-périostée). — Hémorrhagie au moment de l'accident. — Apparition rapide de la méningo-encéphalite fébrile. — Mouvements convulsifs épileptiformes. Le siége de la blessure et les symptômes fonctionnels indiquaient une lésion suivie d'inflammation, au niveau des centres moteurs de Ferrier ; contre-indication du trépan fournie par la conservation du périoste, et les doutes sur la nature et l'étendue des lésions. — Autopsie. — Constatation de l'intégrité du périoste qui faisait de la fracture une fracture fermée ou non exposée. — Fracture peu enfoncée, épanchement de sang entre les os et la dure-mère, déchirure de cette dernière, autre épanchement sanguin très-vaste dans la cavité arachnoïdienne, autre dans l'épaisseur du cerveau (apoplexie traumatique). — II. Nouvelles considérations sur le trépan et sur les indications empruntées à l'étude moderne des localisations centrales. — Résumé des opinions de l'auteur sur ce point. — Examen du trépan préventif, solution particulière de la question pour les fractures du crâne par coup de feu.

I. — Dans les leçons précédentes, je me suis arrêté à cette opinion qu'il n'y avait lieu de songer à l'opération du trépan primitif que dans les cas de fracture à la voûte avec plaie et enfoncement appréciable. Mais je n'ai pas ajouté, quoique cela fût dans ma pensée, que cette fracture enfoncée devait en même temps être accompagnée d'une dénudation indiquant la déchirure du périoste et par conséquent la communication facile et indubitable de la cavité crânienne avec l'air extérieur.

Fracture sous-périostée du pariétal. — Nous venons d'être témoins d'un nouveau fait dans lequel la conservation du périoste, au niveau d'une fracture de la voûte crânienne, m'a empêché de songer à la trépanation, et dans lequel les détails de l'autopsie prouvent que j'avais eu raison de n'y point songer.

La malade, femme de 72 ans, avait reçu sur le haut de la tête, en passant dans la rue, une grosse pierre qui tombait du cinquième étage d'une maison en démolition. Elle n'avait perdu connaissance que pendant peu d'instants ; mais il avait été nécessaire de faire de suite un pansement compressif pour arrêter l'hémorrhagie assez abondante qui s'était produite.

Lorsque je vis la malade pour la première fois le lendemain matin 1er juillet 1877, elle avait sa connaissance. Mais elle répondait lentement aux questions, était pâle comme le sont les personnes anémiques, avait de la fréquence dans le pouls et de la chaleur à la peau.

Je constatai positivement qu'elle n'était pas aphasique, ni hémiplégique. J'émis l'opinion que cette femme était sous le coup d'une méningo-encéphalite, que peut-être elle avait une lésion du crâne, mais que, comme l'interne de garde, en la pansant, n'avait ni vu ni senti de fracture, celle-ci, si elle existait, n'était pas probablement de celles qui, conformément à mes principes, peuvent nécessiter l'opération du trépan. Je me réservais d'ailleurs d'examiner à nouveau la question, lorsque je renouvellerais le pansement.

Le surlendemain 12, en effet, la malade n'ayant pas perdu de sang, j'enlevai l'appareil, et je complétai l'examen. La plaie, modérément contuse, était transversale, placée au côté gauche du front, et s'avançait jusqu'à la ligne médiane. Elle avait trois centimètres environ de longueur, et se trouvait à peu près au niveau de la jonction du frontal avec le pariétal gauche. En portant un stylet et une sonde cannelée au fond de cette plaie, je ne sentis ni dépression ni dénudation osseuse. Je substituai mon doigt indicateur aux instruments, et je continuai à ne sentir aucune fracture apparente ni aucune dénudation. Je m'étonnais cependant de ne pas trouver les os lésés sérieusement ; car la malade continuait à avoir de la fièvre, de l'abattement, de la stupeur qui me faisaient toujours craindre la méningo-encéphalite. Or si celle-ci se rencontre en effet sans fracture chez les alcooliques, elle est plus rare chez ceux qui ne sont pas dans cette dernière condition, et nous avions appris que cette femme était très-sobre. Je pensai donc ou qu'il y avait une fracture larvée, peut-être une fracture de la table interne seule, ou bien que le choc avait été assez violent pour occasionner un épanchement de sang intra-crânien sans produire de lésion osseuse. En tout cas, du moment où je ne constatais pas de fracture enfoncée, je ne voyais pas de motif pour trépaner. Si j'avais voulu suivre les conseils hippocra-tiques (voy. plus haut page 316), j'aurais ruginé les os au fond de la plaie, et j'aurais sans doute constaté alors la fracture qui, comme je vous le dirai tout à l'heure, existait en effet. Mais, en détruisant le périoste, j'aurais changé une fracture du crâne non exposée en une fracture exposée, et si j'avais ajouté l'ouverture du trépan à cette lésion, j'aurais augmenté les dangers en ouvrant un accès à l'air dans la cavité crânienne. Je me contentai de donner le calomel, et de faire placer des compresses mouillées d'eau froide sur le front, l'état anémique me paraissant contre-indiquer les émissions sanguines.

En arrivant auprès de la malade, le 13, j'appris qu'elle avait eu de la fièvre pendant toute la journée de la veille, qu'elle avait cessé de parler et d'avoir sa connaissance vers 10 heures du soir, qu'elle avait uriné involontairement, et qu'enfin elle avait été prise de mouvements convulsifs depuis quelques heures. Nous l'avons vue, en effet, à la visite, avec des contractions réi-térées du bras droit, de la jambe droite et du côté droit de la face pendant les quelques minutes que nous avons passées auprès de son lit, et comme ces contractions ont cessé et reparu un cer-tain nombre de fois pendant le reste de la journée, on peut les considérer comme ayant appartenu à l'épilepsie, et les caractéri-ser par les mots de *convulsions épileptiformes*, bien qu'elles n'aient pas été aussi violentes que cela a lieu dans l'épilepsie pro-prement dite.

En reportant mes souvenirs vers les travaux récents sur les localisations cérébrales et sur l'application qu'on a tenté de faire de ces travaux à la question des indications du trépan, je vous ai dit : ces convulsions par accès, limitées aux mem-

bres supérieur et inférieur droits et au côté correspondant de
la face, semblaient indiquer une lésion vers la partie inférieure des circonvolutions frontale et pariétale ascendantes, et
comme le symptôme prédominant (contractions) était plutôt
l'indice d'une inflammation que celui d'une compression ou
d'une déchirure par écrasement des centres moteurs placés en
ces points par les physiologistes modernes, j'en avais conclu qu'il
existait là une encéphalite. Comme, en outre, il n'est pas ordinaire que l'encéphalite partie d'un point de substance grise existe
sans une méningite concomitante, j'avais admis chez cette malade l'existence d'une méningo-encéphalite, et j'ajoutais, parce
que l'expérience m'a démontré qu'il en est habituellement ainsi
dans les convulsions épileptiformes d'origine traumatique, j'ajoutais, dis-je, que cette méningo-encéphalite était grave.

Mais du moment où l'étude clinique m'indiquait une lésion à
peu près certaine d'un point connu du cerveau, point déterminé
tout à la fois par le siége de la blessure et par les phénomènes
convulsifs, je devais me demander si cette lésion et, par suite, la
méningo-encéphalite ne seraient pas améliorées par le trépan.
On aurait pu le croire, si l'on s'en était rapporté aux détails donnés
par M. Lucas-Championnière dans le travail sur lequel j'ai fait un
rapport à l'Académie de médecine (1). Mais d'abord il nous man-
quait la condition que j'ai signalée déjà dans mon rapport comme
capitale pour l'indication du trépan primitif : une fracture avec
enfoncement facile à constater au moyen du doigt et au moyen
du stylet. Cette condition n'existant pas, j'ai déclaré que, tout en
courant de grands dangers, cette femme cependant en courait de
moins grands que si nous ajoutions aux conséquences actuelles
de sa blessure les conséquences éventuelles d'une ouverture du
crâne.

J'ai ajouté d'ailleurs que, tout en admettant la lésion cérébrale
et l'inflammation encéphalique plus ou moins diffuse dont elle

---

(1) Gosselin, *Rapport lu à l'Académie de médecine*, sur les travaux de MM. Proust
et Lucas-Championnière. (*Bulletin de l'Académie*, 2e série, t. VI, p. 363, 1877.)

avait été cause, je ne pouvais pas savoir quelle était cette lésion, et
dans quelle mesure elle était justiciable du trépan. Était-ce une
contusion par ébranlement? la chose était peu probable; car ces
contusions par ébranlement n'ont guère lieu qu'à la face inférieure, là où le cerveau, quand il est secoué, rencontre des saillies et des crêtes, telles que la petite aile du sphénoïde, et le
bord supérieur du rocher qui peuvent agir sur lui comme des
corps vulnérants. Il n'en est pas de même pour la face supérieure
ou convexe, qui, si secouée qu'elle soit, ne rencontre que des surfaces planes sur lesquelles elle ne peut appuyer assez pour s'y
blesser. Remarquez d'ailleurs qu'ici il s'agissait de l'arrivée d'un
corps contondant sur la tête, ce qui donne une secousse générale du cerveau beaucoup moins violente qu'une chute sur la
tête d'un lieu plus ou moins élevé.

N'était-ce pas plutôt une fracture de la table interne seule, laquelle, repoussée vers l'intérieur du crâne, avait peut-être déchiré la dure-mère et blessé le cerveau? La chose était possible;
mais je vous ai fait observer que ces fractures de la table interne
ont été observées de préférence après les coups de feu, et que
M. Sédillot, dans ses écrits récents sur ce sujet (1), avait invoqué
à l'appui de ses opinions, presque exclusivement des accidents
de ce genre. La blessure, chez notre malade, ayant été produite
par un instrument contondant ordinaire, c'était un motif, non
pour rejeter absolument cette fracture de la table interne ou
vitrée, tout au moins pour ne pas la considérer comme évidente,
et comme indiquant le trépan fait en vue de relever cette table
interne enfoncée. Je me fusse exposé, si j'avais trépané d'après
cette simple présomption, à ne pas trouver l'enfoncement cause
de lésion cérébrale, et j'aurais fait ainsi une opération inutile, et
rendue dangereuse par le motif que je signalais tout à l'heure,
c'est-à-dire par l'établissement d'une large plaie pénétrante de
la cavité crânienne.

_____

(1) Sédillot, *Communications à l'Académie des sciences*. (*Comptes rendus*, 26 mars
1877.)

N'était-ce pas plutôt une encéphalite consécutive à un épanchement sanguin intra-crânien? Sans doute, nous n'avions pas une hémiplégie que nous aurions pu attribuer à la compression du cerveau par cette hémorrhagie intra-crânienne. Mais combien de fois n'est-il pas arrivé de voir cette hémiplégie manquer dans les cas d'épanchement sanguin! Ne vous ai-je pas dit que nous ne possédions pas de signes certains de cet épanchement, et dois-je vous répéter que non-seulement l'épanchement sanguin intra-crânien n'a pas de symptômes qui le caractérisent positivement, mais aussi que ce sang peut; à la rigueur, se résorber, que, dans les cas où sa présence devient l'occasion d'une méningo-encéphalite, le trépan n'y peut rien, parce que la coagulation s'est faite et s'oppose à l'écoulement par l'ouverture artificielle, et que, si par hasard le sang s'écoule et cesse de comprimer le cerveau, la lésion, c'est-à-dire le ramollissement que a compression a fait naître, n'en persiste pas moins, ainsi que l'encéphalite diffuse concomitante. A tous ces points de vue, l'état de la malade, avec son crâne fermé, était ce qu'il y avait de moins défavorable, parce que la communication avec l'air d'un foyer sanguin, qu'on n'est pas sûr de pouvoir vider, est une cause d'altération putride, de septicémie, et, par suite, d'aggravation de la méningo-encéphalite. Celle-ci en effet, occasionnée mécaniquement par la pression qu'exerce le corps étranger représenté par l'amas sanguin, ne peut que s'accroître au voisinage de cet amas passé à l'état putride.

J'avais, d'ailleurs un dernier motif pour ne pas opérer, c'était l'âge de la malade. A soixante-douze ans, le cerveau et ses dépendances ne supportent pas aussi facilement qu'à quinze et vingt ans, les conséquences des grandes lésions traumatiques. A la rigueur, je comprends que, dans un cas douteux, on risquât le trépan sur un jeune sujet aussi gravement atteint que l'était notre malade. Mais je n'admets pas qu'on le risque sur un vieillard.

En définitive, cette femme n'a pas cessé d'avoir toute la journée des convulsions épileptiformes. Ses facultés intellectuelles se sont affaiblies de plus en plus, et elle a succombé dans la nuit du 13 au 14 juillet, le quatrième jour après l'accident.

Je mets sous vos yeux les principaux résultats de l'autopsie.

1° En premier lieu, une fracture du pariétal gauche tout près de sa jonction avec le frontal. Cette fracture, légèrement enfoncée, ne l'est pas assez, comme vous pouvez le constater en examinant la face interne du crâne, pour avoir fait une saillie capable de comprimer sensiblement la dure-mère et le cerveau. Remarquez bien que sur la face externe, cette fracture ne se voit pas, et ne se sent pas, parce qu'elle est recouverte de périoste, lequel n'a été déchiré sur aucun point. C'est là l'explication de l'impossibilité dans laquelle je me suis trouvé d'établir le diagnostic certain de la fracture, pendant la vie. Ce diagnostic se fait bien quand le périoste est déchiré et que l'on sent à la surface de l'os une dénudation et des irrégularités, et c'est aux cas de ce genre que j'ai appliqué le précepte de la trépanation ; mais il ne se fait pas quand la fracture est, comme ici, sous-périostée, et quand en même temps la dépression est peu considérable et se trouve masquée par une couche de caillots qui recouvrent le périoste. Vous avez là en un mot, une variété importante de fracture du crâne, celle dans laquelle la boîte crânienne n'est pas ouverte complétement, et se trouve préservée par le périoste de la pénétration de l'air, et des conséquences de cette pénétration.

2° Une couche épaisse de caillots entre la face interne du crâne et la dure-mère, laquelle se trouve aplatie et déprimée. Ce sang abondant pouvait à la rigueur provenir de la surface fracturée, mais nous avons constaté qu'il provenait sans nul doute d'une blessure de l'artère méningée moyenne. Nous avons trouvé celle-ci déchirée sur un point de son sillon, qui se trouvait compris dans la fracture.

3° Au-dessous de la couche de caillots une petite déchirure de la dure-mère que nous ne nous expliquons pas très-bien, mais qui a pu être produite au moment même de l'accident par le fragment osseux refoulé vers la cavité crânienne.

4° Au-delà de la dure-mère et dans la cavité arachnoïdienne, une autre masse de caillots sanguins épais, non coulants, de forme arrondie, ayant une épaisseur de plus d'un centimètre au milieu, et représentant un cercle de quatre ou cinq centimètres de diamètre. En enlevant cette couche de caillots, on voit une dépression très-notable de la substance grise, vers la partie supérieure et moyenne des circonvolutions frontales antérieures. Sur un point de ces dernières et à une certaine distance du sillon de Rolando, vous apercevez une déchirure de la substance cérébrale, un ramollissement au niveau et autour de cette déchirure et une excavation remplie de sang fluide; cette excavation, sorte d'apoplexie, occupe la substance blanche du lobe antérieur du cerveau. Elle est en communication, par l'intermédiaire de la substance corticale et de l'arachnoïde déchirées, avec la grande hémorrhagie méningée dont je parlais tout à l'heure. Autour de ces deux foyers : l'un méningé, l'autre intra-cérébral, la substance corticale est injectée et ramollie; la pie-mère est injectée de même et teinte en outre par l'épanchement sanguin circonvoisin.

En somme, les trois lésions dominantes sur cette malade ont été : 1° la fracture sous-périostée, 2° l'épanchement sanguin méningé et cérébral, 3° la compression, le ramollissement et la destruction partielle du cerveau, lésions que l'ont peut réunir sous le nom d'encéphalite.

Ces lésions soulèvent plusieurs problèmes difficiles à résoudre. D'abord, d'où venait ce sang si abondamment versé dans l'intérieur du crâne? Celui qui était entre la dure-mère et les os venait certainement de l'artère méningée; mais celui qui se trouvait plus profondément, venait-il de la même source? La chose n'est pas impossible. Du moment où la dure-mère s'est trouvée déchirée, le sang versé à la face interne du crâne a bien su s'engager à travers cette déchirure et s'amasser dans la cavité arachnoïdienne; mais cela n'expliquerait pas le foyer intra-cérébral. Il était séparé du foyer arachnoïdien par une portion, qui parais-

sait intacte, de pie-mère et de substance grise. Il faut donc qu'il
soit venu d'une source distincte, et qu'il ait été fourni par des
capillaires cérébraux déchirés au moment du choc. J'ai de la
peine à m'expliquer un pareil désordre avec une fracture aussi
peu enfoncée et aussi peu ouverte que celle dont nous constatons
la présence.

Quoi qu'il en soit, remarquez la dépression sensible que présente l'hémisphère et sa destruction partielle, et notez bien que
nous n'avons pas eu pendant la vie les symptômes souvent attribués par nos auteurs à la compression du cerveau, savoir l'hémiplégie. Il est vrai, et c'est ce que la physiologie moderne
nous a appris, que la compression ne portait pas sur les centres
moteurs voisins du sillon de Rolando, et que c'est là l'explication
plausible de cette absence de paralysie.

Mais pourquoi donc vous disais-je tout à l'heure qu'à la rigueur les convulsions épileptiformes pouvaient être attribuées à
une lésion des centres corticaux, et à cause de cela, faire naître
l'idée qu'il y avait indication du trépan? N'y a-t-il pas une contradiction entre mes deux assertions? Nullement. Je ne vois pas
sur cette pièce la compression ou la destruction sur les points où
elles auraient pu occasionner une hémiplégie, et, dans une certaine mesure indiquer l'opération. Mais il s'agissait ici de convulsions épileptiformes, et celles-ci tenaient sans doute à une irritation
des mêmes centres moteurs dont la compression aurait peut-être
occasionné une hémiplégie. L'irritation n'y était sans doute pas
venue d'emblée. Elle s'était propagée vers eux, et c'était consécutivement à l'extension de la phlegmasie, partie du point blessé de
l'encéphale, que ces centres moteurs avaient pu s'enflammer et
donner les phénomènes convulsifs. J'avais donc raison de dire que
probablement les convulsions des deux membres indiquaient une
lésion de certaines circonvolutions. Mais à tous les motifs que
j'avais de rejeter le trépan, l'autopsie me permet d'ajouter celui-
ci, c'est qu'en définitive, si les convulsions épileptiformes des
membres indiquaient une maladie des circonvolutions que j'ai

nommées, elles n'indiquaient pas que cette maladie fût partie de là, et n'eût pas été le résultat d'une propagation à laquelle le trépan ne pouvait porter remède. Il en sera ainsi dans bien d'autres cas, et voilà pourquoi j'ai eu raison de vous dire que les symptômes en rapport avec les localisations cérébrales ne devaient pas, quand il n'y avait ni fracture ni enfoncement, conduire à la trépanation.

En définitive, on peut attribuer la mort de cette malade à l'abondance de l'hémorrhagie, et à la méningo-encéphalite grave et diffuse qui en a été la suite.

Certainement, si la fracture n'avait pas été sous-périostée, si j'avais pu la constater avec le doigt et le stylet, en présence des accidents graves qui menaçaient trop évidemment la vie, j'aurais été autorisé à mettre une ou deux couronnes de trépan, dans l'espoir de relever des pièces enfoncées et de favoriser l'issue immédiate ou consécutive des matériaux putrides, qui, après l'entrée de l'air dans la cavité crânienne, auraient pu se former, et dont le séjour dans cette cavité aurait pu faire passer la méningo-encéphalite à la purulence, et, par suite, à une gravité plus grande. Mais vous voyez que l'opération eût été inutile, parce qu'il n'y avait pas de pièce enfoncée qui lésât le cerveau, parce que le sang était trop en caillots pour pouvoir s'écouler facilement, et parce qu'enfin la déchirure de la substance cérébrale au niveau du foyer sanguin aurait toujours été suivie d'une inflammation grave. J'ajoute que l'opération, cependant, si elle avait été bien faite, n'aurait pas aggravé la situation; car, par suite de la blessure, l'intérieur du crâne eût été déjà en communication avec l'air extérieur, et l'ouverture, en n'ajoutant aucun danger sous ce rapport, aurait eu l'avantage de faciliter la sortie des putridités. Mais, je le répète, bien que ce fût le périoste seul qui produisît l'occlusion, celle-ci était trop importante à conserver au point de vue de la septicémie, pour que le trépan fût, à mon avis, formellement contre-indiqué.

II. — Et puisque l'observation de cette malade a rappelé notre attention sur le trépan, revenons encore un moment sur ce sujet pour examiner les documents nouveaux qui ont été fournis dans ces derniers temps par l'étude des localisations cérébrales. Je crois bien que la physiologie n'a pas dit son dernier mot sur ce point. Mais si l'on peut contester que les mouvements volontaires des membres et de la face, et que ceux nécessaires à la phonation aient dans la substance corticale des centres moteurs aussi exclusifs que l'ont admis Hitzig et Ferrier, on ne peut nier qu'en pathologie nous ayons souvent des paralysies ou des contractures, en rapport avec des lésions destructives ou inflammatoires de ces centres moteurs. MM. Terrillon et Proust, dans un cas, M. Lucas-Championnière, dans un autre, ont été entraînés à l'opération du trépan sur des blessés atteints de paralysie et d'aphasie, qui, d'après le siége de la plaie concomitante, pouvaient être attribuées à une déchirure ou à l'inflammation des circonvolutions frontale et pariétale près de la scissure de Rolando, ou de la troisième circonvolution frontale gauche, celle qui, d'après l'opinion de M. Broca, préside au langage articulé. Comme, sur ces deux malades, le trépan a été suivi de guérison, on en a conclu, et M. Lucas-Championnière l'a fait avec beaucoup de hardiesse, qu'il y avait là, pour cette question depuis longtemps obscure, de l'indication du trépan, une donnée nouvelle d'une grande utilité.

L'opinion de ce dernier auteur peut en effet se résumer ainsi : étant donné un blessé de la tête qui a une paralysie du membre supérieur, de l'inférieur ou de la parole, on devra en conclure qu'il a une lésion grave au niveau d'une des circonvolutions en question, et comme les remarquables recherches de M. Broca sur la *topographie crânio-cérébrale* (1) nous ont donné les moyens de reconnaître, par des mensurations bien déterminées, le point du crâne qui correspond au sillon de Rolando et aux circonvolutions avoisinantes que l'on a le droit de supposer atteintes par le traumatisme, vous voyez tout de suite la conclusion : l'hémiplégie ou les contractures existent, nous savons

(1) Broca, *Topographie crânio-cérébrale.* Paris, 1876.

où est la blessure qui les occasionne, ouvrons le crâne en ce point, nous remédierons probablement à la lésion cérébrale qui doit être occasionnée, soit par un fragment, saillant en dedans, de la table interne du crâne, soit par un épanchement sanguin, soit même, s'il s'agit d'accidents consécutifs et tardifs, par un épanchement de pus à la surface ou dans l'intérieur du cerveau, et nous avons des chances pour sauver notre blessé.

Dans le rapport que j'ai eu l'occasion de faire à l'Académie de médecine (1) sur ces deux travaux, j'ai soutenu l'opinion que vous m'avez entendu développer dans mes leçons, savoir : que le trépan ne doit pas être fait quand il n'y a ni plaie ni fracture enfoncée, et que, quand il y a fracture enfoncée et plaie à la voûte du crâne, le trépan doit être pratiqué là même où est cette fracture et non pas dans un point plus ou moins éloigné qui serait indiqué par les troubles fonctionnels et la mensuration crânio-cérébrale. J'ai fait remarquer d'ailleurs, que MM. Terrillon et Lucas-Championnière, tout guidés qu'ils étaient par les localisations cérébrales, n'ont pas manqué de faire leur trépanation là où s'étaient trouvées la fracture et la plaie.

Un résumé succinct de ce que je vous ai dit dans cette leçon et dans quelques-unes des précédentes va, je l'espère, fixer définitivement vos idées sur ce sujet : supposons trois cas.

1° Le blessé a des accidents cérébraux, et notamment une hémiplégie ou des contractures qui semblent indiquer la compression, la destruction, ou l'irritation de l'une des circonvolutions (pariétale ou frontale ascendante), considérées comme des centres moteurs ; en même temps il a un trouble plus ou moins grand des facultés intellectuelles, mais il n'a ni plaie ni fracture appréciable à la voûte du crâne, là où le trépan pourrait être fait, ou bien il a une fracture enfoncée mais sans plaie, comme dans notre observation de la page 298. Sa vie est menacée, cela est incontestable ; mais comment l'est-elle, et comment le trépan remédierait-il aux conséquences fâcheuses de la blessure ?

(1) Gosselin, *loc. cit.*

Eh bien, messieurs, je vous l'ai dit souvent, sa vie est menacée par la grave maladie que nous appelons la méningo-encéphalite diffuse, consécutive soit à une blessure directe de la face supérieure du cerveau par un fragment osseux, soit à une contusion indirecte suite de l'ébranlement, soit à un aplatissement de sa substance par une hémorrhagie intra-arachnoïdienne? Mais cette méningo-encéphalite n'est pas nécessairement mortelle. Si elle ne devient pas trop diffuse, si elle ne suppure pas, si le cerveau n'a pas été trop largement ni trop profondément déchiré, elle peut se terminer par résolution. Le sang, ainsi que je vous l'ai dit, ailleurs, peut se résorber. Enfin la guérison est possible, surtout si, comme je vous l'ai dit également, le sujet est jeune et n'est pas fatigué par l'alcool. Que ferait en pareil cas le trépan indiqué seulement par des troubles fonctionnels correspondant aux localisations cérébrales? Peut-être permettrait-il de relever une pièce de la table interne qui déchire la dure-mère et le cerveau. Mais, d'abord, cette lésion est tout à fait exceptionnelle dans les cas où il n'y a pas de plaie, et dans ceux où, la plaie existant, la blessure n'a pas été produite par un coup de feu (1). Ensuite, remarquez bien qu'à la rigueur cette lésion n'entraîne pas nécessairement la forme mortelle de la méningo-encéphalite, et qu'en conséquence elle peut subsister sans trop d'inconvénients, que d'ailleurs nous ne pouvons pas en établir le diagnostic positif à l'avance, et qu'enfin l'ouverture pratiquée par le trépan, en laissant pénétrer l'air, exposerait la méningo-encéphalite à s'étendre, à suppurer et à prendre la forme mortelle qu'elle n'aurait peut-être pas eue sans cela. En somme, le trépan n'aurait quelque avantage que s'il y avait une fracture de la table interne. Mais, à côté de cet avantage, il aurait, comme dans des cas bien

_____

(1) J'ai rappelé dans le rapport dont j'ai parlé plus haut que les fractures de la table interne seule, à la voûte du crâne, dont M. Sédillot s'est beaucoup occupé dans ces derniers temps, étaient bien plus souvent causées par les coups de feu que les accidents ordinaires, et que c'était dans les premiers seulement qu'on pouvait mettre le trépan en question, lorsqu'il n'y a pas de fracture enfoncée évidente.

plus fréquents où cette fracture de la table interne n'existe pas l'inconvénient d'exposer à une aggravation de la méningo-encéphalite. Donc il est plus avantageux de s'abstenir que d'agir.

2° Il y a une plaie à la voûte du crâne. Mais au fond de cette plaie, on ne sent pas de fracture, soit parce qu'elle n'existe pas, soit parce que, s'il en existe une, elle est fissurique ou bien elle est, comme dans notre dernier fait, sous-périostée, ou bien enfin parce qu'elle occupe la base du crâne, comme cela avait lieu dans le plus grand nombre de nos observations. Dans tous les cas, quand bien même il y aurait une hémiplégie des membres ou de la face, avec ou sans aphasie concomitante, le trépan primitif est contre-indiqué pour les raisons que j'ai données tout à l'heure, savoir : l'incertitude sur le genre de lésion, et le danger de l'ouverture crânienne, tant au point de vue de la diffusion et de l'aggravation de la méningite qu'au point de vue de la pyoémie possible par la suppuration osseuse consécutive.

3° Il y a une plaie avec fracture évidente plus ou moins enfoncée, il y a de plus des accidents cérébraux menaçants pour la vie, si la lésion est récente, ou des symptômes de rétention de pus dans le crâne, si la lésion date de quelques semaines. En pareils cas, oui, le trépan est indiqué. Ce n'est pas que nous ayons la connaissance certaine, quand il s'agit d'un accident récent, de lésions auxquels le trépan remédiera, et notamment d'une blessure directe ou indirecte du cerveau par un fragment osseux, ou de la compression par un épanchement sanguin.. Je vous ai dit et je répète que nous ne pouvons avoir à cet égard que des présomptions. Mais à côté de ces présomptions, nous avons deux certitudes : la première, que, du moment où la fracture est disposée de façon à permettre l'accès de l'air dans la boîte crânienne, l'agrandissement de l'ouverture qui permet cet accès n'augmente pas le danger; la seconde, que par le fait même de cette entrée de l'air, le sang et plus tard le pus peuvent s'altérer, et leur putridité augmenter les chances de suppuration et de diffusion de la méningite. Je fais donc le trépan, en pareil cas, en vue d'une

présomption, la lésion du cerveau par une esquille, et en vue
d'une certitude, la facilité donnée à l'issue des matières putrides
qui se formeront ultérieurement dans l'intérieur du crâne. Quant
aux lésions des centres moteurs, elles sont, comme je l'ai dit
ailleurs, et comme l'a dit récemment M. le docteur Ceccaldi (1),
un complément d'indication; mais à elles seules elles ne peuvent
guider le chirurgien.

Il est inutile d'ajouter que, pour ce qui est du lieu d'application du trépan, il est commandé, non par les symptômes fonctionnels, mais par le siége même de la fracture et par la nécessité
d'agir là où nous avons le droit de présumer l'existence d'une
esquille enfoncée vers le cerveau.

Pour ce qui est du trépan consécutif, fait en vue de donner issue
au pus formé et retenu dans l'intérieur du crâne par suite de
l'ostéite suppurante, l'indication est trop évidente et le choix
du lieu trop bien déterminé encore par le siége de la fracture
pour que je n'aie pas besoin d'insister à nouveau sur l'inutilité
des documents fournis alors par les symptômes fonctionnels et
les localisations cérébrales. Ce sont toujours la plaie, la dénudation et la fistule osseuse qui guideront le chirurgien.

Si je me suis fait bien comprendre, vous voyez donc, messieurs, qu'en somme, aujourd'hui l'indication du trépan est
mieux définie qu'elle ne l'a été à toutes les époques antérieures.
Nous sommes loin de la doctrine hippocratique, qui, sans motifs
cliniques et sans aucune raison acceptable, prescrivait de faire
le trépan dans tous les cas de fracture du crâne, et même, pour
cela, de chercher au moyen d'une incision, quand il n'y avait pas
de plaie, au moyen de la rugination quand il y avait une plaie,
cette fracture présumée. C'était aggraver sans motif une situation
suffisamment dangereuse.

Nous sommes également loin de la doctrine qui a précédé et
suivi J.-L. Petit, et qui consistait à poursuivre les épanchements de

---

(1) Colonna Ceccaldi, *Contribution à l'étude de la trépanation dans les lésions
traumatiques du crâne*. Thèse pour le doctorat. Paris, 1877, n° 459.

sang intra-crâniens par le trépan, alors qu'on ne connaissait ni les caractères cliniques ni le siége de ces épanchements.

Et, d'un autre côté, nous ne suivons pas non plus la doctrine trop exclusive de Desault qui, après tous les insuccès dont il avait été témoin, pensait qu'il fallait renoncer à trépaner pour les fractures du crâne et les épanchements sanguins.

Nous établissons, en un mot, que le trépan primitif n'a pas d'inconvénient et peut être utile, lorsque la boîte crânienne est déjà ouverte, et mise en communication avec l'extérieur par une fracture, mais qu'il est plus dangereux qu'utile, quels que soient les symptômes fonctionnels, lorsque, la fracture avec plaie n'existant pas, le crâne est resté fermé.

Quant au trépan consécutif, il est indiqué par les symptômes qui indiquent la rétention, à l'intérieur du crâne, du pus qui a été amené par l'ostéite consécutive à la fracture. Mais ce ne sont encore pas les symptômes fonctionnels dépendant d'une lésion des centres moteurs qui peuvent nous éclairer.

Que penser, à ce point de vue, du trépan que M. Sédillot a nommé préventif? Ici, j'aurais voulu que notre éminent collègue s'expliquât sur la signification de ce mot. Quels accidents, dans sa pensée, le trépan serait-il donc appelé à prévenir? Sont-ce ceux de la méningo-encéphalite et de sa diffusion? Mais ici prenons-y garde, et n'allons-pas, sous prétexte de prévenir cette méningo-encéphalite, faire au crâne une ouverture qui, si le malade n'en a pas déjà une par le fait de l'accident, ne pourrait que favoriser ou aggraver cette complication. Si le blessé a déjà le crâne ouvert, je comprends que le trépan puisse être regardé comme préventif; pourtant je demande à établir encore une distinction. Si le blessé, avec sa fracture enfoncée et sa plaie, n'a pour le moment aucun symptôme fonctionnel, je ne trépanerais pas, et je tâcherais de prévenir la méningo-encéphalite par un pansement qui empêche ou modère l'inflammation suppurative de la plaie extérieure et de la fracture. Tout se tient en effet dans les accidents de ce genre; la méningo-encéphalite peut n'être pas mortelle si elle ne suppure pas, et elle a d'autant moins de chance de suppurer que les solutions de continuité extérieures suppurent moins elles-mêmes, et lui envoient moins de leur inflammtion par propagation. Les pansements phéniqués, d'après M. Lucas-Championnière agiraient efficacement dans ce sens. Mais je donne la préférence de beaucoup au pansement alcoolique. Je vous ai fait remarquer souvent les effets remarquables de ce pansement sur les plaies de tête même les plus simples. Il modère ou supprime complétement l'inflammation suppurative. Appliqué aux cas de fracture concomitante, il peut, si les bords de la plaie peuvent être rapprochés de façon à abriter la fracture, il peut, dis-je, empêcher aussi bien la suppuration de l'os que celle des parties molles, et par conséquent diminuer les chances de propagation à l'intérieur du crâne.

Conclusion. Lorsque, dans les cas de plaie avec fracture et enfoncement, il n'y a pas de symptômes cérébraux, tels que perte de connaissance, délire, hémiplégie, monoplégie, paralysie faciale, aphasie, j'aime mieux attendre et ne pas faire un trépan qui, sous prétexte d'être préventif, pourrait bien devenir occasionnel des accidents redoutés.

Mais peut-être M. Sédillot a-t-il voulu parler du trépan préventif de la rétention du pus dans le crâne, rétention qui expose toujours dans une certaine mesure au développement de la méningo-encéphalite suppurée et à celui de la septicémie. Il est de toute évidence, bien que M. Sédillot ne l'ait pas dit explicitement, que le trépan préventif ainsi compris ne s'adresserait encore qu'à des fractures de la voûte crânienne avec plaie.

Ici pourtant distinguons encore. S'il s'agit d'une fracture par accident ordinaire (chute d'un lieu élevé, action d'un corps contondant lancé vers le blessé), je me suis suffisamment expliqué dans cette leçon et dans les précédentes; pour peu qu'il y ait des symptômes cérébraux, ceux qui correspondent aux centres moteurs ou d'autres, oui, nous trépanons pour les raisons que je vous ai dites; mais, s'il n'y a pas d'accidents cérébraux, nous ne trépanons pas d'abord, et nous tâchons de prévenir la méningo-encéphalite grave par le pansement alcoolique de la plaie, et les soins hygiéniques. N'est-il pas évident que ceci s'applique aussi au trépan considéré comme préventif de la rétention de pus, n'est-il pas évident que, si nous espérons éviter l'inflammation suppurative extérieure qui pourrait se propager à l'encéphale, nous espérons, par cela même, prévenir la rétention du pus? Donc, je continue à ne pas admettre le trépan préventif pour les fractures par cause traumatique ordinaire, lorsque, pour le moment, les symptômes cérébraux manquent. Mais si, au lieu d'une blessure par accident ordinaire, il s'agissait d'une blessure (plaie et fracture évidentes) par coup de feu, la question ne changerait-elle pas de face? Je crois qu'elle en changerait; car ces plaies par coup de feu avec fracture de la voûte crânienne, alors même que le projectile n'a pas pénétré dans l'intérieur du crâne, sont très-facilement suivies d'ostéite suppurée, de nécrose et de rétention de pus à l'intérieur du crâne. En pareil cas, je ne compte plus sur le pansement alcoolique pour modérer et empêcher la suppuration. Celle-ci est à peu près inévitable. C'est pourquoi j'admets volontiers, avec MM. Sédillot et Bæckel(1), que si la fracture produite par une balle ou un éclat d'obus est évidente, alors même qu'il n'y a pas encore de symptômes cérébraux, le trépan doit être fait, pour empêcher le séjour dans le crâne du pus qui va presque inévitablement se former, et pour éviter la propagation vers l'encéphale, même à travers la dure-mère intacte, de l'inflammation grave qui serait entretenue par le foyer intra-crânien.

(1) Bæckel, *Examen critique des doctrines de la trépanation dans les plaies de la tête*. Paris, 1873.

VINGT ET UNIÈME LEÇON

Fracture unilatérale de la mâchoire inférieure.

I. Exposé des symptômes. — Diagnostic. — A. Y a-t-il complication de plaie? — Oui, mais c'est une plaie de la muqueuse et non de la peau. — Cette plaie communique avec la fracture. — B. Y a-t-il lésion du nerf dentaire? — Aucun symptôme ne l'indique. — II. Marche ultérieure, pronostic. — Probabilité de phénomènes consécutifs simples et bénins, mais possibilité d'ostéite simple et de nécrose; possibilité d'ostéite putride et infectieuse, qu'il faut prévoir pour la prévenir; peu de probabilité de non-consolidation et de pseudarthrose. — III. Traitement. — Emploi de la fronde simple, je rejette les autres modes de traitement, parce qu'ils sont plus gênants, plus dangereux et ne donnent pas des résultats meilleurs. — Exception pour les fractures avec déplacement très-considérable. — La suture osseuse est alors ce qu'il y a de moins mauvais.

I. — *Exposé des symptômes et du diagnostic.* — Nous avons vu au n° 22 de la salle Sainte-Vierge un cocher qui, se trouvant sur son siége en état d'ivresse, a été jeté à terre à la suite d'une secousse causée par la rencontre et le choc d'une autre voiture. Il a été étourdi, et paraît être resté quelque temps sans connaissance. Faut-il l'attribuer à l'accident seul, ou à l'accident et à l'ivresse qui l'avait précédé? J'incline vers cette dernière opinion.

Quoi qu'il en soit d'ailleurs, il a recouvré ses facultés intellectuelles, et ne présente plus aujourd'hui que quelques ecchymoses à la face et une souffrance du côté de la mâchoire inférieure.

Quand on lui demande où est sa douleur, il montre avec sa main la partie gauche du menton, celle qui correspond au côté gauche du corps de la mâchoire inférieure. Quand on l'invite à ouvrir sa bouche et à tirer sa langue, il le fait avec lenteur et avec peine. Il parle, mais difficilement, et en accentuant mal les consonnes labiales et dentaires. Si on lui présente un verre et qu'on l'engage à boire, il le fait assez facilement; mais, quand il a fini, on voit ressortir par la bouche un peu du liquide que contenait le verre; de même il n'avale pas toute sa salive et en rejette involontairement une partie. Le malade a pris une soupe ce matin, mais il sent qu'il lui serait impossible de mâcher des aliments solides. Tous ces signes indiquent une gêne fonctionnelle des lèvres et de la mâchoire, et comme les lèvres ne nous offrent pas de lésion traumatique apparente, comme d'autre part les joues et la langue ne nous présentent non plus rien de particulier, j'en ai conclu que la lésion principale était du côté de la mâchoire, et que les lèvres évitaient instinctivement de se mouvoir, parce que leurs mouvements se transmettaient à l'os.

En examinant du côté de ce dernier, j'ai trouvé d'abord que les dents de l'arcade dentaire inférieure n'étaient pas de niveau, et que la deuxième incisive latérale se trouvait à cinq millimètres environ au-dessous de la canine voisine, et comme celle-ci n'était pas ébranlée ni sortie de son alvéole, il y avait à présumer que cette situation devait tenir à une ascension de la partie correspondante de la mâchoire. J'ai alors promené mon doigt indicateur sur le bord inférieur de l'os, en tenant la bouche aussi bien fermée que possible; j'ai senti à travers la peau une inégalité causée par une saillie en dehors de laquelle je trouvais une dépression. Saisissant alors la portion la plus reculée du corps de la mâchoire, près de la branche, avec l'indicateur placé sur la partie postérieure de l'arcade dentaire et le pouce placé sur le bord inférieur; saisissant de la même façon la portion du corps de l'os située en avant de la canine, j'ai imprimé des petits mouvements alternatifs de haut en bas et de bas en haut aux deux portions de la mâchoire, et j'ai trouvé une mobilité et une crépitation incontestables.

Il y a donc une fracture avec déplacement suivant la hauteur, le fragment antérieur ou le plus long étant légèrement abaissé et le fragment postérieur ou le plus court étant élevé, probablement parce qu'il n'a plus insérés sur lui que les élévateurs (masséter et ptérygoïdien interne), l'autre ayant les abaisseurs des deux côtés. Comme la saillie anormale de l'arcade dentaire n'est pas sur la même ligne verticale que celle du bord inférieur, et que cette-dernière est un peu plus en arrière que l'autre, j'en conclus que la fracture est légèrement oblique de haut en bas et d'avant en arrière, ce qui favorise les déplacements dont j'ai parlé. Si, en effet, l'obliquité était en sens inverse, le fragment postérieur s'opposerait à l'abaissement de l'antérieur et réciproquement. Il pourrait même y avoir un déplacement en sens inverse de celui que nous observons actuellement.

J'ai cherché s'il y avait en même temps un déplacement suivant l'épaisseur, l'un des fragments se trouvant en arrière par rapport à l'autre; je n'ai rien trouvé de semblable. Je m'en tiens donc à ce diagnostic : fracture unilatérale droite du corps de la mâchoire avec déplacement léger suivant la hauteur.

Je me suis préoccupé de savoir si la fracture était compliquée de plaie et de lésion du nerf dentaire.

A. Pour ce qui est d'une plaie, il n'en existe pas du côté de la peau, et puisque nous avons l'habitude de considérer comme compliquées les fractures dans lesquelles la peau est ouverte en même temps que l'os, nous pourrions nous en tenir là et dire qu'il s'agit d'une fracture simple.

Mais n'oubliez pas, messieurs, qu'il ne faut pas, dans les cas de ce genre, s'en tenir à l'examen de la peau. La mâchoire est dans des conditions anatomiques spéciales, en ce qu'elle a deux revêtements tégumentaires, l'un extérieur ou cutané, l'autre intra-buccal ou muqueux. Il ne suffit pas de constater l'intégrité du premier pour déclarer que la fracture est simple, il faut voir aussi quel est l'état du second. C'est pourquoi j'ai porté mes investigations du côté de la gencive, et surtout dans le point correspondant à la fracture. Là j'ai constaté d'abord une ecchymose, de deux centimètres environ d'étendue, un léger saignement de la gencive, puis une toute petite plaie occupant l'espace interdentaire, et au fond de laquelle j'ai senti, avec la tête d'une épingle, une dénudation. Donc la fracture est compliquée d'une plaie de la muqueuse gingivale. Nous verrons tout à l'heure quelle influence cette plaie peut avoir sur les phénomènes consécutifs.

B. Quant au nerf dentaire, pour savoir s'il était intact, j'ai touché avec le bout du doigt, puis j'ai piqué avec une épingle la peau qui correspond au côté gauche du menton, et le bord libre de la lèvre au voisinage de la ligne médiane. Le malade a ressenti tous les contacts; j'en ai conclu que le nerf dentaire n'avait pas d'interruption de sa continuité au niveau de la fracture. Vous pourrez vous en étonner, en songeant aux connexions étroites de ce nerf avec l'os dans lequel il parcourt le canal que vous connaissez. Et cependant c'est chose assez rare que de voir la lésion du nerf en question dans les fractures unilatérales. Je n'ai pas, du moins, le souvenir d'en avoir observé un seul exemple, et je m'explique la persistance de son intégrité par l'étendue peu considérable du déplacement suivant la hauteur chez le malade actuel et chez la plupart de ceux que j'ai rencontrés. Dans cette condition, en effet, il est difficile que le nerf soit soumis à un tiraillement assez considérable pour se déchirer. Il n'en est peut-être plus de même, lorsque, la fracture étant bilatérale, et oblique des deux côtés en bas et en dehors, le fragment moyen est fortement entraîné en bas par les muscles géniens, tandis que les deux fragments latéraux sont maintenus en haut par les élévateurs. Il est possible qu'alors, le chevauchement de haut en bas étant plus considérable, le nerf se trouve allongé ou pressé jusqu'à la déchirure. Je ne pourrais du reste rien affirmer d'après ma propre observation, parce que dans les cas très-rares de fracture bilatérale que j'ai pu voir, je n'ai pas noté la paralysie concomitante de l'un des nerfs dentaires ou des deux. Cette lésion, du reste, n'aurait pas, sous le rapport du pronostic, l'importance de la plaie concomitante dont nous parlions tout à l'heure.

Marche ultérieure, pronostic. — Les phénomènes consécutifs que nous allons observer seront, je pense, assez simples. Vous verrez persister et même augmenter un peu les troubles fonctionnels que nous avons constatés ce matin. Le malade boira avec peine, mangera difficilement, salivera. Ne pouvant expulser aisément cette salive trop abondante, il la laissera écouler sur son menton, ce qui l'obligerait à s'essuyer à tout moment, si nous ne faisions pas un pansement dont les pièces recevront le liquide en excès. Il continuera à ne pas pouvoir parler facilement; mais, selon toute probabilité, il n'aura pas de fièvre, et sa santé n'offrira pas de dérangement sérieux. Puis peu à peu les phénomènes inflammatoires locaux diminueront, la muqueuse se dégonflera, la petite plaie qu'elle présente se cicatrisera, la salivation diminuera de plus en plus, la mastication redeviendra possible, à la condition que les aliments ne soient pas trop durs, et au bout de vingt-cinq à trente jours, la fracture sera consolidée sans déformation ou bien avec persistance, à un certain degré, de l'inégalité qui existe aujourd'hui sur l'arcade dentaire; mais cette inégalité ne sera pas assez prononcée pour constituer une difformité, ni pour gêner les fonctions de la mâchoire.

En vous parlant de cette marche bénigne, je présume que la petite plaie de la muqueuse gingivale guérira sans suppurer, et que l'ostéite réparatrice ne prendra en aucun point la forme suppurative, car c'est ainsi que les choses se passent quand, même dans le cas de plaie, il n'y a pas un déplacement considérable.

Mais voici pourtant ce qui pourrait arriver, et ce dont nous avons été témoins l'année dernière sur un épileptique qui était couché au n° 16 de la salle Sainte-Vierge, et qui nous offrait un exemple de cette variété de fracture dont Boyer avait nié l'existence, mais qui aujourd'hui, quoique toujours rare, n'est plus contestée par personne, je veux parler de la fracture médiane. Ce sujet nous était entré, au sixième jour de la maladie, avec une complication de plaie cutanée et de plaie gingivale, l'une et l'autre communiquant avec le foyer de la fracture;

au moment de son arrivée, nous avions constaté un gonflement notable de l'os, une suppuration abondante qui s'écoulait par les deux plaies, une adénite sous-maxillaire, avec un peu de fièvre, et je vous ai présenté ce malade comme nous offrant un exemple d'ostéite suppurée à la suite d'une fracture de la mâchoire.

Si pareille chose arrivait à notre malade actuel, ce qui n'est pas impossible, vous verriez la fracture devenir douloureuse, la plaie gingivale donner un liquide séro-sanguinolent puis purulent, la salivation augmenter et l'haleine prendre le caractère fétide. En même temps le malade aurait probablement une accélération du pouls et une augmentation de sa température. Plus tard, des abcès se formeraient peut-être sous la peau et sous la muqueuse ; puis la consolidation marcherait lentement, et à l'époque où elle devrait être faite, si aucune complication n'était survenue, vous constateriez une dénudation et une nécrose. Le cal se compléterait, soit avant, soit après l'expulsion des séquestres, et en tout cas la guérison définitive serait longtemps retardée par cette nécrose et les fistules concomitantes.

Il y a longtemps que les auteurs ont parlé de la possibilité de la nécrose après des fractures, en apparence simples, de la mâchoire inférieure. Ils s'en étonnaient et n'en comprenaient pas bien la pathogénie. Aujourd'hui nous sommes parfaitement renseignés, parce que nous connaissons les petites plaies gingivales concomitantes et leurs suites, nous savons que, quand la plaie suppure, l'os lui-même peut suppurer, et qu'alors les choses se passent comme après les fractures compliquées des membres. Seulement je vous répète que si, chez notre blessé, l'ostéite purulente et la nécrose sont possibles, elles sont peu probables pour trois raisons : 1° parce que le déplacement est peu considérable, la plaie petite et à bords peu écartés, conditions qui sont favorables à la réunion immédiate ; 2 parce que, dans la bouche, en général les plaies guérissent facilement par ce dernier mécanisme, lorsqu'elles ne sont ni trop étendues ni trop contuses ; 3° parce que, connaissant bien la complication et ses conséquences possibles, j'aurai soin d'éviter, dans le traitement de la fracture, tout ce qui pourrait favoriser le développement de l'inflammation suppurative.

Je lis en outre dans les auteurs modernes que les fractures de la mâchoire peuvent quelquefois être suivies de fièvre intense avec frisson, puis chaleur, délire, ballonnement du ventre et en définitive mort, et ces phénomènes sont attribués avec raison tantôt à une infection putride sans lésion anatomique appréciable, tantôt à une véritable infection purulente avec abcès métastatiques.

Ces complications doivent être rares, puisque les auteurs anciens ne les mentionnent pas. Peut-être cependant avaient-elles eu lieu sur quelques-uns des malades chez lesquels on avait parlé d'inflammation considérable, de vives douleurs, de convulsions et de délire, en attribuant ces accidents à une lésion concomitante du nerf dentaire.

Les modernes sont beaucoup plus explicites. Depuis que le professeur Richet a fait connaître à la Société de chirurgie (séance du 20 septembre 1865), un cas de mort qu'il expliquait par la suppuration de l'os, l'expulsion dans la bouche, et ensuite le passage dans l'estomac et les intestins de matières putrides provenant de la fracture, on a vu et cité quelques faits analogues. Dans plusieurs d'entre eux, notamment dans un dont j'ai été moi-même témoin en 1864, et que j'ai cité à cette occasion, dans un qu'a rapporté M. Dolbeau, dans deux autres qui sont relatés par M. le docteur Aron (1), la mort a eu lieu non par une infection putride sans lésion, comme dans le premier fait de M. Richet, mais par une véritable infection purulente.

En même temps que notre chirurgie contemporaine a fait connaître ces cas malheureux, elle en a donné l'explication. C'est la plaie gingivale, c'est sa communication avec le foyer de

_____

(1) Aron, Thèse de Paris, 1873, n° 163.

la fracture, c'est l'ostéite suppurante consécutive qui amène la septicémie et la mort; et appliquant à ces fractures compliquées de la mâchoire les notions pathogéniques que je vous donne souvent sur l'origine par les os, des infections chirurgicales, je complète ce sujet en vous disant que les fractures de la mâchoire peuvent causer la mort par l'ostéo-myélite putride et les infections qu'elle occasionne. Je ne crois pas que l'infection résulte, comme l'a pensé M. Richet, de l'absorption, dans les voies digestives, des produits putrides. Je crois qu'ici, comme sur les membres, l'absorption se fait le plus souvent dans la région, et probablement dans l'os lui-même, qui sont le point de départ de la putridité. Ce serait assurément exagérer les choses que de croire fréquents les accidents dont il vient d'être question. Je les craindrais peut-être davantage, si la fracture, quoique produite par un instrument contondant ordinaire, était accompagnée d'une déchirure étendue du périoste, et, par suite, d'un déplacement considérable, ou si, ayant été occasionnée par un coup de feu, elle se trouvait comminutive et compliquée de plaie cutanée en même temps que de plaie muqueuse. Mais je répète qu'ici nous avons une petite plaie et peu de déplacement, ce qui nous autorise largement à espérer que nous n'avons pas à craindre d'accidents mortels.

D'ailleurs la chirurgie moderne, en étudiant le mal, en a compris de suite la prophylaxie, comme je me réserve de vous le dire bientôt.

Un dernier mot pour le pronostic. Avons-nous quelque raison de craindre la non-consolidation et la pseudarthrose? Aucune. D'abord, si l'ostéite ne se termine pas par suppuration et nécrose, je ne vois aucune raison pour qu'elle ne soit pas plastique et productive. Sans doute la forme raréfiante de l'ostéite et la perte de substance qu'elle occasionne sont possibles. Mais vous savez que nous n'avons pour aucun os, de motifs qui nous la fasse à l'avance présumer et craindre. Nous en avons moins pour la mâchoire que pour tout autre. En effet, les pseudarthroses n'ont guère été observées sur cet os, qu'après la perte de substance résultant de la nécrose, et c'est parce que je crains peu la dernière que je ne me préoccupe pas de la première. D'ailleurs, la nécrose n'est une cause inévitable de non-consolidation que quand elle comprend toute l'épaisseur des fragments, et quand l'expulsion du séquestre laisse une perte de substance et un écartement notables. Mais supposez que la mortification porte sur une partie seulement de l'épaisseur d'un fragment ou des deux, il se peut très-bien que l'ostéite soit non-suppurante et plastique sur les autres points, et que la consolidation s'y fasse, en même temps que se prépare l'élimination de la partie nécrosée. C'est ainsi, du moins, que j'ai vu les choses se passer sur deux malades qui avaient une nécrose assez superficielle de la partie antérieure de l'un des fragments.

Traitement. — Vous remarquerez, en lisant vos livres, que des appareils très-nombreux ont été conseillés pour les fractures de la mâchoire inférieure. Les uns sont simples et consistent dans l'emploi soit d'une bande dont les jets sont disposés alternativement de haut en bas et horizontalement, ce qu'on désigne sous le nom de chevestre, soit de la fronde ordinaire en toile; les autres au contraire sont compliqués, et constituent des instruments tout à fait spéciaux.

Sur notre malade, nous n'avons pas songé un moment à l'emploi des moyens compliqués, et vous me verrez mettre en usage la fronde de la manière suivante : le bonnet du malade sera préalablement assujetti avec quelques tours de bande horizontale. Puis, la fracture ayant été aussi bien réduite que possible, j'amènerai le plein de ma fronde au niveau du menton. Les deux chefs postérieurs seront repliés et doublés par moi-même d'un côté et par un aide du côté opposé, et leurs extrémités seront ramenées sur le sommet de la tête où elles seront fixées l'une à l'autre avec des épingles. Nous en ferons autant, l'aide et moi, pour les deux chefs antérieurs, dont les extrémités seront attachées de même au sommet de la tête, pendant que les parties latérales seront fixées avec des épingles à la bande horizontale dont nous parlions tout à l'heure.

Ce bandage sera vite sal, tant par la salive que par les boissons. Je le renouvellerai tous les jours ou tous les deux jours, et j'aurai soin, chaque fois, tant que la consolidation ne sera pas avancée, de reproduire ou de compléter la réduction. Si même je trouvais, d'ici à quelques jours, que le fragment antérieur reste trop abaissé, et que l'arcade dentaire menace de rester trop irrégulière, je placerais au niveau de la portion du bord libre qui correspond à ce fragment, un tampon de compresses, qui serait assujetti lui-même par la fronde, et au moyen duquel j'obtiendrais sans doute une régularité plus grande de l'arcade dentaire.

Vous verrez, j'espère, à la fin du traitement, que le résultat sera bon, et que s'il reste, ce qui est possible, une inégalité, elle sera d'un ou deux millimètres à peine, et ne sera ni gênante ni disgracieuse.

Je ne crains pas de vous recommander ce mode de traitement, parce que c'est celui qui convient à la grande majorité des fractures de la mâchoire, celles dans lesquelles le déplacement n'est pas très-considérable, est facilement corrigé, au moins en très-grande partie, et ne laisse, s'il persiste un peu, qu'une difformité sans importance. Mais, direz-vous peut-être, pourquoi accepter si facilement cette imperfection possible de l'arcade dentaire, pourquoi n'avoir pas employé l'un des procédés nombreux (j'en ai compté une quinzaine) qui ont été proposés dans ce but : la réduction et le maintien parfait des fragments? Outre le motif que j'ai déjà donné de l'inconvénient très-léger résultant de la petite difformité qui restera peut-être sur notre malade, deux raisons principales que voici, me décident à laisser de côté ces procédés : 1° ils seraient gênants ou dangereux; 2° ils ne donneraient probablement pas un résultat meilleur.

Je dis qu'ils seraient gênants ou dangereux. En effet, je considère comme gênants d'abord certains appareils consistant en bandages ou frondes compliqués placés seulement à l'extérieur, tels que le chevestre rendu rigide par la dextrine ou le silicate de potasse, la fronde rendue élastique au moyen d'une série de petits ressorts à boudin (fronde de M. Bouisson). Les bandages qui, comme la fronde simple dont je vais me servir, ne remplissent leur office qu'à la condition de trouver une arcade' dentaire supérieure suffisamment garnie de dents pour donner un point d'appui à la mâchoire inférieure qu'on cherche à tenir appuyée sur elle, ont l'inconvénient d'augmenter l'obstacle à la prononciation, à la préhension des aliments, à la mastication; or le malade qui, s'il n'a pas de fièvre, a besoin de manger, trouvera toujours le moyen de déranger un peu son appareil, et c'est une des raisons pour lesquelles, malgré la gêne qui lui aurait été imposée, le déplacement se produirait un peu et la difformité s'établirait. N'oubliez pas, sous ce rapport, le fait très-instructif du porteur d'eau de Boyer (1), qui n'ayant pu supporter aucun appareil ni s'abstenir de parler et de manger, n'en guérit pas moins, avec une médiocre difformité. Presque tous les malades sont dans le même cas que ce porteur d'eau. Il faut qu'ils arrivent à parler et à manger. Comptez donc avec cette nécessité, et mettez leur un bandage simple, la fronde, avec lequel ils pourront se satisfaire, que vous renouvellerez d'ailleurs souvent, et qui ne les tourmentera pas.

Je considère en outre, comme dangereux dans une certaine mesure, tous les moyens de contention qui prennent un point d'appui dans la cavité buccale. Le plus inoffensif de ceux-là peutêtre est l'enlacement des dents avec un fil d'argent, procédé ancien attribué à Hippocrate et à Celse, et auquel on revient encore de temps en temps. Mais ce fil, c'est un corps étranger plus ou moins irritant; il peut enflammer la gencive, provoquer une ostéopériostite, un abcès, une dénudation qui n'existait pas dans le principe. Si la plaie gingivale existe, comme chez notre malade, il peut, en l'irritant, provoquer sa suppuration et les conséquences que vous savez, il peut enfin amener la périostite alvéolo-

(1) Boyer, *Maladies chirurg.*, t. III, p. 126, 1re édition.

dentaire et la chute prématurée des dents. Si encore cet enlacement était un moyen de contention efficace ! mais le plus souvent il n'empêche pas le chevauchement de haut en bas et l'irrégularité à laquelle on veut remédier. Il m'est arrivé deux fois de recourir à ce procédé pour des déplacements plus considérables que celui de notre sujet actuel, et j'ai bien constaté que, malgré tous mes soins, malgré la réapplication du fil à diverses reprises, je n'ai pas obtenu la coaptation parfaite.

On a beaucoup parlé à notre époque, de l'appareil de M. le docteur Houzelot, de Meaux, qui se compose de deux parties articulées entre elles, l'une embrassant à travers la peau, le bord inférieur de la mâchoire, l'autre s'appliquant sur le bord supérieur, c'est-à-dire sur les dents (1). Je ne vous en donne pas la description, parce que je ne suis pas disposé à le mettre en usage et à vous le conseiller. Il offre à un peu plus haut degré que l'enlacement le danger de provoquer ou d'aggraver la stomatite, et, s'il y a une plaie, d'être un adjuvant de l'inflammation suppurative au niveau de la fracture.

J'adresse le même reproche au moule en gutta-percha, moyen ingénieux tout d'abord, qu'avait imaginé en 1855 notre collègue Morel-Lavallée (2). Ce chirurgien en faisait un auxiliaire de l'enlacement, dont il avait reconnu comme nous l'insuffisance contentive, quand on l'employait seul. Puis, la plupart de ses contemporains, et j'ai été du nombre, se sont contentés du moule qui se fabriquait très-simplement en mettant la gutta-percha pendant quelques minutes dans de l'eau chaude à 70° degrés environ, lui donnant la forme de l'arcade dentaire, et l'emboîtant sur cette arcade au moyen de pressions exercées de haut en bas avec les doigts introduits dans la bouche, et de bas en haut avec l'autre main qui appuyait sur le bord inférieur de l'os ; puis,

_____

(1) On trouve la description de l'appareil Houzelot, et de presque tous les autres dans le _Traité de l'immobilisation directe des fragments dans les fractures_ de M. Béranger Féraud. Paris, 1870.

(2) Morel-Lavallée, _Gazette des hôpitaux_, du 30 août 1855.

une fois le moule appliqué, en injectant de l'eau froide pour
le durcir. J'ai employé plusieurs fois cet appareil, et je m'en suis
mal trouvé. Le malade que j'ai perdu d'infection purulente à la
Pitié avait été traité de cette façon. Sur un autre, des accidents de
putridité sont survenus trois jours après l'application du moule,
et il m'a suffi de l'enlever, de le remplacer par la fronde simple,
et de faire des injections détersives réitérées dans la bouche pour
arrêter les accidents. J'ai reconnu en effet que, d'une part, la
gutta-percha était aussi, et à plus forte raison, puisque son volume est plus considérable que celui du fil, un corps irritant,
que de plus elle retenait la sérosité, le sang ou le pus à la surface de la plaie quand il y en avait une, et en les faisant séjourner, favorisait leur altération putride. J'ai donc renoncé à ce
procédé, et je crois savoir que presque tous les chirurgiens y
ont renoncé pour les mêmes raisons.

Restent la ligature des fragments suivant le procédé de Baudens,
opération qui, applicable surtout aux fractures très-obliques,
consiste à passer une anse de fil ordinaire au-dessous de la mâchoire et à nouer sur l'arcade dentaire les deux chefs passés au
moyen d'une aiguille, l'un en avant, l'autre en arrière de l'os;
puis la suture des fragments qui consiste à faire avec un perfo-
ratif deux trous, l'un sur le fragment antérieur, l'autre sur le
postérieur, et à engager par ces trous un fil métallique qu'on
serre en avant, en l'enroulant, ou bien au moyen du tube de
Galli, sur une table mince de gutta-percha traversée elle-même
par le fil.

Vous le voyez, ce sont toujours des corps étrangers placés
dans la bouche et pouvant contribuer au développement de ce
que nous devons craindre le plus, l'ostéo-myélite putride.

En somme, il résulte de tout ce que je viens de vous dire que,
dans les fractures comme celle à laquelle nous avons affaire ici,
et ce sont les plus fréquentes, je le répète encore, le mieux est
de ne pas chercher la perfection de la forme, et de s'en tenir à
notre fronde simple, et à la réduction réitérée, car ce sont les

seuls moyens de ne pas ajouter aux dangers qui menacent le malade, et même de l'en préserver.

Mais pourtant si quelque jour nous rencontrons une fracture avec déplacement considérable susceptible de laisser une difformité, qui non-seulement serait très-choquante, mais qui aussi troublerait d'une manière trop fâcheuse les fonctions de la mâchoire, que ferions-nous? Je ne parle pas ici des fractures par coups de feu, qui, à cause de leurs variétés nombreuses et des destructions plus ou moins considérables qu'elles entraînent, ne peuvent être assujetties à des règles et laissent bien souvent, quoi qu'on fasse, un cal vicieux ou une pseudarthrose. Je parle de ces fractures par instrument contondant ordinaire, dans lesquelles, le périoste ayant été largement déchiré, les fragments chevauchent de haut en bas, quelquefois d'arrière en avant, suivant l'épaisseur, ou même subissent un écartement transversal difficile à bien expliquer, mais à la production duquel doit contribuer la pression exercée par la pointe de la langue. Dans ces cas-là, si l'on s'en tenait à la fronde, peut-être aurait-on ultérieurement en un point de la hauteur de l'arcade dentaire une différence de niveau d'un centimètre et plus, et si c'était un écartement, peut-être aurait-on une pseudarthrose. Il faut que les cas de ce genre soient bien rares ; car je n'ai pas eu l'occasion d'en rencontrer, et depuis que j'ai renoncé à l'enlacement avec les fils et à la gutta-percha, j'ai pu réussir suffisamment avec la fronde souvent renouvelée pendant les dix premiers jours ; mais ces cas existent certainement, puisqu'on trouve des exemples dans les recueils périodiques, un notamment qui a été publié par M. Polaillon (1) et un autre par M. Tillaux.

D'ailleurs, à côté de ces fractures que je suppose unilatérales, songeons aussi aux fractures bilatérales ou doubles, comme celles dont l'observation a été rapporté par M. Prestat de Pontoise (2). Celles-là sont aussi accompagnées d'une déchirure

(1) Polaillon, *Bulletin de la Société de chirurgie*, séance du 16 novembre, 1871.

(2) Prestat, *Fracture double de l'os maxillaire inférieur*. (*Gazette des hôpitaux*, 1861, p. 118.)

étendue du périoste qui permet un déplacement considérable, et d'ailleurs elles ont un fragment moyen qui doit être fortement attiré en bas par tous les muscles géniens.

Dans les cas de ce genre, j'essayerais encore la fronde bien appliquée avec des tampons appropriés sur le bord inférieur de la mâchoire. Mais si, dans les mouvements inévitables de la prononciation et de la mastication, un grand déplacement se reproduisait toujours, j'essayerais l'enlacement autour des dents, qui a quelques inconvénients, mais qui en a peut-être moins que les autres procédés. Si ce moyen ne suffisait pas, ou si, comme il peut arriver, les dents n'existaient plus, il y aurait à choisir entre les procédés de Houzelot, ou de Morel-Lavallée, ou la suture à points séparés. Ici, je ne puis me décider ni d'après mes propres observations, puisque je n'en possède aucune, ni d'après celles des auteurs, puisque celles dont on a fait mention sont trop peu nombreuses pour fixer notre choix. Cependant, redoutant plus que toute autre chose les effets des appareils encombrants et irritants de Houzelot et Morel-Lavallée, je donnerais la préférence à la suture, suivant le procédé de M. Polaillon, ou celui de M. Rouge de Lausanne, cités par M. le docteur Manquié (1). Je sais qu'il faut craindre, comme pouvant favoriser l'ostéo-myélite grave, une perforation faite en deux points de l'os; mais, comme ces perforations seraient très-petites, peut-être en définitive auraient-elles moins d'inconvénients, à ce point de vue, que les appareils dont je viens de parler. Elles auraient du moins l'avantage d'assurer mieux qu'eux la coaptation exacte et permanente des fragments.

(1) Manquié, Thèse de Paris, 1871, n° 159.

TITRE QUATRIÈME

FRACTURES DES MEMBRES

VINGT-DEUXIÈME LEÇON

Fracture de la clavicule par action musculaire.

Considérations sur le mode de production des fractures de cet os. — Observation d'une fracture par cause musculaire. — La fracture est sans déchirure du périoste et sans déplacement, comme chez les enfants. — Examen et critique des appareils inventés pour la fracture de la clavicule. — Préférence accordée à l'écharpe. — Substitution de l'écharpe double à l'écharpe simple de Mayor.

MESSIEURS,

Nous avons en ce moment au n° 43 de la salle Sainte-Vierge un homme de quarante ans, atteint de fracture de la clavicule, et chez lequel cette lésion s'est produite d'une façon insolite.

Vous savez que les fractures de cet os pourraient, à la rigueur, être occasionnées par des causes directes, telles qu'un corps pesant tombé d'un lieu plus ou moins élevé sur la clavicule, ou bien un coup de bâton donné avec force. Mais les cas de ce genre sont de beaucoup les moins fréquents, et parmi ceux que rapporte M. le docteur Hurel (1), il en est certainement dans lesquels l'intervention d'une cause directe n'est pas aussi bien démontrée qu'il l'a pensé.

En tout cas, je n'ai pas observé les lésions concomitantes plus ou moins graves, généralement nommées *complications*, qui, sur les autres os, sont produites par les corps vulnérants amenant des fractures directes. Je veux parler des épanchements considérables de sang, des phlyctènes, des escharres, des plaies.

(1) Hurel, *Thèses de Paris*, 1867

C'est chose assez remarquable que les fractures de la clavicule sont très-rarement compliquées, et que la peau, alors même que l'un des fragments fait au-dessous d'elle une saillie très-pointue et en apparence très-menaçante, reste presque toujours intacte. Je l'attribue principalement à ce que les causes directes interviennent rarement dans leur production.

Les fractures les plus fréquentes sont celles qui se produisent indirectement par l'action de causes tendant à augmenter les courbures naturelles de l'os, et à le faire éclater sur quelque point de l'une de ces courbures, comme lorsqu'on tombe, même de sa hauteur, sur le moignon de l'épaule, ou seulement sur le coude, et qu'ainsi la clavicule se trouve soumise à une pression exagérée entre la résistance du sternum et celle du sol.

Ce qu'on observe encore assez rarement, c'est une fracture exclusivement causée par l'action musculaire. A cette catégorie appartient le fait dont j'ai à vous entretenir aujourd'hui.

Cet homme a aidé, le 12 décembre 1868, un de ses camarades à enlever, pour le mettre sur l'épaule de ce dernier, un gros et lourd morceau de marbre. Au moment où il soulevait ce fardeau, sentit un petit craquement dans l'épaule droite, et ne put continuer. Le lendemain et les jours suivants, il ne put travailler comme à l'ordinaire. Néanmoins, il attendit huit jours avant d'entrer à l'hôpital.

Comme il n'avait reçu aucun choc sur la clavicule, et qu'il n'était pas tombé sur l'épaule, je ne songeai pas d'abord à une fracture, et j'examinai la région deltoïdienne et l'articulation scapulo-humérale droite. Ne trouvant sur ces points aucune lésion, je portai mes regards et ensuite mes doigts du côté de la clavicule. Je constatai à la partie moyenne de cet os un gonflement arrondi assez uniforme. Puis, pressant avec un doigt d'avant en arrière sur cette saillie, et faisant exécuter doucement des mouvements en sens inverse aux deux extrémités de la clavicule, saisies chacune avec une main, je sentis très-nettement une crépitation fine et de la mobilité anormale.

Il est donc évident que la clavicule était fracturée, et comme il n'y avait eu intervention ni d'un choc direct ni de la cause indirecte habituelle, nous sommes autorisés à admettre que a fracture s'est produite par action musculaire, c'est-à-dire que, sollicitée puissamment en haut par ses élévateurs (sterno-mastoïdien et trapèze) au moment de l'effort nécessaire pour soulever le fardeau, attirée en même temps en bas par la contraction du deltoïde et du grand pectoral, qui prennent point d'appui sur elle pour mouvoir l'humérus, la clavicule s'est trouvée assez fortement tiraillée en deux sens différents pour se rompre dans un point où, sans doute, elle était plus fragile que sur le reste de son étendue.

Il est vrai que si nous tenons compte de la solidité habituelle de l'os, nous nous prenons à douter que cette solidité puisse être surmontée par la contraction musculaire, et nous nous demandons si la fracture n'avait pas été préparée chez ce malade, par une fragilité due soit à un ostéosarcôme, soit à la syphilis, soit à l'ostéite spéciale qu'a signalée Malgaigne pour d'autres os, et qu'il faudrait ranger dans la catégorie des ostéites raréfiantes.

Or, les commémoratifs étaient tout à fait contraires à la première de ces opinions, car le malade n'avait pas, avant l'accident actuel, de tumeur que l'on pût considérer comme cancéreuse.

D'autre part, il n'a pas eu la syphilis.

D'ailleurs, je ne suis nullement convaincu, et je m'en explique plus loin, à l'occasion des fractures spontanées du fémur, que la syphilis constitutionnelle donne aux os de la fragilité, et je ne connais pour le moment aucun fait qui me démontre que l'ostéite syphilitique prenne quelquefois la forme raréfiante. La chose n'est pas impossible, sans doute, mais elle ne m'a pas encore été prouvée par l'observation, tandis qu'au contraire je ne manque pas de faits dans lesquels la périostite syphilitique, dite aussi périostose, s'est terminée par une augmentation persistante de volume ou hyperostose, indiquant l'intervention d'une ostéite condensante.

Quant à l'ostéite spéciale indiquée par Malgaigne comme préparant les fractures spontanées, nous n'avons aucun signe positif qui nous autorise à croire qu'elle a existé sur notre malade à une certaine époque. L'ostéite raréfiante du tissu compacte, en effet, ne se manifeste pas à nous par des signes physiques, et le seul symptôme fonctionnel qui pourrait la faire admettre est une douleur prolongée sur le point du membre au niveau duquel se fait la raréfaction. Notre malade nous assurant qu'il n'a pas eu la douleur de ce genre, je ne puis vous affirmer que sa fracture ait eu pour cause prédisposante une ostéite raréfiante.

Mais notons ici deux choses : d'abord il se pourrait bien que l'ostéite lente et prolongée qui se termine par la raréfaction et la fragilité fût indolente. Ensuite il n'est pas impossible, comme je m'en suis expliqué déjà, que la fragilité soit due à une raréfaction indépendante de l'état inflammatoire, raréfaction comparable à celle qu'amène la sénilité dans le tissu spongieux de beaucoup d'os longs, et que, dès lors, elle se produise sans douleur. Je touche là, Messieurs, une question qui a été peu abordée et peu étudiée. Nos recherches d'anatomie pathologique ont fait connaître la raréfaction sénile du tissu spongieux; mais elles n'ont rien produit encore pour le trouble de nutrition analogue, dont le tissu compacte deviendrait le siége par les progrès de l'âge, et même sans la sénilité ou sans l'influence d'une sorte de sénilité prématurée. Je voudrais que cette question fût mise à l'étude; on arriverait peut-être à comprendre mieux que nous ne pouvons le faire aujourd'hui la facilité avec laquelle des causes directes ou indirectes amènent des fractures dans les os les plus volumineux, tels que le tibia, la rotule. Je me demande depuis longtemps si, en pareil cas, la raréfaction sénile prématurée n'a pas amené une fragilité qui a facilité la production de la fracture par des causes occasionnelles en apparence très-légères, et c'est un sujet que je recommande à vos investigations.

Ce n'est pas seulement sous le rapport de l'étiologie que notre fracture est insolite ; elle l'est aussi par ses symptômes physiques.

J'ai dit en effet que j'avais constaté un peu de mobilité et de crépitation fine; mais je n'ai pas parlé de saillie en haut appartenant au fragment interne, ni de saillie en bas due au fragment externe abaissé et chevauchant sous le précédent. Je n'ai pas signalé en un mot les saillies et la déformation qui se rencontrent le plus souvent dans les fractures de la clavicule chez l'adulte. Pourquoi? parce que ces saillies et cette déformation n'existent pas ici : on ne voit qu'une tumeur arrondie assez volumineuse, mais régulière et sans inégalités. La fracture est donc sans déplacement, et avec un volume qui s'explique par cette circonstance que l'accident date de huit jours, que, pendant ce temps, le malade ne s'est pas soigné, et qu'il a, bien que ne travaillant pas, continué à se servir de son membre supérieur.

Pourquoi cette absence de déplacement? c'est parce qu'il n'y a pas de déchirure du périoste, ou parce que la fracture est dentelée, que les dentelures sont restées engrenées, et que le périoste s'est épaissi, comme il le fait chez les animaux en expérience, lorsque la fracture a été sans déplacement et s'est maintenue bout à bout.

C'est une variété rare chez les adultes, mais beaucoup plus commune chez les enfants, chez lesquels elle mérite une attention spéciale à cause de la difficulté du diagnostic. Je montre de temps en temps à la consultation de l'hôpital, des enfants de quatre, cinq et six ans, qu'on nous amène pour des fractures de la clavicule sans déchirure du périoste, et dont le symptôme principal est un gonflement douloureux à la pression, sur un point de l'os. Une immobilisation avec l'écharpe pendant une quinzaine de jours suffit pour que la tumeur diminue de volume, et soit remplacée par un cal solide et à peine apparent.

Vous m'avez vu, chez notre malade, employer le moyen de traitement que je mets en usage dans presque tous les cas de fracture de la clavicule; c'est une écharpe analogue à celle de Mayor, mais qui, au lieu d'être un triangle simple, est un triangle double, ou, si vous voulez, une pièce de linge comme mouchoir ou autre, repliée de manière à former un triangle à deux lames ou feuillets. L'avant-bras est placé dans le cul-de-sac correspondant à la jonction des deux feuillets. Les extrémités de la base du double triangle sont attachées l'une à l'autre en arrière : la pointe du feuillet postérieur vient se placer en avant de l'épaule saine, celle du feuillet antérieur en avant de l'épaule malade ; l'une et l'autre sont fixées à une compresse glissée en anse au-dessous de la portion horizontale et postérieure de l'écharpe, et dont les extrémités passent comme des bretelles sur les épaules, pour venir retrouver les deux pointes ou sommets. Ces parties sont réunies soit avec des épingles, soit au moyen de quelques points de suture.

Ce bandage simple n'a pas d'autre but que de tenir l'épaule et la clavicule immobiles, et de favoriser ainsi la consolidation. Sur le malade actuel, nous n'avons que cette indication à remplir. Mais dans les cas où un déplacement des fragments a lieu, vous me voyez employer la même écharpe. J'ajoute seulement, lorsque le fragment interne est très-fortement porté en haut, une compression sur ce fragment au moyen d'une couche de ouate et de deux compresses superposées, qui sont maintenues par la jonction de la pointe antérieure avec la compresse en bretelle.

Je ne prétends pas dire que cet appareil donne toujours des résultats parfaits, c'est-à-dire des guérisons sans difformité. Il en est en effet des fractures de la clavicule comme de celles de la jambe. Les unes sont sans déplacement, comme celle à laquelle nous avions affaire sur ce dernier malade, et comme celles que nous voyons souvent sur les enfants, et alors le moyen le plus simple suffit, pourvu qu'il immobilise. Les autres ont un déplacement facile à réduire et à maintenir réduit. L'appareil simple convient encore très-bien. Les autres enfin sont réductibles, mais très-difficiles à maintenir, parce qu'au moindre mouvement le déplacement se reproduit. En pareil cas je prétends, et c'est l'opinion exprimée déjà par Nélaton (1), que

_____
(1) Nélaton, *Éléments de pathologie chirurgicale*, t. Iᵉʳ, p. 721.

mon écharpe bien appliquée donne les mêmes résultats que tous les appareils plus ou moins compliqués proposés à diverses époques.

En effet, si l'on étudie ces appareils, on voit bien que la plupart ont pour but principal de satisfaire à une indication juste. Un grand nombre, par exemple, depuis Hippocrate jusqu'à la fin du xviiie siècle, étaient combinés de manière à reporter en haut et en arrière le fragment externe abaissé et entraîné en avant. Tel était en particulier le but de ceux qui nous sont donnés dans les livres de chirurgie sous les noms de croix de Heister, corset de Brasdor, courroie de Brunninghausen.

A la fin du dernier siècle, Desault fit observer qu'il fallait reporter le fragment externe non-seulement en haut et en arrière, mais aussi et surtout en dehors. Pour cela il proposa le coussin cunéiforme axillaire, qui devait porter dans ce sens la partie supérieure de l'humérus et, avec elle, l'omoplate et la clavicule, en même temps que la bande en huit de chiffre dont les anses correspondaient les unes au coude malade, les autres à l'aisselle saine, et dont les croisés se trouvaient au-dessus de la clavicule fracturée, que la bande, dis-je, devait maintenir l'épaule, et par conséquent le fragment externe en haut et en arrière. Le corset imaginé par Boyer était construit en vue de cette triple indication de porter et de maintenir le fragment externe en haut, en dehors et en arrière.

Tous ces appareils ont eu à subir, les uns après les autres, à peu de chose près, les mêmes critiques.

Desault a reproché avec raison aux bandages qui ont été imaginés avant lui de ne pas remplir toutes les indications, de gêner les patients, et de donner souvent une guérison avec saillie du fragment interne.

Boyer a reproché au bandage de Desault d'être douloureux par son coussin cunéiforme qui est très-dur, de gêner la respiration, et, malgré cela, de ne pas empêcher toujours les fragments de se déplacer.

L'appareil de Boyer est passible exactement des mêmes objections, et lorsque Mayor de Lausanne en 1834, est venu proposer de supprimer le coussin cunéiforme et tous les bandages précédents, et de les remplacer par une simple écharpe qui porte le coude en dedans et en haut, par conséquent le moignon de l'épaule et le fragment externe de la clavicule en dehors et en haut, il n'a pas eu de peine à démontrer que ce bandage, réduit à sa plus simple expression, ne donnait pas des résultats inférieurs à ceux des procédés compliqués dont on se servait avant lui.

J'ai modifié l'écharpe de Mayor, en la prenant double au lieu de la laisser simple, et la fixant ainsi plus solidement. Mais j'ajoute que l'indication principale qu'elle remplit est de maintenir l'épaule et la clavicule immobiles.

Je fais, avant de l'appliquer, la réduction aussi complète que possible, par la manœuvre qui consiste à porter le coude en dedans et en haut, avec une main, pendant qu'avec l'autre, portée à la partie interne et supérieure du bras, j'entraîne davantage le moignon de l'épaule en dehors. Cela fait, je presse sur le fragment supérieur pour le reporter en bas, et pendant que la réduction est faite, j'applique mon écharpe comme je l'ai dit plus haut : les jours suivants, je soulève la pointe antérieure de cette écharpe, et je renouvelle, si elle est relâchée, la pression exercée sur le fragment supérieur par mes compresses. Seulement je n'ai pas comme tous mes prédécesseurs, et comme quelques-uns de mes contemporains, l'illusion de croire que je maintiens réduites toutes les fractures avec déplacement. J'en maintiens quelques-unes; mais il en est un bon nombre que je ne maintiens que très-imparfaitement, et qui guérissent avec une petite difformité et un léger raccourcissement. Mais comme les critiques adressées successivement à tous les modes de traitement m'ont démontré que ces résultats défectueux étaient inévitables, et dépendaient des conditions de la fracture, je les accepte comme tels, et je renonce à la prétention de les éviter.

Ces cals difformes ont d'ailleurs très-peu d'inconvénients; d'une part, ils ne gênent en aucune façon les fonctions du membre, et d'autre part, ils s'amoindrissent avec le temps, parce que la pointe du fragment supérieur s'émousse peu à peu, et s'amoindrit en se résorbant. Ce qui en reste n'aurait de désagrément que s'il s'agissait d'une femme jeune, et exposée par sa position sociale à se présenter avec les épaules découvertes.

Pour éviter les critiques et mettre sa responsabilité à couvert, le chirurgien peut, dans ce dernier cas, donner la préférence au bandage de Desault, dont l'application, par cela même qu'il demande des soins minutieux, fait excuser l'imperfection du résultat. Il pourrait même, en imitation du fait cité par Mayor (1) proposer la contention manuelle, c'est-à-dire la contention avec une main laissée en permanence sur la fracture, comme le seul moyen d'arriver sûrement à une guérison sans difformité.

J'ai une dernière remarque à vous faire sur le traitement des fractures de la clavicule. Il n'est pas nécessaire de laisser longtemps cet os immobile. Vingt à vingt-cinq jours suffisent chez l'adulte, quinze à vingt jours chez l'enfant.

Il faut donc, au bout de ce temps, examiner avec soin l'état de l'os, et, si l'on ne trouve plus ni mobilité, ni crépitation, permettre des mouvements. Dans les cas où les fonctions du membre ont été lentes à se rétablir, cela tenait le plus souvent à ce que, le bandage étant resté trop longtemps en place, les articulations et surtout les petites articulations de la main, avaient pris, à la suite de l'immobilité, une rigidité plus grande que celle qui serait intervenue si l'appareil avait séjourné moins longtemps.

(1) Mayor, *Chirurgie simplifiée*, t. II.

VINGT-TROISIÈME LEÇON

Fractures du bras.

I. — Fracture de l'humérus. — Complication de lésion du nerf radial. — Considérations sur les fractures du corps de l'humérus, leur consolidation rapide, leur non-consolidation plus fréquente que celle des autres os longs. — Erreur de Norris et Malgaigne sur ce dernier point. — Mort du malade. — Examen de la lésion du nerf radial. — Résumé sur le traitement de ces fractures. — II. Cal vicieux avec saillie du fragment inférieur chez un adolescent après fracture du col chirurgical. — III. Fracture de l'extrémité supérieure de l'humérus chez un vieillard. — Chute sur l'épaule. — Attitude du malade debout. — Examen. — Manœuvre pour trouver la crépitation. — Diagnostic. — Recherche du sens des déplacements, de l'écrasement et de la pénétration. — Impossibilité d'arriver à des notions précises sur ces trois points. — Leur utilité pour le pronostic. — Traitement. — Emploi de l'écharpe Mayor modifiée.

I. *Fracture du corps de l'humérus au-dessous de l'empreinte deltoïdienne, avec lésion du nerf radial.* — Une occasion rare se présente à nous, celle d'étudier les lésions du nerf radial chez un homme qui, avec une fracture du bras, nous a offert une paralysie de tous les extenseurs de la main et des doigts, c'est-à-dire de tous ceux des muscles de l'avant-bras qui sont animés par le nerf radial. Vous vous rappelez les antécédents; cet homme, âgé de quarante ans, était tombé du haut de sa voiture sur le bras, sans que nous ayons pu déterminer (ce qui arrive si souvent dans la pratique) si la cause avait agi de façon à courber l'humérus en agissant sur ses deux extrémités, ou à le faire céder en pressant sur sa partie moyenne, de façon, si vous aimez mieux, à produire une fracture par cause directe ou une fracture par cause indirecte.

Le lendemain de son entrée, nous avions constaté par la déformation, et surtout par la mobilité et la crépitation, une fracture du corps de l'humérus vers sa partie moyenne, un peu au-dessous de l'empreinte deltoïdienne. A cette occasion, je vous avais fait remarquer :

1° Que la fracture du corps de l'humérus était celle dont le diagnostic est le plus facile, parce que, l'os étant unique et entouré de parties molles peu épaisses, on peut très-aisément saisir le membre avec les deux mains, et sentir une mobilité anormale plus prononcée que sur aucun autre os.

2° Que cette fracture appartenait à la catégorie de celles qui se consolident vite, et pour lesquelles il n'est pas nécessaire de prolonger la contention au delà de trente jours.

3° Que, de même que pour les autres fractures du membre supérieur, et comme je vous le dirai plus longuement à propos de celles de l'avant-bras, le point capital, pendant les premiers jours, est de ne pas trop serrer, pour ne pas exposer le membre à des eschares ou à une gangrène. Celles-ci apparaissent d'autant plus facilement que le sujet est plus jeune, et les femmes y sont plus exposées que les hommes.

4° Que la fracture se consolide presque toujours régulièrement quels que soient les déplacements du premier jour, parce que la réduction et la contention sont faciles à faire. Certes, je tiens compte des divers déplacements suivant la direction, suivant l'épaisseur et suivant la longueur, que nos bons auteurs nous indiquent comme possibles. J'admets, avec Boyer, que, dans la fracture au-dessus de l'empreinte deltoïdienne, le fragment supérieur peut être entraîné en dedans par l'action des muscles insérés au niveau et autour de la gouttière bicipitale, que, dans les fractures au-dessous de l'empreinte, ce même fragment supérieur doit plutôt être entraîné en dehors par l'action du deltoïde. Mais tout en reconnaissant la justesse de ces propositions pour certains cas, je vous ai dit aussi que le déplacement des fragments, dans la fracture de l'humérus, comme dans les autres, n'est pas soumis à des lois invariables établies par l'insertion des muscles et qu'il dépend aussi, comme l'avait fort bien indiqué Lacroix (1), de la direction de la fracture et de l'impulsion communiquée aux fragments par la cause vulnérante. J'ai ajouté qu'à

(1) Lacroix, *Annales de la chirurgie française et étrangère*, 1844. Tome X.

travers les parties molles, on avait souvent de la peine à déterminer quelle était au juste la situation donnée aux fragments par le déplacement suivant l'épaisseur, et qu'en tout cas, il suffisait, au moment où l'on appliquait l'appareil définitif, d'exercer convenablement l'extension, la contre-extension et la coaptation, sans connaître exactement la situation des fragments, pour obtenir un cal régulier et un retour parfait de la forme et des fonctions.

5° Qu'à côté de ces avantages, la fracture de l'humérus nous présentait cet inconvénient d'être celle qui a fourni le plus d'exemples de non-consolidation et de pseudarthrose. Ne vous en rapportez sous ce rapport ni à la statistique de Norris, ni à celle de Malgaigne (1). L'un et l'autre vous citent un plus grand nombre de pseudarthroses à la jambe qu'au bras. Tous deux se trompent et sont induits en erreur, parce qu'ils ont fait leur statistique avec des observations recueillies dans les journaux. Or on ne met pas dans les journaux tous les faits dont on est témoin, et, pour les fractures de l'humérus en particulier, on n'a publié que celles dans lesquelles les chirurgiens avaient été amenés à pratiquer des opérations plus ou moins curieuses. Or il est arrivé souvent que les pseudarthroses de l'humérus n'ont pas été soumises à un traitement chirurgical, ou bien y ont été soumises sans succès. Dans l'un et l'autre cas, les faits n'ont pas été livrés à la publicité. Mais que chacun consulte ses souvenirs ou ses notes sur les non-consolidations qu'il a rencontrées, tous retrouveront plus de cas appartenant à l'humérus qu'à d'autres os. Pour ma part, j'ai vu se consolider toutes les fractures de l'humérus que j'ai eu à soigner. Mais j'ai rencontré quatre pseudarthroses consécutives à des fractures qui avaient été soignées par d'autres chirurgiens ou qui n'avaient pas été soignées du tout. Tous ceux de mes collègues que j'ai interrogés à cet effet m'ont dit également qu'ils avaient rencontré quelques exemples de pseudarthrose sur l'humérus, mais peu ou pas du tout sur les autres os. Tenez donc pour certain, quand vous êtes en présence d'une

(1) Malgaigne, *Traité des fractures.* Paris, 1847-1854.

fracture simple de l'humérus, que vous êtes plus exposé à voir la non-consolidation que quand vous êtes en présence de toute autre fracture, et que c'est une raison pour multiplier vos soins et ne rien négliger. Je serais du reste bien embarrassé de vous dire pourquoi cet os est plus sujet que d'autres à la non-consolidation. En me plaçant au point de vue de l'anatomie pathologique, je peux vous rappeler ce que j'ai dit à propos des fractures en général, que le cal est le produit d'une ostéite condensante, et que, dans les cas où il manque, cela tient à ce que, par exception, l'ostéite consécutive à la fracture a été raréfiante au lieu d'être condensante. J'ai même signalé à cette occasion un exemple de pseudarthrose humérale; mais je ne suis pas en mesure de vous dire pourquoi cette exception remarquable s'est rencontrée plus souvent sur l'os du bras que sur d'autres. Peut-être cela a-t-il tenu, dans bien des cas, à ce que le malade n'a pas demandé de soins et n'a pas été soumis à l'immobilité, ou à ce que la fracture, chose difficile à admettre, a été méconnue. Ce serait le seul moyen d'expliquer cette singulière particularité, mais je n'ai pas une connaissance assez exacte de ce qui s'est passé sur les malades que j'ai vus atteints de cette infirmité, pour vous donner sur ce point une assurance absolue. Ne soyons pas trop effrayés d'ailleurs de la possibilité d'une non-consolidation. Je vous répète que le fait est extrêmement rare, et j'incline à penser qu'il n'aurait pas eu lieu, si les malades avaient été soumis à l'immobilité dans un appareil convenable.

6° Mais aujourd'hui ce n'est pas sur les détails précédents que j'ai plus particulièrement à m'arrêter. J'ai l'habitude, et vous devrez tous l'avoir dans la pratique, le jour où j'examine pour la première fois un sujet atteint de fracture du bras, de l'inviter à faire quelques mouvements de la main et des doigts, à étendre le poignet et à le tenir quelques moments étendu. Je n'avais pas manqué de faire cette exploration sur notre malade, et vous n'avez pas oublié quel en avait été le résultat. Mon blessé, qui avait la main et l'avant-bras sur un coussin de balle d'avoine, n'a pu relever, c'est-à-dire porter dans l'extension aucun de ses doigts ni le poignet. J'ai alors pris sa main, et, immobilisant l'avant-bras, de manière à ne transmettre aucun ébranlement à la fracture, j'ai détaché cette main du coussin, je l'ai relevée de quelques centimètres, et j'ai engagé le malade à la tenir quelques instants dans cette position. Il n'a pu y réussir, et vous avez vu cette main retomber sur le coussin après les trois tentatives que j'ai faites. J'en ai conclu que tous les extenseurs, c'est-à-dire tous les muscles animés par la branche profonde du nerf radial étaient paralysés, et je vous ai dit que cette complication avait incontestablement pour cause une lésion du nerf radial, que cette lésion s'expliquait par la situation de la fracture au voisinage de la coulisse que l'humérus fournit sur sa face externe au tronc du nerf radial, et que, sans doute, un des fragments, en se déplaçant au moment de l'accident, avait rencontré et blessé ce nerf.

Cette complication de lésion d'un tronc nerveux important est spéciale aux fractures du corps de l'humérus, et notamment à celles de la partie moyenne, et je vous répète qu'il faut toujours y songer dès le début, non pour ajouter quelque chose au traitement, mais pour sauvegarder votre réputation en établissant de suite le pronostic, et prévenant sinon le patient, au moins sa famille et ses amis, que la fracture laissera sans doute après elle une infirmité qui sera la conséquence de la blessure elle-même, et qu'il serait injuste d'attribuer à l'insuffisance des soins donnés.

Enfin, en vous signalant cette complication chez notre malade, j'ai posé cette question : A quelle lésion nerveuse avons-nous affaire? Est-ce à une déchirure complète, ou à une déchirure incomplète? Peut-on espérer une restauration du tronc nerveux et le retour des mouvements, ou bien s'agit-il d'une lésion irréparable et d'une paralysie indéfinie des extenseurs?

Je n'ai pu répondre à ces diverses questions, attendu que la clinique ne nous fournit aucun moyen pour reconnaître exacte-

ment quelle est en pareil cas la lésion; la paralysie du mouvement était complète; il restait sur la peau de l'éminence thénar
et sur celle de la face dorsale de la main, du côté externe, assez
de sensibilité pour nous permettre d'espérer que le nerf n'était
pas interrompu dans toute son épaisseur, et que peut-être la
solution de continuité des filets moteurs pourrait se réparer,
comme se sont réparées les solutions de continuité des nerfs
après les expériences faites sur les animaux par M. le professeur
Vulpian. J'ai dû cependant vous laisser dans le doute sur les
chances de restauration, et même, tout en espérant un retour de
mouvements, pencher davantage vers la persistance de la paralysie. En effet, quand je fais appel à mes propres souvenirs, je
ne trouve pas un seul cas dans lequel la paralysie ait disparu. Je
sais bien que je n'en possède que cinq exemples; mais comme on
est surtout frappé par ce que l'on a vu, j'étais forcément entraîné
à vous dire que, tout en considérant comme possible la guérison
de cette paralysie, je craignais bien plus la non-guérison.

Les circonstances n'ont pas voulu que nous ayons pu à cet
égard avoir une solution pour notre blessé. Il a été emporté par
une hémorrhagie cérébrale intercurrente, deux semaines après
son entrée à l'hôpital. La fracture et le nerf radial ont été pré-
parés avec soin, et je mets les pièces sous vos yeux. La fracture
n'offre rien de particulier. Le travail de consolidation est encore
à sa première période, et les fragments sont mobiles l'un sur
l'autre; vous voyez que cette fracture, placée, comme nous l'avions
dit, au-dessous de l'empreinte deltoïdienne, est oblique de haut
en bas et de dedans en dehors. La pointe de son fragment supérieur qui est très-oblique, est tout près du nerf radial, et le
touche aussitôt qu'on lui imprime un mouvement.

Le nerf à ce niveau est rouge par infiltration du sang dans son
névrilème. Il n'est pas complétement interrompu; mais quand
on le saisit entre deux doigts, on sent qu'il est mou et s'écrase
facilement. C'est sa gaîne névrilématique qui est restée intacte;
si on la fend longitudinalement, on trouve dans son intérieur

une bouillie rougeâtre, et, à part quelques filets nerveux qui persistent, probablement des filets sensitifs, il y a disparition de la substance nerveuse dans une étendue de cinq à six millimètres. Le sang se serait-il résorbé? La chose est probable. Les tubes nerveux conducteurs de la motilité se seraient-ils reproduits? Voilà ce qui est douteux, mais ce qui me paraît peu probable. Je comprends cette reproduction après une simple section; mais après une perte de substance d'au moins un centimètre et par écrasement, je crois que la lésion est irréparable, et que si notre malade avait vécu, il n'aurait pas retrouvé la contraction de ses extenseurs.

Ce n'est pas le lieu de m'arrêter longtemps au traitement des fractures du corps de l'humérus. Je vous résumerai seulement mes habitudes à cet égard : après quatre ou cinq jours de lit, de repos du membre sur un coussin de balle d'avoine, et de cataplasmes, alors que la période inflammatoire arrive à son déclin, et qu'on peut serrer le membre sans l'étrangler, je place une première couche de bande roulée ordinaire depuis la main jusqu'à l'aisselle, l'avant-bras étant fléchi sur le bras, puis trois compresses graduées, une en avant, une en arrière, une en dehors parallèlement à l'axe du bras, une deuxième couche de bande roulée pour maintenir ces compresses, trois attelles, entre la dernière bande et les compresses graduées, d'une longueur proportionnée à celle du bras, enfin une dernière couche de bandage roulée pour maintenir les attelles. Le lendemain, le bras est mis en écharpe et le malade se lève, puis l'appareil est renouvelé lorsqu'il se desserre, à peu près tous les sept ou huit jours. Je n'emploie pas les bandages inamovibles, pour les raisons que je vous ai données à propos des fractures de l'olécrane et à propos de celles de l'avant-bras.

II. — *Cal vicieux résultant d'une fracture de l'extrémité supérieure de l'humérus avec saillie irréductible en avant du fragment supérieur.* — Je vous présente, messieurs, un jeune malade du dehors âgé de dix-neuf ans, qui vient me consulter pour une saillie anormale, très-dure, sorte de tumeur osseuse située à la partie antéro-externe du moignon de l'épaule droite, au niveau du deltoïde qui paraît coiffer cette tumeur. Celle-ci n'est douloureuse ni spontanément ni par la pression. Elle coïncide avec un peu de gêne dans les mouvements, et une certaine faiblesse du membre. Le malade s'en préoccupe, craint que la saillie n'augmente, et que les troubles fonctionnels ne se prononcent de plus en plus, au point d'empêcher son travail.

Interrogé sur les antécédents, ce jeune homme vient de nous apprendre qu'il était tombé, deux ans auparavant, du haut d'un arbre; qu'à la suite de cet accident, il avait eu beaucoup de gonflement et d'ecchymose à l'épaule droite, et qu'on avait dû tenir cette épaule immobile dans une écharpe pendant plusieurs semaines; que la saillie en question n'avait pas existé avant la chute; qu'elle n'était devenue bien apparente qu'à la fin du traitement, et que, depuis ce temps, malgré tous les moyens employés, elle n'avait en aucune façon diminué.

Ces commémoratifs nous éclairent parfaitemen sur le diagnostic. Nous n'avons guère à choisir ici qu'entre une exostose ou un cal vicieux. Si la tumeur avait apparu spontanément, je pourrais croire à une exostose de l'adolescence. Mais comme, d'une part, elle s'est développée après un accident qui paraît bien avoir produit une fracture, comme, d'autre part, la saillie est moins régulièrement arrondie et plus bosselée à sa surface que ne l'est habituellement l'exostose de l'adolescence, j'admets qu'il s'agit d'un cal vicieux dû à un déplacement en haut et en dehors du fragment supérieur, qui n'a pu être réduit, et qui, après sa consolidation, est resté assez hyperostosé pour donner une apparence d'exostose. Ce diagnostic est confirmé par un autre signe. Le bras est raccourci; car j'ai mesuré, comparativement et à diverses reprises, les deux bras avec un cordon étendu du bord postérieur de l'acromion au sommet de l'olécrane, les avant-bras étant tenus fléchis à angle droit, et j'ai trouvé un centimètre et demi de différence.

J'ai un dernier motif pour que vous ne mettiez pas en doute l'exactitude de ce diagnostic, c'est que nous connaissons aujourd'hui très-bien cette variété de fracture dans laquelle le fragment inférieur vient saillir en avant et en dehors, en soulevant et quelquefois en traversant le deltoïde. J'aurai l'occasion de vous dire (page 380) que, jusqu'à notre époque, les auteurs classiques, en décrivant les fractures de l'extrémité supérieure de l'humérus, parlaient toujours d'un déplacement du fragment inférieur en dedans. Or M. le docteur Debrou, d'Orléans, a parfaitement montré que certaines fractures appartenant plutôt au col chirurgical qu'au col anatomique, avaient leur fragment inférieur déplacé dans un sens opposé à celui que les auteurs indiquaient. Il a ajouté que ces sortes de fractures s'observaient de préférence chez les adolescents; que le déplacement caractéristique ne pouvait presque jamais, malgré les peines et les efforts du chirurgien, être réduit complétement; que néanmoins la consolidation se faisait avec persistance du déplacement suivant l'épaisseur et suivant la longueur, et avec cette apparence de tumeur osseuse anormale qui avait fort tourmenté notre jeune malade. Ces faits ont été publiés par Debrou (1), par M. le docteur Angé, élève de M. Debrou à l'hôpital d'Orléans, et confirmés plus tard par Malgaigne (2).

Il faut bien connaître ces faits-là, qui ne sont pas très-communs, pour éviter une erreur de diagnostic qui conduirait à faire une opération dangereuse. Dans un cas dont j'ai été témoin en 1839, à l'époque où les faits de ce genre n'étaient pas encore connus, j'ai vu Blandin, croyant qu'il s'agissait d'une pseudarthrose, se mettre en mesure de pratiquer la résection du fragment inférieur. Après l'incision en T et la dissection, il reconnut que ce fragment n'était pas mobile sur l'autre comme il l'avait cru; qu'ils étaient réunis l'un à l'autre par un cal latéral extrêmement solide, et il ne poussa pas l'opération plus loin, en signalant

---

(1) Debrou, *Journal de chirurgie* de Malgaigne, t. III, p. 353.
(2) Malgaigne, *Traité des fractures*, t. Ier, p. 516.

comme chose absolument insolite et inconnue une fracture laissant un cal aussi vicieux. Il y a d'ailleurs une raison capitale pour s'abstenir, en pareil cas, de toute tentative opératoire, c'est que cette saillie du fragment inférieur est par elle-même tout à fait inoffensive, la gêne et la faiblesse accusées par les malades s'expliquant par une atrophie du deltoïde ou une persistance d'arthrite, lésions qui s'observent aussi bien après les fractures sans déplacement qu'après les fractures avec ce déplacement irréductible.

III.—*Fracture de l'extrémité supérieure de l'humérus chez un vieillard.* — Nous avons vu ce matin, au n° 14 de la salle Sainte-Vierge, un homme de soixante et un ans, bien constitué, qui, dans la soirée d'avant-hier, est tombé de sa hauteur sur l'épaule droite, et a ressenti de suite une douleur assez vive, accompagnée d'impossibilité de remuer le bras, et d'une augmentation notable de la souffrance lorsqu'il essayait de le faire.

Nous l'avons vu d'abord à la consultation, douze heures après l'accident. Il pouvait marcher et se tenir debout, mais en soutenant son coude droit avec la main gauche, inclinant la tête et l'épaule du côté malade. C'est l'attitude dans laquelle vous verrez se présenter la plupart des sujets atteints d'une lésion traumatique sérieuse de l'épaule (fracture de la clavicule, luxation scapulo-humérale, fracture de l'extrémité supérieure de l'humérus). Vous l'avez regardé marchant. Il le faisait avec lenteur et précaution, comme s'il craignait d'imprimer, par des mouvements précipités, un ébranlement douloureux à son membre.

Je l'ai admis de suite, et j'ai recommandé qu'on le déshabillât avec précaution et lentement, qu'on coupât au besoin ses manches pour éviter l'accroissement de ses souffrances; un examen peut-être imparfait, à travers ses vêtements, m'avait permis de reconnaître qu'il n'y avait pas la dépression sous-acromiale caractéristique de la luxation de l'épaule. Cependant je recommandai à l'interne de faire une nouvelle exploration à ce point de vue, aussitôt que le malade serait couché, et si, par hasard, une luxation était positivement constatée, de la réduire par un de nos procédés usuels, celui de Mothe ou celui du talon.

On n'a pas trouvé de luxation, et ce matin, voici ce que nous avons constaté, après avoir fait asseoir le patient et lui avoir fait ôter sa chemise, pour examiner comparativement les deux épaules.

Symptômes et diagnostic. — Il n'y a pas d'autre déformation que celle qui est donnée par un gonflement notable et régulier du moignon de l'épaule. En appliquant une de mes mains, la gauche, sur ce moignon, pendant qu'avec la droite j'embrassais solidement le coude et je communiquais au bras des mouvements de rotation, j'ai pu distinguer nettement, et sans faire souffrir le patient, de la crépitation osseuse. Si je n'avais pu la constater par cette manœuvre (la rotation du bras), j'aurais employé un autre moyen consistant soit à imprimer des mouvements modérés de circumduction, soit à saisir le bras vers sa partie supérieure avec mes deux mains et à lui imprimer des mouvements d'abduction et d'adduction pendant qu'un aide assujettirait solidement l'épaule. Mais je n'ai pas cru devoir recourir à cette dernière manœuvre que vous me verrez employer sur d'autres malades, parce que la première avait suffi pour me donner incontestablement la crépitation, et que dès lors il était inutile de faire souffrir davantage le blessé.

Le diagnostic peut donc être établi ainsi : *fracture à la partie supérieure de l'humérus.* — Mais ne devons-nous pas chercher à le pousser plus loin? Si nous ouvrons nos auteurs, nous voyons d'abord que, jusqu'au milieu du XVIIIe siècle, ils n'ont pas fait de distinction entre les fractures du corps et celles des extrémités de l'humérus. Ils se sont contentés de dire que la fracture était tantôt plus haut, tantôt plus bas, sans faire de pronostic et de traitement différents pour les unes et pour les autres. La première distinction sérieuse a été faite par Moscati (1) et Ledran (2),

_____

(1) Moscati, *Mémoires de l'Académie de chirurgie*, t. IV, in-4°, p. 614.
(2) Ledran, *Observation sur une fracture du col de l'humérus*, Acad. de chir., in-4°, p. 623.

qui, vers 1750, ont inséré dans les Mémoires de l'Académie de chirurgie chacun un travail intitulé *Fracture du col de l'humérus*, dans lequel ils ont indiqué un appareil différent de celui qu'on employait habituellement pour les fractures du corps. Mais Moscati et Ledran n'avaient pas dit le dernier mot sur la question. Les faits qu'ils rapportent ont été observés sur des sujets relativement jeunes, qui avaient, en effet, ce que nous avons depuis appelé une fracture du col chirurgical. Il était réservé à Boyer de faire savoir, en empruntant des documents à une dissertation de Reichel et à sa propre pratique, que, outre les fractures décrites par Moscati et Ledran, il y en avait qui occupaient une partie plus élevée, la rainure même du col anatomique. Les successeurs de Boyer ont mieux accusé encore la distinction en disant, les uns, que la fracture pouvait se trouver dans le col chirurgical, entre les tubérosités et l'insertion des muscles grand pectoral, grand dorsal et grand rond, ou bien dans le col anatomique, avec participation plus ou moins prononcée de la grosse tubérosité à la fracture; les autres, avec Malgaigne, que la fracture était, comme on l'avait déjà dit pour celle du col du fémur, extra ou intracapsulaire. Les faits ultérieurement observés, en particulier les pièces qui ont été présentées à la Société anatomique, celles qui ont été étudiées dans nos hôpitaux de vieillards (Salpêtrière et Bicêtre), ont non-seulement confirmé cette distinction, mais démontré que les fractures dont on a parlé en dernier lieu, c'est-à-dire celles du col anatomique, étaient peut-être les plus fréquentes. Si elles ne le sont pas d'une manière absolue, elles le sont au moins chez les vieillards, c'est-à-dire chez les personnes qui, ayant passé la cinquantaine, ont, avec la raréfaction du tissu spongieux qui rend les os plus fragiles, une prédisposition aux fractures par écrasement. Mais ces sortes de fractures se reconnaissent difficilement pendant la vie; c'est pour ce motif, et parce qu'ils n'avaient pas eu aussi souvent que nous l'occasion de faire des autopsies, que nos prédécesseurs ne les ont pas connues, et qu'en conséquence l'histoire des fractures de

l'extrémité supérieure du bras est restée longtemps incomplète.
Je pourrais résumer cette histoire aujourd'hui en vous disant que,
parmi les fractures de l'extrémité supérieure de l'humérus, les
unes s'observent sur les adolescents et les adultes et occupent le
col chirurgical : ce sont les seules que Moscati et Ledran aient eues
en vue dans leur description; les autres s'observent sur les vieillards; celles-là occupent non pas exclusivement, mais de préférence le col anatomique. Ce sont celles dont la description a été
ajoutée par Boyer, Malgaigne et les contemporains à la description de Moscati et Ledran.

Quand nous consultons nos auteurs, nous trouvons en outre
que plusieurs d'entre eux, ceux en particulier qui ont écrit avant
la période actuelle, c'est-à-dire en n'ayant guère en vue que les
fractures du col chirurgical, ont parlé d'un déplacement habituel
du fragment inférieur en dedans, et que d'autres, les modernes,
ayant plus particulièrement en vue les travaux récents sur les
fractures du col anatomique, ont parlé d'un certain déplacement
du fragment supérieur représenté par la tête.

Enfin les travaux modernes n'ont pas seulement éclairci les
questions de siége et d'âge. Ils ont aussi fait connaître le mécanisme de l'écrasement et celui de la pénétration, et montré qu'ils
interviennent dans les fractures de cette région comme dans
celles de toutes les extrémités des os longs chez les vieillards.

Or ces trois ordres de notions, relatives à la situation de la
fracture, au déplacement de ses fragments et au mécanisme, ayant
certainement de l'intérêt au point de vue du pronostic et du
traitement, nous serions heureux de pouvoir en établir le diagnostic.

Ainsi il n'est pas indifférent que la lésion soit intracapsulaire
ou extrà-capsulaire, car le pronostic de la première est plus
fâcheux à cause de l'arthrite inévitablement plus intense que
dans la seconde. Si les déplacements dont j'ai parlé étaient con-
stants et faciles à reconnaître, vous comprenez qu'il en ressorti-
rait des déductions importantes pour le traitement. Il en serait

de même de la pénétration. Cherchons donc si nous pouvons arriver, sur notre malade, à quelques notions sur ces trois points.

1° Pour ce qui est de la situation sur le col anatomique (intra-articulaire) ou sur le col chirurgical (extra-articulaire), nous pourrions être jusqu'à un certain point renseignés, si nous trouvions une saillie anormale du fragment inférieur. Si, par exemple, nous sentions ce fragment en dehors sous le deltoïde, comme dans le fait dont je vous ai parlé tout à l'heure, nous aurions le droit de conclure qu'il s'agit d'une fracture du col chirurgical, parce que le déplacement en question n'a été vu que pour des blessures de ce genre; mais nous n'avons rien trouvé de semblable chez notre malade. Avons-nous du moins le déplacement du même fragment inférieur en dedans qui a été signalé comme fréquent par Moscati, Ledran et Boyer? J'ai vainement porté ma main dans le creux de l'aisselle en même temps que j'imprimais à nouveau les petits mouvements de rotation au moyen desquels j'avais senti la crépitation. Je n'ai rien trouvé. En réalité, je n'ai eu comme signes de la fracture que la douleur, l'impotence fonctionnelle, un commencement d'ecchymose à la partie supérieure et interne du bras, et la crépitation. Mais ces signes appartiennent aussi bien à l'une qu'à l'autre des deux variétés dont je cherche la distinction. Il est vrai que, jusqu'à un certain point, l'âge pourrait nous guider. Je vous ai dit qu'au delà de cinquante ans, les fractures du col anatomique étaient les plus fréquentes; mais il n'y a là rien d'absolu. Notre blessé a soixante et un ans; si à cet âge, de même que plus tard, le tissu osseux est dans des conditions favorables à la production d'une fracture du col anatomique, il n'est pas pour cela absolument à l'abri d'une fracture du col chirurgical. Je reste donc dans l'incertitude sur ce point pour notre malade, et je vous préviens qu'il en sera sans doute de même dans presque tous les cas qui se présenteront à vous dans l'avenir. Il en est ici comme de la fracture du col du fémur. L'anatomie pathologique nous donne des notions et des distinctions très-exactes; mais la clinique n'a pas, du moins pour le moment, la possibilité d'appliquer ces notions au diagnostic. Elle ne les utilise, comme j'essayerai de le faire tout à l'heure, que pour le pronostic et l'explication des phénomènes ultérieurs de la maladie.

2° Je cherche maintenant si je puis reconnaître quelque déplacement auquel j'aie à remédier dans le traitement. Je viens de m'expliquer pour celui du fragment inférieur. Il n'existe pas; Malgaigne nous a déclaré déjà que la règle était de ne pas le rencontrer. Pour moi, je ne me rappelle pas avoir vu une seule fois ce déplacement en dedans qui nous a été donné comme habituel, et dont on a fait, comme je vous le dirai bientôt, la base du traitement des fractures du col de l'humérus. Ici encore je n'ai pu mettre ma pratique d'accord avec mes lectures. Mais ce n'est pas pour le même motif que tout à l'heure; c'est parce qu'en réalité ce déplacement n'existe pas ou n'existe que très-exceptionnellement. Je présume qu'il a dû être observé par les auteurs qui en ont parlé sans s'être aperçus qu'ils avaient eu affaire à une exception.

Quant au déplacement par rotation de dedans en dehors et de haut en bas du fragment supérieur, il a été bien vu sur le cadavre aussi, et dans quelques cas également exceptionnels qui ont été rapportés par Reichel (1) et surtout par Malgaigne (2); mais il a toujours été impossible de le reconnaître à travers les parties molles qui sont trop épaisses, et les notions que nous ont transmises Reichel et Malgaigne sur ce point ont été fournies exclusivement par l'autopsie. Je n'ai donc pu arriver non plus sur notre malade à un renseignement quelconque sur ce sujet.

3° Reste la question de pénétration. Ici je distingue deux variétés : la pénétration qui persiste et celle qui ne persiste pas. Quand elle persiste, l'un des fragments, l'inférieur, reste implanté et comme engrené dans l'autre, et il est difficile qu'on obtienne la crépitation. C'est surtout quand elle ne persiste pas

---

(1) Cité par Boyer, *Traité des malad. chir.*, t. III, p. 198.
(2) Malgaigne, *Traité des fractures.*

qu'on arrive à trouver ce dernier signe ; or puisque nous l'avons trouvé ici, c'est un motif pour penser que la pénétration, si elle a eu lieu, ne s'est pas maintenue. Seulement, entre la fracture crépitante sans aucune pénétration et la fracture crépitante avec pénétration qui ne persiste pas, il n'y a pas de diagnostic possible, les signes nous manquent, et ici encore la clinique ne peut pas utiliser les données de l'anatomie pathologique.

Vous voyez donc, messieurs, que nous devons nous en tenir à notre premier diagnostic : fracture de l'extrémité supérieure de l'humérus, plus ou moins près de la tête, plus probablement au col anatomique qu'au col chirurgical, avec possibilité d'écrasement sans pénétration persistante. Attendez-vous à ne pouvoir presque jamais arriver à une précision plus grande dans les cas de ce genre. Cherchez à vous éclairer, mais ne vous étonnez pas si pour cette fracture, comme pour celle du col du fémur, vous ne trouvez pas de signe positif pour distinguer l'intra de l'extracapsulaire, la pénétrante de la non-pénétrante, et si vous ne trouvez pas les déplacements à la fréquence desquels nos prédécesseurs nous avaient habitués à croire.

Tirons seulement de la notion des probabilités anatomiques dont je viens de parler ce qui en découle pour le pronostic. C'est la seule manière dont nous puissions aujourd'hui les utiliser.

Pronostic. — De ce que nous ne trouvons pas de déplacement, concluons d'abord que les surfaces osseuses sont bien en contact, et, comme cette condition est favorable à la guérison, que nous pouvons avoir une consolidation bonne et rapide. Ceci ne fait même aucun doute s'il s'agit d'une fracture du col chirurgical. Mais si la fracture est au col anatomique et intra-articulaire, comme l'âge du malade nous le fait craindre, la condition dont je viens de parler peut être compensée par trois autres qui sont désavantageuses pour la consolidation. Ce sont la communication du trait de la fracture avec la cavité articulaire, la brièveté du fragment supérieur et le degré plus ou moins prononcé de l'écrasement.

1° Vous savez que, d'une manière générale, quand une fracture communique avec une grande articulation, les produits plastiques peuvent y tomber et se trouver perdus pour la réparation; mais ne nous inquiétons pas trop de cette particularité pour les fractures du col huméral. Car il est rare que les fragments s'abandonnent complétement, et pour peu qu'ils soient engrenés par un certain nombre de dentelures, les exsudats qu'ils fournissent peuvent être maintenus entre eux et utilisés pour la consolidation. D'ailleurs, je vous ai fait entendre que, dans certains cas, la fracture, tout en occupant une partie du col anatomique, vient se terminer sur la grosse tubérosité, dans un point où il n'y a plus de cavité articulaire, et où par conséquent la réparation n'est plus empêchée par la cause dont il s'agit.

2° On peut craindre davantage la brièveté du fragment supérieur; car il n'a plus pour sa nutrition que les vaisseaux qui lui arrivent par les points restés intacts du périoste et de la synoviale. Pourtant n'exagérons pas encore trop cet inconvénient. Il est ordinaire, précisément à cause du mécanisme de l'écrasement, que le périoste et la synoviale soient très-peu déchirés, que le fragment supérieur continue à vivre, et qu'il se réunisse à l'inférieur; peut-être est-ce au moyen des matériaux que celui-ci a fournis presque exclusivement. Il faut bien que les choses se passent ainsi; car on a rencontré encore assez souvent à la Salpêtrière et à Bicêtre, ou des cals osseux ou des cals fibreux très-denses après les fractures du col anatomique, et Reichel (1), dont Boyer cite la dissertation en preuve de la difficulté ou de l'impossibilité de la consolidation dans les fractures du col anatomique; Reichel, dis-je, rapporte deux cas dans lesquels l'autopsie lui a fait voir que les deux fragments étaient bien réunis entre eux.

3° L'écrasement, quand il a été considérable sur le fragment supérieur, ajoute beaucoup aux difficultés de la consolidation;

(1) Reichel, *De epiphysium ab ossium diaphysi deductione.* Leipsick, 1759.

vous savez, en effet, que les petits fragments ou la poussière osseuse consécutive à cet écrasement se résorbe. Quand la lésion n'a pas été très-prononcée, la résorption ne fait pas perdre une grande quantité de sa substance au fragment supérieur, et il peut encore, surtout si une partie de la fracture correspond aux tubérosités, se réunir par un cal fibreux dense ou par un cal osseux. Mais si l'écrasement a été considérable, s'il y a eu une grande quantité de fragments ou de poussière, alors la résorption creuse le fragment supérieur, le réduit, comme nous l'a dit Boyer, à la calotte articulaire et cartilagineuse, et il est impossible, en pareil cas, qu'une consolidation quelconque ait lieu. Une pseudarthrose, en communication avec la cavité articulaire normale, s'établit à peu près inévitablement.

En somme, si la fracture de notre blessé est extra-articulaire, il est à peu près certain que, malgré l'âge et quel que soit le degré de l'écrasement, une consolidation aura lieu. Si la fracture est intra-articulaire, la consolidation, au moins fibreuse, est encore possible. Mais il y a aussi des raisons pour craindre une absence de consolidation.

Certainement cette absence de consolidation serait une cause de grande faiblesse et d'impotence définitive de l'épaule. Mais quand elle a lieu, elle se trouve tellement confondue avec les résultats de l'arthrite inévitable, qu'il est bien difficile de savoir quelle part on doit faire sur le vivant à l'une et à l'autre, pour expliquer les troubles fonctionnels consécutifs et tardifs.

En effet, le pronostic de ces fractures est toujours aggravé par le voisinage de la grande articulation. Si la fracture est au col anatomique, si par hasard la tête humérale a éclaté par suite de la pénétration du fragment inférieur dans le supérieur, nul doute, en effet, que cette fracture sera suivie d'une arthrite intense et que celle-ci se terminera soit par une ankylose complète, soit par une rigidité très-grande ou ankylose incomplète, soit par une de ces arthrites sèches incurables qui, sans se terminer par l'ankylose, donnent au moins l'impotence fonctionnelle avec des douleurs longtemps persistantes.

Si, au contraire, la fracture occupe le col chirurgical, ce qui est un peu moins probable, nòtre malade sera-t-il à l'abri de l'arthrite consécutive? Je ne puis vous le faire espérer; car enfin l'articulation est encore bien voisine de la solution de continuité, et il est toujours à craindre que l'inflammation se transmette aisément de l'os et du périoste à la synoviale. Sans doute, nous pouvons présumer qu'en pareil cas l'arthrite serait moins intense. Mais nous aurions toujours à en craindre les suites qui, vous le savez, chez un homme âgé, ont bien plus de tendance à se prolonger sous forme chronique, et à passer à l'état d'arthrite sèche, que sur un adolescent ou un adulte.

Donc, ce qui fait la gravité du pronostic dans ce cas, c'est bien plus la probabilité de l'impotence fonctionnelle consécutive à l'arthrite traumatique, que la difficulté de la consolidation. Ajoutons d'ailleurs que, par le fait de la fracture et par celui de l'arthrite, les muscles périarticulaires, le deltoïde en particulier, vont s'atrophier; les prolongements synoviaux qui accompagnent les tendons des sus-épineux, sous-épineux et sous-scapulaire vont se dessécher, se scléroser, que les tendons eux-même vont se rétracter, et que ce seront autant de causes de diminution dans l'étendue des mouvements. Il n'est pas impossible, enfin, que la phlegmasie primitive et consécutive se transmette aux cordons nerveux voisins, et que le malade ait pendant longtemps non-seulement les douleurs locales de l'arthrite, mais aussi les douleurs irradiées de la névrite.

Un dernier mot sur le pronostic. Je vous ai parlé d'une ecchymose peu étendue à la partie interne et supérieure du bras, au voisinage de l'aisselle. Attendez-vous à voir cette ecchymose augmenter, s'étendre jusqu'à la partie moyenne, et même jusqu'à la partie inférieure du bras, se propager de la région interne aux régions postérieure et antérieure, en présentant successivement les nuances brune, bleue, verte et jaune que présentent les grandes ecchymoses. Attendez-vous à voir cette lésion durer six semaines, deux mois, peut-être plus. Le malade, les personnes qui l'entourent s'en inquiéteront; mais rappelez-vous qu'il n'y a là rien de grave, que ces ecchymoses étendues, longtemps croissantes, lentement résorbées, sont spéciales aux fractures du tissu spongieux; que les fractures de l'extrémité supérieure de l'humérus, à cause de l'étendue de la surface fracturée et à cause de la situation assez superficielle de la lésion au côté interne, sont celles qui les donnent le plus prononcées, mais qu'en définitive le sang infiltré dans la peau et le tissu cellulaire sous-cutané, finit toujours par se résorber, sans qu'il reste aucune suite fâcheuse.

Dans cet exposé du pronostic, je n'ai pas parlé de terminaison par la mort. Je sais cependant que Boyer, et parmi les contemporains Follin (1), signalent comme pouvant mourir après ou sans suppuration, certains sujets atteints de fracture du col anatomique. Je n'ai pas de craintes de ce genre, parce que, malgré l'intensité de la contusion et des phénomènes inflammatoires articulaires que j'ai vus survenir, aucun de nos malades n'a succombé. Il est probable que, dans les cas dont on a parlé, la mort a été causée par d'autres blessures graves ou par des maladies intermittentes. Je me demande en outre si elle n'a pas été quelquefois due aux appareils douloureux et trop serrés qu'on mettait autrefois en usage, et si la simplicité de notre traitement moderne n'a pas diminué sensiblement la gravité du pronostic.

Traitement. — D'après les détails dans lesquels je viens d'entrer, je n'ai pas à discuter longtemps les moyens de traitement, et vous avez de suite compris qu'ils doivent être simples. Ce n'est pas à notre époque qu'il y aurait à mettre en question des bandages et une attitude qui obligeraient le malade à garder le lit jusqu'à la fin. Vous vous étonnerez d'apprendre que des chirurgiens célèbres tels que Duverney et Moscati aient pu mettre à exécution une pareille idée. Aujourd'hui nous traitons les fractures beau-

(1) Follin, *Traité de pathologie externe,* t. II.

coup plus commodément pour les patients; et pour celles du col
de l'humérus en particulier nous permettons, au bout de
quelques jours, le lever et la marche. Sous ce rapport Ledran,
puis Desault, puis Boyer, ont rendu un grand service aux malades
en fixant le bras le long du tronc, comme vous me le verrez
bientôt faire pour notre blessé. Seulement les trois chirurgiens
que je viens de nommer, croyant, comme je vous l'ai dit, au
déplacement du fragment inférieur en dedans, interposaient
entre la partie supérieure du bras et le tronc un corps épais,
un coussin cunéiforme, destiné à maintenir en dehors le fragment en question; en outre ils mettaient un bandage roulé formant spica autour du moignon de l'épaule, et terminaient par
l'application d'une écharpe.

Du moment où nous n'avons pas de déplacement à corriger, il
est évident que le coussin cunéiforme est inutile. Comme, d'un
autre côté, il n'y a pas autre chose à faire que d'immobiliser,
une écharpe bien mise est parfaitement suffisante, et elle a
l'avantage d'éviter au patient la compression exagérée à laquelle
l'expose un bandage roulé qui ne serait pas bien fait, et les
douleurs du renouvellement indispensable quand l'appareil se
relâche.

Je n'hésite pas, quant à moi, à faire profiter les malades des
avantages et de la simplicité de l'écharpe telle que Mayor l'a proposée, et telle que je l'ai modifiée pour les fractures de la clavicule, par la substitution de l'écharpe double à l'écharpe simple.

Voici donc comment notre malade va être soigné :

Je le laisserai quatre jours au lit, l'épaule, le bras et l'avant-
bras légèrement élevés sur un coussin de balle d'avoine, pour éviter
que le poids du membre soumette la fracture à un tiraillement
douloureux. En même temps on placera sur le moignon de l'é-
paule un large cataplasme arrosé d'eau blanche ou d'eau-de-vie
camphrée, lequel recouvrira seulement les parties supérieure,
antérieure et externe de cette région, et pourra par conséquent
être renouvelé sans déranger et remuer le patient. On lui recom-

mandera d'éviter les mouvements et de ne pas s'asseoir, même pour manger.

Le matin du cinquième jour, du sixième au plus tard, je ferai asseoir le malade, je m'assurerai encore une fois que je n'ai à corriger aucun déplacement, j'entourerai le moignon de l'épaule de larges compresses mouillées d'eau-de-vie camphrée et d'eau, je porterai le bras en dedans contre le thorax, et l'avant-bras en flexion contre le ventre, et je placerai mon écharpe double comme vous me l'avez vu faire pour les fractures de la clavicule, c'est-à-dire l'avant-bras reposant sur la gouttière de l'écharpe, les deux extrémités horizontales de celle-ci fixées l'une à l'autre en arrière, et les deux pointes supérieures passant, l'antérieure sur l'épaule malade, la postérieure sur l'épaule saine, et venant s'attacher au moyen d'un morceau supplémentaire de bande ou de toile quelconque à la partie horizontale de l'écharpe. Puis je permettrai au malade de se lever et de marcher ; le bandage sera renouvelé ou resserré autant que cela sera nécessaire. Le trentième jour après l'accident, je permettrai au patient de s'habiller complétement, je lui ferai soutenir son membre avec l'écharpe ordinaire mise par-dessus les habits, et je l'engagerai à exécuter quelques mouvements volontaires. Vers le quarantième jour, je ferai faire les frictions, le massage, les mouvements communiqués ; je prescrirai, si la santé le permet, des bains sulfureux, comme je le fais pour les roideurs et les ankyloses consécutives aux fractures incomplètes. Mais je vous répète que je ne compte pas sur un résultat parfait, et je m'attends à ce que le malade remuera peu son articulation scapulo-humérale, et accomplira, au moyen des mouvements supplémentaires de l'omoplate, les déplacements qu'il voudra faire subir à son membre supérieur.

VINGT-QUATRIÈME LEÇON.

Fractures de l'olécrane.

I. Fracture transversale. — La fracture date de cinq semaines. — Symptômes fonctionnels au début. — Difficulté de l'extension. — Symptômes physiques. — Pas de sillon d'écartement le premier jour. — Diagnostic obscur. — Absence certaine de luxation. — Manœuvres particulières pour la recherche de la mobilité et de la crépitation. — Un mot sur les variétés. — Distinction entre les fractures sans déchirure et celles avec déchirure du périoste. — Analogie avec les fractures de la rotule. — Phénomènes consécutifs. — Traitement. — Examen de la position à donner à l'avant-bras. — II. Fracture verticale avec contusion et eschare, suivie de mort.

MESSIEURS,

I. *Fracture transversale.* Un homme de trente-cinq ans que j'ai soigné d'une fracture de l'olécrane va quitter l'hôpital après cinq semaines de séjour. Laissez-moi vous résumer les particularités que nous avons observées sur lui depuis son entrée jusqu'à ce jour. Ce sera un moyen de rappeler à vos souvenirs les descriptions de nos auteurs classiques sur cette maladie, et les quelques difficultés qu'elle présente dans la pratique.

Cet homme était entré à la suite d'un choc violent contre un mur pendant qu'il se battait avec un camarade. Cet accident avait eu lieu la veille. Le jour où nous l'avons examiné pour la première fois, environ 48 heures après l'accident, nous avons constaté :

1° *Comme symptômes fonctionnels,* une douleur générale du coude, mais plus particulièrement prononcée à la pression qu'on exerçait sur la région olécranienne, une certaine difficulté des mouvements volontaires, c'est-à-dire que si l'on invitait le malade à porter sa main à son visage, par un mouvement de flexion du coude, il le faisait avec lenteur et en souffrant, mais il y parvenait. Si ensuite nous l'engagions à ramener le membre à l'extension, il ne pouvait pas le faire et laissait l'avant-bras dans la position fléchie dans laquelle il venait de le mettre. Si alors, saisissant l'avant-bras avec une de nos mains et le bras avec l'autre, nous cherchions à communiquer au membre l'extension que le blessé n'avait pu faire volontairement, nous y arrivions avec la plus grande facilité, ce qui nous démontrait que le retour à l'extension n'était pas empêché par des obstacles matériels.

2° *Comme symptômes physiques*, un gonflement notable du coude, gonflement plus prononcé en arrière que sur les autres points, un empâtement assez marqué dans la région olécranienne, sans fluctuation bien évidente; une ecchymose ayant la largeur d'une pièce de deux francs au côté interne et un peu à la partie postérieure de l'olécrane. En portant un doigt sur cette partie même, après avoir placé l'avant-bras dans la flexion, je n'ai pas pu trouver cet écartement transversal moins prononcé dans l'extension que dans la flexion, qui, quand il existe, est un des symptômes pathognomoniques de la fracture de l'olécrane.

Jusque-là, vous le voyez, les symptômes fonctionnels et physiques ne me conduisaient pas à un diagnostic précis. Ce que nous observions pouvait à la rigueur être attribué à une contusion violente de la région olécranienne, avec ou sans entorse de l'articulation elle-même, ou bien à une luxation du coude. Vous avez vu que je me suis d'abord préoccupé de la luxation; je vous ai fait observer qu'il ne s'agissait pas d'une luxation en arrière, car je ne constatais ni la saillie anormale en avant qui aurait été donnée par l'extrémité inférieure de l'humérus, ni la saillie en dehors, roulant sous le doigt dans les mouvements de rotation de l'avant-bras, qui aurait été due à la situation anormale de l'extrémité supérieure du radius, ni la projection en arrière, avec ascension, par rapport à l'épitrochlée, de l'apophyse olécranienne, ni enfin la mobilité latérale anormale qui est le quatrième signe pathognomonique de la luxation du coude en arrière, ainsi que j'aurai eu l'occasion de vous l'exposer souvent à propos de cette dernière.

A la rigueur, il pouvait y avoir une luxation de l'avant-bras en avant. Nos auteurs nous disent bien que ces luxations sont extrêmement rares, et qu'elles sont rendues impossibles par l'engrènement des surfaces articulaires et par le chemin considérable que l'olécrane aurait à parcourir pour arriver de la partie postérieure à la partie antérieure de l'articulation. Mais ils ajoutent avec raison que dans certaines fractures de l'olécrane avec déchirures étendues du périoste et des faisceaux fibreux (dépendances des ligaments latéraux) insérés sur les deux bords de l'olécrane, les deux os de l'avant-bras peuvent être entraînés en avant, l'olécrane restant à sa place en arrière. Je ne constatais pas la déformation et surtout l'augmentation du diamètre antéro-postérieur du coude, qui eût été la conséquence d'un pareil déplacement; je ne sentais pas non plus avec la main la dépression ou le vide au-dessous de la base de l'olécrane qui aurait dû en résulter. Mais j'ai appelé votre attention sur la manœuvre que j'ai faite pour élucider ce point de diagnostic. Pendant que j'embrassais et tenais immobile, avec ma main droite, la partie inférieure du bras, j'ai saisi avec l'autre main la partie inférieure de l'avant-bras, et j'ai fait un grand effort pour la ramener en arrière. Si la luxation dont je parle avait existé, j'aurais senti le mouvement dû au retour dans leur position des deux os de l'avant-bras, j'aurais vu que la déformation était corrigée; puis, exécutant la manœuvre en sens inverse, j'aurais pu ramener ces mêmes os en avant, c'est-à-dire reproduire le déplacement. Rien de tout cela n'a eu lieu. Il m'a donc fallu renoncer à l'idée d'une luxation en avant (compliquant une fracture de l'olécrane) aussi bien qu'à celle d'une luxation en arrière.

Dans les manœuvres dont je viens de parler, j'ai cherché à imprimer au coude les mouvements de latéralité qui auraient pu être la conséquence d'une entorse avec déchirure des ligaments latéraux. Je n'en ai pas imprimé, d'où j'ai conclu que si ce malade avait une entorse, c'était une entorse légère, sans déchirure des ligaments. Mais j'ai ajouté qu'une entorse légère ne produirait pas le gonflement, la douleur et la gêne des mouvements au degré que nous observions.

Restait donc le choix entre une contusion violente intra et extra-articulaire, et une fracture olécranienne. Pour me renseigner définitivement, j'ai cherché les deux derniers signes physiques pathognomoniques, savoir la crépitation et la mobilité. Pour cela, vous avez vu que je n'ai pas laissé le membre dans la flexion ; car je devais craindre, si la fracture existait, de produire, par cette flexion, un écartement entre les fragments, écartement qui aurait empêché ces derniers de frotter l'un contre l'autre dans la manœuvre que j'allais faire. Mais, direz-vous peut-être, on aurait toujours pu constater la mobilité anormale que vous dites pathognomonique de cette fracture comme de tant d'autres. Oui, sans doute, la mobilité anormale est pathognomonique ; mais à la condition qu'elle soit reconnue d'une façon indubitable. Or, comme ici nous ne pouvons la trouver qu'en cherchant à faire mouvoir transversalement le fragment le plus court, qui est en même temps le seul mobile dans ce sens, nous sommes facilement induits en erreur, soit parce que le gonflement ne nous permet pas de constater exactement ce qui se passe sur ce petit fragment, soit parce que nous pouvons attribuer aux déplacements de l'olécrane les glissements de la peau sur lui. Le plus sûr, en pareil cas, est de se mettre dans des conditions telles que l'exploration puisse nous faire constater en même temps la mobilité et la crépitation. C'est par ce motif que j'ai placé d'abord le membre dans l'extension, n'oubliant pas d'ailleurs que, même dans cette position, le fragment supérieur pouvait être tenu à distance de l'inférieur par l'action du triceps, et ne sachant pas exactement ce qui en était à cet égard, puisque je n'avais pu, à cause du gonflement et peut-être pour d'autres raisons que je vous dirai tout à l'heure, sentir le sillon de l'écartement.

Le membre étant donc placé dans l'extension, porté en même temps, autant que faire se pouvait, dans la rotation en dedans et tenu immobile par les mains d'un aide sur le coussin de balle d'avoine sur lequel il reposait, j'ai d'abord saisi l'olécrane par ses bords avec les deux premiers doigts de ma main droite, et j'ai cherché à le porter alternativement en dedans et en dehors, pendant qu'en même temps je m'efforçais de l'abaisser pour le cas où, remonté par le triceps, il n'aurait pas pu frotter sur l'intérieur. J'ai recommencé deux fois la manœuvre de cette façon. Je croyais bien sentir de la mobilité, mais je pouvais être trompé par l'une des causes dont j'ai parlé tout à l'heure. Si c'était bien de la mobilité, je devais sentir la crépitation. Pour y arriver, j'ai modifié mon procédé d'exploration. L'avant-bras étant toujours maintenu dans l'extension la plus complète, j'ai saisi l'olécrane non plus avec une seule, mais avec les deux mains, et, l'attirant plus efficacement en bas, en même temps que je le faisais mouvoir en travers, je n'ai pas tardé à sentir très-nettement la crépitation, et plusieurs d'entre vous ont pu la sentir en s'y prenant de la même façon.

J'ai insisté sur ces détails d'exploration, parce que, faute de les connaître et de les appliquer, on méconnaît facilement une fracture de l'olécrane. On laisse croire au malade qu'il n'a rien, et quand, au bout de quelques jours, le chirurgien est obligé de convenir qu'il s'est trompé, il laisse de lui une fâcheuse opinion.

En cas de doute, d'ailleurs, je vous engage à ne pas vous prononcer affirmativement dès le premier jour. Rappelez-vous, en effet, ce qui s'est passé sur notre malade. Quatre jours après son entrée, le gonflement avait diminué et nous pouvions sentir nettement la surface et les bords de l'olécrane qui, le premier jour, étaient masqués. Alors il nous a été possible de trouver aussi une dépression entre les fragments, et de constater que cette dépression augmentait pendant la flexion, diminuait, sans disparaître complétement, dans l'extension. Nous avons reconnu, de plus, que la fracture se trouvait à peu près à la partie moyenne de l'éminence.

La fracture de l'olécrane ne se présente pas toujours avec les caractères que nous avons observés ici, et qui sont les plus ordinaires. D'une part elle peut se trouver un peu plus haut près du sommet ou plus bas, c'est-à-dire à la base. Mais ces différences de siége ne modifient pas les symptômes fonctionnels et physiques et ne modifient pas non plus sensiblement la marche ultérieure de la maladie.

Il existe une autre variété plus importante à tous les points de vue, c'est celle dans laquelle les fragments ne s'écartent pas, et dans laquelle par conséquent on ne sent pas, même après la résorption du sang infiltré, de sillon plus ou moins profond entre les fragments. Ceci s'explique par la conservation, au niveau de la fracture, du périoste, tissu fibreux épais qui se continue avec les fibres d'insertion du triceps. Vous connaissez cette disposition anatomique, et nos auteurs vous disent que, dans la plupart des cas, ce périoste s'étant rompu en même temps que la partie osseuse de l'olécrane, l'écartement a lieu, parce que rien n'empêche l'action tonique du triceps d'entraîner le fragment supérieur. Quand, au contraire, la partie fibreuse est restée intacte, sa présence s'oppose à cet entraînement du fragment supérieur par l'action musculaire. C'est un des points de ressemblance de la fracture de l'olécrane avec celle de la rotule. Si nous avions eu affaire à une fracture de ce genre, non-seulement nous n'aurions à aucune époque senti le sillon d'écartement, mais le malade aurait pu exécuter le mouvement d'extension qui était impossible chez lui. Quand je vous ai dit que cet homme s'était blessé en tombant sur le coude, j'ai voulu vous faire comprendre que sans doute la fracture était par cause directe. Cependant nous ne pouvons pas savoir si, au moment de la chute, il n'y a pas eu une contraction violente du triceps qui aurait pu contribuer à la production de cette fracture transversale par le mécanisme de l'arrachement. On admet même que la lésion est quelquefois produite exclusivement par l'action musculaire, et c'est une nouvelle analogie avec la fracture de la rotule. En clinique, nous restons presque toujours, comme pour ce malade, dans le doute sur la manière exacte dont les choses se sont passées, et fort heureusement une notion précise sur ce point d'étiologie n'aurait pas une grande importance. Peut-être peut-on dire seulement que la contusion articulaire est plus grande et par conséquent peut avoir des suites plus fâcheuses quand la fracture de l'olécrane a été produite par un choc violent, que quand elle a été occasionnée par une contraction du triceps avec un choc très-modéré ou même sans aucun choc direct.

En vous parlant du gonflement considérable et de l'ecchymose, je ne vous ai pas signalé de collection fluctuante. C'est qu'en effet je n'en ai pas trouvé, et ce gonflement me paraissait causé par de l'infiltration sanguine primitive et de l'infiltration séreuse consécutive. Mais dans les fractures de l'olécrane, vous verrez quelquefois, en arrière de cet os, une poche fluctuante et vous reconnaîtrez aisément que cette poche est due à un épanchement de sang dans la bourse séreuse rétro-olécranienne. La présence de cette collection rend le diagnostic plus difficile, parce qu'elle empêche pendant assez longtemps de sentir s'il y a, oui ou non, un sillon d'écartement. Il est vrai de dire qu'elle ne se rencontre guère que dans les cas où le tissu fibreux périostique est en totalité ou en grande partie conservé, car dans ceux où il est largement déchiré, la cavité articulaire et celle de la bourse sous-cutanée en question communiquent trop largement pour que le sang puisse s'accumuler dans cette dernière ; il se répand en même temps dans l'articulation et ne forme pas en arrière de l'olécrane la collection circonscrite à laquelle je viens de faire allusion. Cette lésion du reste ne peut pas être considérée comme une complication. Le traitement par le repos et la compression, que nécessite la fracture elle-même, favorise la résorption du sang épanché et le retour de la synoviale sous-cutanée à son état normal. Je n'ai pas d'exemple, bien que je considère la chose comme possible, d'un hygroma devenu permanent à la suite d'une fracture de l'olécrane.

Quels ont été les phénomènes consécutifs, quel a été le traite-

ment? Par le fait même de sa position, cette fracture était articulaire ; nous avions donc à craindre, comme phénomènes consécutifs, une arthrite, et, consécutivement à cette arthrite, une roideur plus ou moins prononcée et même une ankylose. De plus, comme le revêtement périostique était déchiré, et qu'il y avait un écartement de quatre à cinq millimètres, nous avions à craindre que, comme dans la fracture de la rotule, les matériaux plastiques du cal ne fussent pas retenus entre les fragments, tombassent dans la cavité articulaire et devinssent inutiles pour la consolidation. A. Cooper a établi, il est vrai, et cela par des expériences sur les animaux, que les fractures de l'olécrane avec écartement guérissent, comme celles de la rotule, au moyen d'un cal fibreux, et que celles-là seulement ont un cal osseux qui ont lieu sans écartement. Nous pouvions donc, d'après cela, penser que notre fracture ne guérirait pas par un cal osseux, et qu'en conséquence elle laisserait peut-être après elle une certaine faiblesse du membre, due à ce que les contractions du triceps, en se transmettant à un fragment supérieur resté plus ou moins mobile à cause de la substance fibreuse intermédiaire, s'épuiseraient et se perdraient en partie.

Dans quelle mesure ces prévisions se sont-elles réalisées chez notre malade? Je répondrai à cette question lorsque je vous aurai rappelé le traitement que j'ai mis en usage.

Ce traitement a été dirigé et inspiré par les deux points de pronostic que je viens de vous indiquer : il y avait à craindre une ankylose, et une consolidation fibreuse débilitante pour le membre.

Que fallait-il faire pour éviter l'ankylose? Maintenir le membre le moins de temps possible dans l'immobilité et lui communiquer des mouvements assez tôt pour que les produits de l'arthrite plastique n'aient pas le temps de s'organiser solidement, et d'établir une réunion indélébile entre les surfaces articulaires. Vous avez vu que, pour satisfaire à cette indication, j'ai laissé en place l'appareil et tenu le membre immobile jusqu'au vingt-cinquième jour (en comptant depuis le jour de l'accident). J'aurais pu l'enlever plus tôt; mais il fallait, d'un autre côté, laisser au cal le temps de prendre de la solidité, et je l'aurais eu plus certainement fibreux et plus faible si j'avais imprimé des mouvements trop tôt. Car, ne l'oubliez pas, messieurs, vous êtes, en présence d'une fracture de l'olécrane à traiter, entre ces deux difficultés : avoir une ankylose si vous immobilisez trop longtemps, avoir un cal fibreux trop faible si vous n'immobilisez pas assez longtemps. J'ai pris le moyen terme, celui de vingt-cinq jours, qui n'est pas admis par tous les auteurs. Le plus grand nombre demande quarante à quarante-cinq jours; je crois que c'est trop, et la limite que j'ai adoptée et qui pourrait être augmentée de cinq à six jours sans inconvénient, est celle que vous trouverez conseillée par Follin et Duplay dans leur traité de pathologie externe.

Les deux alternatives que je vous signale amènent une autre difficulté pour le traitement. Je veux bien que l'ankylose soit empêchée ou soit rendue très-incomplète par le peu de durée de l'immobilité; mais nous ne pouvons jamais être sûrs à l'avance du résultat, car l'ankylose ne tient pas seulement à l'immobilité; elle dépend aussi de l'idiosyncrasie du sujet, de la nature et de l'intensité de l'arthrite, qui est toujours inévitable après une fracture intra-articulaire, et que nous ne sommes pas maîtres de limiter à volonté; ou si, par hasard, cette ankylose devait être complète ou incomplète avec une grande rigidité, c'est-à-dire avec des mouvements très-diminués, il vaudrait mieux qu'elle eût lieu sur le coude fléchi que sur le coude étendu; car rien n'est gênant comme une ankylose du coude dans l'extension complète. Conclusion : au point de vue de l'ankylose, il faudrait donc tenir le coude dans la flexion à angle droit.

Mais il faut penser à l'autre alternative, celle du cal fibreux. Avec la flexion vous augmentez l'écartement des fragments, vous diminuez ainsi les chances de consolidation osseuse. Conclusion : au point de vue du cal et de la solidité du membre, il faudrait donc, pendant le traitement, tenir le coude immobile dans l'extension complète; c'est ce qu'avait déjà conseillé Desault, c'est ce qu'a conseillé aussi A. Cooper à la suite de ses expériences sur les animaux, et c'est ce qu'à leur exemple conseille encore le livre de MM. Follin et Duplay. Je n'ai pas suivi pour notre malade et je n'ai suivi pour aucun autre ce précepte, parce que je redoute plus que toute autre chose l'infirmité produite par une ankylose, dans l'extension, et bien que, cette attitude étant donnée, je puisse espérer éviter l'ankylose en laissant l'appareil le moins longtemps possible en place, je ne suis pas assez sûr du résultat pour faire courir au malade les chances de cette triste infirmité.

En fléchissant, je perds, il est vrai, les chances d'un cal osseux; mais un cal fibreux ne constitue pas une infirmité aussi grande, et la très-légère déperdition de force qu'il occasionne n'est rien en comparaison de la gêne laissée par un coude qui a cessé de se fléchir. C'est le cas de ne pas oublier le précepte : *entre deux maux, choisir le moindre.*

Vous avez vu, du reste, que j'ai pris un moyen terme : j'ai tenu le membre immobile dans une position fléchie à angle obtus, intermédiaire à l'extension complète et à la flexion à angle droit; j'étais sûr alors que si par malheur, et plus vite que cela n'a lieu habituellement, mon malade avait une ankylose, elle serait moins gênante que si j'avais tenu l'avant-bras étendu.

En résumé, voici ce que j'ai fait, et ce que je vous engage à faire dans les cas semblables.

Pendant quatre jours j'ai tenu le malade au lit, le membre placé sur un coussin de balle d'avoine, dans la position intermédiaire à la flexion et à l'extension, et j'ai placé sur son coude d'abord des cataplasmes arrosés d'eau-de-vie camphrée, plus tard des linges mouillés d'eau et d'eau-de-vie camphrée, cataplasmes et linges qui étaient maintenus avec quatre compresses longuettes placées entre le coussin et le membre, et imbriquées comme celles de l'appareil de Scultet. L'immobilité était complétée au moyen de quatre liens bouclés qui entouraient le membre et le coussin, et faisaient de ce dernier le coussin-gouttière dont vous m'entendez souvent parler à propos du traitement préparatoire des fractures.

Le cinquième jour, comme le gonflement avait diminué assez pour que je pusse sentir l'écartement, et comme les symptômes de l'arthrite étaient très-modérés, j'ai mis un appareil définitif ainsi composé :

1° Un bandage roulé a été placé sur la main et l'avant-bras jusqu'au coude, en interposant une couche de ouate entre la peau et la bande.

2° Un petit rouleau de ouate et une compresse graduée un peu épaisse, disposée en anse ou en fer à cheval, et ayant sa concavité tournée en bas, ont été placés immédiatement au-dessus du sommet de l'olécrane. Pendant qu'un aide assujettissait l'avant-bras dans la position demi-fléchie dont je parlais tout à l'heure, et qu'un autre tenait par ses deux extrémités l'anse sus-olécra-nienne, j'ai continué mon bandage roulé en faisant passer le plus obliquement possible les jets de ma bande au-dessus de l'olé-crane, de façon à repousser en bas, avec ces jets, le tampon oblique que je venais de placer ; j'ai monté ensuite mon bandage roulé jusqu'au tiers supérieur du bras.

3° Deux attelles de carton mouillées, d'une longueur égale à celle de mon bandage roulé et d'une épaisseur d'environ 4 milli-mètres, ont été mises ensuite l'une en avant, l'autre en arrière du membre, et assujetties par une nouvelle couche de bande roulée.

Le membre ainsi enveloppé est resté pendant vingt-quatre heures sur le même coussin de balle d'avoine. Le lendemain, je me suis assuré que les doigts n'étaient pas gonflés, violacés, dou-loureux, et que le malade ne se sentait pas trop serré. J'ai alors fait mettre une écharpe dans laquelle l'avant-bras est resté à demi fléchi, et j'ai laissé l'appareil huit jours sans le renouveler. Comme, au bout de ce temps, il s'était relâché, je l'ai renouvelé de nouveau. Il en a été de même huit jours après, et quand les vingt-cinq jours ont été écoulés, je l'ai retiré définitivement.

Je ne prétends pas vous donner ce bandage comme le seul qui

ait été proposé. Parmi ceux que vous trouverez dans les auteurs, les différences capitales dépendent, comme je le disais tout à l'heure, de la situation donnée à l'avant-bras pendant le traitement. Dans les uns, celui-ci reste complétement étendu; dans les autres, l'avant-bras est tenu fléchi à angle droit ou à angle aigu.

Vous voyez que, sous ce rapport, mon appareil appartient à une catégorie intermédiaire. Il tient l'avant-bras fléchi à angle obtus. Conséquemment, il laissera, si par hasard une ankylose complète survenait, le membre dans une position beaucoup moins gênante que celle de l'extension complète. D'un autre côté, il maintient les fragments assez rapprochés pour qu'ils se réunissent par un cal osseux ou tout au moins par un cal fibreux dense. J'ai d'ailleurs augmenté, je pense, les chances de cette bonne consolidation, en exerçant, au moyen de la compresse en fer à cheval et des jets de bande obliques, une pression de haut en bas sur le fragment supérieur. Quant aux moyens de contention, la position une fois adoptée, ils pourraient varier. Quelques chirurgiens préfèrent la bande roulée inamovible, silicatée ou dextrinée; plusieurs donnent la préférence au plâtre, se servent plus volontiers de l'appareil plâtré à jour, en donnant aux pièces de linge la forme d'attelles qu'ils maintiennent avec des bandelettes de diachylon. Je ne vois pas d'inconvénient à l'emploi de l'une ou de l'autre de ces modifications, du moment où le chirurgien est bien fixé sur ces trois préceptes : maintenir l'avant-bras dans une bonne position inamovible sans trop serrer; surveiller et modifier le bandage lorsqu'on s'aperçoit qu'il s'est relâché. Mais je préfère le bandage roulé amovible, parce que je suis plus sûr, en le renouvelant de temps à autre, de maintenir le fragment supérieur rapproché de l'inférieur. Si, au lieu d'une fracture avec écartement, vous aviez reconnu une fracture sans écartement, le traitement pourrait être plus simple. Un bandage roulé sans compresse en fer à cheval, ou même l'immobilisation dans une simple écharpe suffirait; et comme d'ailleurs, en pareil cas, la consolidation osseuse est probable et doit avoir lieu rapidement, on pourrait maintenir le membre dans l'immobilité pendant vingt et un jours seulement.

Maintenant examinons quels résultats nous avons obtenus sur notre malade, et ce qui reste à faire pour compléter la cure. Nous sommes, vous le savez, au vingt-cinquième jour. Vous voyez que quand nous engageons le patient à fléchir et à étendre le coude, il le fait, mais d'une façon plus limitée que dans l'état normal. Il a perdu au moins la moitié de l'étendue de ces mouvements.

Si c'est nous qui les communiquons, nous pouvons les porter plus loin; mais aussitôt que nous voulons dépasser la limite qui leur est assignée par les conditions anatomiques actuelles, il se produit une douleur et le malade nous demande de ne pas continuer.

J'appelle en outre votre attention sur les articulations des doigts; elles sont rigides et douloureuses pendant les mouvements communiqués. Je vous dirai, à propos des fractures de l'extrémité inférieure du radius, que cette rigidité des petites articulations digitales est ordinaire non-seulement après toutes les fractures du membre supérieur, mais aussi après toutes les maladies qui ont obligé de tenir la main dans l'immobilité. C'est l'effet des arthrites de l'immobilité, arthrites beaucoup plus fréquentes dans les petites articulations que dans les grandes. En somme, notre malade a la rigidité et l'impotence que nous observons après toutes les fractures articulaires. Ces accidents consécutifs nécessitent les frictions, le massage, les mouvements communiqués avec précaution, des bains sulfureux, les douches. Il faut s'attendre à ce que le malade n'aura pas recouvré avant quelques semaines, peut-être quelques mois, toutes ses fonctions, et il faudrait beaucoup plus de temps si c'était un vieillard et s'il était très-rhumatisant.

Je voudrais pouvoir, en terminant, vous renseigner précisément sur la question de savoir si nous avons obtenu un cal osseux. L'exploration qui nous est permise m'autorise à le penser; car en saisissant l'olécrane entre deux doigts et cherchant à lui imprimer des mouvements de latéralité, pendant que le reste de l'avant-bras est immobilisé, je trouve qu'il ne se meut pas. Je constate d'ailleurs que l'écartement qui persiste est extrêmement petit. Je suis autorisé à conclure de là que, si le cal est fibreux, il n'est ni très-mou ni long. Mais les résultats que nous observons peuvent s'expliquer aussi bien par un cal fibreux très-dense que par un cal osseux, et je ne puis déterminer auquel des deux nous avons affaire; heureusement cette détermination est sans importance.

II. *Fractures verticales.* — Quand nous parlons des fractures de l'olécrâne, nous ne faisons guère allusion qu'aux fractures transversales parce que ce sont les plus fréquentes. Les verticales sont beaucoup plus rares; nous venons d'en observer un exemple dans lequel la blessure a présenté des complications suivies de mort.

Le malade, qui a été couché au n° 39 de la salle Sainte-Vierge le 16 avril 1877, y était entré pour une lésion, qui tout d'abord nous avait paru assez simple, une excoriation transversale de la peau en arrière de l'olécrâne. Au niveau de cette excoriation le stylet ne pénétrait pas dans la bourse synoviale rétro-olécrânienne qui certainement était restée intacte, et les doigts ne sentaient ni sillon transversal indiquant une fracture de l'olécrâne, ni déformation, ni mobilité anormale. D'ailleurs on ne trouvait ni le gonflement articulaire ni la gêne des mouvements qui sont habituellement les conséquences de cette maladie.

Je ne voyais là en somme qu'une de ces blessures qui en raison de leur situation au voisinage d'une bourse synoviale sous-cutanée, exposent à l'inflammation suppurative de cette bourse, et à l'extension de la phlegmasie sous forme de phlegmon diffus aux parties voisines. J'avais même lieu de penser que ces suites n'arriveraient pas, parce que la solution de continuité ne comprenait pas toute l'épaisseur de la peau et n'ouvrait pas la bourse en question.

Les choses se passèrent en effet assez bien pendant quelques jours, mais je m'aperçus bientôt que la bourse synoviale, qui

jusque-là n'avait été le siége d'aucune lésion, se distendait et
devenait fluctuante, et qu'autour d'elle la peau rougissait, puis
l'excoriation devint une eschare, et au bout de quelques jours,
je reconnus que du pus, venant sans aucun doute de cette bourse
synoviale, sortait par un point éraillé de l'eschare. Ce que voyant,
j'ouvris crucialement avec le bistouri, le 27 avril, la cavité, d'où
je fis sortir une notable quantité de pus bien lié. Je conduisis un
stylet pour chercher une dénudation de l'olécrâne, et je n'en
trouvai pas. Il est vrai que je n'insistai pas longtemps, tenant
à ne pas fatiguer le patient. Jusque-là d'ailleurs le mal restait
local et apyrétique, mais dès le lendemain de la petite opération,
je trouvai, avec une fièvre assez intense, sans frisson initial, une
rougeur modérée de l'avant-bras et du bras, un empâtement
étendu de ces deux parties et un gonflement mal circonscrit.
Ces symptômes ne tardèrent pas à s'accompagner d'une sensation de crépitation gazeuze et d'issue à travers la plaie de gaz
mélangés avec le pus. Et comme la pression nécessaire pour faire
sortir ce gaz devait être très-considérable, comme d'autre part
la crépitation n'était pas sous la peau, et n'était pas obtenue par
une pression superficielle, je n'ai pas douté que nous étions en
présence d'un phlegmon diffus profond ou intermusculaire, et
d'un de ces phlegmons qui s'accompagnent d'un développement
rapide de gaz, indiquant un commencement de gangrène ou de
décomposition putride.

Reportant alors mes souvenirs vers les cas analogues que j'ai
eu l'occasion d'observer soit au membre supérieur, soit au
membre inférieur, et dans lesquels j'avais vu le phlegmon gangréneux être consécutif à une arthrite aiguë suppurée, je me
suis demandé si les complications graves dont nous étions témoins n'étaient pas parties d'une suppuration aiguë survenue
rapidement dans l'articulation du coude au voisinage et à la suite
de la synovite sous-cutanée suppurée. Je dois dire cependant
que les recherches que j'ai faites pendant la vie ne m'ont pas
éclairé à cet égard. Le stylet ne m'a toujours fait constater

ni dénudation ni trajet se dirigeant vers la cavité articulaire, et les accidents généraux graves ont pris rapidement une intensité telle que nous n'avons plus à nous préoccuper beaucoup de l'état local. En effet, bientôt le ventre s'est ballonné, la langue s'est séchée, les idées se sont embarrassées, une congestion pulmonaire s'est produite, et le malade a succombé le 2 mai.

Je mets sous vos yeux les résultats de l'autopsie. Nous avons au-devant de la bourse sous-cutanée suppurée une très-petite fracture verticale de l'olécrâne. Le fragment interne, libre partout, et pourvu en avant de son revêtement cartilagineux, a huit millimètres de longueur et six de largeur. Il correspond en avant à la cavité articulaire. Entre ce fragment mobile et le grand fragment il y a de la suppuration. La cavité articulaire elle-même est pleine de pus, et il est aisé de voir qu'elle communique par l'intermédiaire de la fracture avec le foyer de la bourse sous-cutanée. Quant à la synoviale articulaire, elle est largement ouverte à son cul-de-sac supérieur, en arrière, et permet le passage du pus en grande abondance au-dessous du muscle triceps. C'est ce pus qui, mélangé de gaz, formait le phlegmon diffus profond dont je vous parlais tout à l'heure, et sortait par l'incision cruciale pratiquée au niveau de la bourse olécrânienne.

Du reste nous n'avons trouvé aucune lésion viscérale, aucune en particulier de celles qui appartiennent à l'infection purulente. Il y avait seulement une congestion sanguine, sorte d'hépatisation rouge à la base des poumons. Mais cette lésion n'explique pas la mort, et celle-ci a dû être causée par une de ces intoxications putrides ou septicémies aiguës qui ne laissent pas de traces appréciables sur le cadavre.

VINGT-CINQUIÈME LEÇON

Fracture articulaire du condyle de l'humérus.

Description des symptômes et diagnostic. — Explorations pour s'assurer qu'il n'y a pas de luxation. — Diagnostic provisoire d'une contusion. — Quelques jours après, crépitation. — Certitude d'une fracture. — Détermination de son siége dans le condyle. — Explications complémentaires sur ce diagnostic. — Desault est le premier qui en ait parlé. — Travaux ultérieurs d'A. Cooper, de Malgaigne, de MM. Marjolin et Coulon de Paris, de MM. Laroyenne et Berthomier à Lyon. — Documents imparfaits fournis par l'anatomie pathologique. — Documents fournis par les expériences et par la connaissance des points d'ossification. — Recherches sur le mécanisme. — Traitement. — Résultats. — Perte d'une certaine étendue des mouvements normaux. — La cause en est dans l'ostéite hypertrophiante qui a diminué la profondeur des cavités coronoïdienne et olécrânienne.

MESSIEURS,

Description des symptômes et diagnostic. — Je vous présente à l'amphithéâtre un enfant de sept ans, qui nous a été amené du dehors pour la première fois, il y a environ trois mois, et qui depuis ce temps est revenu nous voir assez souvent.

Il était tombé sur le coude gauche, de l'intérieur d'une tapissière qui était immobile en ce moment, et dans laquelle il jouait avec un camarade. Lorsqu'on nous l'a présenté le lendemain de l'accident, il avait un gonflement considérable à travers lequel je n'ai pas senti les dépressions et les saillies anormales qui auraient caractérisé une luxation en arrière. N'oubliez pas que, quel que soit le gonflement de cette région, il vous est toujours possible, en refoulant avec un doigt les liquides infiltrés, et faisant un peu augmenter la flexion de l'avant-bras, de sentir les saillies de l'olécrâne, de l'épitrochlée et du radius, ce qui vous permettra de vous orienter dans la recherche d'une luxation du coude.

J'ai vu quelquefois des luxations plus ou moins anciennes de cette articulation qui avaient été méconnues, et on l'attribuait au gonflement qui, pendant les premiers jours, avait gêné l'examen. J'ai, devant les malades et leurs familles, accepté l'explication ; mais devant vous, et pour vous préserver dans l'avenir d'une erreur semblable, j'ai déclaré que ceux qui connaissent bien les trois saillies anormales caractéristiques de la luxation, savoir la saillie de l'olécrâne, celle de l'extrémité inférieure de l'humérus en avant et celle de la cupule radiale en dehors, doivent se rappeler que ces saillies ne sautent pas aux yeux, qu'il faut les chercher, qu'on les apprécie par le toucher et non par la vue, et qu'en dirigeant ses doigts, après avoir refoulé le liquide, du côté ou l'on sait que ces éminences existent, on peut toujours arriver au diagnostic.

Donc chez notre enfant, en suivant ces préceptes que je vous indique souvent, j'avais été certain non-seulement qu'il n'y avait pas de luxation, mais que même il n'y avait pas de saillie appréciable donnée par le fragment d'une fracture. Je n'avais trouvé aucune mobilité anormale qui pût me faire croire à une fracture transversale de l'extrémité inférieure de l'humérus, et en imprimant des mouvements de flexion et d'extension à l'avant-bras, je n'avais pas senti de crépitation. Je dis alors à ceux d'entre vous qui assistaient à la consultation que, pour le moment, j'admettais une violente contusion du coude, mais que je réservais la question de fracture, l'expérience m'ayant appris depuis longtemps que certaines fractures du coude, notamment les fractures partielles de l'extrémité inférieure de l'humé-rus, étaient d'un diagnostic difficile les premiers jours, surtout chez les enfants. Le gonflement considérable et rapidement survenu, les douleurs vives que provoquaient les mouvements communiqués, les précautions que l'enfant prenait instinctive-ment pour immobiliser son coude quand il marchait, me lais-saient une arrière-pensée, et m'imposaient la réserve dont je viens de parler. Il fut donc convenu que le coude serait entouré d'un cataplasme et maintenu immobile dans l'écharpe simple, les manches de l'habit et de la chemise étant décousues, et les coutures remplacées par des rubans. Il fut convenu en outre que l'enfant nous serait ramené le surlendemain.

Ce jour-là je trouvai le gonflement un peu moindre, et un commencement d'ecchymose qui n'existait pas le premier jour. Vous savez que l'ecchymose tardive est un signe de fracture profonde. Je cherchai de nouveau, par excès de précaution, les saillies et dépressions anormales de la luxation, et je continuai à ne pas les trouver. Je cherchai de plus avec les doigts une saillie anormale que je pourrais attribuer à une fracture. Je n'en trouvai pas davantage. J'essayai de saisir à travers la peau l'épitrochlée et l'épicondyle, et de les faire mouvoir d'avant en arrière et d'arrière en avant. Je ne sentis ni mobilité ni crépitation, qui aurait pu me faire penser à une fracture isolée de l'une ou l'autre de ces tubérosités. Mais en fléchissant vivement l'avant-bras, et le ramenant brusquement à l'extension avec ma main gauche, pendant que la droite embrassait et maintenait le coude, je sentis nettement à deux reprises une crépitation osseuse, que plusieurs d'entre vous ont constatée après moi par la même manœuvre. Donc nul doute, il y avait une fracture qui était indiquée par des signes rationnels ou de présomption (le gonflement rapide, la douleur, l'obstacle aux mouvements volontaires), et par un signe certain, la crépitation.

Mais quel était le siège de cette fracture ? La question ne pouvant être résolue par les symptômes que nous observions, je l'ajournai, et comme il n'y avait, en tout cas, aucun déplacement appréciable auquel il fût indiqué de remédier, je fis continuer les mêmes moyens simples (cataplasmes et écharpe), et je vous fis remarquer que la notion acquise de l'existence d'une fracture ne m'entraînait pas à appliquer de suite un bandage roulé, vous rappelant, encore une fois, qu'un appareil prématuré peut se trouver trop serré et amener promptement chez un enfant des douleurs, des phlyctènes, des eschares, et même un sphacèle. J'ajoutai que probablement je mettrais ce bandage à la prochaine visite du petit malade, que je demandai à revoir dans quelques jours.

En effet, sept jours accomplis après l'accident, l'enfant nous revint. Le gonflement avait encore sensiblement diminué, l'ecchymose au contraire avait augmenté. Je continuai à ne voir et à ne sentir avec mes doigts aucune saillie anormale. Mais je retrouvai ma crépitation dans les mouvements de flexion et d'extension, et je cherchai à la localiser. Je saisis d'abord le coude avec une main, le bras avec l'autre, et je leur imprimai des mouvements en sens inverse, pour voir s'il y avait lieu de croire à une fracture de l'extrémité inférieure de l'humérus ou plutôt à un décollement épiphysaire. Dans cette manœuvre je ne sentis ni la mobilité anormale, ni la crépitation que m'aurait données sans doute une fracture de ce genre. Puis fixant le coude avec une main, pendant qu'avec deux doigts de l'autre je saisissais la partie interne au niveau de la trochlée humérale, j'essayai d'imprimer des mouvements d'avant en arrière et d'arrière en avant à cette trochlée. Je ne sentis rien de particulier. Mais faisant la même manœuvre du côté du condyle, je retrouvai la crépitation fine, sans constater positivement la mobilité. Enfin, embrassant encore le coude avec une de mes mains pendant qu'avec l'autre je faisais exécuter à la main de l'enfant des mouvements de pronation et de supination, je sentis de nouveau à diverses reprises la crépitation.

Cette fois non-seulement je constatais une fracture, mais j'étais autorisé à croire à une fracture partielle de l'extrémité inférieure de l'humérus, fracture occupant le condyle, c'est-à-dire le séparant de la trochlée et du bas de l'humérus, fracture par conséquent intrà-articulaire.

Je constatais de plus que cette fracture était sans déplacement appréciable. D'une part, je ne sentais pas la saillie en avant et en haut qui aurait pu résulter d'une bascule communiquée au fragment condylien par les muscles de l'épicondyle. D'autre part, cherchant à apprécier, par l'application des doigts sur les éminences épitrochlée et épicondyle, un écartement entre elles, qui aurait pu tenir au déplacement dans le sens transversal que

Malgaigne a particulièrement signalé, je n'ai pas senti cet écartement.

Explications sur le diagnostic. — Arrêtons-nous un instant sur notre diagnostic, et voyons dans quelle mesure il est d'accord avec les données de la tradition et de l'observation clinique.

Au premier abord, il vous paraîtra peut-être singulier que l'humérus se fracture ainsi partiellement à son extrémité inférieure, et vous chercherez si vos auteurs classiques ont réellement parlé de lésions de ce genre. La vérité est qu'il n'en est guère question dans les livres anciens, et qu'il faut arriver à Desault, c'est-à-dire à la fin du siècle dernier, pour en trouver la mention. Desault, en effet, me paraît avoir établi le premier (1) que l'extrémité inférieure de l'humérus peut être le siége d'une fracture occupant la trochlée seule ou le condyle seul, et donne de l'une et de l'autre une description didactique, mais sans citer de fait à l'appui et sans rien dire de particulier pour les âges.

Après lui, A. Cooper (2) a reproduit assez brièvement les descriptions de Desault, sans le citer. Il rapporte un exemple anatomo-pathologique de fracture du condyle observé longtemps après la mort, et il établit, d'une façon un peu trop brève pour avoir frappé l'attention des chirurgiens, que ces fractures partielles de l'extrémité inférieure de l'humérus s'expliquent par les points d'ossification, et que ce sont des fractures d'enfants. Il faut arriver à l'ouvrage de Malgaigne (1847) pour trouver une description plus minutieuse de la fracture du condyle. Il lui consacre un article important, dans lequel il nous fait connaître la fracture sus-condylienne simple de l'humérus, la fracture sus-condylienne combinée avec l'intercondylienne, la fracture partielle de la trochlée et celle du condyle. Seulement Malgaigne garde le silence sur l'âge et sur les rapports avec l'ossification ; mais après l'impulsion que son livre avait donnée à l'étude de

---

(1) Desault, *Œuvres chirurgicales*, t. I, p. 127.
(2) A. Cooper, *Œuvres chirurgicales*, traduct. Chassaignac et Richelot, p. 179.

fractures en France, les chirurgiens des hôpitaux d'enfants à Paris, et leurs élèves se mirent à étudier les fractures partielles du coude et à compléter l'œuvre de Desault, A. Cooper et Malgaigne. C'est ce qui nous a valu, à la suite des documents cliniques exposés par M. Marjolin, la thèse et plus tard l'ouvrage de M. le docteur Coulon (1). Aujourd'hui il est donc incontestable que nous sommes autorisés par nos lectures à croire à la possibilité d'une fracture du condyle huméral seul sur notre malade.

Mais je désire poser une autre question. Connaissons-nous ce sujet exclusivement par l'observation clinique? Est-il complété par l'observation anatomique? Ici, messieurs, je vous signale d'abord un desideratum. Nélaton et Malgaigne (2) paraissent bien avoir trouvé, et le second a même fait représenter des pièces qui paraissent se rapporter à des fractures anciennes; mais, sur ces pièces, il y avait en même temps des lésions appartenant à l'arthrite sèche; on peut donc se demander si les déformations osseuses qu'on a observées tiennent à un cal plus ou moins irrégulier, plutôt qu'aux productions osseuses développées sous l'influence de l'arthrite en question. La vérité est que je n'ai pas

---

(1) Coulon, *Fractures du coude chez les enfants*, thèse inaugurale. Paris, 1861, n° 13. — Coulon, *Traité des fractures chez les enfants*. Paris, 1861.

Il est à regretter que M. le docteur Coulon, dans sa thèse et dans son ouvrage, ait confondu sous une même dénomination, les *fractures du condyle* et celles de *l'épicondyle*, et que la même faute de langage ait été commise dans le 2e volume de la Pathologie de Follin. On sait la signification différente de ces deux mots en anatomie, et la pathologie doit la conserver sous peine de devenir obscure.

Peut-être l'erreur que je crois devoir signaler tient-elle à ce que, chez les enfants, l'épicondyle reste longtemps cartilagineuse, et à ce que, même après l'apparition de son point d'ossification sa portion cartilagineuse reste confondue avec celle du condyle. Il en résulte que quand ce dernier se sépare du reste de l'os, l'épicondyle fait nécessairement partie du fragment, mais ce n'est pas une raison pour donner à la lésion le nom de fracture de l'épicondyle. Car peu importe la présence de ce dernier dans le fragment devenu libre; ce qui importe, c'est la lésion d'une grande surface articulaire. Or cette lésion appartient en réalité au condyle. D'ailleurs après l'achèvement de l'ossification, il y a des fractures partielles de l'épicondyle qui ne sont pas articulaires, qui ont peu de gravité et qui ne doivent pas être confondues sous le même nom avec celles dont je m'occupe en ce moment.

(2) Malgaigne, *loc. cit.*, p. 358.

trouvé dans nos livres et je n'ai pas vu personnellement sur le cadavre de fracture récente du condyle. Sans doute l'occasion n'a pas dû se présenter souvent de rencontrer une pièce de ce genre; mais je tenais à vous signaler cette lacune, et à vous dire qu'en admettant chez notre malade une fracture partielle du condyle huméral, je suis, comme Desault, Malgaigne et Marjolin, guidé par l'observation clinique et non par mes souvenirs en anatomie pathologique.

Il est vrai qu'à défaut d'anatomie pathologique naturelle, je suis, jusqu'à un certain point guidé par l'anatomie pathologique artificielle ou expérimentale. M. le docteur Berthomier, élève de l'École de Lyon, a soutenu, il y a trois ans (en 1875), à Paris une thèse inaugurale fort intéressante (1), dans laquelle il a consigné les résultats d'expériences entreprises à l'instigation et sous le patronage de M. le docteur Laroyenne. L'auteur a soumis le coude d'un certain nombre d'enfants à des pressions violentes au moyen d'un lourd marteau qu'il laissait tomber sur l'acromion pendant que le coude fléchi était fixé par un plan résistant. Je n'ai pas à vous rapporter en détail ces expériences qui ont permis à M. Berthomier de reproduire toutes les fractures possibles du coude. Seulement j'en trouve un certain nombre dans lesquelles le condyle seul avait été détaché, et j'en conclus que c'est un document de plus en faveur de l'opinion que ces fractures partielles de l'extrémité inférieure de l'humérus ne sont pas une illusion, et qu'il nous est permis de les admettre quand les symptômes nous y autorisent.

D'ailleurs, l'anatomie normale nous fournit une notion qui vient encore à l'appui de notre manière de voir. Cette notion est celle du mode d'ossification, dont je vous disais tout à l'heure qu'A. Cooper avait dit quelques mots, sans s'y arrêter suffisamment.

L'extrémité inférieure de l'humérus se développe par quatre

---

(1) Berthomier, *Sur les avantages de l'extension dans les fractures du coude chez les enfants.* Thèses de Paris, 1875, n° 399.

points d'ossification. Laissant de côté ceux de l'épicondyle et de l'épitrochlée qui n'apparaissent guère que vers la douzième année, je vous rappelle les deux autres qui appartiennent l'un au condyle, l'autre à la trochlée, le premier servant à la formation non-seulement du condyle lui-même, mais aussi de la crête antéro-postérieure qui se trouve entre lui et la trochlée, et sur laquelle, dans le fonctionnement de l'articulation, viennent glisser tout à la fois le bord externe de la grande cavité sigmoïde et la partie interne du bourrelet qui entoure la cupule du radius. Ces points d'ossification se montrent en général pendant la seconde année qui suit la naissance; par leur accroissement ils forment progressivement le condyle et la trochlée; mais un moment arrive où chacune de ces éminences, devenue osseuse, ne tient à l'autre d'une part, et à la partie inférieure de la diaphyse d'autre part, que par un reste de cartilage, et l'on comprend qu'à la rigueur un coup violent puisse faire céder l'os à la jonction du cartilage épiphysaire avec le condyle. C'est probablement ce qui s'est passé sur l'enfant dont nous nous occupons.

Permettez-moi d'ajouter, messieurs, que ce mode de développement vous aide à comprendre en même temps et la fracture partielle de la trochlée, et la fracture sus-condylienne de Malgaigne combinée avec l'intercondylienne. Toutes ces fractures ne sont que des disjonctions épiphysaires, et je suis disposé à penser, toujours d'après mon observation clinique, la seule que je puisse invoquer, que ce décollement est plus fréquent du côté du condyle seul que du côté de la trochlée seule ou sur les deux côtés en même temps. L'avenir dira si cette opinion qui considère la fracture partielle du condyle comme la plus fréquente est exacte. Si elle l'est, elle peut guider le praticien dans la recherche des symptômes, lorsqu'il a à déterminer la lésion principale du coude dans les cas de traumatisme.

De ce qui précède, d'ailleurs, il résulte que les fractures partielles de l'humérus au niveau du coude doivent être plus fréquentes chez les enfants jusqu'à l'époque de la soudure de ces diverses épiphyses, c'est-à-dire jusqu'à 15 à 16 ans, qu'à un âge plus avancé. Je ne déclare pas impossible une fracture partielle du condyle ou de la trochlée sur un adulte. Je dis seulement qu'elle est beaucoup plus rare, et que les sujets de 4 à 15 ans sont ceux qui y sont le plus exposés.

Il conviendrait peut-être, pour compléter le diagnostic, de rechercher : 1° s'il n'y a pas eu, chez cet enfant, autre chose qu'une fracture du condyle; 2° par quel mécanisme, cette dernière étant admise, elle a pu se produire.

1° J'ai tenu à poser la première question pour fixer dans vos esprits le souvenir que voici : les fractures du coude, celles surtout qui occupent l'extrémité inférieure de l'humérus, sont fréquentes chez les enfants. Les assertions de nos auteurs, les intéressantes expériences de MM. Laroyenne et Berthomier à Lyon font connaître plusieurs variétés. Sommes-nous bien sûrs de n'avoir eu ici que la fracture partielle du condyle, et de n'avoir pas eu aussi la fracture de la trochlée et par conséquent la fracture sus-condylienne en même temps que l'intercondylienne, pourrais-je affirmer même que la fracture sus-condylienne ne présente pas au bas de la diaphyse ces traits multipliés qui ont fait décrire par M. Berthomier la fracture en K et la fracture en H de l'extrémité inférieure de l'humérus? Non, messieurs, je n'ai pas de certitude absolue, parce qu'il a pu très-bien arriver que, la fracture étant complexe, le fragment condylien ait seul été mobile, le fragment trochléen ayant été retenu par des points conservés intacts du périoste et de la synoviale ou par des dentelures engrenées. Il est vrai que, relativement à ces dentelures, on pourrait objecter que, la solution de continuité étant à la jonction d'un cartilage épiphysaire avec l'os, il ne doit pas s'y être produit de dentelures. Mais n'oublions les recherches de MM. Gueretin (1) et Berthomier. Selon eux, dans la lésion qu'on a décrite sous le nom de décollement ou disjonction épiphysaire, la solution de

_____

(1) Les recherches de Gueretin ont été imprimées dans la *Presse médicale* et reproduites par Malgaigne (*Traité des fractures*, p. 72).

continuité est loin de se limiter toujours à la ligne épiphyso-dia-
physaire, elle occupe souvent en totalité ou en partie la substance osseuse elle-même, au-dessus ou au-dessous de cette ligne,
sur des points où le tissu osseux n'a pas encore acquis la résistance qu'il aura plus tard, et il n'est pas impossible que la
forme dentelée s'y observe.

N'oubliez donc pas que, si j'ai cru pouvoir localiser ici nettement la fracture, il vous arrivera dans bien des cas de rester dans
le doute. Lorsque à la suite d'une violente contusion du coude,
chez un enfant, vous ne sentirez pas de déplacement, ni de mobilité, ni de crépitation, mais que le gonflement et la douleur seront
considérables, présumez toujours la possibilité d'une de ces
fractures avec conservation du périoste, ou avec dentelures, qui
ne permettent pas d'imprimer assez de mouvements aux diverses
pièces pour sentir la crépitation, et attendez-vous à une déformation et à une ankylose plus ou moins prononcée.

2° Quant à l'autre question, elle a moins d'importance pour la
pratique ; mais elle a été l'objet d'études récentes qu'il me paraît
utile de vous signaler. Certainement il n'est pas impossible
qu'une pression simple, comme celle qui produit un choc direct
sur le coude, imprime au bas de l'humérus un ébranlement
suffisant pour faire céder les parties osseuses encore trop faibles
qui se sont récemment formées au voisinage de la ligne épiphysodiaphysaire; mais les expériences de M. Berthomier, sur le cadavre, ont montré que la disjonction épiphysaire totale au bas de
l'humérus se fait par des tractions directes qui produisent un
véritable arrachement, et que celles du condyle et de la trochlée
se produisent par des inflexions latérales, ou courbures forcées
auxquelles peut se mélanger un certain degré de torsion. L'auteur rapproche de l'arrachement ce mode de production de la
disjonction épiphysaire. Je ne nie pas le fait d'une manière absolue, je vous prie seulement de remarquer qu'il existe une différence entre l'allongement forcé qui est le résultat de tractions
dans l'axe d'un os, comme lorsqu'il se fait une fracture indirecte

de la rotule, ou lors des disjonctions épiphysaires que produit M. Berthomier avec des poids attachés à l'extrémité du membre, et la courbure forcée qui amène une solution de continuité analogue. Bien que, dans ce second cas, il y ait, si l'on veut, arrachement, j'ai cependant pris l'habitude, quand je vous parle du mode de production des fractures indirectes, d'établir une différence entre l'arrachement pur, l'inflexion forcée et l'écrasement. Or je suis disposé à croire, mais la chose est impossible à démontrer dans ce cas, comme dans presque tous ceux de fracture, qu'au moment de la chute, le coude de notre enfant a été soumis à une flexion latérale en dedans et à une tension qui, ne faisant pas céder les ligaments, ont soumis la partie externe de l'humérus au tiraillement et par suite à la rupture des parties faibles placées au voisinage de la partie condylienne de l'épiphyse.

Traitement. Résultats. — Revenons maintenant à notre petit malade. Avant de le panser, je vous avais fait observer que, dans la pratique, ces sortes de fractures avaient l'inconvénient d'exposer à des ankyloses complètes ou incomplètes et à des déformations de la jointure, et qu'il fallait toujours en prévenir les parents, pour qu'ils n'attribuassent pas au chirurgien les désordres dus à la blessure elle-même. C'est ce que j'ai fait séance tenante.

Puis vous m'avez vu mettre un appareil très-simple. Certainement si j'avais senti quelque saillie anormale, j'aurais essayé de la corriger d'abord par les manœuvres de l'extension, de la contre-extension et de la coaptation. J'aurais en outre placé au fond de mon bandage des coussins destinés à refouler et à maintenir le fragment en place. Mais comme je ne constatais aucun déplacement, je n'ai pas eu de manœuvre de ce genre à employer, et j'ai maintenu le coude dans la flexion avec un peu de ouate et un bandage roulé.

MM. Laroyenne et Berthomier ont conclu de leurs expériences que l'extension était préférable, parce que, dans cette position, le déplacement, s'il en existe, est mieux réduit. Mais ils reconnaissent pourtant que, dans les fractures sans déplacement, l'extension n'est pas nécessaire, et la flexion peut être préférée. Quant à moi, j'ai deux motifs, que vous m'avez entendu développer à l'occasion des fractures de l'olécrâne (voy. page 395), pour donner la préférence à la flexion dans presque toutes les fractures du coude. Le premier est que cette position est la plus commode pour le patient et lui permet de se lever, en soutenant le bras dans une écharpe. Le second est que, toute fracture articulaire exposant à une ankylose, il vaut mieux avoir celle-ci sur le coude fléchi que sur le coude étendu. Je sais bien que, chez un enfant, l'ankylose est moins à craindre que chez un sujet plus avancé en âge. Je sais également qu'en suivant le conseil de M. Laroyenne, c'est-à-dire en laissant le coude immobile dans l'extension pendant quinze jours seulement, le cal est déjà assez solide au bout de ce temps pour qu'on puisse tous les jours communiquer à l'articulation des mouvements qui empêcheront l'ankylose d'augmenter ou tout au moins de devenir complète. Mais on peut toujours tomber sur un sujet qui, malgré les précautions dont je viens de parler, prenne une arthrite ankylosante, et d'ailleurs en donnant comme précepte général l'extension, on peut tomber sur des malades pour lesquels les soins soient négligés, pour lesquels le chirurgien n'ait pas visité assez souvent, et qui, pour ces motifs, arrivent facilement à l'ankylose.

Je vous donne donc le conseil d'adopter pour ces fractures partielles du condyle et de la trochlée la position fléchie. Je ne vous autoriserais à préférer l'extension que si vous constatiez positivement un déplacement, et s'il était évident que ce déplacement est mieux réduit dans cette position que dans la flexion. Soyez sûr que la chose se rencontrera rarement; car les fractures du coude, sans déplacement appréciable, sont de beaucoup plus fréquentes que les fractures avec déplacement appréciable. N'oubliez pas d'ailleurs que si vous aviez été amené à préférer l'extension, ce serait une raison de plus pour imprimer des mouvements de bonne heure, du quinzième au vingtième jour après l'accident.

N'y aurait-il pas lieu cependant de se laisser arrêter par une conséquence sur laquelle A. Cooper a appelé l'attention ? Pour lui, il s'agit là d'une fracture articulaire et pour lui toutes ou presque toutes les fractures articulaires sont incapables de donner un cal osseux et ne guérissent que par un cal fibreux. N'y a-t-il pas à craindre que cette immobilité de courte durée et que ces mouvements communiqués de bonne heure favorisent la consolidation imparfaite et laissent un certain degré de faiblesse au membre? Je crois que le célèbre chirurgien anglais s'est laissé guider ici par des vues théoriques, et par des idées empruntées à l'observation de fractures articulaires observées sur d'autres os, à la rotule par exemple, et sur des adultes. En tout cas je vous ai déjà dit que ni lui ni personne n'étaient en mesure de présenter des pièces anatomiques confirmatives de cette opinion. Si je m'en rapporte à ce que j'ai vu sur d'autres malades et à ce que je vais vous faire constater également sur celui-ci, à ce que j'ai observé d'ailleurs après d'autres décollements épiphysaires sur les jeunes sujets, je crois plutôt que le cal osseux est la règle après les solutions de continuité de ce genre, et que même la lésion traumatique est suivie d'une ostéite productive qui non-seulement donne le cal osseux, mais achève l'ossification en provoquant une exagération de volume, et par suite une déformation qui sont un des inconvénients consécutifs et tardifs de ces maladies.

Voyez en effet ce jeune garçon. Je lui ai laissé le bandage roulé jusqu'au 28e jour ; alors j'ai permis quelques mouvements volontaires et des mouvements communiqués, et voici, au bout de trois mois, ce que nous observons.

Comme mouvements, il a la flexion et l'extension, mais il les a à un degré un peu moindre que ceux de l'état normal. Vous voyez que son avant-bras, quand il est amené aussi loin que peut le faire le malade, ne se continue pas en ligne directe avec le bras, mais forme avec lui un angle très-ouvert. Vous constatez que la flexion dépasse de beaucoup l'angle droit et arrive à un angle très-peu ouvert. Mais elle ne va pas assez loin pour que les doigts puissent venir toucher le moignon de l'épaule correspondante, ce qui est le criterium de la limite normale de la flexion de l'avant-bras; enfin la pronation et la supination me paraissent avoir leur étendue normale.

Maintenant, pourquoi cette limite imposée à la flexion et à l'extension? Si je m'en rapportais seulement à ce que nous observons après les fractures intra-articulaires de l'adulte, je répondrais : elle tient surtout à la rigidité des tissus fibro-synoviaux, rigidité qui est elle-même la suite de l'arthrite dont s'est compliquée cette fracture.

Mais chez les enfants de cet âge, il est rare que les arthrites donnent des rigidités aussi persistantes, et la règle est, surtout quand on a imprimé des mouvements de bonne heure, que la synoviale et les tissus fibreux reprennent plus vite leur souplesse et leur extensibilité que chez l'adulte. Ce n'est que par exception, et je vous ai dit que, dans la pratique, nous devions tenir compte de cette exception pour déterminer l'attitude à donner au membre pendant le traitement, c'est par exception, dis-je, que l'ankylose incomplète et à plus forte raison l'ankylose complète s'établissent après les fractures partielles ou générales de l'extrémité inférieure de l'humérus chez les enfants.

Mais alors pourquoi ces limites imposées aux mouvements chez notre malade? Regardez et touchez son coude, vous allez vous en rendre parfaitement compte. Ne voyez-vous pas une légère déformation consistant en un volume un peu plus considérable que du côté sain? ne sentez-vous pas, en portant les doigts au-dessus de l'interligne articulaire, que l'os est un peu plus gros en dehors et même en dedans qu'il ne devrait être? ne trouvez-vous pas même, en avant et à peu près sur le milieu de l'extrémité articulaire, une sorte de crête anormale? Que signifient ces détails anatomiques? Ils signifient : excès de volume, hyperostose, comme cela est si fréquent après bien des fractures, et comme je l'ai vu si souvent après les fractures articulaires du coude. Cette hyperostose, ce n'est pas seulement le fragment condylien qui l'a subie, c'est toute l'extrémité inférieure. Car n'oubliez pas que la trochlée et le bas de la diaphyse étaient dans le trait de la fracture et que, conséquemment, l'un et l'autre ont participé à l'ostéite productive qui a donné et la consolidation et l'hyperostose. Celle-ci a probablement entraîné une irrégularité des surfaces articulaire qui explique en partie la limite des mouvements. Peut-être même l'irrégularité est-elle augmentée par la non-cicatrisation du cartilage diarthrodial, quoique à cet égard nous ne soyons pas définitivement fixés. M. Broca a bien présenté à la Société anatomique (tom. 26, p. 106) un exemple de cicatrisation probable d'un cartilage articulaire sur la tête de l'humérus. Mais la chose ne me paraît pas encore établie sur un nombre de faits suffisants pour que nous puissions la considérer comme constante. Voilà pourquoi je comprends que, dans une fracture du genre de celle à laquelle nous avons eu affaire ici, la partie osseuse ou épiphysaire cartilagineuse soit réparée mais que la partie cartilagineuse diarthrodiale ne le soit pas, et qu'il en résulte une inégalité défavorable pour les mouvements.

Du reste, la déformation de la surface articulaire n'expliquerait toujours qu'imparfaitement, selon moi, la limite des mouvements. J'attribue cette limite surtout à la participation des cavités olécrânienne et coronoïdienne à l'hyperostose. Cette participation a probablement amené sur les cavités un excédant de substance osseuse qui arrête prématurément l'apophyse coronoïde dans un sens, l'apophyse olécrânienne dans l'autre.

Il y a dans cette articulation des dispositions anatomiques toutes spéciales qui expliquent pourquoi, après les lésions traumatiques, quelles qu'elles soient (contusions, entorse, luxation et fracture), les mouvements se limitent plus qu'ils ne le font dans d'autres jointures et sur des sujets de même âge. Pour peu qu'une ostéite légère et productive envahisse le bas de l'humérus, les cavités en question se comblent un peu, et les mouvements sont amoindris.

Ce n'est pas une raison pour ne pas conseiller tous les moyens (douches, frictions, massage) que nous employons après les arthrites traumatiques. D'un côté, il peut y avoir une part plus large que je ne suis disposé à le faire en ce moment, à la rigidité fibro-synoviale, et la disparition de cette rigidité est aidée par les moyens dont je viens de parler. D'autre part, ces effets du côté des cavités en question peuvent s'amoindrir ou disparaître à la longue. Car pendant un certain temps, et avant que l'hyperostose soit définitivement établie, l'ostéite peut se terminer par résolution, et une résorption se faire dans les points où la production osseuse est devenue trop abondante. J'ai donc insisté pour que, pendant cinq à six mois encore, l'enfant fût soumis aux frictions prolongées, au massage, aux douches sulfureuses, aux mouvements communiqués. Je ne suis pas certain qu'un résultat complet sera obtenu. Mais je puis l'espérer, et je vous engage à insister sur l'emploi prolongé de ces moyens, dans les cas où la pratique vous donnera à traiter des sujets atteints soit de fracture semblable, soit de toute autre lésion traumatique du coude.

VINGT-SIXIÈME LEÇON

Fractures de l'avant-bras.

MESSIEURS,

§ Ier. *Fracture de l'avant-bras sur une jeune fille.* — La malade que nous avons vue ce matin, au n° 10 de la salle Sainte-Catherine, et qui est âgée de dix-huit ans, a fait hier une chute dans un escalier qu'elle descendait; elle croit que la paume et le talon de la main droite sont venus appuyer sur le bord de l'une des marches, pendant que tout le poids de son corps entraîné à droite, se transmettait à cette même main, par le bras et l'avant-bras. Y a-t-il eu en même temps quelque pression directe exercée sur cette dernière partie? Je n'ai pu le savoir positivement; quoi qu'il en soit, la malade a ressenti immédiatement une très-vive douleur, n'a pu se servir de sa main, et a été obligée, pour remonter chez elle, de tenir, en y mettant beaucoup de précautions, son membre droit avec la main gauche.

Elle a immédiatement appelé un médecin qui s'est empressé, après avoir constaté une fracture, d'appliquer sur l'avant-bras des compresses graduées trempées dans l'eau blanche, et un bandage roulé, mouillé avec la même solution. Dans ce bandage se trouvaient incorporées deux attelles de carton : une en avant, l'autre en arrière. L'appareil avait été appliqué hier sur les deux heures. Vous avez entendu la malade nous dire qu'elle avait horriblement souffert toute la nuit, qu'elle n'avait pas dormi, et qu'elle avait vu survenir un gonflement notable de tous les doigts. Elle s'est empressée de venir nous trouver à huit heures du matin, et je vous ai fait constater qu'en effet les doigts étaient tuméfiés et légèrement violacés, qu'ils étaient sensibles à la pression, mais pourtant un peu engourdis, et que le bandage qui avait été mouillé hier, était aujourd'hui desséché et par suite un peu resserré sur le membre.

Je vous ai fait observer que ce membre était évidemment trop serré, et qu'il y avait indication très-urgente d'enlever l'appareil et de le remplacer par un cataplasme.

Quand la bande a été ôtée, vous avez pu voir qu'elle avait imprimé des sillons transversaux sur toute la longueur de l'avant-bras, que celui-ci présentait çà et là de petites phlyctènes remplies de sérosité sanguinolente, que le dos de la main était œdématié et violacé, probablement par suite de l'infiltration de sérosité, qu'il présentait une assez grosse phlyctène près de sa jonction avec le poignet, et qu'enfin les doigts offraient le gonflement dont je vous ai dit quelques mots tout à l'heure. L'avant-bras, à part les sillons causés par la constriction, n'avait pas de déformation notable. En promenant un de mes doigts le long de la face interne du cubitus, j'ai senti vers la partie moyenne une saillie anormale au-dessous de laquelle mon doigt s'enfonçait dans une dépression. Entourant ensuite avec une main la partie supérieure de l'avant-bras, j'ai fait exécuter avec l'autre main de petits mouvements d'avant en arrière et d'arrière en avant à la partie inférieure, et j'ai constaté de suite une mobilité anormale,

dont le centre était à peu près au milieu de l'avant-bras. Dès lors
nul doute. Il y a une fracture du radius et du cubitus. Mais arrêtons-nous un instant sur deux points importants : l'étranglement
du membre par un appareil trop serré et le diagnostic.

A. *Étranglement.* — Vous avez ici un exemple de l'inconvénient d'un bandage prématuré et trop serré, et une nouvelle
preuve de l'importance des préceptes que vous m'entendez développer sur le danger de la constriction immédiate, le premier
jour d'une fracture du membre supérieur. Si cette malade n'avait
pas autant souffert, ou avait souffert sans réclamer des secours,
peut-être aurait-elle eu demain ou après-demain des eschares
sur l'avant-bras ou même une gangrène de la main. Il y avait
d'autant plus de raison pour laisser de côté toute constriction ici,
qu'il s'agit d'une femme, et d'une femme jeune. Or je vous ai dit
souvent que, dans ces conditions, les artères radiale et cubitale
se trouvaient aisément comprimées et gênées dans leur circulation ; c'est donc un fait à enregistrer dans vos souvenirs, parce
qu'il vous fera adopter dans l'avenir la bonne pratique de ne pas
mettre de bandage dans les fractures de l'avant-bras, avant le
quatrième ou le cinquième jour, et de ne le placer même, à cette
époque, qu'à la condition de pouvoir le surveiller.

B. *Diagnostic.* — Il ne présente ici aucune difficulté, parce
que la mobilité très-prononcée que j'ai constatée vers la partie
moyenne de l'avant-bras ne peut être attribuée qu'à une fracture
simultanée du radius et du cubitus. Si le radius seul avait été
cassé, d'abord la malade aurait eu ses mouvements un peu moins
gênés, ensuite il est probable que je n'aurais pas senti la crépitation par la simple manœuvre dont je me suis servi, c'est-à-dire
en saisissant à pleine main l'avant-bras au-dessus et au-dessous du
lieu fracturé, et faisant exécuter des mouvements en sens inverse.
J'aurais été obligé de concentrer mes recherches à la partie
externe de l'avant-bras, et comme la présence du cubitus, jouant
en quelque sorte le rôle d'attelle, n'aurait toujours permis d'imprimer que de faibles déplacements au radius, j'aurais pu mal

sentir ces mouvements, et en tout cas ne pas les apprécier avec assez de certitude pour les faire servir au diagnostic. Il est vrai que, dans cette exploration, j'aurais pu, sans trouver nettement la mobilité, sentir la crépitation, ce qui aurait facilité mon diagnostic. Mais n'oubliez pas que la crépitation, elle-même n'est pas toujours facile à trouver dans les fractures isolées du corps du radius, et cela pour la même raison, savoir parce qu'il est difficile d'imprimer des mouvements suffisants aux deux fragments.

Une difficulté analogue se présente pour la fracture récente du cubitus. Il est vrai que, comme l'os est plus superficiel, on trouve quelquefois avec le doigt une inégalité (due à un déplacement suivant l'épaisseur), et cette inégalité met sur la voie pour rechercher la mobilité et la crépitation que l'on ne trouve pas nécessairement le premier jour, mais que le hasard finit ordinairement par nous faire rencontrer dans une exploration ultérieure. Il y a du reste un autre motif qui s'oppose souvent au diagnostic de la fracture du cubitus seul, c'est que cette fracture est peu douloureuse et n'empêche pas nécessairement le blessé de se servir de son membre, et même de continuer ses occupations, si elles ne sont pas trop fatigantes. Voici donc ce qui arrive : le malade consulte une ou deux fois; on ne trouve pas la crépitation, on ne sent pas d'irrégularités, soit parce que le gonflement les masque, soit parce qu'il n'y en a pas; le chirurgien et le malade croient à une contusion simple, et ce n'est qu'un peu plus tard que la crépitation est constatée à une nouvelle et tardive exploration. Ce qui fait même qu'on peut la trouver tard, au quinzième et vingtième jour par exemple, c'est que, le malade ayant continué à remuer, et la fracture n'ayant pas été contenue, la consolidation a été retardée.

Mais, la fracture des deux os étant reconnue chez notre malade, pouvions-nous aller plus loin et apprécier certains déplacements auxquels il importerait de remédier? Je vous ai parlé d'une inégalité que j'ai attribuée à un déplacement suivant l'épaisseur du côté du cubitus. Mais ce n'est pas le fragment dont j'ai senti la saillie (le supérieur) qui a pris une situation anormale. Il est trop solidement engrené avec l'extrémité inférieure de l'humérus pour avoir pu se dévier ainsi en dehors. Non ; c'est le fragment inférieur de ce même cubitus qui, en se portant vers l'axe du membre, a laissé libre et accessible la partie inférieure de l'autre fragment. Il s'agit donc là d'un déplacement suivant l'épaisseur du fragment inférieur, qui a basculé légèrement, et a transporté son extrémité supérieure vers la partie centrale du membre, où il a été entraîné soit par l'impulsion du choc, soit par l'action du carré pronateur. Du côté du radius, je n'ai trouvé rien d'appréciable. Mais il n'est pas impossible que ses deux fragments aient été entraînés aussi vers l'axe du membre, en empiétant sur l'espace interosseux. La déformation, et surtout la diminution du diamètre transversal au niveau de la fracture ne sont pas assez prononcées pour m'autoriser à affirmer que ces déplacements existent. Notez qu'il en sera de même dans presque tous les cas de fracture de l'avant-bras que vous aurez l'occasion d'observer, et cependant je dois vous prévenir que le transport des trois fragments, ou même de deux appartenant l'un au radius, l'autre au cubitus, vers le ligament interosseux, doit être la principale crainte du chirurgien appelé à traiter une fracture de ce genre.

Pronostic. — Aujourd'hui que le bandage trop serré a été enlevé, et que nous allons avoir soin d'éviter une constriction exagérée, nous sommes à l'abri des eschares et de la gangrène qui auraient pu compromettre les fonctions du membre et même la vie de la patiente.

J'ai tout lieu de penser que les choses se passeront bien et qu'une consolidation régulière se fera dans le laps de temps habituellement nécessaire pour des os d'un calibre relativement assez petit, c'est-à-dire dans l'espace de trente à quarante jours, après lesquels restera la faiblesse musculaire habituelle. Mais cette faiblesse sera d'autant moins prolongée ici que la malade est très-jeune (18 ans).

Cependant j'ai pour cette malade, et il faut toujours avoir, en pareil cas, deux préoccupations, celle d'une difformité et d'une gêne musculaire résultant de la fusion qui se serait établie entre le radius et le cubitus, celle d'une non-consolidation et d'une pseudarthrose. Expliquons-nous sur ces deux points.

1° Je vous disais tout à l'heure que peut-être le fragment inférieur du cubitus était porté vers l'axe du membre, et qu'il pouvait en être de même pour les deux fragments du radius, sans qu'aucun signe physique nous permît de le constater. Supposez que cela soit ainsi, et que les déplacements en question ne soient pas et ne puissent pas être corrigés, qu'en résulterait-il? que, le travail ordinaire du cal se faisant au moyen de l'ostéite productive et plus ou moins condensante, les deux os de l'avant-bras seraient unis l'un à l'autre par ce cal, dont les matériaux, en se déposant et s'organisant, auraient trouvé les os en contact, après l'envahissement et l'effacement de l'espace interosseux au niveau du point où ce contact anormal aurait eu lieu. Et quel trouble fonctionnel résulterait de cette fusion partielle du radius et du cubitus en un seul os? Vous le comprenez de suite. Les mouvements de rotation du radius sur le cubitus seraient supprimés, la main aurait perdu toute la portion de ses mouvements de rotation qui se passe dans les articulations radio-cubitales, et ne conserverait que la portion très-faible qui s'accomplit aux dépens de l'articulation scapulo-humérale. En un mot, la pronation et la supination seraient amoindries, et comme, spontanément et instinctivement, la main se serait mise, durant le traitement, en pronation, ce serait surtout la supination qui manquerait. Or un pareil état de choses serait d'autant plus incommode et gênant ici, qu'il s'agit de l'avant-bras droit. J'ai eu l'occasion de voir un malade, fruitier de son état, chez lequel une fracture de l'avant-bras s'était consolidée de cette façon. Quoique ce fût le côté gauche, il en était résulté une grande gêne qui se manifestait surtout quand il s'agissait pour le patient d'enlever des paniers chargés ou de conduire son cheval. En effet, dans ces exercices comme dans bien d'autres, il est nécessaire que la main se mette plus ou moins en supination. Or la fusion des deux os avait pour conséquence, au moment où l'effort était essayé, de donner une sensation douloureuse de tiraillement, sans que le changement de position recherché pût avoir lieu. Il lui a fallu plusieurs mois pour approprier son travail à cette condition anormale de son avant-bras, et il lui a fallu même une certaine éducation pour s'habituer à la faiblesse et à la maladresse que ce cal vicieux lui occasionnait.

N'oubliez pas cette particularité, messieurs, elle est une des indications du traitement. En l'ayant présente à l'esprit, vous éviterez presque toujours à vos malades l'inconvénient dont je viens de parler. Malheureusement, il arrivera quelquefois que, malgré tous vos soins, il se produira. Voici pourquoi : la fusion est due à ce que les fragments se portent vers l'espace inter-osseux. Nous les ramenons et les maintenons dans une certaine mesure. Mais nous ne limitons pas à volonté l'ostéite conden-sante. Or, quand celle-ci est considérable et se fait rapidement sur les quatre fragments, ils arrivent à un volume tel qu'ils se touchent et que très-facilement l'ossification nouvelle exu-bérante les réunit comme nous l'avons dit. Heureusement la production portée à ce point, dans l'ostéite, est rare, surtout chez les femmes, et j'ai tout lieu d'espérer que, sur notre ma-lade, nous n'aurons qu'à combiner l'appareil de façon à rétablir l'espace interosseux, pour n'avoir pas le mauvais résultat de la fusion.

2° Ma deuxième préoccupation est celle d'une consolidation retardée ou tout à fait manquée. Pourquoi cette préoccupation ? Est-ce que les auteurs ou mes propres observations ont éveillé des craintes sur ce point dans mon esprit ? Les auteurs, je dois le dire, ne fournissent rien de précis, parce qu'à mon avis, pour cette fracture, comme pour les autres, ils n'ont pas assez distin-gué, je crois vous l'avoir dit déjà à propos des fractures de l'humérus, les retards et les absences de consolidation, et ils nous ont donné comme exemples des pseudarthroses qui avaien été traitées avec succès par des moyens variés, mais qui avaient été considérées comme telles cinq, six, huit ou dix mois après la production de la fracture. Or, à mon avis, dans bien des cas le cal est encore susceptible de se produire à cette époque, sans l'emploi de moyens chirurgicaux spéciaux, parce que la consolidation est tout simplement retardée. Nos auteurs d'ailleurs n'ont pas suffisamment tenu compte, pour déterminer s'il y avait ou non pseudarthrose, de la forme d'ostéite qui était intervenue. D'après les détails que vous m'avez entendu souvent exposer, la formule de la consolidation se traduit par ces termes très-simples : le cal est le produit d'une ostéite condensante ; quand l'ostéite est raréfiante, il ne se forme pas, et une pseudarthrose s'établit. Il peut se faire que l'ostéite, tout en prenant la forme condensante, n'arrive que lentement à produire un cal solide ; mais elle y arrive presque toujours, et tant qu'on peut apprécier avec les doigts, sur les fragments, l'exagération osseuse qui la caractérise, il faut continuer à compter sur la formation du cal. Rappelez-vous ce malade que nous avions dernièrement dans les salles, au n° 11 de la salle Sainte-Vierge, avec une fracture compliquée de plaie à la partie moyenne de l'avant-bras droit. Cette fracture avait été traitée pendant huit mois à l'hôpital de Lariboisière ; une nécrose limitée avait eu lieu, quelques esquilles avaient été expulsées. Les parties molles étaient cicatrisées ; seulement il restait une mobilité anormale indiquant que la fracture n'était pas encore solide. Après avoir examiné avec soin, j'ai reconnu que les quatre fragments étaient volumineux, qu'il ne s'était pas établi entre eux d'intervalle indiquant qu'une perte de substance avait eu lieu ; cet examen était d'ailleurs facilité par l'atrophie musculaire très-prononcée qui s'était faite. Posant alors la question entre la non-consolidation et la consolidation retardée, je vous ai dit : non, ce n'est pas une pseudarthrose, car il n'y a pas eu résorption de substance osseuse par ostéite raréfiante comme dans la plupart des pseudarthroses confirmées (1). Il y a une hypertrophie qui indique l'ostéite condensante sur les quatre fragments. Attendons encore, avant de prononcer qu'il y a pseudarthrose, et admettons une consolidation retardée. J'ai donc traité le malade par l'immobilité au moyen de l'appareil à jour dont je vais vous parler tout à l'heure, et je lui ai donné du phosphate de chaux. Au bout d'un mois le cubitus était solide; il a fallu deux autres mois (ce qui a fait onze mois en comptant du jour de l'accident) pour obtenir le cal du radius. Mais enfin nous l'avons obtenu.

La question n'a pas été étudiée de cette façon par les auteurs, et c'est pour cela qu'ils ont si souvent considéré pour des pseudarthroses des fractures qui ne s'étaient pas consolidées dans l'espace de temps ordinaire, de 30 à 45 jours pour les unes, de 40 à 70 pour les autres, et qui ont été entraînés par ce diagnostic faux à des moyens de traitement qui n'ont réussi peut-être que parce que, l'ostéite ayant été condensante, elle a suivi après ces opérations la marche qu'elle aurait suivie, un peu plus lentement peut-être, sans elle.

Par cette même raison je ne puis trouver dans les auteurs des indications positives sur le degré de fréquence des non-consolidations pour chacun des grands os du squelette et notamment pour ceux de l'avant-bras. Je vois bien des statistiques publiées en vue de faire apprécier la valeur thérapeutique de divers modes de traitement; mais pour moi, je le répète, ces statistiques renferment indistinctement les cas de fractures retardées et ceux de fractures non consolidées. Voyons cependant, cette observation étant faite, si les résultats annoncés favorisent ou amoindrissent la préoccupation qui, pour notre malade, m'a fait poser la question dont je m'occupe en ce moment.

En voici d'abord une de Norris (2) reproduite par Mal-

---

(1) J'ai dit à la page 42 que l'ostéite condensante était la condition essentielle de la consolidation et la raréfiante celle de la non-consolidation.

(2) Norris, *American Journal*, 1842.

gaigne (1). Norris a fait un tableau de 150 cas de prétendues pseudarthroses dans lesquels s'en trouvent :

Sur l'humérus	48
Sur le fémur	48
Sur la jambe	33
Sur l'avant-bras	19
Sur la mâchoire	2
	150

D'après ce tableau, les non-consolidations seraient, comme je vous l'ai dit à propos des fractures de l'humérus (voy. p. 368), beaucoup moins rares sur ce dernier os que sur ceux de l'avant-bras, et dès lors je n'aurais pas trop à m'inquiéter pour notre malade. Je me reporte à la statistique plus récente de Gurlt, et je trouve des proportions analogues :

Sur le bras	161	pseudarthroses.
Sur la jambe	123	—
Sur la cuisse	121	—
Sur l'avant-bras	50	—

Ici je trouve la prédominance pour le bras, qui, ainsi que je vous l'ai dit ailleurs, est indiquée aussi par les résultats de ma propre observation. Mais je ne vois pas de raisons pour me préoccuper trop de l'avenir de notre malade à ce point de vue de la non-consolidation.

Et cependant je ne puis me défendre de l'impression produite par ce que j'ai vu; or j'ai rencontré dans ma carrière deux cas de fracture non-consolidée et de véritable pseudarthrose de l'avant-bras, avec la perte de substance et l'absence d'hyperostose indiquant que l'ostéite avait été raréfiante au lieu d'être condensante. Or vous vous rappelez que j'en ai vu un peu plus, quatre ou cinq sur le bras. Mais je n'en ai pas observé sur la cuisse ni sur la jambe. Je ne veux pas tirer de ces quelques faits que j'ai vus une conclusion absolue. Mais je vous explique nettement ma pensée. Dans les documents que me fournissent les livres,

(1) Malgaigne, *loc. cit.*, p. 138.

je trouve mélangés, sans profit pour la pratique, les cas de pseudarthroses véritables avec raréfaction, et ceux de consolidation retardée avec condensation. Je ne sais pas quelle était la proportion exacte des premiers dans ce mélange, et, provisoirement, je m'en rapporte à ce que j'ai vu. Or je n'ai vu jusqu'à présent de pseudarthrose bien avérée et telle que je la comprends, que sur le bras et l'avant-bras, et dès lors, quand j'ai à traiter des fractures de ces os, je me mets plus en garde contre la non-consolidation que quand j'ai à soigner des fractures diaphysaires (car il ne s'agit pas dans cette discussion des fractures des extrémités) du membre inférieur.

Je vais plus loin. Est-ce un effet du hasard, ou y a-t-il une influence particulière du sexe? Les deux pseudarthroses de l'avant-bras se trouvaient sur des femmes, et alors ma préoccupation se trouve augmentée dans le cas actuel, parce que nous avons affaire à une femme.

Mais les tableaux donnés par nos deux auteurs, Norris et Gurlt, justifient-ils la pensée pronostique inspirée par mes observations? Norris, à ma connaissance, n'a rien dit sur les sexes. Mais voici ce que je trouve dans la statistique (toujours mélangée, ne l'oubliez pas) de Gurlt. Sur les 50 pseudarthroses de l'avant-bras, il y en aurait 13 sur des femmes dont 7 de vingt à trente ans, et 33 sur des hommes; sur les 4 autres le sexe est resté inconnu. De ces chiffres, sans doute, il résulterait que les fractures non consolidées de l'avant-bras sont plus rares chez la femme que chez l'homme, et la différence serait de plus du tiers. Mais comparons ce résultat à celui qui est indiqué pour l'humérus, 125 hommes, 21 femmes; pour la cuisse, 110 hommes, 8 femmes. Vous voyez que pour l'avant-bras la proportion des femmes est plus grande que pour le bras et la cuisse. Donc, en attendant que les difficultés dont je vous ai parlé plus haut soient éclaircies, j'ai dans les faits, tels que Gurlt les a admis, une petite raison de plus pour penser à la non-consolidation quand il s'agit d'une femme, que quand il s'agit d'un homme.

Traitement. — Nous appliquerons ici le même précepte que pour le bras : point de constriction circulaire pendant les premiers jours, ceux qui correspondent à la période inflammatoire, précepte dont la justesse vous est démontrée par ce qui s'est passé sur notre malade, avant son entrée à l'hôpital.

L'avant-bras sera placé sur un coussin de balle d'avoine préalablement garni de six compresses longuettes inbriquées ; un cataplasme de farine de graine de lin sera appliqué, mais seulement sur la face dorsale de l'avant-bras. Celui-ci reposera sur sa face palmaire et ne devra pas être changé de position pour le renouvellement des cataplasmes.

A la fin du cinquième ou du sixième jour, si le gonflement me paraît bien en voie de diminution, je mettrai un bandage contentif, qui, d'une part, assurera la consolidation régulière, et qui, d'autre part, permettra à la malade de se lever. Quel sera ce bandage ? On en a, comme pour toutes les fractures, conseillé un certain nombre. Mais concentrant votre attention sur ceux que nos contemporains emploient, et que vous verrez mettre en usage dans les hôpitaux, je vous en signale trois principaux :

1° Le bandage roulé simple, c'est-à-dire amovible, avec deux compresses graduées, l'une dorsale, l'autre palmaire, et deux attelles correspondantes larges, de cinq centimètres et assez longues pour s'étendre de la partie supérieure de l'avant-bras, au niveau et même un peu au-delà de la racine des doigts. Il ne faut pas oublier que l'une des indications capitales de ce pansement, comme de tous les autres, est de refouler et maintenir refoulés les muscles vers l'espace interosseux pour empêcher les fragments du radius et du cubitus de se toucher et de s'unir. Voici donc comment cet appareil doit être placé, et comment d'ailleurs vous me le verrez mettre ; car c'est à celui-là que je donne la préférence.

Le membre ayant été soulevé par moi-même avec précaution, je prierai un aide de le saisir à la partie inférieure du bras au-dessus du coude fléchi à angle droit, pour faire la contre-extension ; un autre saisira la main et fera l'extension. J'engagerai d'ailleurs ces aides à ne pas faire de grandes tractions en sens inverse l'un de l'autre; car nous n'avons pas ici à corriger de déplacement suivant la longueur ou chevauchement. Placé au côté droit du lit, je commencerai par mettre la main et l'avant-bras dans une position intermédiaire à la pronation et à la supination. Cela fait, je refoulerai avec mes doigts les parties molles vers l'espace interosseux pour écarter le plus possible les deux os, dont je ne peux pas, je vous l'ai déjà dit, apprécier exactement la situation, mais que je dois toujours supposer mal placés et entraînés vers l'axe du membre. Je placerai tout le long de la face dorsale de l'avant-bras un rouleau allongé de ouate, épais de deux centimètres et large de trois; par-dessus ce coton, je mettrai mes compresses graduées qui, avec lui, augmenteront le diamètre antéro-postérieur de l'avant-bras; et rempliront ainsi l'office de repousser les chairs vers l'espace interosseux et d'en éloigner les fragments. Je maintiendrai les compresses graduées et le coton au moyen d'une première couche de bande roulée, qui entourera une partie de la main et toute la longueur de l'avant-bras; par dessus cette bande, je poserai en avant et en arrière les attelles, et je les assujettirai avec une seconde couche de bandage roulé. Puis je placerai l'avant-bras dans une écharpe.

Ce bandage que j'aurai modérément serré, sera renouvelé au bout de cinq ou six jours, et même plus tôt si je m'aperçois qu'il n'est plus assez serré. J'aurai soin, pour le réappliquer, de donner à l'avant-bras la même position intermédiaire entre la pronation et la supination, et de repousser avec mes mains d'abord, puis avec les doloires de la bande, le coton et les compresses graduées vers l'espace interosseux.

L'une des difficultés, avec ce pansement, est d'empêcher la main de reposer dans l'écharpe sur sa face palmaire, c'est-à-dire en pronation. Il y a à craindre que dans cette position, les deux os cessant d'être parallèles et tendant à se croiser, les fragments se déplacent et viennent reprendre les contacts que nous voulons éviter. Aussi je recommanderai souvent à la malade de tenir dans l'écharpe l'avant-bras et la main reposés sur le bord cubital, et de conserver cette position jusqu'à la fin du traitement.

Il va sans dire que recommandation sera faite à la malade de ne pas remuer du tout sa main et de ne pas chercher à se servir de ses doigts, l'immobilité étant la condition capitale pour éviter l'absence et même le retard de consolidation. D'ailleurs, par précaution je prescrirai quatre grammes de phosphate de chaux tous les jours.

Le bandage sera renouvelé tous les sept ou huit jours pendant cinq semaines; au bout de ce temps, il sera retiré définitivement si je trouve le cal solide, et remis à nouveau, si je constate encore de la mobilité entre les fragments.

2° Je pourrais placer le même appareil roulé, en le rendant inamovible au moyen du plâtre mouillé ou de la solution de silicate de potasse dont j'imbiberais les bandes avant de les enrouler autour du membre. Mais ce bandage aurait l'inconvénient de ne pouvoir se renouveler ni permettre la suppression des vides que la compression amène toujours en favorisant la résorption de la graisse. Il pourrait résulter de ce vide quelques ballottements des fragments qui nuiraient à la consolidation. Comme pour les fractures du bras, je préfère de beaucoup le bandage amovible, parce que je le renouvelle et le resserre aisément toutes les fois que cela est indiqué.

3° Je pourrais aussi, pour maintenir mon coton, mes compresses graduées et mes attelles, remplacer les doloires de la bande roulée par quatre bandelettes de diachylon de 1^m,25 de longueur, enroulées autour de l'appareil, l'une au niveau de la main, les trois autres au niveau de l'avant-bras. Ce serait un appareil à jour comme celui que vous m'avez vu employer quelquefois pour les fractures de l'extrémité inférieure du radius. Mais je craindrais que cet appareil ne maintînt pas exactement à leur place le coton et les compresses graduées qui remplissent l'office si important de favoriser le rétablissement de l'espace interosseux et d'empêcher la fusion des deux os. Je craindrais, d'autre part, que la fracture ne fût pas suffisamment assujettie, ce qui serait une cause de non-consolidation. Je trouve que le bandage roulé dont j'ai parlé en commençant, remplît mieux que tous les autres les deux indications principales que j'ai mises en relief dans le cours de cette leçon, celle d'empêcher la fusion et celle d'éviter la pseudarthrose.

Nous pouvons, à l'occasion du traitement, poser une dernière question. Si par hasard la consolidation n'était pas obtenue, et si nous trouvions une mobilité incontestable après le laps de temps que je viens d'indiquer, que ferions-nous? Je continuerais l'immobilité et la contention, en prescrivant avec une insistance encore plus grande l'abstention de tous les exercices capables de communiquer un ébranlement à l'avant-bras, je prescrirais des toniques, et j'examinerais tous les quinze ou vingt jours si la mobilité existe encore ou si elle tend à disparaître. Je crois qu'avec ces soins la consolidation finirait par avoir lieu. Mais si, pourtant au bout d'une année, j'avais acquis la certitude qu'il n'en est pas ainsi, que l'ostéite n'a pu prendre le caractère productif et est devenue de plus en plus raréfiante, que ferais-je?

Ce ne sont pas les moyens proposés qui manquent. Vous en trouverez un grand nombre dans vos auteurs, mais ces moyens appartiennent à deux catégories : les uns sont opératoires et font intervenir l'inflammation suppurative autour et au niveau des fragments; les autres ne sont pas opératoires, ou s'ils le sont, ne consistent qu'en très-petites solutions de continuité et ont pour but de provoquer une inflammation non suppurative, assez intense pour faire repasser, s'il est possible, l'ostéite de l'état raréfiant à l'état hypertrophiant et productif.

Je renoncerais complétement aux moyens de la première catégorie, au nombre desquels se trouvent le séton, la cautérisation des fragments avec le fer rouge et la résection. Je craindrais le développement de l'érysipèle ou de l'infection purulente à la

suite de l'inflammation suppurative provoquée par ces opérations. Ce n'est pas que je les rejette d'une manière absolue pour
toutes les pseudarthroses, mais j'établis une grande différence
entre celles du membre supérieur et celles du membre inférieur.
Les premières constituent des difformités avec lesquelles les malades peuvent vivre et travailler, surtout en prenant la précaution de rétablir en partie, au moyen d'appareils orthopédiques
faciles à supporter et peu dispendieux, la continuité du membre.
Les secondes sont beaucoup plus incommodes. Elles empêchent
le malade de marcher et de se tenir debout. Je veux bien que
cet inconvénient puisse être amoindri encore par un appareil orthopédique, mais celui-ci est lourd, fragile, dispendieux. Je
comprends que les malades et les chirurgiens leur préfèrent l'une
ou l'autre des opérations que j'ai indiquées. J'emploierais d'a-
bord le séton, puis, s'il n'avait pas réussi, la résection suivie de
suture des fragments.

Mais pour une fracture de l'avant-bras non consolidée, je donnerais la préférence aux moyens de la deuxième catégorie, au
nombre desquels se trouvent l'électricité, l'acupuncture, et surtout
les injections irritantes. Je ne compterais pas beaucoup sur les
deux premiers, qui ont peut-être donné des succès parce qu'on les a
mis en usage pour des cas dans lesquels il s'agissait de retard et non
d'absence de consolidation. J'aurais recours plus volontiers à l'injection de quelques gouttes d'ammoniaque (cinq à dix) telle que l'a
conseillée Bourguet d'Aix (1). Ce mode de traitement est trop
récent pour que l'expérience ait permis de porter un jugement.
Je présume qu'il est susceptible de produire le résultat qui doit
être cherché en pareil cas, la provocation d'une ostéite condensante ; mais pour qu'il réussisse, il faut que la raréfaction n'ait
pas été portée trop loin et que les fragments n'aient pas éprouvé
une trop grande perte de substance. Si je rencontrais ces conditions, je voudrais essayer le procédé de M. Bourguet; mais si je
juge de l'avenir par le passé, je doute qu'elles se présentent

(1) Bourguet, *Gazette des hôpitaux*, 1874.

jamais; car tant que la consolidation est rendue possible par la nature de l'ostéite, les changements dans les moyens de contention et d'immobilité suffisent : lorsque ces derniers ne réussissent pas, il est bien à craindre que les injections irritantes soient impuissantes aussi.

§ II. *Fracture de l'avant-bras sur un enfant.* — Je vous présente à l'amphithéâtre un jeune garçon de cinq ans qui est tombé hier sur la main gauche de la hauteur d'un tabouret sur lequel il était monté, et qui, depuis ce temps, ne peut s'en servir, et manifeste de la souffrance aussitôt qu'on veut toucher ou remuer l'avant-bras.

Ce qui est surtout remarquable chez lui, c'est la déformation. Vous voyez que l'avant-bras présente une courbe très-prononcée à convexité antérieure. Quand je cherche à redresser cette courbe avec un effort modéré, je n'y parviens pas, et je ne puis sentir ni mobilité ni crépitation. Comme cette déformation est toute récente, est survenue brusquement à la suite d'un accident, et que, par conséquent, elle ne peut pas être rapportée au rachitisme, nous ne pouvons pas l'attribuer à autre chose qu'à une fracture des os de l'avant-bras, vers leur partie moyenne.

Mais pourquoi cette fracture ne donne-t-elle ni mobilité ni crépitation? c'est par suite d'une disposition particulière aux fractures de cet âge, et notamment aux fractures de l'avant-bras. Cette disposition est comprise de deux façons par les auteurs : les uns admettent une courbure simple, les autres une fracture incomplète.

Les premiers, au nombre desquels se trouve surtout P. Thierry (1), comparant les os de l'avant-bras à un morceau de bois vert, à cause de la prédominance de la matière organique ou gélatineuse sur la matière calcaire, pensent que, sous l'influence de deux forces agissant sur les extrémités de ces os, le poids du corps d'un côté et la résistance du sol de l'autre, le radius et le

---

(1) Pierre Thierry, *Courbures des os*, Paris, an XIII, thèse inaugurale p. 349.

cubitus peuvent se courber sans se rompre et conserver la courbure anormale que leur a donnée l'accident.

Les seconds, tels que Campaignac (2) et Malgaigne, tenant compte de quelques expériences sur le cadavre et sur de jeunes animaux vivants, pensent que, quelle que soit la souplesse des os de l'enfant, ils ne peuvent pas, ou ils ne peuvent que très-exceptionnellement, se courber sans se rompre, au moins partiellement. Selon eux, les lamelles osseuses qui tendent à s'allonger du côté de la convexité cèdent, tandis que celles de la concavité se rapprochent et restent intactes dans une épaisseur plus ou moins considérable. Nous aurions donc ici une fracture du radius et du cubitus en avant, et une simple courbure en arrière, où le périoste et une certaine couche de la substance compacte auraient conservé leur intégrité.

Cette dernière opinion est celle à laquelle je me rallie, pour les deux motifs que voici : d'abord les travaux de Campaignac et les développements donnés sur ce sujet par Malgaigne me font reconnaître que, dans l'espèce humaine, personne n'a pu voir, après des autopsies ou après des expériences cadavériques, les os de l'avant-bras simplement courbés, sans fracture. Ensuite, toutes les fois que j'ai rencontré un cas de ce genre, et il m'en vient chaque année deux ou trois à la consultation de l'hôpital, je redresse le membre, en y employant toute la force nécessaire. Or, je n'ai pas fait une seule fois ce redressement sans ressentir une crépitation qui m'annonçait que je complétais ou augmentais une fracture. S'il n'y avait eu qu'une courbure, j'aurais pu, du moment où je ne dépassais pas les limites de la rectitude naturelle, redresser sans produire une fracture s'annonçant par un craquement.

Donc, chez notre enfant, j'admets une fracture incomplète, et j'explique l'absence de mobilité et de crépitation dans une manœuvre faite avec douceur, par l'intégrité de la continuité

(1) Campaignac, *Des fractures incomplètes.* (*Journal hebdomadaire*, 1829, t. IV.)

osseuse en arrière, la fracture s'étant produite seulement aux dépens de la face antérieure des deux os de l'avant-bras.

Remarquez en passant, et en rappelant vos souvenirs sur la précédente malade et sur quelques cas analogues, que la fracture des diaphyses de l'avant-bras est, en somme, une maladie de l'enfance et de l'adolescence. Je viens de vous signaler la fréquence assez grande des fractures incomplètes simulant des courbures chez les enfants de 3 à 15 ans, par exemple. D'autre part, la fracture complète se voit de préférence sur des jeunes gens de 15 à 25 ans.

Je trouve, par exemple, dans mes feuilles statistiques de ces dix dernières années, neuf exemples de fractures de l'avant-bras, dans lesquels l'âge des sujets a été bien noté.

> Cet âge est 15 ans dans deux cas.
> —   16 ans dans un cas.
> —   18 ans dans quatre cas.
> —   20 ans dans un cas.
> —   21 ans dans un cas.

Le pronostic est, d'ailleurs, moins fâcheux sur notre jeune enfant qu'il ne l'était sur la malade précédente, et qu'il ne l'est en général sur les adolescents et les adultes. En effet, je crains peu ici la fusion des deux os dans le cal, les fragments ne pouvant être entraînés les uns vers les autres que dans les cas où la fracture est tout à fait complète. Je m'attends bien, en faisant la réduction et le redressement, à rompre une nouvelle portion de substance osseuse; mais il n'en résultera pas pour cela un déplacement suivant l'épaisseur suffisant pour permettre ce contact. Car si je romps quelques fibres osseuses, je suis sûr de ne pas rompre le périoste, et je laisserai à la fracture la forme sous-périostée ou intra-périostée, qui empêcherait un pareil déplacement.

D'un autre côté, je ne crains pas du tout la pseudarthrose. Car je ne connais aucun exemple de non-consolidation pour une fracture de ce genre, bien soignée, c'est-à-dire une fracture incomplète sur un jeune enfant. Ces deux conditions : la conservation du périoste et probablement de quelques fibres osseuses, dans une partie au moins de la solution de continuité, et, d'autre part, l'âge peu avancé, assurent la formation du cal.

Traitement. — Il comprend deux indications auxquelles je vais satisfaire devant vous. La première est de redresser le membre, ce qui correspond à la réduction des fractures ordinaires. La seconde est de maintenir dans l'immobilité l'avant-bras redressé.

Pour la première, je saisis, comme vous le voyez, la main et le poignet de l'enfant avec une de mes mains, et avec l'autre je saisis la partie supérieure de son avant-bras. Je combine cette manœuvre de façon à placer mes deux pouces sur la face palmaire qui correspond à la convexité de la courbe anormale. Puis je ramène en avant les deux extrémités de l'avant-bras, pendant qu'avec mes pouces je refoule la convexité en arrière. Je fais cette manœuvre doucement d'abord, puis avec une force croissante, jusqu'à ce qu'un petit craquement m'avertisse que quelque chose s'est fracturé. Je viens d'entendre ce craquement, et vous voyez que le redressement est obtenu. Il n'est pas aussi complet peut-être que dans l'état normal, mais je ne veux pas aller plus loin, parce que je pourrais déchirer complétement le périoste et changer ma fracture sans déplacement possible, en une autre avec le déplacement qui exposerait à la fusion. D'ailleurs, la faible courbure qui subsiste pourra être effacée ultérieurement par l'appareil ; quand bien même il en resterait quelque chose, les fonctions et la force du membre n'en seraient pas troublées ultérieurement, et d'ailleurs le développement des muscles et de la graisse finirait certainement par masquer la très-petite difformité qui en résulterait.

Pour ce qui est de la deuxième indication, je vais manquer au précepte de ne placer l'appareil qu'au bout de quelques jours. En effet, si j'avais tenu à m'y soumettre, j'aurais dû ajourner le redressement. Celui-ci une fois fait, et la fracture devenue plus mobile, je n'aurais pu l'abandonner à elle-même avec des ca-

taplasmes. J'aurais craint que l'enfant, sur la volonté et la do-
cilité duquel je ne puis compter, remuât son membre, et je
n'aurais pu le tenir au lit, la partie malade reposant sur un
coussin, comme nous le faisons pour les sujets plus âgés.
D'autre part, je ne devais pas ajourner le redressement, parce
que le travail de consolidation est rapide à cet âge et que
j'aurais pu, en attendant plusieurs jours, rencontrer une résistance plus grande, qui m'aurait obligé à déployer plus de force,
à faire souffrir davantage le petit patient, et à porter les efforts
au point de fracturer complétement le radius et le cubitus.

Enfin, ce qui me rassure complétement, c'est que je vais
mettre le bandage moi-même ; j'aurai soin de ne pas le serrer
trop, je recommanderai à la mère d'amener son enfant ce soir à
l'hôpital, s'il souffre trop, pour que l'un de nos internes desserre
le bandage. En tout cas, le malade me sera présenté demain
matin, et je verrai moi-même s'il y a lieu de modifier le pansement.

Voici donc comment l'appareil va être appliqué. Pendant que
deux aides maintiendront le membre, je placerai en avant seulement, du côté où était la convexité, un tampon allongé de ouate, et
par-dessus une petite compresse longuette, et je les assujettirai
avec une bande modérément serrée. Par-dessus cette bande, je
mettrai une attelle étroite, que j'assujettirai avec une deuxième
couche de bande roulée, en n'appliquant ni compresse graduée,
ni attelle en arrière, et, ne faisant la compression que sur la
partie antérieure, je me propose de compléter le redressement.
Puis le membre sera assujetti dans une écharpe. L'enfant sera
visité demain et les jours suivants, et l'appareil sera renouvelé
toutes les fois qu'on le trouvera relâché. Dans quinze jours, il
est probable que nous aurons un cal assez solide pour que nous
puissions cesser la contention. Mais par prudence, et pour éviter
que l'enfant remue trop, ou que, dans une nouvelle chute, il fasse
céder son cal, nous maintiendrons encore, pendant huit jours,
l'avant-bras et la main dans une écharpe.

VINGT-SEPTIÈME LEÇON

Fracture de l'extrémité inférieure du radius.

Phénomènes consécutifs et tardifs. — I. Premier malade arrivé au 50e jour de la fracture. — Étude de la forme et des fonctions. — Rigidité des synoviales articulaires, expliquée par l'arthrite de voisinage pour le poignet, par l'arthrite de l'immobilité pour les doigts. — Rigidité des synoviales tendineuses. — II. Autre malade (femme de 69 ans) arrivée au 90e jour. — Guérison plus lente et peut-être impossible des mêmes rigidités à cause de l'âge avancé.

MESSIEURS,

J'ai fait venir à l'amphithéâtre, pour les mieux exposer aux regards de tous, deux malades qui ont été soignés, dans nos salles, de fracture de l'extrémité inférieure du radius. L'un d'eux est un homme de trente-huit ans, l'autre est une femme de soixante-quatre ans.

I. Le premier est au cinquantième jour de son accident; je l'avais traité pendant cinq jours par des cataplasmes. Au bout de ce temps, je lui avais appliqué l'appareil que vous me voyez employer souvent, celui de Malgaigne, avec un coussin de coton sur la partie postérieure du fragment inférieur, et un autre sur la partie antérieure du fragment supérieur; par-dessus une compresse graduée et une attelle sur la face palmaire de l'avant-bras et de la main, une compresse graduée et une attelle sur la face dorsale : le tout maintenu au moyen de trois bandelettes de diachylon longues de 1^m,25 et larges de 2 centimètres. Il est bien entendu qu'avant de placer cet appareil, j'avais fait, de mon mieux, la réduction par les manœuvres de l'extension, de la contre-extension et de la coaptation. Vous vous rappelez que le bandage a été retiré quinze jours après son application, c'est-à-dire le vingt et unième jour après l'accident, et que le malade est sorti trois ou quatre jours après.

Il revient aujourd'hui, cinquantième jour après sa chute, nous consulter pour une gêne qui persiste du côté de la main. J'appelle votre attention sur deux points principaux : la forme et les fonctions.

1° *La forme du poignet et de l'avant-bras.* — Du côté du poignet, les yeux ne constatent aucune irrégularité, et aucune trace de la déformation caractéristique, en talon de fourchette, qui existait au début. Seulement, en comparant cette région avec celle du côté sain, on lui trouve un peu plus de volume, et si alors on porte les doigts, pour mieux apprécier la différence, on sent qu'il y a sous la peau une induration superficielle et générale, qui ne peut être due à autre chose qu'au radius gonflé. Vous avez donc là un nouvel exemple de cette variété de lésion osseuse, qui est si souvent consécutive aux ostéites non suppurées ou suppurées, et que nous observons surtout chez les sujets non scrofuleux, savoir l'hyperostose. Je compare ensuite le niveau des deux apophyses styloïdes, et je constate que leurs pointes sont à la même hauteur l'une par rapport à l'autre, que du côté opposé. J'en conclus que l'apophyse styloïde radiale, qui avait subi une légère ascension au moment de l'accident, a été ramenée à sa place par nos manœuvres de réduction, et y est restée. Je m'applaudis de ce résultat; car, dans bien des cas, après les fractures de l'extrémité inférieure du radius, l'apophyse styloïde reste élevée, de manière à nous offrir sa pointe sur la même ligne horizontale que celle du cubitus; cela tient à ce que, la fracture étant avec pénétration, les deux fragments n'ont pu être séparés l'un de l'autre au moment de la réduction, ou bien à ce que, celle-ci ayant pu être obtenue, une résorption s'est faite entre les fragments avant la consolidation, aux dépens de la partie du tissu spongieux qui s'était trouvée le plus écrasée au moment de l'accident. Je suppose que, chez notre malade qui est encore jeune, le tissu spongieux n'avait pas subi, antérieurement à l'accident, la raréfaction qui prédispose et à la pénétration réciproque en cas de fracture, et à l'attrition considérable. C'est pourquoi le radius a pu reprendre presque toute sa longueur normale. Je vois à un pareil état de choses cet avantage, que l'articulation radio-cubitale inférieure n'a pas une déformation de ses surfaces articulaires aussi grande que dans les cas où il y a ascension permanente du fragment inférieur et diminution de longueur du radius. Cette condition est favorable au retour ultérieur des mouvements de cette articulation.

Enfin, pour compléter ce qui est relatif à la forme, je vous invite à comparer le volume des deux avant-bras. Le gauche est un peu moins gros que le droit, et la différence s'explique par le volume moindre des muscles. C'est donc un nouvel exemple de l'atrophie musculaire, peu considérable et peu grave sans doute, mais réelle, qui suit presque toutes les fractures des os longs, et dont j'ai eu si souvent l'occasion de vous entretenir.

2° *Les fonctions.* — Pour ce qui est des fonctions, vous voyez que cet homme peut, sans souffrir, exécuter les mouvements de flexion et d'extension du poignet et des doigts. Mais vous constatez aussi que ces mouvements, surtout ceux de flexion, sont portés moins loin qu'à l'état normal, et que, sous ce rapport, ils laissent beaucoup à désirer. Le malade nous dit d'ailleurs qu'il a peu de force, qu'il ne peut rien porter avec sa main, et qu'il s'en aide très-peu, même pour s'habiller. Je l'engage de plus à exécuter les mouvements de rotation au moyen desquels se font la pronation et la supination, et vous voyez que ces mouvements sont eux-mêmes incomplets, qu'ils se passent à peine dans l'articulation radio-cubitale inférieure, et qu'ils s'exécutent presque exclusivement aux dépens de l'articulation de l'épaule.

Comment s'expliquent cette diminution des mouvements, et la faiblesse du membre qui en est la conséquence? Ce n'est pas par l'insuffisance des muscles; car, d'une part, l'atrophie dont je vous ai parlé est bien peu considérable, et, d'autre part, nous voyons souvent des atrophies de ce genre, et nous savons qu'elles ne diminuent pas l'étendue des mouvements, les fibres musculaires continuant à recevoir de leurs nerfs, qui sont restés intacts, l'influx nécessaire à leurs contractions. Ce qui explique le trouble fonctionnel dont je m'occupe, c'est surtout la rigidité et l'insuffisance d'extensibilité des synoviales articulaires et tendineuses. Pour les premières, les unes, placées au voisinage du foyer de la fracture, ont participé au travail phlegmasique et ont perdu, à la suite de l'inflammation traumatique dont elles sont devenues le siége, une partie de leur extensibilité et de leur souplesse. Ce sont les synoviales radio-carpienne, carpienne, et radio-cubitale inférieure. Les autres, placées plus loin de la fracture (je veux parler de celles des doigts), ne se sont pas enflammées par voisinage; mais il est permis de croire qu'elles se sont altérées et modifiées par suite de l'immobilité. Vous vous rappelez que M. Teissier, de Lyon (1), a publié un travail sur les effets de l'immobilité prolongée des jointures; mais il n'avait pas établi, dans son étude, une distinction entre les grandes et les petites articulations. Or, les premières peuvent rester plusieurs semaines et même plusieurs mois immobiles, sans que leurs synoviales perdent la souplesse et l'extensibilité naturelles. Voyez les malades qui ont eu une fracture de jambe ou de cuisse : l'articulation du genou dans le premier cas, celle de la hanche dans l'autre, sont restées longtemps immobiles, et cependant, au moment où cesse le traitement, vous pouvez leur communiquer des mouvements étendus, et sans trouver beaucoup de résistance. Les grandes articulations ne deviennent rigides que si l'inflammation consécutive les a envahies, comme cela a lieu assez souvent pour l'articulation tibio-tarsienne dans les fractures de la jambe, et toujours pour celles du genou dans les fractures de la cuisse.

Il n'en est pas de même pour les petites articulations des doigts. Elles sont trop loin du radius (et d'ailleurs les choses se passent de la même façon après les fractures du corps de l'avant-bras et de l'humérus), pour que que l'on puisse admettre la propagation vers elles de la phlegmasie développée au niveau

(1) Teissier, *Gazette médicale*, 1841.

de la fracture. Si elles sont devenues rigides, c'est donc l'immobilité seule qu'il faut en accuser. Par suite de l'inaction, leurs synoviales se sont desséchées, sont revenues sur elles-mêmes et ont perdu de leur souplesse : c'est pourquoi elles résistent et font obstacle au mouvement lorsqu'on veut fléchir les doigts, et, pour peu qu'on force, le tiraillement qu'elles subissent occasionne de la souffrance.

Quant aux autres synoviales, les tendineuses, il est probable que celle des tendons extenseurs en arrière et la grande synoviale carpienne des fléchisseurs en avant, ont été prises, par voisinage et par propagation, de la phlegmasie qui s'est développée au niveau de la fracture, et que consécutivement elles sont devenues rigides. Je ne nie pas que l'immobilité ait contribué pour une certaine part à ce dernier résultat; mais m'appuyant sur ce fait, que l'immobilité seule n'amène pas la rigidité des grandes synoviales tendineuses, lorsqu'un foyer d'irritation, comme celui d'une fracture ou d'une luxation, ne se trouve pas dans leur voisinage, je suis porté à croire que la plus grande part, dans l'origine de cette rigidité, revient à la synovite par propagation.

Ne vous étonnez pas de ces résultats, messieurs, ils sont très-ordinaires, et vous les rencontrerez souvent dans la pratique; il faut même avoir soin de les signaler par avance à vos malades, pour qu'ils sachent bien que les difficultés de mouvement dont ils auront longtemps à se plaindre après une fracture de l'extrémité inférieure du radius, ne tiennent pas à l'insuffisance ou à la mauvaise direction des soins donnés, mais sont une conséquence de la maladie elle-même.

J'engage d'ailleurs le patient à se rassurer, car le temps fera disparaître tous ces troubles fonctionnels. Les synoviales articulaires et tendineuses, par les glissements réitérés, reprendront leur poli, puis leur souplesse, et il est très-probable, si j'en juge d'après les faits du même genre qu'il m'a été donné d'observer, que, dans trois ou quatre mois, les mouvements auront repris leur étendue et leur facilité naturelles. Ceux de pronation et de supination seront les plus lents à revenir, mais je compte d'autant plus sur leur retour parfait, que les surfaces articulaires radio-cubitales ne sont pas notablement déformées. Ce qui m'autorise, en outre, à porter ce pronostic relativement favorable, c'est que le sujet est encore jeune et qu'il n'est pas rhumatisant; vous vous rappelez que ce sont des conditions avantageuses.

Quant aux conseils thérapeutiques, j'engage le malade à imprimer lui-même, avec l'autre main, des mouvements modérés, mais un peu forcés, aux doigts et au poignet, à se faire faire des frictions matin et soir, en manière de massage, par une main graissée d'axonge pure, ou d'axonge additionnée d'alcool, et à prendre deux bains sulfureux par semaine.

II. L'autre malade est une femme de soixante-neuf ans. Sa fracture remonte à trois mois, et vous pouvez constater que, malgré la longueur du temps écoulé, la forme et les fonctions laissent beaucoup plus à désirer que chez le précédent.

D'abord la déformation en talon de fourchette est encore assez accusée, bien que j'aie fait, au moment de l'accident, les manœuvres de l'extension, de la contre-extension et de la coaptation, et que j'aie employé le même appareil que sur l'autre. De plus, l'apophyse styloïde radiale est restée plus haut qu'à l'état normal. Son sommet est sur la même ligne transversale que celui de l'apophyse styloïde cubitale. Pourquoi cette mauvaise conformation? Elle tient à deux causes : d'abord à ce que, l'âge de la malade ayant amené une raréfaction dans le tissu spongieux de l'extrémité inférieure du radius, ce tissu s'est rompu par écrasement dans une chute sur la main, et que, conformément à la belle étude que nous en a donnée Voillemier (1), les fragments ont ensuite pénétré l'un dans l'autre et se sont engrenés de telle façon, que mes manœuvres ont été impuissantes à faire cesser cette situation réciproque des fragments. Ensuite, il est

(1) Voillemier, *Archives générales de médecine*, 1842, t. XIII, p. 261 et *Clinique chirurgicale*, Paris, 1861.

probable qu'une partie du tissu osseux écrasé s'est résorbé consécutivement, ce qui a diminué encore les chances de retour
permanent du fragment inférieur à sa place naturelle. La consolidation a eu lieu néanmoins, parce que, comme je vous l'ai
dit souvent, elle se fait bien et vite dans le tissu spongieux de la
plupart des os longs (j'en excepte la fracture intra-capsulaire du
col du fémur) ; mais le cal est resté difforme pour les raisons que
je viens de vous donner.

Pour ce qui est des fonctions, vous avez entendu cette femme
se plaindre d'abord des souffrances qu'elle ressent à l'état de
repos, mais qui se prononcent davantage lorsqu'elle essaie de
remuer le poignet et les doigts. Ensuite, les mouvements volontaires sont très-limités, tant à cause de la souffrance qui les arrête qu'à cause de l'insuffisance musculaire. Je cherche, d'ailleurs,
à communiquer des mouvements, et je constate qu'ils ont peu
d'étendue et sont arrêtés par un obstacle impossible à surmonter.
Cet obstacle est très-probablement la rigidité douloureuse des
tissus fibro-synoviaux articulaires et tendineux. Celle-ci, déjà
très-prononcée sur l'articulation radio-carpienne, l'est encore
plus sur les articulations métacarpo-phalangiennes et phalan-
giennes ; la pronation et la supination sont aussi très-empêchées.
Bref, cette malade ne peut se servir de sa main pour aucun des
usages de la vie, bien qu'il soit évident que ses muscles ne sont
pas paralysés.

Pourquoi cette impotence ? Combien de temps durera-t-elle ?
Que pouvons-nous faire pour la supprimer ou l'amoindrir ?

L'explication, je vous l'ai donnée déjà. Il y a eu arthrite
radio-carpienne et radio-cubitale inférieure au voisinage de la
fracture. Cette arthrite est passée à l'état chronique, en amenant
la rétraction de la synoviale et des tissus fibreux environnants,
rétraction qui est la conséquence de la plupart des arthrites
prolongées, lorsqu'elles ne prennent pas la forme fongueuse ou
tumeur blanche. Les articulations des doigts se sont enflammées
et sont devenues rigides par suite de l'immobilité prolongée.

Deux causes qui n'existaient pas chez le malade précédent ont contribué, chez celle-ci, non pas au développement, mais à la longue durée de ces arthrites : ce sont l'âge avancé, et l'influence rhumatismale sous laquelle se trouve la malade depuis un grand nombre d'années.

Cette réunion de conditions désavantageuses : le traumatisme, l'immobilité, l'âge et le rhumatisme, me font craindre que l'impotence se prolonge beaucoup plus longtemps que chez l'homme dont je parlais tout à l'heure. Je conseille les mêmes moyens, savoir les frictions, le massage et les bains sulfureux; mais je ne suis pas certain qu'ils amènent une guérison complète. Les mouvements reprendront sans doute un peu de l'étendue qu'ils ont perdue, mais ils ne retrouveront pas leur intégrité entière, et il restera toujours quelques douleurs. En un mot, l'état que vous constatez, au lieu d'être temporaire, comme sur l'autre malade, sera sans doute permanent et constituera une infirmité.

VINGT-HUITIÈME LEÇON

Fracture récente de l'extrémité inférieure du radius.

I. Phénomènes primitifs et symptômes de la fracture récente. — Étude du mécanisme. — Inflexion, arrachement, écrasement et pénétration. — Traitement. — Réduction immédiate. — Appareil contentif le sixième jour. — Nécessité d'une grande surveillance, s'il est appliqué plus tôt. — II. Réduction immédiate. — Contention très-simple avec l'appareil de Robert. — III. Fracture récente sur un jeune homme de 18 ans. — Absence d'écrasement et de pénétration ; probabilité d'une guérison sans difformité et avec retour prompt des fonctions.

MESSIEURS,

Nous avons dans les salles, en ce moment, trois malades atteints de fracture récente de l'extrémité inférieure du radius.

I. Le premier est celui chez lequel les symptômes sont le mieux accusés. C'est un homme de cinquante-huit ans, qui est tombé de sa hauteur, hier matin, en glissant sur le verglas. Dans sa chute, il a porté ses deux mains en avant, et le poids de son corps a été supporté principalement par la paume de la main droite. Immédiatement des douleurs vives, sans qu'un craquement ait été perçu, se sont fait sentir au poignet correspondant, et le malade a été frappé, en regardant ce poignet, de le trouver sensiblement déformé. Il n'a, d'ailleurs, pu se servir de sa main, et, il a compris de suite la nécessité d'entrer à l'hôpital.

Vous avez remarqué la déformation du poignet. Elle est tout à fait caractéristique, et suffit à elle seule pour nous autoriser à établir le diagnostic. Sans entrer, sur cette déformation, dans de grands détails, qui vous en diraient moins que la constatation par vos yeux, je vous fais remarquer seulement trois choses : 1° une saillie exagérée en arrière, immédiatement au-dessus de l'articulation du poignet, avec une saillie un peu plus haut sur la face palmaire, et au-dessous une dépression légère correspondant à la saillie de la face dorsale, l'ensemble des saillies et dépressions constituant ce que Velpeau a désigné sous le nom de *talon de fourchette*.

2° Le niveau des apophyses styloïdes. Celle du radius, au lieu d'avoir sa pointe à 7 ou 8 millimètres au-dessous du niveau de celle du cubitus, comme à l'état normal, est juste au même niveau, c'est-à-dire a subi un mouvement d'ascension. Ce symptôme, auquel j'attache une grande valeur, a été signalé par le professeur Laugier.

3° Si, pendant que le poignet est porté dans la flexion, vous appuyez sur la face dorsale de l'avant-bras, immédiatement au-dessus de la saillie que je vous ai signalée sur cette face, vous sentez d'abord la dépression, et, en avant d'elle, plus profondément, une sorte de corde tendue, élastique, formée par les tendons radiaux, que la projection en arrière du fragment inférieur a éloignés de leur position naturelle. C'est encore un signe indiqué par Velpeau, qui lui a donné le nom de corde des radiaux.

La main est très-légèrement inclinée sur son bord cubital, et, par conséquent, n'a pas été entraînée en dehors, comme cela a lieu dans certains cas exceptionnels qui, sans doute, s'étaient présentés assez souvent à l'observation de Dupuytren, et avaient fait adopter par ce grand chirurgien l'usage d'une attelle cubitale métallique courbe, à convexité externe, le long de laquelle il amenait, et maintenait avec des bandes, le bord cubital de la main, pour corriger la déviation en dehors.

Je n'ai fait que très-peu de recherches pour sentir la mobilité et la crépitation. Le malade souffrait beaucoup, et je n'avais pas besoin de ces symptômes pour compléter mon diagnostic. La déformation me suffisait; car elle ne pouvait pas s'expliquer autrement que par une fracture de l'extrémité inférieure du radius, lésion qui nous offre cette particularité clinique qu'elle peut, dans bien des cas, être reconnue par la déformation seule. Il y a cependant une circonstance qui pourrait induire en erreur : je veux parler d'une contusion ou d'une entorse, sur un poignet qui serait resté déformé par une ancienne fracture du radius. Le malade se présenterait alors à nous avec la déformation caractéristique due à la fracture antérieure, et de plus avec la douleur et la gêne des mouvements causées par la blessure récente. Il serait donc assez naturel de penser à une fracture de fraîche date. Ici, pour éviter l'erreur, j'ai questionné le malade. Je lui ai demandé s'il avait eu autrefois le poignet cassé, et c'est après avoir eu une réponse absolument négative, que j'ai admis, sans la moindre hésitation, l'existence d'une fracture récente.

Nous pouvons, avant d'aller plus loin, nous demander : A par quel mécanisme la fracture s'est produite; B comment est survenue la déformation caractéristique.

A— Pour ce qui est du mécanisme, j'ai à vous faire remarquer que, pour cette fracture comme pour la plupart des autres, les données fournies par l'interrogatoire et l'examen du blessé ne nous permettent pas d'arriver à une solution du problème.

Si nous lisons nos auteurs, nous trouvons indiqués trois modes principaux, suivant lesquels l'extrémité inférieure du radius peut se rompre.

Pour le plus grand nombre, en ne parlant que des contemporains, le radius se trouve pris, au moment d'une chute sur la paume de la main, entre deux forces opposées, la résistance du sol, et le poids du corps transmis par le bras et l'avant-bras au talon de la main. L'extrémité inférieure du radius tend à s'infléchir en arrière sous cette double pression. Si le mouvement est porté trop loin, elle se brise, et cela d'autant plus facilement que le tissu spongieux a été rendu plus fragile par la raréfaction spontanée qui est la conséquence de l'âge, qui arrive plus ou moins tôt suivant les sujets, et qui même, chez certaines personnes, est tout à fait prématurée. Je ne prétends pas dire que cette théorie de l'inflexion ait été présentée d'une façon absolue et exclusive, mais elle a du moins été formulée comme une des conditions du mécanisme dans certains travaux et notamment dans ceux de Foucher (1), de Am. Bonnet et de Philippeaux de Lyon (2).

D'autres, et notamment Nélaton (3), et Voillemier (4), ont insisté sur cette circonstance que, dans une chute sur la paume de la main, le radius pouvait se rompre par suite de la pression à laquelle son tissu spongieux se trouvait soumis. Je regrette qu'ils n'aient pas prononcé plus explicitement le mot *écrasement*, qui eût fait beaucoup mieux comprendre leur pensée. Mais si le mot n'est pas suffisamment accentué dans leurs travaux, la chose y est certainement, et c'est la théorie de l'écrasement qui a conduit Voillemier à l'étude de la pénétration, laquelle n'est qu'une suite de l'écrasement.

Plus récemment, M. O. Lecomte, dans un long et intéressant travail (5), a combattu la théorie de l'écrasement, qu'il a le tort aussi de ne pas désigner sous son véritable nom et qu'il appelle la *théorie de la transmission directe du choc au radius*, et, développant une opinion qui avait déjà été avancée avec réserve par Voillemier et Foucher, soutient que, dans les chutes sur la paume de la main, le carpe entraîne en arrière et tend les ligaments antérieurs de l'articulation radio-carpienne, que ces ligaments exercent une traction sur la partie antérieure de l'extrémité inférieure, et la détachent par un mécanisme qui n'est autre que celui de l'arrachement.

Nous voici donc en présence des trois théories de l'inflexion forcée, de l'écrasement et de l'arrachement. Laquelle devons-nous adopter pour notre malade, laquelle dois-je vous conseiller d'adopter pour la plupart des cas? Aucune d'une façon exclusive, et toutes les trois à la fois, avec prédominance de l'une ou de l'autre d'entre elles, suivant l'âge du sujet.

En effet, comme je vous le disais tout à l'heure, les documents

---

(1) Foucher, *Bulletin de la Société anatomique*, 1852.
(2) Philippeaux, *Bulletin de thérapeutique*, 1850, p. 207.
(3) Nélaton, *Éléments de pathologie*, t. Ier.
(4) Voillemier, *loc. cit.*
(5) Lecomte, *Archives de médecine*, 1860, t. XVI et XVII.

cliniques ne fournissent aucune raison péremptoire en faveur de l'intervention de tel de ces mécanismes plutôt que de tel autre; et, d'autre part, je ne me sens pas disposé à appliquer à notre malade, non plus qu'à tous les autres, les données résultant des expériences sur le cadavre. Je vois bien que divers chirurgiens, notamment Nélaton, Voillemier et O. Lecomte, ont essayé d'éclairer la question par des expériences de ce genre. Mais il est deux conditions qui ne peuvent pas être reproduites sur le mort, et qui contribuent beaucoup à la production de la lésion sur le vivant.

La première est la contraction musculaire. Je n'irais pas jusqu'à expliquer avec Pouteau (1), la fracture de l'extrémité inférieure par une contraction musculaire, et surtout par celle du long supinateur; mais je n'admets pas moins que, dans une chute sur la paume de la main, la contraction de tous les muscles de l'avant-bras, sollicitée par l'émotion et le désir instinctif de se soustraire au danger, doit attirer le talon de la main en haut et augmenter la pression des os carpiens contre la facette articulaire radiale, pression qui favorise l'écrasement.

La seconde condition dont je veux parler est cette fragilité particulière amenée par la raréfaction sénile. Elle varie beaucoup suivant les sujets, et on n'a pas remarqué si elle existait, ni à quel degré elle existait, chez les cadavres dont on s'est servi pour les expériences.

Si, pour les raisons qui précèdent, je ne peux pas vous dire avec une certitude absolue ce qui s'est passé chez notre malade au moment de l'accident, je puis, du moins, vous amener à des présomptions très-fondées. Or, il est une première condition qui existe sur lui comme sur la plupart de ceux qui ont passé la cinquantaine, c'est la raréfaction du tissu spongieux et la fragilité qui en est résultée. Remarquez bien que tout le monde tombe de sa hauteur, en marchant, sur la paume de la main, que tout le monde, dans une chute aussi simple, ne se fracture

(1) Pouteau, *Œuvres posthumes*, t. II, p. 251.

pas le radius, et qu'en particulier les jeunes sujets et les adultes, jusqu'à quarante ou cinquante ans, échappent à cette lésion. Celle-ci, pour se produire chez eux, a besoin d'une cause plus énergique, comme, par exemple, une chute en courant ou une chute d'un lieu plus ou moins élevé.

Qu'y a-t-il donc, chez un vieillard, de particulier, qui puisse expliquer la lésion? Ce n'est ni le poids du corps, ni la vitesse de la chute qui rend compte de la production si facile de la fracture; ce n'est et ce ne peut être que la fragilité en question. Or, cette fragilité est mise à l'épreuve surtout par l'écrasement, c'est-à-dire par la pression simultanée, de bas en haut et de haut en bas, à laquelle le radius se trouve soumis dans une chute très-simple, et l'intervention de ce mécanisme a l'avantage de vous faire comprendre tout aussi bien les fractures après une chute sur la paume, que celles après une chute sur le dos de la main. Je veux bien que, dans la première, on puisse faire intervenir, pour une certaine part, l'inflexion en arrière et l'arrachement, au moyen desquels se produirait principalement la partie antérieure de la solution de continuité, mais il faudrait toujours faire intervenir l'écrasement de la partie postérieure comme phénomène principal et même initial.

B.—J'ai dit, en second lieu, que nous avions à expliquer la déformation. Elle est la conséquence de ce que nous savons du mécanisme. Au moment de la chute, le fragment inférieur est entraîné en arrière par la pression du talon de la main contre lui, en subissant, comme l'a indiqué Foucher, un léger mouvement de rotation autour de son axe transversal. Tantôt ce mouvement est très-peu prononcé, ou bien, une fois produit, se corrige de lui-même, c'est ce qui explique les fractures sans déformation ou avec une déformation très-peu marquée; tantôt le fragment reste à sa place anormale, fixé qu'il y est soit par la tonicité musculaire, soit par la pénétration, et alors la déformation persiste, rémédiable si les muscles ne sont pas trop énergiques ou si la pénétration n'est pas avec un enchevêtrement insurmontable, irrémédiable, au contraire, si les conditions opposées existent.

Relativement au pronostic, notez que nous n'avons pas affaire ici à une maladie grave; d'abord, parce que la vie n'est en aucune façon compromise, ensuite parce que, selon toute probabilité, une consolidation sera vite obtenue. En général, 20 à 25 jours d'immobilité et de contention suffisent. Au bout de ce temps, sans doute, les fonctions n'auront pas repris leur intégrité, et il faudra un temps assez long pour que les articulations du poignet et de la main, ainsi que les tendons voisins, aient repris leurs glissements et leur souplesse normale; mais la consolidation n'en sera pas moins faite par un cal parfaitement osseux. Ce cal ne resterait fibreux, sans doute, que si le sujet était encore plus avancé en âge.

La gravité du mal est donc dans la lenteur du retour des fonctions, lenteur dont j'ai eu l'occasion de vous entretenir déjà, et qui sera d'autant plus prononcée ici que le malade approche de la soixantaine.

Quant au traitement, je vous rappelle le précepte que vous m'entendez exposer souvent pour les fractures du membre supérieur, celui de ne pas employer d'appareil contentif dès les premiers jours, et d'attendre que la période inflammatoire soit passée pour envelopper le membre, en immobilisant la fracture. J'ai conseillé les cataplasmes de farine de graine de lin arrosés d'eau blanche ou d'eau-de-vie camphrée, et j'ai engagé le malade à rester au lit. A la rigueur, il pourrait se lever, en mettant sa main et son avant-bras dans une écharpe; mais les mouvements éveilleraient probablement de la douleur, et, pour l'éviter, le mieux est de conserver l'immobilité. Avant de placer le premier cataplasme, vous m'avez vu faire la manœuvre de la réduction. Pour cela, pendant qu'un aide embrassait de ses deux mains la partie supérieure de l'avant-bras, en la maintenant solidement et l'attirant même un peu en arrière, et qu'un autre saisissait la main et l'attirait avec une certaine force en avant, j'ai, de mes deux mains, embrassé le poignet et exercé les pressions nécessaires pour repousser le fragment inférieur en avant, le supérieur en arrière, et corriger ainsi la déformation. Je l'ai corrigée, en effet, et vous avez pu voir qu'au moment où les aides et moi nous avons abandonné l'avant-bras, le poignet avait repris sa forme normale. J'ai espéré un moment que ce résultat se maintiendrait, comme j'en ai observé plusieurs exemples, et que, dès lors, il me serait inutile de recourir plus tard à l'appareil contentif. Mais mon espoir ne s'est pas réalisé : au bout de quelques minutes, vous avez vu la déformation se reproduire, et vous en avez conclu avec moi qu'il était néces-saire, si nous voulions la supprimer définitivement, de main-tenir, au moyen d'un appareil contentif, le résultat obtenu par la réduction.

Maintenant pour quelles raisons suis-je décidé à n'employer cet appareil contentif que dans quelques jours ? c'est parce que, dans certains cas, l'appareil appliqué immédiatement s'est trouvé trop serré et a produit de la douleur, des eschares, et même la gan-grène complète de la main et de l'avant-bras. N'oubliez pas en effet deux choses : après les fractures de l'extrémité inférieure du radius, comme après toutes les autres, il y a, pendant les cinq à huit premiers jours, une période inflammatoire, durant laquelle le membre se gonfle. Ensuite vous avez ici deux artères assez superficielles dont la circulation est facilement ralentie ou même arrêtée par la compression qu'exercent les pièces d'appareil. Si donc vous appliquez un bandage trop serré, vous pouvez arrêter de suite la circulation et amener les accidents dont j'ai parlé. Si vous en appliquez un qui n'est pas trop serré tout d'abord, il peut se faire que, le gonflement inflammatoire de l'avant-bras survenant et augmentant le volume du membre, cet appareil exerce, au bout de vingt-quatre ou quarante-huit heures, sur ce membre tuméfié, une constriction qu'il n'exerçait pas au début. Je suis loin de vouloir exagérer le danger. Assurément vous pouvez mettre un appareil de bonne heure, si vous êtes sûr de ne pas trop le serrer, si surtout vous avez la possibilité et la volonté de revoir le malade deux fois par jour, et de relâcher ou même d'enlever le bandage dans le cas où une douleur vive ou bien un gonflement violacé des doigts vous avertirait que la circulation est gênée.

Pourtant méfiez-vous du premier de ces symptômes, la douleur. Je connais l'histoire lamentable d'une femme de 70 ans, à qui son chirurgien avait mis, dès le premier jour, un bandage roulé pour une fracture de l'extrémité inférieure du radius droit. Une distance de deux lieues séparait la malade et le praticien. Il fut convenu que ce dernier serait appelé si des souffrances un peu vives se produisaient, qu'autrement il viendrait seulement au bout de six jours. La malade ne souffrit pas ou souffrit trop peu pour faire demander le chirurgien, et quand celui-ci arriva, il trouva la main et l'avant-bras gangrénés. Une action judiciaire des plus désobligeantes pour notre confrère s'ensuivit.

C'est pour éviter une complication de ce genre, que je vous donne le conseil de ne mettre un appareil prématuré que si vous êtes certain de pouvoir le surveiller à votre aise, et mieux encore de ne mettre que des cataplasmes pendant les cinq ou six premiers jours. Ces recommandations, bonnes pour tous les sujets, sont surtout applicables aux enfants, aux femmes et aux vieillards, c'est-à-dire à toutes les personnes faibles dont la circulation est aisément arrêtée par la compression des artères radiale et cubitale. C'est pour ceux-là surtout que je vous recommande de ne pas mettre d'appareil sur l'avant-bras fracturé avant le cinquième jour, qu'il s'agisse d'une fracture des extrémités ou d'une fracture des diaphyses. Vous réserverez, si vous le voulez, pour les adultes vigoureux l'application immédiate, toujours à la condition d'exercer la surveillance très-rigoureuse dont je vous parlais tout à l'heure.

A l'hôpital, du reste, vous me voyez rejeter dans tous les cas l'emploi immédiat du bandage constricteur, parce que, d'une part, je tiens à graver dans vos souvenirs les dangers possibles de cet emploi, et parce que, d'autre part, cette manière d'agir n'a, pour le traitement ultérieur et les suites de la blessure, aucun inconvénient. Je n'y vois qu'un désagrément pour le malade, c'est de l'obliger à rester au lit, car cette simple contention dans un cataplasme n'immobilise pas assez la fracture, et l'exposerait à des ébranlements douloureux, si le patient se levait et marchait.

Voici donc quelle sera la marche suivie.

Les cataplasmes, arrosés d'eau-de-vie camphrée, seront continués pendant cinq jours, et le sixième, vous me verrez mettre le pansement contentif que je vous ai déjà signalé pour d'autres malades (voy. page 396), celui que j'ai emprunté à Malgaigne, et au moyen duquel une pression est exercée sur les saillies dorsale et palmaire. Il est complété par des compresses graduées et des attelles maintenues au moyen de trois bandelettes de diachylon, larges de deux centimètres et longues de 1 mètre 25 c., de manière à constituer un appareil que j'appelle à jour, c'est-à-dire au moyen duquel les parties restées à découvert entre les pièces de pansement peuvent être surveillées et soulagées par le relâchement des bandelettes, si l'on reconnaît que, malgré l'application tardive, la constriction est encore devenue, à un certain moment, trop considérable.

Les bandelettes seront renouvelées au bout de huit jours, l'avant-bras sera soigneusement visité, une nouvelle tentative de réduction sera faite en même temps, si l'on s'aperçoit que la forme laisse encore à désirer. L'appareil sera remis comme la première fois, et laissé en place jusqu'au vingt-unième jour (en comptant depuis celui où l'accident a eu lieu). Je vous engage à ne jamais laisser au delà de ce temps les bandages pour fracture de l'extrémité inférieure du radius, d'abord parce que vingt et un jours suffisent pour obtenir la consolidation, ensuite parce que l'immobilité plus longtemps prolongée augmenterait la raideur douloureuse des doigts, que je vous ai signalée comme une des conséquences de l'immobilité donnée par les appareils à fracture du membre supérieur.

Enfin, lorsque le bandage aura été retiré, je conseillerai les mouvements communiqués, les frictions, le massage et les bains sulfureux; dans le but de diminuer, autant que possible, la durée de l'impotence à laquelle les patients sont condamnés pour un temps plus ou moins long, suivant leur âge, par les suites de ces fractures du poignet.

II. Le second malade dont j'ai à vous parler, vous intéresse surtout au point de vue thérapeutique.

Il est âgé de cinquante-sept ans, et est dans nos salles depuis déjà quinze jours. Vous vous rappelez que, dès le premier jour, j'avais fait la réduction, comme sur celui dont je vous entretenais tout à l'heure. Ma tentative a réussi; j'ai fait cesser de suite la déformation caractéristique, et, contrairement à ce qui s'est passé chez l'autre et sur le plus grand nombre de ceux chez lesquels j'ai eu recours à une tentative du même genre, le résultat s'est maintenu; le déplacement ne s'est pas reproduit. Voyant que la réduction persistait, je n'ai pas mis l'appareil à jour dont je me sers habituellement; je me suis contenté de placer l'avant-bras sur un long coussin de balle d'avoine et une attelle maintenue au moyen d'une bande roulée. Le coussin et l'attelle ne dépassaient pas le poignet, de façon à laisser la main libre et dans la flexion. Cet appareil très-simple, qui a été proposé par Robert, a l'avantage de ne pas comprimer ni trop immobiliser la main, et il diminue ainsi la durée de la raideur consécutive des doigts. Je l'ai enlevé ce matin, et vous avez pu voir que la forme du poignet était bonne, et que les fonctions, c'est-à-dire les mouvements, quoique très-imparfaits encore, se trouvaient cependant moins enrayés que chez les sujets auxquels je laisse l'appareil contentif ordinaire vingt et un jours. Je vous recommande ce mode de traitement. Il ne convient pas pour les malades sur lesquels une première ou une seconde réduction bien faite ne se maintient pas; mais il est excellent pour ceux chez lesquels la réduction se maintient sans aucune contention. L'immobilité qu'il donne suffit pour permettre à la consolidation de s'accomplir, et il a le grand avantage de diminuer la durée de la raideur douloureuse et de l'immobilité, qui, comme vous le savez, sont les principaux inconvénients des fractures de l'extrémité inférieure du radius.

III. Le dernier malade dont j'ai à vous entretenir est un jeune homme de dix-huit ans, qui, étant monté sur une échelle à une distance de 3 mètres environ au-dessus du sol, est tombé sur la paume de la main gauche.

Nous avons observé chez lui, le premier jour, la déformation caractéristique dans le sens antéro-postérieur, sans inclinaison marquée de la main sur le bord radial ni sur le bord cubital. J'ai de plus senti très-facilement la mobilité et la crépitation, et j'ai pu faire de suite la réduction, laquelle, du reste, ne s'est pas maintenue. Rien, dans la manière dont l'accident s'est produit, ne nous renseigne sur le mécanisme suivant lequel a eu lieu la fracture; mais, en tenant compte de l'âge, qui nous autorise à croire à l'existence d'un tissu spongieux non raréfié et encore très-solide, et de la facilité avec laquelle j'ai pu mouvoir le fragment inférieur et sentir la crépitation, je crois que le mécanisme de l'écrasement n'a pas dû intervenir, que le tissu spongieux n'a pas été réduit en fragments multipliés comme il l'est souvent chez le vieillard, que la pénétration réciproque des fragments n'a pas eu lieu, et qu'enfin le fragment inférieur n'est pas éclaté jusque dans l'articulation radio-carpienne, comme cela se voit encore assez souvent sur les sujets avancés en âge.

De tout cela, je conclus que la forme régulière obtenue par la réduction et par l'appareil contentif, que j'ai mis le sixième jour, se maintiendra, et que nous n'aurons pas la déformation consécutive due à la disparition, par résorption, d'une partie du tissu spongieux, comme on l'observe quelquefois après les fractures par écrasement et pénétration.

J'espère, en outre, que l'arthrite de voisinage sera moins intense et de moins longue durée, cette arthrite, qui a lieu dans presque tous les cas, étant nécessairement plus prononcée dans ceux où la fracture a envahi les surfaces articulaires elles-mêmes, que dans ceux où cette condition n'a pas eu lieu. Enfin, il s'agit d'un jeune homme qui n'a encore ressenti aucune atteinte rhumatismale ; or, vous vous rappelez que ces conditions d'âge et de santé sont favorables à la terminaison par résolution des arthrites traumatiques.

J'aurais pu discuter la question de diagnostic et me demander si, au lieu d'une fracture, je ne devrais pas admettre ici un décollement épiphysaire. Je ne le fais pas, voici pourquoi : le décollement épiphysaire pur est rare, et quand une solution de continuité a lieu au niveau d'un cartilage épiphysaire, l'observation anatomique a montré qu'elle se produisait presque toujours en partie sur ce cartilage lui-même et en partie sur l'os, si bien qu'avec la rupture du premier coïncide habituellement une fracture véritable. De plus la notion de la disjonction épiphysaire n'ajoute absolument rien aux suites, ni par conséquent au pronostic et au traitement de la blessure. Tout l'intérêt clinique de la lésion, en pareil cas, est dans cette particularité que le tissu spongieux est solide, non raréfié, que, par suite, il a pu échapper à l'écrasement, à la pénétration, aux fragmentations multiples, et qu'enfin l'âge prédispose au retour prompt de la souplesse et des glissements dans les synoviales articulaires et tendineuses enflammées consécutivement. Nous ne sommes encore qu'au douzième jour, mais j'espère, si le malade consent à venir nous revoir quinze ou vingt jours après sa sortie, pouvoir vous faire constater que le retour des mouvements aura été plus rapide et la douleur plus promptement effacée que chez les sujets âgés auprès desquels il se trouve en ce moment.

VINGT-NEUVIÈME LEÇON

Fractures simultanées du bassin en avant et en arrière, lésion concomitante des voies urinaires.

Nature de l'accident. — Pression latérale du bassin. — Symptômes observés pendant la vie. — Investigations du côté du bassin. — Point de signes physiques en avant, du côté du pubis, ecchymose et douleurs vives en arrière du côté du sacrum. — Présomption de fractures multiples. — Investigation du côté des voies urinaires. — Absence de miction, sans accumulation d'urine dans la vessie. — Symptômes de péritonite. — Présomption de rupture de la vessie. — Gravité du pronostic. — Mort le troisième jour. — Trois catégories de lésions. — I. Du côté du squelette, quatre fractures en avant sur le pubis aux lieux d'élection, une verticale du sacrum à gauche, disjonction de la symphyse sacro-iliaque droite. — II. Du côté des voies urinaires, déchirure de la vessie en avant de son bas-fond. — III. Épanchement urineux dans le tissu cellulaire anté-vésical et sous-péritonéal. — Péritonite légère de voisinage.

MESSIEURS,

Je mets sous vos yeux les pièces anatomiques provenant de l'autopsie d'un jeune homme de vingt-cinq ans, qui était entré il y a quatre jours, le 9 mars 1876, et dont je vous ai parlé dans la dernière séance.

Pendant qu'il conduisait son haquet vide, il avait été renversé sur le côté et pris en travers sous la roue, qui lui était passée sur le bassin, sans qu'il ait pu nous dire positivement si c'était le côté droit ou le côté gauche qui appuyait sur le sol, pendant que l'autre subissait la pression exercée par le corps contondant.

Il semble que cette pression, produite par un corps peu pesant, un haquet vide, n'aurait pas dû produire de lésions sérieuses, et cependant nous apprîmes que le blessé avait été incapable de se relever et de marcher, et nous reconnûmes qu'il ne pouvait exécuter aucun mouvement dans son lit sans ressentir des douleurs assez vives.

Après avoir constaté qu'il n'avait ni paraplégie, ni signes de lésion traumatique du rachis, et guidé par ce renseignement, une pression exercée d'un côté à l'autre du bassin, j'ai dirigé mes investigations vers ce dernier, et j'ai fait remarquer à la leçon que, dans cette investigation, deux choses m'avaient particulièrement préoccupé : l'état des os qui forment l'enceinte pelvienne, l'état des voies urinaires et du péritoine. Je vous ai rappelé qu'en effet, quand il s'agit d'os plats, ce ne sont pas leurs fractures qui sont le plus graves, ce sont les lésions traumatiques concomitantes des viscères qu'ils renferment et doivent abriter. Vous vous rappelez combien cela est vrai pour les os du crâne; ce n'est pas moins vrai pour les os iliaques et le sacrum. Quand ils sont fracturés sans lésion des voies urinaires, la blessure n'a aucune gravité; quand, au contraire, avec la fracture coïncide une plaie de la vessie et de l'urèthre, la gravité devient grande et des indications thérapeutiques spéciales se présentent.

Vous m'avez donc vu chercher s'il y avait une fracture des os iliaques. Guidé par mes souvenirs, j'ai d'abord exploré les deux crêtes iliaques au voisinage desquelles les solutions de continuité ne sont pas rares. J'ai saisi avec une main, successivement, chacune de ces crêtes, mais je n'ai provoqué ni douleur, ni mobilité, ni crépitation. J'en ai conclu qu'il n'y avait pas de fracture de ce côté, et je ne m'en suis point étonné; car les fractures au voisinage de la crête iliaque sont habituellement directes et produites par un coup violent ou une chute qui porte d'un seul côté, l'autre étant libre et sans point d'appui; ici, au contraire, le bassin avait été pressé transversalement entre le sol, point d'appui résistant, d'un côté, et la voiture, corps contondant, de l'autre côté. Or, l'expérience clinique et quelques travaux modernes, ceux de MM. Voillemier (1) et Salleron (2), m'ont appris que, dans cette condition, il se produisait quelquefois des fractures indirectes

(1) Voillemier, *Clinique chirurgicale.* Paris, 1862, p. 77.
(2) Salleron, *Mémoire sur les luxations traumatiques du bassin.* (*Archives générales de médecine*, 1871, t II.)

et que ces fractures se trouvaient au niveau et dans le voisinage du pubis. J'avais été très-frappé par trois faits de ce genre à l'hôpital Beaujon, en 1860 et 1861, et comme ces faits n'étaient pas clairement indiqués dans nos auteurs classiques, même dans le traité récent de Malgaigne, en 1847, j'avais engagé un de mes élèves, le docteur Regnault, à faire de cette question, les fractures du pubis, le sujet de sa thèse inaugurale (1), et son travail, l'un des meilleurs qui aient été produits sur ce sujet, est resté un excellent guide pour les chirurgiens au lit d'un malade.

Me rappelant donc que j'avais trouvé, dans les observations rapportées par M. Regnault, les fractures indirectes du pubis, au niveau de la symphyse (où c'est, dans bien des cas, une déchirure du ligament interpubien plutôt qu'une fracture), sur la branche horizontale et sur la branche descendante, j'ai dirigé mes recherches vers ces trois points, qui sont, tantôt d'un seul, côté, tantôt des deux, les lieux d'élection des fractures indirectes de l'os iliaque. J'ai d'abord regardé s'il y avait quelque ecchymose sur ces points : je n'en ai pas trouvé ; puis j'ai appuyé avec deux doigts sur la symphyse pubienne. Je n'y ai pas provoqué de douleurs, je n'y ai pas senti d'inégalité, ni de mobilité, ni de crépitation. J'ai enfin pressé de même à droite, puis à gauche, vers le niveau du point de jonction de la branche horizontale du pubis avec l'ilium, sur la jonction des branches ascendante de l'ischion et descendante du pubis : je n'ai pas trouvé de douleurs ni de signes physiques. Je ne m'attendais pas à sentir la crépitation ni la mobilité ; car je savais que, même dans les cas où les fractures sont multiples, les fragments sont maintenus, soit par le périoste, soit par des dentelures engrenées, et que ces conditions ne permettent pas les déplacements nécessaires pour percevoir la mobilité et la crépitation. D'ailleurs, il s'agit là d'os que nous ne pouvons pas entourer, et, par suite, mouvoir facilement. Nous n'avons à notre disposition que la pression d'avant en arrière. Or, celle-ci ne peut pas donner aux

(1) Jean-William Regnault. Thèses de Paris, 1863, n° 48.

fragments l'ébranlement qui serait nécessaire pour nous faire
constater les deux signes physiques principaux : mobilité et
crépitation. J'aurais pu sentir quelque saillie anormale, quelque
inégalité, comme j'ai le souvenir d'en avoir constaté sur deux
malades, à la jonction des branches descendante du pubis et
ascendante de l'ischion. Mais ici il n'y avait pas, au moins pendant la vie, un déplacement suivant l'épaisseur assez prononcé,
pour que j'aie pu rencontrer les inégalités que je cherchais.

Dans cette exploration, je m'attendais surtout à trouver, s'il
y avait fracture, une douleur à la pression sur un ou plusieurs
des points d'élection que je vous ai signalés tout à l'heure.
Chose assez remarquable quand on voit les résultats de l'autopsie, je n'ai pas fait naître ces douleurs. Le blessé souffrait dans
tout le bassin, surtout en arrière, quand il remuait, mais il ne
localisait pas ses douleurs dans le pubis, et nous-mêmes nous
n'avons pu les provoquer par la pression.

Jusque-là donc, j'étais dans l'incertitude, et je n'avais aucune
raison plausible pour croire à l'existence d'une fracture. Mais
je ne m'en suis pas tenu là; je me rappelais que Voillemier
avait signalé la coïncidence assez fréquente d'une fracture verticale du sacrum avec des fractures du pubis, et que M. Salleron,
de son côté, avait appelé l'attention sur la coïncidence possible,
avec ces mêmes fractures, d'un désordre grave du côté de l'une
ou l'autre des symphyses sacro-iliaques, désordre qu'il caractérise
par le mot luxation, et que j'appellerais plus volontiers *disjonction*. Le malade ne pouvait pas se retourner dans son lit, parce
que les mouvements étaient trop douloureux; mais en le priant de
diriger ma main du côté où sa souffrance était le plus vive, il l'a
amenée dans la région de la symphyse sacro-iliaque gauche,
et, en effet, quand une fois ma main, en suivant le plan du lit, est
arrivée sur cet endroit, la moindre pression a éveillé des douleurs assez grandes pour provoquer des cris. J'aurais voulu explorer de même la région de la symphyse sacro-iliaque droite;
mais le patient m'a prié de ne pas insister, ce que j'ai fait. Aussi

bien, j'étais suffisamment éclairé. Une pression d'un côté à l'autre du bassin et une grande douleur à la jonction de l'os iliaque avec le sacrum, m'autorisaient à présumer fortement l'existence d'une fracture du bassin en avant, où je ne sentais rien de positif, aussi bien qu'en arrière, où j'étais guidé surtout par la douleur. J'ajoute qu'en soulevant un peu la fesse, sans remuer beaucoup le malade, j'avais vu, de ce même côté gauche, une ecchymose assez étendue, qui vraisemblablement se continuait jusqu'au niveau de la symphyse.

Je répète que j'étais assez éclairé pour croire à une fracture du bassin, et me trouver amené à rechercher ce qu'il faut surtout craindre et traiter dans les cas de ce genre : une lésion concomitante des voies urinaires.

Dirigeant donc mon attention et la vôtre de ce côté, j'ai demandé au blessé s'il avait uriné depuis l'accident. Il m'a répondu qu'il n'avait pas uriné du tout, et qu'il n'en avait pas même éprouvé le besoin, et cependant treize heures s'étaient écoulées depuis le moment où cet accident avait eu lieu. Ma première pensée fut qu'il y avait une rétention d'urine, complication assez fréquente des fractures du bassin ; mais je palpai et je percutai la région hypogastrique, sans y trouver la plénitude et la matité que donne habituellement la distension de la vessie. Néanmoins j'introduisis une sonde ; elle arriva sans rencontrer d'obstacle ; mais elle ne donna issue qu'à 50 ou 60 grammes d'urine, et, à la fin, à quelques gouttes de sang.

Nous pouvions donner trois explications de ce fait singulier : ou bien le malade avait uriné et vidé presque complétement sa vessie sans s'en apercevoir et sans le savoir, ou bien la sécrétion urinaire avait été supprimée par le trouble nerveux que le traumatisme avait occasionné, ou bien, enfin, cette sécrétion avait eu lieu ; mais l'excrétion, au lieu de se faire au dehors, s'était faite dans le tissu cellulaire du bassin ou dans le péritoine, à travers quelque ouverture anormale des voies urinaires.

Je ne pouvais croire à la première de ces explications, parce que le lit n'était pas mouillé, et qu'on n'avait changé ni drap, ni alèze. Il m'était difficile d'accepter la seconde, parce que l'anurie aussi prononcée n'est pas une conséquence habituelle des lésions traumatiques du bassin. Je penchais donc vers la troisième, et j'y étais d'autant plus autorisé que le malade avait, dans tout le ventre, des douleurs irradiées augmentées sensiblement par la pression, des vomissements, le pouls petit et fréquent. Ces symptômes étaient ceux de la péritonite. Celle-ci était-elle due à un épanchement intra-péritonéal d'urine, rendu possible par une déchirure de la face postérieure de la vessie? ou bien s'était-elle développée au voisinage d'une infiltration urineuse dans le tissu cellulaire sous-péritonéal, par suite d'une rupture au bas-fond ou sur les côtés? Je ne pouvais décider la question; mais il me suffisait de constater une péritonite et de placer cette grave maladie à côté de la suppression de la miction, pour craindre une déchirure de la vessie.

Vous voyez donc comment une série de présomptions enchaînées les unes aux autres a fini par me conduire à un diagnostic à peu près certain. La nature de l'accident a dû me faire penser à une fracture indirecte en avant et en arrière. La douleur vive et l'ecchymose de la région postérieure du bassin m'ont fait penser à une lésion traumatique du côté du sacrum, lésion qui, se produisant par le mécanisme de l'arrachement ou de l'écrasement, ne peut se produire sans une fracture préalable du côté du pubis. Enfin, la péritonite et la suppression de l'urine m'ont fait admettre une blessure de la vessie, laquelle avait sans doute été produite par un des fragments de la fracture pubienne.

Ce diagnostic entraînait, comme vous le comprenez, un pronostic des plus graves. L'infiltration d'urine dans le tissu cellulaire profond du bassin, est déjà par elle-même une maladie mortelle. A plus forte raison l'est-elle lorsque l'infiltration se complique si rapidement d'une péritonite, et si, par hasard, nous avions affaire à une péritonite d'emblée, par épanchement et sans infiltration urineuse préalable, c'était encore quelque chose d'extrêmement grave.

Nous ne pouvions amoindrir ce pronostic, qu'en admettant la possibilité d'un diagnostic erroné et d'une suppression momentanée de la sécrétion urinaire, avec une péritonite traumatique simple.

Du reste, mon diagnostic ne me conduisait pas à des indications thérapeutiques positives, car il m'obligeait à admettre une lésion des voies urinaires différente de celle qui est la plus commune dans les fractures du bassin. Dans les cas que nous avons observés, M. Regnault et moi, dans deux autres que j'ai rencontrés depuis, et dans quelques-uns de ceux que publient les auteurs, ce n'était pas la vessie, c'était l'urèthre, au niveau de sa portion membraneuse, qui avait été blessé par un des fragments de la branche pubio-ischiatique, et il en était résulté une rétention d'urine avec ou sans épanchement urineux et sanguin dans le périnée, et menace d'infiltration superficielle analogue à celle que nous observons comme complication de certains rétrécissements uréthraux. Dans les cas de ce genre, il faut songer à vider la vessie et à prévenir l'infiltration urineuse par un cathétérisme qui est souvent difficile, par la sonde à demeure, quelquefois par la ponction de la vessie.

Mais, ici, il n'en était pas de même. Ce n'était certainement pas l'urèthre qui était déchiré, puisque nous n'avions ni la tuméfaction du périnée, ni l'hématurie, ni la rétention intra-vésicale de l'urine, qui sont les conséquences habituelles de cette lésion. Il s'agissait d'une blessure de la vessie, dont les suites graves étaient déjà produites au moment où nous examinions le blessé pour la première fois et n'auraient pu, d'ailleurs, être empêchées par une sonde à demeure.

Il fut néanmoins convenu que, par précaution, le malade serait sondé soir et matin, qu'une flanelle imbibée d'eau de guimauve (fomentation) serait maintenue sur son ventre, que les vomissements seraient combattus par la glace et la potion de Rivière.

Ces moyens ont été impuissants, comme nous avions tout lieu de le penser, et notre blessé a succombé le troisième jour.

L'autopsie, dont je mets les résultats sous vos yeux, vous permet
de constater de nombreuses lésions que nous attribuerons, si
vous le voulez bien, à quatre catégories : celles du squelette, celles
de la vessie, celles du tissu cellulaire sous-péritonéal et celles du
péritoine lui-même.

I. Voyez en premier lieu les lésions du squelette : elles dépassent celles que nous avions présumées, celles surtout que pouvait
faire soupçonner l'intensité, relativement légère, de la lésion
traumatique.

Remarquez d'abord les lésions de la partie antérieure du
bassin : 1° une déchirure complète du ligament ou fibro-cartilage interpubien, et, par suite, une mobilité considérable des
deux pubis l'un sur l'autre ; 2° à droite, une fracture de la
branche pubienne à sa jonction avec l'ilium ; cette fracture est
complète et avec déchirure du périoste ; puis une autre fracture,
sans déchirure du périoste, à la jonction de la branche descendante du pubis droit avec la branche ascendante de l'ischion ; à
gauche, des fractures sur les mêmes points, c'est-à-dire à la jonction du pubis avec l'ilium en haut, avec l'ischion en bas. Ces fractures ne sont pas sous-périostées ; elles sont avec déchirure du
périoste. Leurs fragments, et il en est de même à droite, n'ont
pas de déplacements très-prononcés ; mais quand on soumet le
bassin à des mouvements, quand on fait mouvoir les diverses
pièces du pubis fracturé, on les voit très-aisément s'éloigner
les unes des autres, se rapprocher, chevaucher. Vous avez donc
là, sous les yeux, un type des fractures indirectes du pubis,
de celles qui sont produites sans doute par un mécanisme mixte
d'inflexion anormale et d'écrasement, de celles qui occupent ce
que j'ai appelé les lieux d'élection. Ce sont elles qui ont été
décrites par M. Regnault, et sur lesquelles nos prédécesseurs
n'avaient pas suffisamment appelé l'attention. Ce sont elles enfin,
qui ont cette conséquence, si importante pour la pratique, de
léser l'urèthre ou la vessie, et, je le répète, l'urèthre plus souvent
que la vessie. Mais n'anticipons pas, e regardons maintenant en

arrière : c'est ici que les désordres du squelette dépassent, d'une façon incroyable les limites de nos prévisions.

A gauche, du côté où nous avions constaté la douleur si vive et l'ecchymose, vous voyez une fracture verticale du sacrum passant par les trous sacrés, et dont le fragment externe, qui est le plus petit, est resté intimement uni avec l'os iliaque. Notez bien cette fracture verticale. C'est celle que Voillemier a, le premier, bien fait connaître, en montrant qu'elle coïncide habituellement avec les fractures multiples du pubis. Cette fracture verticale du sacrum se trouve d'ailleurs, comme celle du pubis à laquelle elle est intimement liée, à son lieu d'élection, et celui-ci est dans la ligne que je vous montre et qui se continue avec les trous sacrés.

Du côté droit, le sacrum est intact; mais chose très-bizarre, et à laquelle je ne m'attendais pas, nous avons une déchirure complète des ligaments antérieur, inter-osseux et postérieur de la symphyse sacro-iliaque, et, par suite, une disjonction de cette symphyse. Vous voyez comme les deux os jouent l'un sur l'autre, et comme facilement nous mettons à découvert leur surface auriculaire. Ici, c'est la lésion qui a été particulièrement étudiée par M. Salleron, et à laquelle il a donné le nom de luxation de l'os iliaque sur le sacrum. Je n'y vois pas une luxation bien caractérisée, en ce sens que l'os iliaque n'est pas resté transporté en avant, ni en arrière, ni en haut. Mais vous constatez que la moindre impulsion le fait changer de place et le met dans une situation qu'on peut appeler une luxation : j'aime mieux vous dire qu'il y a disjonction de la symphyse, après déchirure complète et difficile à expliquer, des moyens d'union.

Ce qui est capital sur ce bassin, c'est la multiplicité des lésions. Je voudrais pouvoir vous faire comprendre leur mode de production, mais c'est assez difficile. Je vous ai parlé d'écrasement et d'arrachement. Les fractures du pubis et du sacrum peuvent bien s'être produites par l'un ou l'autre de ces mécanismes; mais je ne saurais vous dire, pour lesquelles c'est l'écrasement, pour

lesquelles c'est l'arrachement qui est intervenu. Quant à la déchirure des ligaments sacro-iliaques et à la disjonction qui en a été la
suite, il me paraît difficile de l'expliquer autrement que par un
arrachement consécutif à la propulsion en avant du long fragment
iliaque séparé du petit ou pubien, après la fracture des branches

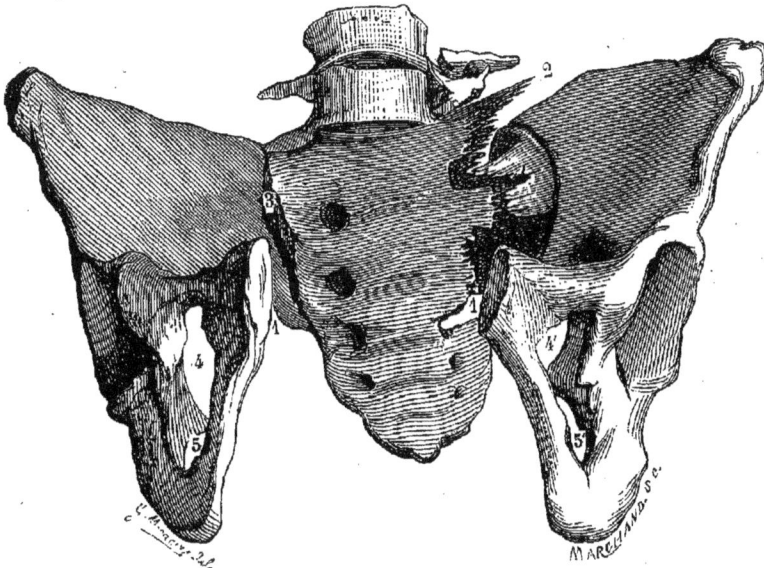

Fig. 6 (*).

horizontale et descendante du pubis. Je vois bien que Voillemier a, pour le sacrum, distingué ses fractures verticales en deux
classes : celles qui ont lieu par arrachement et celles qui se produisent par écrasement; mais il ne donne, pour caractère distinctif entre les deux, que le mode suivant lequel la cause traumatique a eu lieu : si le malade est tombé de haut sur les fesses et
sur l'ischion et qu'il y ait eu une forte impulsion du bas en haut,
c'est par l'arrachement, selon lui, que le sacrum s'est cassé; si au
contraire, le bassin a été soumis à une pression latérale, c'est de
l'écrasement. Comme notre blessé est dans ce dernier cas, il devrait

(*) 1,1, branches droite et gauche de la symphyse pelvienne écartée. — 2, fracture
verticale du sacrum à gauche. — 3, disjonction de la symphyse sacro-iliaque droite.
— 4,4, fracture des branches horizontales du pubis (fragments remis en place). —
5,5', niveau des fractures à la jonction du pubis et de l'ischion.

donc avoir des lésions du sacrum par écrasement; mais, d'une part, je ne vois pas que le sacrum soit tassé, pulvérisé et amoindri dans le sens transversal, comme il l'était dans un des faits rapportés par Voillemier, et, d'autre part, si l'écrasement est intervenu pour la fracture qui est à gauche, je ne puis guère l'admettre pour la disjonction de la symphyse sacro-iliaque qui est à droite. Pour la déchirure des ligaments si puissants de cette symphyse, il a fallu que la force agît, avec une grande puissance, comme pour éloigner les deux os l'un de l'autre. Or, ce mode d'action est de l'arrachement, et si l'arrachement a eu lieu à droite, il doit en avoir été de même à gauche, où la fracture du sacrum se serait produite par ce mécanisme plutôt que par celui de l'écrasement.

Au reste, je ne veux pas approfondir davantage cette question du mécanisme, parce qu'elle est trop difficile à résoudre, qu'il n'est guère possible de l'étudier par des expériences cadavériques, et que sur le malade vivant nous ne pouvons jamais savoir exactement dans quel sens a agi la force vulnérante, au moment de la blessure.

Seulement je ne peux m'empêcher de vous signaler encore une fois la coïncidence de lésions en avant, du côté du pubis, et en arrière, du côté du sacrum et de la symphyse sacro-iliaque. Je vois là plus qu'une coïncidence, j'y trouve une solidarité et une subordination. Je pense que, sous l'influence d'un choc ou d'une pression violente d'un côté à l'autre, les diverses pièces du pubis, d'un seul côté ou des deux, doivent céder d'abord, puis que, la cause vulnérante continuant d'agir, l'un des os iliaques ou les deux sont violemment poussés en dedans, soit par leur partie antérieure seulement, ce qui doit produire des arrachements en arrière, soit par toute leur étendue, ce qui doit plutôt produire un écrasement dans le même sens. Pour moi, en un mot, je crois que les fractures du pubis peuvent exister seules, sans fracture du sacrum, et que, quand elles coïncident avec cette dernière, elles l'ont précédée et favorisée.

D'où cette conclusion clinique que, dans les cas où l'on constate positivement une fracture pubienne, soit à l'aide d'inégalités appréciées avec les doigts, soit au moyen de la mobilité et de la crépitation, il faut chercher en arrière pour voir s'il n'y a pas quelque lésion, et notamment une disjonction de la symphyse avec un déplacement auquel il serait indiqué de remédier; et cette autre que, dans les cas où, comme dans le nôtre, on n'a pas de signe certain de fracture pubienne, on doit chercher s'il y a des signes de fracture du sacrum ou de lésion articulaire. Lorsqu'on rencontre ces signes, on est autorisé à admettre, ou tout au moins à présumer fortement, qu'il y a eu d'abord une fracture du pubis.

Ce n'est pas que, par elles-mêmes, ces lésions traumatiques du bassin soient bien importantes à distinguer pendant la vie, car elles ne réclament pas d'autre traitement que le repos au lit et l'immobilité. Mais elles sont assez souvent accompagnées de lésion des voies urinaires, que l'on méconnaîtrait aisément si l'on ne savait pas que ce sont les fractures du pubis qui les amènent, et qu'on arrive plus aisément à distinguer les unes, en ayant préalablement établi le diagnostic des autres.

II. Ceci m'amène à l'examen des voies urinaires chez notre malade. Voici l'urèthre qui a été fendu dans toute sa longueur : il ne présente aucune solution de continuité, quoique ce soit lui, je vous le répète, qui soit le plus souvent blessé dans les fractures du pubis. Regardez maintenant la vessie : elle est intacte à sa partie postérieure ou péritonéale, à sa partie antérieure, à son sommet et sur ses côtés. Mais vous voyez sur son bas-fond, vers la partie antérieure et gauche, tout près de la prostate et du col, une solution de continuité à bords déchirés, ayant à peu près la largeur d'une pièce de vingt centimes, laquelle solution de continuité communique avec le tissu cellulaire anté-vésical ou rétro-pelvien, puis, de bas en haut, avec le tissu cellulaire sous-péritonéal de l'excavation pelvienne et du bas de la paroi abdominale. Cette déchirure est assez éloignée des fractures, mais vous

pouvez constater que, quand on met en mouvement se bassin dis-
loqué, on amène très-facilement, auprès de l'ouverture vésicale,
l'extrémité inférieure de la branche descendante du pubis gauche,
et qu'au moment de l'accident cette branche a dû être repoussée
en arrière, où elle a rencontré la vessie, tandis que, si le choc
l'avait poussée en avant et en dedans, elle aurait rencontré l'urèthre au devant de la prostate.

III. Pour ce qui est du tissu cellulaire péri-vésical et sous-péritonéal, ainsi que du péritoine, les lésions sont très-simples. Au
moment où la paroi abdominale a été incisée à sa partie inférieure, nous avons vu s'écouler, du côté gauche, une grande quantité, environ un litre et demi, de liquide sanguinolent qui avait
une odeur urineuse. Je croyais d'abord que ce liquide venait de
la cavité péritonéale; mais j'ai bientôt reconnu qu'il provenait
d'une cavité accidentelle placée entre la vessie et le pubis, d'une
part, entre le péritoine pariétal et le bas de la paroi abdominale,
d'autre part; puis nous avons vu que cette cavité se continuait
jusqu'au voisinage de la déchirure vésicale. L'urine était passée
par cette déchirure, s'était frayé une voie au-devant de la vessie et dans le tissu cellulaire sous-péritonéal, et, au lieu de s'in-
filtrer au loin, s'était accumulée. Il y avait, en un mot, un épanchement d'urine et non pas simplement une infiltration. Cet
épanchement n'était pas mêlé de pus, le malade n'ayant pas vécu
assez longtemps pour que la suppuration ait pu intervenir. Il
est regrettable que, pendant la vie, je n'aie pas pu reconnaître
cette accumulation. Elle n'était pas indiquée par une saillie
anormale et par la fluctuation, parce que l'épanchement était
étalé en travers, et plus prononcé au-dessous qu'au-dessus de
la symphyse pelvienne. Peut-être, si j'avais été amené à faire une
large incision, aurais-je pu éviter au blessé la conséquence grave
de cet épanchement urineux, celle qui a probablement déterminé
la mort, savoir la résorption de l'urine par les parois de cette
poche accidentelle.

IV. Quant au péritoine, il ne communiquait pas avec la vessie et il ne renfermait pas d'urine; il ne contenait, d'ailleurs, ni le pus, ni les fausses membranes de la péritonite aiguë, rapidement mortelle. Çà et là seulement, on voyait quelques arborisations vasculaires, appartenant à la première période (période hyperémique de cette maladie). Peut-être cette lésion initiale de la péritonite a-t-elle suffi pour donner lieu aux symptômes que je vous ai signalés, savoir la douleur abdominale et les vomissements. Mais ces symptômes peuvent être attribués aussi au large épanchement urineux. La douleur occasionnée par sa présence a bien pu se propager au péritoine et à ses nerfs, et l'intoxication urineuse produire les vomissements, la petitesse du pouls et l'affaiblissement rapide, qui ont précédé la mort.

V. *Résumé.* — Retenez donc de l'observation et de l'autopsie que nous avons sous les yeux ce souvenir, qu'à la suite des grandes lésions traumatiques du bassin, cette partie du squelette peut présenter des fractures multiples qui ont leurs lieux d'élection, et qu'en vous laissant guider par cette notion, vous pouvez reconnaître, sur le vivant, l'existence des lésions dont il s'agit.

Mais n'oubliez pas que leur connaissance est importante surtout parce qu'elle nous met sur la voie des blessures graves concomitantes des voies urinaires, pour lesquelles la thérapeutique chirurgicale peut intervenir efficacement. Voillemier et M. Salleron, qui ont si bien étudié les lésions du squelette pelvien, n'ont pas suffisamment insisté sur ce dernier point, et j'y insiste pour que vous ne le perdiez pas de vue. Si, chez notre malade, nous avions eu, au lieu d'une déchirure de la vessie, une déchirure de l'urèthre, mes explorations m'auraient conduit à reconnaître l'hématurie, la rétention d'urine, un épanchement sanguin, peut-être un épanchement sanguin et urineux dans le périnée. J'aurais su que mon malade était menacé d'une infiltration urineuse, j'aurais immédiatement cherché à le sonder et à lui laisser une sonde à demeure. Si je n'avais pas pu arriver dans la vessie tout d'abord, j'aurais attribué l'obstacle à une compression exercée sur l'urèthre par un des fragments de la fracture pubienne. J'aurais fait coucher le malade à droite et à gauche alternativement : peut-être ma sonde, à la suite des changements de rapports donnés par ces mouvements, aurait-elle fini par entrer, comme cela m'est arrivé une fois sur un malade de l'hôpital Cochin, en 1858. Si, enfin, il m'avait été impossible de pénétrer dans la vessie, j'aurais fait la ponction de cet organe et laissé la canule à demeure, jusqu'à ce que l'urèthre fût devenu franchissable.

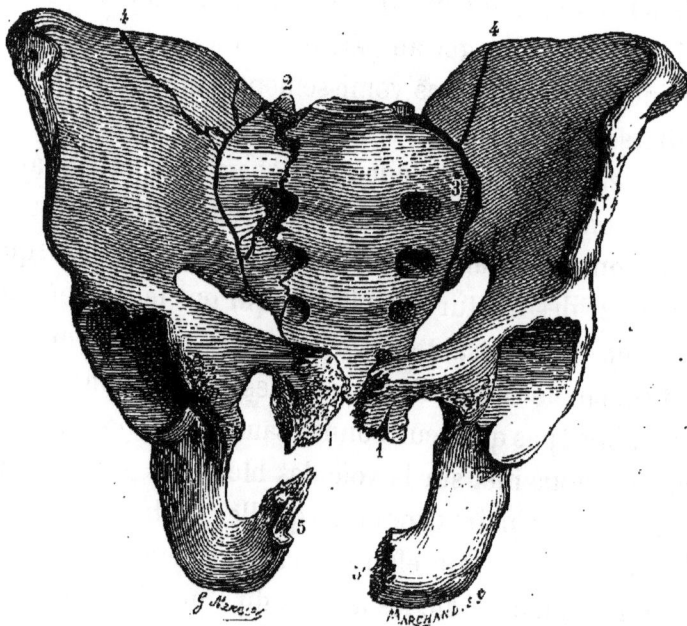

Fig. 7 (*).

Note additionnelle. — Je place ci-dessus la figure d'une pièce anatomique analogue à celle du précédent malade, mais en différant en ce que la fracture verticale du sacrum est à droite, et la disjonction de la symphyse sacro-iliaque à gauche.

De plus il y avait fracture à droite et à gauche sur la partie postérieure de l'os iliaque.

(*) 1,1, trait des fractures pubiennes droite et gauche (le fragment a été enlevé). — 2, fracture verticale du sacrum à droite. — 3, disjonction de la symphyse sacro-iliaque gauche.— 4,4', fractures en arrière de l'os iliaque. — 5,5', trait de la fracture à la jonction de la branche ascendante de l'ischion avec la branche descendante du pubis.

La pièce a été recueillie en 1877 sur un malade de la salle Sainte-Vierge (n° 28), chez lequel c'était encore le bas-fond de la vessie qui avait été rompu. Le blessé n'a été sondé, et la sonde n'a été laissée à demeure que 13 heures après l'accident. Une infiltration immense avait eu le temps de se produire et a causé la mort.

TRENTIÈME LEÇON.

Fractures simples du corps du fémur.

Fracture simple du corps du fémur. — Commémoratifs. — Attitude du malade. — Déformation. — Raccourcissement apparent, réel. — Mobilité anormale, double manœuvre pour la chercher. — Crépitation. — Point précis de la fracture. — Arthrite consécutive du genou. — *Id.*, de l'articulation de la hanche. — Chevauchement incorrigible par les mains et les bandages simples. — Emploi du chloroforme. — Appareil de Scultet. — Extension continue. — Motifs pour lesquels elle ne s'est pas généralisée dans la pratique, son utilité dans certains cas. — Préférence donnée à l'appareil Hennequin.

MESSIEURS,

Nous avons en ce moment dans les salles plusieurs malades atteints de fracture du corps du fémur.

Je saisis cette occasion pour vous faire remarquer les particularités que présente cette lésion osseuse, assez fréquente dans la pratique.

Je prends comme types les malades couchés aux nos 5, 11 et 46. Tous trois accusent comme cause de leur blessure une violence extérieure. Le premier a été renversé par un omnibus qui a passé sur lui, les deux autres sont tombés d'un lieu élevé. Parmi eux, un seul a entendu un craquement au moment de l'accident; les deux autres ne se rappellent pas les circonstances de leur chute. Aucun d'eux n'a pu se relever après l'accident, et ils ont été apportés à l'hôpital par leurs camarades sur des brancards.

Vous les avez vus, dans leur lit, couchés tous les trois sur le dos et un peu sur le côté, et ils sont restés dans cette position depuis leur entrée; c'est ainsi qu'ils souffraient le moins. En soulevant le drap qui les couvre, nous observons une légère inclinaison du tronc, du côté droit, pour le no 5, du côté gauche pour les deux autres. Je les ai engagés à se coucher plus droit, plus franchement sur le dos; ils n'ont pu y parvenir, et les tentatives qu'ils ont faites ont provoqué une grande souffrance. Je les ai priés de soulever le membre malade en détachant le talon du lit. Cet essai est resté également infructueux, et leur a causé un renouvellement de douleur, tandis que le membre sain a parfaitement exécuté cette petite manœuvre.

Vous avez remarqué combien la forme de la cuisse malade était différente de celle du côte opposé, comme elle était ramassée sur elle-même et tordue sur son axe. Vous avez, du reste, constaté que le pied, ainsi que la jambe, reposent sur le côté externe. Voilà donc chez ces malades deux signes de fracture, une déformation, et une rotation du membre en dehors.

A un examen superficiel, nos yeux ne constatent qu'un léger raccourcissement; mais si nous menons un cordon d'une épine iliaque à l'autre, nous voyons que la ligne suivie par ce cordon est très-oblique par rapport à l'axe du corps, et que l'épine iliaque est sensiblement abaissée du côté de la fracture, d'où nous concluons que, si le raccourcissement nous a paru d'abord peu prononcé, il doit être réellement plus grand qu'il ne nous avait semblé au premier aspect.

En effet, étendant maintenant notre cordon de l'épine iliaque antérieure et supérieure à la tubérosité du condyle externe du fémur, et, ensuite, à la malléole externe, et faisant la même manœuvre pour le côté sain, nous constatons que le membre blessé du n° 5 est raccourci de trois centimètres au moins; mesurant ensuite les deux membres de l'épine iliaque à la malléole interne, nous trouvons la même différence; il y a donc un raccourcissement réel très-notable, et comme le malade nous affirme qu'il ne boitait pas avant son accident, ce signe est d'une grande valeur.

J'ai cherché s'il y avait de la mobilité anormale par deux manœuvres. Vous avez vu que la première avait consisté à soulever le talon et la jambe avec une main, pendant que l'autre était posée transversalement au niveau de la partie moyenne et antérieure de la cuisse. Imprimant alors un mouvement de latéralité au membre, avec la première main, j'ai vu que la partie inférieure de la cuisse se déplaçait avec la jambe, tandis que la partie supérieure restait immobile, et j'ai constaté, avec ma seconde main, qu'aucun mouvement qui aurait pu échapper à mes yeux ne se transmettait à cette partie supérieure, et que le point de charnière ou centre de mouvement de la partie mobile se trouvait un peu au-dessous de la portion moyenne du fémur. La même manœuvre sur le n° 11 nous apprit que la fracture siégeait à la partie moyenne de l'os, et sur le n° 49 que la cuisse était cassée tout à fait en haut, au-dessous du grand trochanter (fracture sous-trochantérienne de Malgaigne).

Pour percevoir la mobilité par la seconde manœuvre, j'ai déprimé le lit du malade, j'ai passé une de mes mains sous la cuisse lésée, et quand je suis parvenu au-dessous d'elle, j'ai soulevé ma main légèrement. Dans ce moment, la cuisse s'est pliée au point fracturé, en formant un angle saillant en avant, ce qui n'a pas eu lieu pour la cuisse saine, sur laquelle j'ai fait comparativement le même genre d'exploration.

Pendant ces deux manœuvres, j'ai en même temps senti la crépitation. Je suis donc entièrement fixé sur la lésion de nos malades : ils ont des fractures de cuisse, et je n'ai pas eu besoin de prolonger longtemps mon examen pour faire le diagnostic.

Nos trois patients nous ont offert les mêmes symptômes ; seulement la saillie formée par les deux fragments chevauchés du fémur nous a paru placée beaucoup plus haut pour le n° 11 que pour le n° 5, et plus élevée encore chez le n° 49. C'est au niveau du point où cette saillie se produit, que la douleur est également plus prononcée.

J'ai appelé particulièrement votre attention sur la déformation de la cuisse ; mais le genou est lui-même augmenté de volume. L'œil le voit, et je puis aussi le constater par la mensuration directe. A cet effet, je passe un fil sous le jarret, et j'en entoure le genou, en le faisant passer sur les côtés des condyles.

fémoraux et sur le milieu de la rotule ; je trouve, chez l'un, que le côté malade a un centimètre de circonférence de plus que le côté sain, et que chez les deux autres la différence est d'un centimètre et demi. Soupçonnant alors la présence du liquide dans l'articulation, j'ai embrassé les deux côtés de celle-ci avec ma main gauche, un peu au-dessus, et, avec ma main droite, un peu au-dessous de la rotule, et, sans changer mes mains de position, j'ai détaché mon index droit, et je l'ai amené, pour y faire une pression, sur la partie centrale de la rotule. Celle-ci a cédé et s'est laissé refouler jusqu'aux condyles fémoraux, qui l'ont arrêtée. Pendant cette manœuvre, mes autres doigts ont senti un soulèvement très-prononcé, qui ne pouvait être dû qu'à la présence d'un liquide. Nos trois malades ont donc un épanchement notable dans l'articulation du genou, et celui dont la fracture est placée le plus bas, le n° 5, est aussi celui chez lequel l'épanchement est le plus prononcé. Peut-être pensez-vous que cette lésion est due à une contusion concomitante du genou, produite par la violence qui a occasionné la fracture ?

Il n'en est rien ; d'abord, vous ne trouvez sur les genoux de nos malades aucune trace de contusion ; puis nos internes, qui les ont vus hier, à leur entrée, c'est-à-dire une ou deux heures après l'accident, vous diront que l'épanchement dans l'articulation du genou n'existait point alors, et il est bien probable que chez le n° 11, qui n'a l'épanchement aujourd'hui qu'à un faible degré, vous constaterez vous-mêmes, demain et les jours suivants, une notable augmentation avec une douleur plus vive à la pression.

Il est trop évident que la lésion articulaire qui a suivi de si près ces fractures du fémur n'a pas été déterminée par l'immobilité prolongée, que Teissier, de Lyon, a signalée d'une manière trop absolue comme la cause des rigidités consécutives. Elle est la conséquence d'une arthrite survenue de bonne heure, qui aurait pu dépendre d'une contusion concomitante du genou, mais qui, chez nos malades, me paraît avoir été causée par l'ex-

tension, vers la synoviale, de quelques-unes des lésions propres-
à la blessure de l'os. Dans une autopsie de fracture récente que
j'ai faite en décembre 1868, j'ai trouvé une infiltration sanguine
qui, partant de l'espace interfragmentaire, venait se prolonger
presque dans le tissu sous-synovial du genou, quoique la fracture occupât le tiers moyen. Dans nos derniers et tristes événements militaires, nous avons eu l'occasion de constater cette
infiltration sanguine sous-synoviale, que M. Berger, agrégé à la
faculté, a étudiée par des expériences sur les animaux, dans un
travail qui a fait l'objet de sa thèse inaugurale en 1873 (Paris).

Mais l'infiltration sanguine une fois établie et admise, comment produit-elle l'épanchement de l'arthrite? Je présume avec
M. Berger que la sérosité du sang passe par endosmose à travers
la synoviale; et qu'arrivée dans l'articulation, elle l'enflamme
comme ferait un corps étranger. Il est possible cependant que le
sang provoque une inflammation avec sécrétion séreuse. Une
démonstration absolue est encore à donner sur ce sujet.

De même, quant à décider si l'arthrite hydropique, observée
sur ces trois malades peu de temps après l'accident, et que j'ai
trouvée de même, depuis plus de douze ans, sur presque tous
les sujets atteints de fracture de cuisse qu'il m'a été donné de voir ;
si cette arthrite, dis-je, est toujours la conséquence d'une infiltration sanguine dans le tissu conjonctif sous-synovial, ou si elle
n'est pas, dans certains cas, due exclusivement et principalement
à la propagation vers l'articulation et le long du périoste, de la
phlegmasie violente partie du foyer de la fracture, je ne me prononce pas définitivement. J'appelle seulement votre attention sur
cette arthrite prématurée, parce que, sans être grave, sans apporter obstacle à la consolidation, elle nous explique l'origine
principale des rigidités articulaires qui sont une des causes les
plus certaines de la gêne des mouvements après les fractures de
la cuisse.

J'ai cherché si les pressions étaient douloureuses, et s'il y
avait un gonflement appréciable à la racine du membre, au ni-

veau de l'articulation de la hanche. Je n'ai rien trouvé de spécial de ce côté et je ne suis pas autorisé à vous dire qu'il y ait arthrite coxo-fémorale en même temps qu'arthrite fémoro-tibiale.

Du reste, il est à remarquer que l'articulation placée au-dessus de la fracture, pour cet os comme pour les autres, est plus rarement atteinte d'inflammation consécutive que l'articulation placée au-dessous. Je ne dis pas qu'elle ne le soit jamais. J'ai en effet constaté sur plusieurs sujets, consécutivement à des fractures de la cuisse, une roideur prolongée de la hanche, qui indiquait bien les suites d'une arthrite. Je dis seulement que cette complication est peu commune, tandis que l'arthrite du genou est très-habituelle, et presque constante.

Nous avons reconnu à première vue, chez nos trois malades, que la cuisse était ramassée sur elle-même, à la manière d'une sangsue, et qu'elle semblait se bomber en avant. Cherchons à interpréter cette disposition, et à déterminer quelle doit être la position réciproque des fragments. Il est bien entendu que les deux extrémités osseuses ont subi un déplacement suivant la circonférence, puisque le genou et la jambe reposent sur leur côté externe, et un autre déplacement suivant la direction, puisque la cuisse est fortement bombée. De plus, puisque la jambe est raccourcie, il y a une troisième sorte de déplacement, c'est-à-dire un chevauchement ou déplacement suivant la longueur combiné avec un déplacement suivant l'épaisseur. Le raccourcissement existe toujours chez l'adulte, et on peut l'expliquer, comme l'ont compris nos devanciers, par l'obliquité de la fracture; mais on le rencontre aussi dans les cas où celle-ci, au lieu d'être franchement oblique, est dentée avec ou sans le prolongement fissurique, qui a fait décrire par Gerdy la fracture spiroïde. Il se produit dès que les fragments, quelle que soit la direction du trait primitif, cessent de s'arc-bouter, et il est dû à l'action du triceps, des adducteurs et de tous les autres muscles de la cuisse. Ceux-ci entraînent le fragment inférieur en haut et en dedans, quelquefois même en arrière, en le faisant chevaucher sur le supérieur de deux, trois, quatre centimètres, et, en tous cas, d'une étendue qui augmente les jours suivants, comme il vous sera facile de le constater chez nos blessés. En même temps le fragment supérieur est tiré en avant et en dehors, par le psoas. En mesurant le raccourcissement des malades numéros 5 et 11, nous avons trouvé qu'il était de trois centimètres, tandis que celui du numéro 49 était de près de six centimètres. Cette différence tient à ce que la fracture du dernier est sous-trochantérienne, c'est-à-dire située beaucoup plus haut que celle des deux autres, que le fragment supérieur est entraîné plus fortement en avant et en dehors par le psoas, pendant que l'inférieur est attiré en haut, en dedans et en arrière. Il y a donc ici, outre un chevauchement, un déplacement angulaire très-prononcé qui augmente encore le raccourcissement.

Le *pronostic* à porter sur les fractures de ces malades n'est pas fâcheux, en ce sens qu'ils guériront, mais *ils ne guériront probablement pas sans raccourcissement.* Vous voyez encore dans nos salles un quatrième malade qui s'y trouve depuis soixante-quinze jours. Il commence à marcher, mais il a la cuisse droite plus courte que la gauche de 5 centimètres. Eh bien, il est à craindre que, malgré tous nos soins, ceux dont je vous parle aujourd'hui conservent aussi un raccourcissement, et il est même probable que ce défaut de longueur sera un peu plus grand, à la fin du traitement, que celui que nous avons constaté après la réduction. Tel est malheureusement le résultat après beaucoup de fractures de cuisse chez l'adulte.

Il est vrai que cette différence de longueur se corrigera en partie par l'abaissement instinctif du bassin, que les malades pourront y remédier encore en portant sous la chaussure, du côté lésé, un talon un peu plus élevé, et qu'à la longue on ne s'apercevra plus guère de la difformité.

Est-ce à dire en un mot que ces trois sujets seront boiteux à la suite de leur traitement?

Ici, messieurs, distinguons d'abord les résultats primitifs ou temporaires, et les résultats définitifs.

Pour les premiers il n'y a pas de doute; après les 75 à 80 jours de lit, qui sont habituellement nécessaires pour la consolidation des fractures du corps du fémur chez les adultes, nous permettrons à nos malades de marcher.

Mais ils ne pourront le faire qu'avec des béquilles, et ils se serviront de cet adjuvant pendant deux, trois ou quatre mois. Trois causes principales les empêcheraient de marcher autrement, ce sont :

1° La différence de longueur des membres, dont il vient d'être question ;

2° La faiblesse musculaire résultant de l'inaction prolongée, et de l'atrophie légère que subissent toujours les membres fracturés, comme j'ai eu l'occasion de m'en expliquer souvent devant vous (v. page 94) ;

3° La persistance à l'état chronique de la synovite hydropique dont il a été question tout à l'heure. En effet, si je m'en rapporte aux cas de ce genre dont j'ai été témoin, cette synovite ne sera pas de courte durée, comme elle l'est chez les enfants. Elle se prolongera pendant tout le temps du traitement, et se continuera d'autant plus longtemps que les sujets sont plus âgés. Ainsi je m'attends à ce qu'elle durera beaucoup plus chez celui du n° 11, qui a cinquante-six ans, que chez les deux autres qui ont l'un trente-cinq et l'autre quarante et un ans.

Après avoir marché sur des béquilles pendant un temps qui variera, suivant les sujets, de deux à six mois, nos malades commenceront à se servir d'une canne, et on les verra certainement boiter encore très-sensiblement pendant plusieurs mois. J'estime à une année environ le temps nécessaire pour que la marche redevienne, après une fracture de la cuisse, ce qu'elle peut être et ce qu'elle sera pendant le reste de la vie.

C'est au bout de ce temps que l'on pourra constater ce que j'appelais tout à l'heure les résultats définitifs. Je m'attends à ce que ceux-ci varieront sur nos trois blessés.

Celui du n° 5, qui a trente-cinq ans, et dont la fracture occupe la partie moyenne du fémur, boitera sans doute très-peu, et peut-être ne boitera pas du tout, malgré le raccourcissement de trois ou quatre centimètres, que je présume devoir rester chez lui, et l'absence de claudication tiendra d'abord à ce que ses muscles, tout en restant légèrement atrophiés, auront repris cependant une énergie suffisante de contraction, pour corriger l'inconvé-nient résultant de la brièveté du levier. Elle tiendra en outre à ce que cette brièveté ne sera pas excessive, et à ce que le genou aura repris tous ses mouvements, la synoviale n'ayant pas conservé de rigidité consécutive.

Chez le malade du n° 51, je m'attends à ce que la boiterie reste plus prononcée, non pas à cause du raccourcissement que je présume devoir être à peu près le même que sur le n° 11, mais à cause de l'âge plus avancé. Je crains, en effet, que les muscles, après leur inaction prolongée, et malgré l'intégrité de leur inner-vation, ne reprennent plus leur ancienne énergie contractile. Je suis en outre moins rassuré que pour le précédent sur les suites de l'arthrite ; car l'expérience m'a appris que les arthrites spon-tanées subaiguës, en passant à l'état chronique, comme le font presque toujours ces arthrites consécutives aux fractures, sont suivies d'une rigidité synoviale, dont nous voyons d'assez fréquents exemples pour les fractures de l'extrémité inférieure du radius. Or ces rigidités, je vous l'ai dit et vous le dirai encore souvent, sont d'autant plus prononcées et permanentes que les sujets sont plus avancés en âge.

Enfin, sur le malade du n° 46, celui qui a la fracture sous-tro-chantérienne, je m'attends encore, comme résultat définitif, à une claudication très-prononcée, un peu à cause de la faiblesse musculaire, un peu à cause d'un certain degré de rigidité syno-viale qui pourra subsister, mais surtout à cause du raccourcisse-ment, qui est aujourd'hui de six centimètres, et qui pourra bien être ultérieurement de huit à neuf, attendu que, pendant toute la période inflammatoire, c'est-à-dire tant que les fragments ne seront pas encore unis par une substance douée d'une certaine solidité, la tonicité musculaire continuera d'agir et augmentera incessamment la brièveté.

Ma crainte ne sera pas justifiée pour ce malade, si je puis obtenir, par l'extension continue, une diminution notable du raccourcissement.

Mais je raisonne dans la supposition, qui pourrait devenir une réalité, où l'appareil à extension ne serait pas supporté, ou bien, quoique supporté, serait insuffisant.

Traitement. — Nous avons, sur ces trois malades, à remplir les mêmes indications que dans toutes les autres fractures : faire la réduction et la maintenir.

Pour faire la réduction, vous avez vu à quelle manœuvre j'ai eu recours : un aide, placé du côté malade, a appuyé fortement avec ses deux mains sur les épines iliaques du blessé, afin de fixer le plus solidement possible le bassin. Un autre, placé à l'extrémité du lit, a saisi le pied comme dans les fractures de la jambe. Il a d'abord redressé ce pied qui était en rotation en dehors, puis il a fait, par une traction soutenue, ce qu'on appelle l'extension, pendant que le premier aide faisait la contre-extension. Moi-même, placé au côté externe du membre, j'ai, avec les deux mains, fait tous mes efforts pour corriger la difformité, en repoussant en dedans le fragment supérieur, en dehors le fragment inférieur. Ces deux manœuvres ont provoqué une grande souffrance, et vous avez vu quels résultats j'ai obtenus.

Le déplacement suivant la circonférence (rotation du pied en dehors) a été parfaitement corrigé sur les trois blessés. Le déplacement angulaire ou suivant la direction a été corrigé de même chez les malades n°ˢ 5 et 11, mais il ne l'a été que très-imparfaitement chez celui du n° 46, qui a la fracture sous-trochantérienne, et chez lequel, comme vous le savez, ce déplacement angulaire est beaucoup plus prononcé par suite de l'action très-efficace du psoas inséré sur le fragment supérieur, qu'il entraîne en dehors et en avant, muscle dont il nous a été impossible de vaincre davantage la contraction.

Mais, sur aucun des trois malades, nous n'avons pu corriger les déplacements suivant la longueur et suivant l'épaisseur, déplacements étroitement liés l'un à l'autre, ou dont le second, du moins, est essentiellement dépendant du premier. Car vous comprenez parfaitement que le contact des deux fragments par leurs faces latérales ne pourrait cesser que si, préalablement, le fémur avait retrouvé sa longueur.

Je vous signale l'impossibilité où j'ai été de corriger le raccourcissement par la manœuvre de la réduction simple, parce que bon nombre de vos auteurs classiques ne vous font pas pressentir suffisamment cette impossibilité. Les uns parlent de la réduction comme d'une chose qui réussit toujours, si elle est bien faite; les autres insinuent que, dans un certain nombre de cas, toute l'indication consiste à corriger les déplacements suivant la direction et suivant la circonférence, mais qu'il n'y a pas à s'occuper du chevauchement, parce qu'il n'existe pas. Ceci est peut-être vrai pour quelques enfants, mais ce n'est pas exact pour les adultes. Chez eux, la fracture du corps du fémur est toujours accompagnée d'un chevauchement, ou, ce qui revient au même, d'un raccourcissement où déplacement suivant la longueur, et si, dans quelques cas, on l'a méconnu, c'est parce qu'on n'a pas mesuré, et qu'on a été induit en erreur par l'abaissement du bassin, qui, pour l'œil, et en apparence seulement, a fait disparaître le raccourcissement. Non-seulement dans les fractures du corps du fémur, chez les adultes, il y a du raccourcissement, mais celui-ci ne peut pas être corrigé par la réduction ordinaire et simple, telle qu'on la fait avec les mains, d'après les indications des auteurs, et pendant les premiers jours qui suivent l'accident.

Pourra-t-il être corrigé ultérieurement par d'autres moyens? C'est ce que nous allons examiner tout à l'heure.

Mais je tenais d'abord à formuler, d'après ce qui s'est passé chez nos trois malades, et d'après ce que j'ai vu sur bien d'autres, ces propositions : 1° que la correction immédiate du raccourcissement par les mains seules, et sans l'adjuvant de l'anesthésie, est chose impossible dans le plus grand nombre des cas, et c'est par prudence que je ne dis pas dans la totalité des cas de fracture de la cuisse chez les adultes ; 2° que si cette correction peut être obtenue de bonne heure, c'est par l'anesthésie. Elle peut l'être tardivement et lentement par l'usage, longtemps prolongé, de l'extension continue, dont l'emploi se combine avec ceux des moyens de contention. Malheureusement, il se rencontre ici des difficultés d'exécution qui nous font craindre de ne pas arriver au but.

Je reprends donc l'histoire de nos trois malades, et je dis que, chez tous trois, j'ai fait la réduction ordinaire sans obtenir de résultat satisfaisant pour le raccourcissement. Mais il en est un, celui du n° 5, le plus jeune des trois, et celui qui m'a paru le moins entaché d'alcoolisme, chez lequel vous m'avez vu, le lendemain, employer le chloroforme pour renouveler la tentative de réduction. Un appareil de Scultet, disposé comme celui de la jambe, mais s'étendant de l'aine au pied, a été préalablement posé sous le membre malade, et pendant qu'un aide maintenait solidement le pied, tout prêt à faire l'extension, et qu'un autre appuyait sur les épines iliaques pour la contre-extension, le malade a été soumis à l'action du chloroforme, avec les précautions et surtout les intermittences ordinaires. Nous avons eu quelque peine à obtenir la résolution, et celle-ci a été précédée d'une période de grande agitation, pendant laquelle le patient remuait son membre malade comme l'autre, faisait saillir son fragment supérieur sous la peau, et augmentait, par la contraction violente de ses muscles, tous les déplacements que vous connaissez. Il m'a fallu, placé au côté externe, maintenir très-solidement avec mes deux mains la fracture, pour lutter contre cette puissante action musculaire, et vous avez pu voir que néanmoins, à certains moments, ma résistance a été surmontée, et j'ai été obligé de prier un nouvel aide d'ajouter ses deux mains aux miennes pour maintenir les fragments. Enfin le calme a été obtenu, les muscles sont devenus souples, et j'en ai profité pour faire la réduction. J'ai mesuré un peu rapidement, et il m'a paru qu'il restait à peine un demi-centimètre de raccourcissement; j'ai, dès lors, appliqué mon appareil de Scultet.

Sur les deux autres malades, je n'ai pas eu recours à l'anesthésie pour faire la réduction, voici pourquoi : l'un d'eux (numéro 11) est un charretier âgé de plus de cinquante-six ans, et très-adonné aux alcooliques; or vous savez que chez ces sujets-là la résolution musculaire est difficile et lente à obtenir. Il faut donner beaucoup de chloroforme, et exposer par conséquent les sujets aux dangers de cet agent, dangers observés de préférence dans les jours qui suivent les grandes lésions traumatiques. Il faut en outre passer par une période d'excitation plus longue et plus intense, durant laquelle la perforation de la peau par les fragments n'est pas impossible. Cet accident est arrivé sur un de mes malades de l'hôpital Cochin en 1858. Nous maintenions, un aide et moi, les fragments avec beaucoup d'énergie, mais le malade se remuait et se déplaçait tellement qu'à diverses reprises le membre s'est trouvé soustrait à la pression de nos mains, et qu'à un certain moment une pointe du fragment supérieur est venue traverser la peau. La perforation s'est cicatrisée par première intention, grâce au pansement occlusif immédiatement employé. Mais il n'en est pas moins vrai que cette complication possible, et même l'augmentation imminente de la déchirure des muscles et du périoste, pendant ces mouvements désordonnés, commandent une certaine réserve dans l'emploi de l'anesthésie pour les cas de ce genre, et sont même une contre-indication chez les sujets un peu âgés et les alcooliques.

L'autre malade, celui de la fracture sous-trochantérienne (numéro 46), a un raccourcissement tellement considérable que je n'ai pu me laisser aller à l'espérance d'en obtenir une diminution durable au moyen de l'anesthésie. Le peu que j'en aurais obtenu n'aurait certainement pas persisté; et dès lors, j'ai trouvé inutile de faire courir au patient les chances du chloroforme.

Examinons maintenant la seconde question, celle de la contention. Comment seront contenues et immobilisées ces fractures, et quels soins aurons-nous à donner pendant cette contention?

Pour deux de nos sujets, ceux des numéros 5 et 11, le problème est déjà en grande partie résolu. Je leur ai mis l'appareil de Scultet, à l'un après avoir fait la réduction pendant le sommeil anesthésique, à l'autre sans cette précaution préalable. J'ai eu soin, après avoir entouré la jambe des compresses et des bandelettes qui constituent la partie profonde de cet appareil, et après avoir placé un coussin externe de balle d'avoine très-long, c'est-à-dire atteignant en haut la crête iliaque et dépassant en bas le bord du pied, après avoir placé en outre les coussins interne et antérieur, puis les trois attelles correspondantes à ces coussins, après avoir fermé, d'autre part, les portions jambière et fémorale de mon appareil avec les liens bouclés de Malgaigne, j'ai eu soin, dis-je, de compléter mon pansement au moyen d'un bandage du corps embrassant le bassin, et dont j'ai fait coudre les extrémités pour les unir entre elles et les assujettir au drap fanon. J'ai complété le traitement par le lit mécanique dont j'ai parlé souvent (1), et dont l'usage permettra de mettre les malades sur le bassin, et de renouveler leur drap de dessous et leur matelas, sans les faire souffrir. Je ne parlerais du matelas d'eau que si des pustules ou des écorchures se formaient au sacrum, et faisaient craindre une eschare de ce côté.

J'ai de plus engagé les malades à ne pas s'asseoir, à manger dans le décubitus horizontal, et à remuer le moins possible. Je leur prescrirai en outre, dans quelques jours, le phosphate de chaux à la dose de 4 à 8 grammes par jour.

Je renouvellerai l'appareil tous les trois ou quatre jours, pendant la première quinzaine, et à chaque pansement, vous me

(1) Voy. pages 588 et 589.

verrez faire des tentatives nouvelles pour combattre le raccourcissement. Je n'espère pas le diminuer beaucoup par ces réductions réitérées, mais je pourrai du moins m'opposer à l'augmentation qui tend à se faire pendant les deux ou trois premières semaines.

A partir du vingtième jour, je ne renouvellerai plus l'appareil que toutes les semaines; j'aurai seulement à le serrer de nouveau, lorsque je constaterai que les liens extérieurs seront relâchés.

Au soixantième jour, je chercherai s'il reste de la mobilité, en faisant avec précaution les manœuvres que vous m'avez vu utiliser au début pour constater l'existence de ce signe. Si je ne trouve plus de mobilité, je laisserai le membre découvert, j'engagerai le malade à exécuter quelques mouvements des orteils, du pied et du genou. Je lui en imprimerai moi-même, de temps à autre, pour combattre les rigidités articulaires, et particulièrement celle du genou. Si je trouve encore de la mobilité, je réappliquerai l'appareil, et je le laisserai, en le renouvelant de temps à autre, jusqu'à ce que la consolidation soit obtenue.

A quelle époque permettrai-je aux malades de se lever et de se mettre sur des béquilles? J'attendrai au moins le quatre-vingtième jour, et probablement ce ne sera pas avant le quatre-vingt-dixième. Car une des choses que je crains et qu'il faut craindre le plus après les fractures de la cuisse, c'est la rupture du cal par une chute, même très-simple, de la hauteur du malade. J'ai vu de ces fractures itératives au soixante-dixième, soixante-quinzième jour, chez des sujets qui s'étaient levés trop tôt, contrairement à mon avis, et il leur a fallu trois nouveaux mois pour refaire leur consolidation.

En général, je ne laisse lever les malades qu'après avoir constaté à diverses reprises l'absence de la mobilité anormale, et la possibilité, pour le sujet, de détacher le talon du lit, en soulevant le pied, sans fléchir le genou, à une hauteur de douze ou quinze centimètres.

Vous me demanderez peut-être pourquoi j'ai donné la préfé-rence au bandage de Scultet, le membre étant dans l'extension, pourquoi je n'ai pas choisi, comme on l'a conseillé et comme vous avez pu me le voir faire, le même appareil, le membre étant en flexion sur un double plan incliné, pourquoi je ne parle pas de bandage inamovible, et enfin pourquoi je ne me.sers pas chez tous trois, comme je vais le faire sur le dernier de nos blessés, d'un appareil à extension continue?

Voici mes réponses :

1° En ce qui concerne l'appareil de Scultet, le membre étant dans la demi-flexion, je lui reconnais un avantage, c'est que cette position du genou paraît donner une arthrite moins rebelle, et une rigidité consécutive moins grande.

Pourtant, le fait n'est pas encore établi sur des observations assez nombreuses pour qu'il doive servir de base au traitement; et d'un autre côté, j'ai vu que la position demi-fléchie avait sou-vent l'inconvénient d'occasionner, au niveau du jarret, une souf-france intolérable qui obligeait à supprimer le plan incliné, et à remettre le membre dans l'extension. Sur deux sujets même, la compression du jarret a été suivie d'une oblitération de la veine poplitée et d'un œdème douloureux de la jambe.

Je sais bien qu'on éviterait cette compression fâcheuse du jarret si, au lieu d'un plan incliné en bois, on employait, comme l'ont fait Dupuytren et Sanson, un double plan incliné fait avec des coussins de balle d'avoine. Mais j'ai reconnu que ces cous-sins s'affaissaient promptement, que pour les remettre en place et rétablir la demi-flexion, il fallait remuer le membre deux ou trois fois par jour, ce qui est un inconvénient. Et comme enfin les roideurs consécutives ne sont pas complétement empêchées par la demi-flexion, comme celles qu'on voit après l'extension finissent elles-mêmes par disparaître, je ne vois pas une utilité réelle à adopter d'une manière absolue la demi-flexion.

2° Je n'ai pas l'intention d'employer un appareil inamovible, parce qu'il ne remédierait pas plus que celui dont nous avons fait choix au raccourcissement, et parce qu'il permettrait peut-être au déplacement angulaire de se reproduire. En effet, 60 à 80 jours d'immobilité sont nécessaires. Si l'on entourait le membre d'un bandage plâtré, silicaté ou dextriné, ce serait du quinzième au vingtième : car, appliqué plus tard, il n'aurait plus d'utilité. Il devrait rester en place 40 à 50 jours. Or, pendant ce temps, le membre diminuerait de volume, un vide en résulterait, et les fragments, moins bien maintenus, pourraient se déplacer suivant la direction. Je préfère de beaucoup le bandage amovible, que je resserre quand il est relâché, que je remets en entier, et que j'applique à nouveau de temps à autre. Je maintiens ainsi beaucoup mieux la fracture, et j'évite plus sûrement les consolidations très-vicieuses.

3° Enfin pourquoi pas un appareil à extension continue ? En théorie, ce mode de traitement est séduisant, car si nous ne pouvons pas, avec nos mains et en une seule séance, surmonter la résistance des muscles qui produisent le raccourcissement, il est logique d'espérer qu'avec une traction mécanique longtemps continuée, on vaincra cette résistance. Telle est la pensée qui a guidé Brunninghausen, Desault, Boyer, Baumers, F. Martin, et tous les chirurgiens qui, avant et depuis eux, ont imaginé des appareils à extension continue pour le traitement des fractures du fémur.

Remarquez bien ceci, messieurs :

L'idée de l'extension continue est très-rationnelle; beaucoup d'appareils inspirés par cette idée ont été imaginés. Aucun jusqu'ici n'a pu prendre un rang définitif dans la pratique. De temps à autre on en crée un nouveau, parce qu'on reconnaît des inconvénients ou de l'insuffisance à ceux qui ont été créés antérieurement.

D'où vient donc cette difficulté de mettre la pratique d'accord avec la théorie ? Elle vient de ce que, pour venir à bout des résistances musculaires très-énergiques contre lesquelles ils ont à lutter, les appareils à extension continue doivent, d'une part, exercer d'une façon permanente de fortes tractions qui sont déjà douloureuses, et, d'autre part, concentrer les points d'appui de l'extension et de la contre-extension sur certaines parties du membre, sur lesquelles cette pression occasionne de la douleur, et parfois des eschares. Ce qui a longtemps empêché les appareils dont il s'agit de se vulgariser, ce sont donc d'abord ces deux causes : la douleur et les eschares.

Il y en a une troisième, c'est que, dans bien des cas, après avoir soumis les patients à ces inconvénients, le raccourcissement n'en a pas moins persisté. Ceux qui n'y prêtaient pas une grande attention et qui ne mesuraient pas, ont pu méconnaître un abaissement du bassin qui dissimulait la brièveté réelle; mais ceux qui ont mesuré ont trouvé presque toujours un raccourcissement de deux et demi à trois centimètres, et ont été obligés de reconnaître que les souffrances supportées pendant plusieurs semaines avaient à peine fait gagner un ou deux centimètres.

Je fais intervenir un quatrième motif. Quand les sujets sont jeunes, le raccourcissement, s'il ne dépasse pas quatre centimètres, ne les fait pas boiter d'une façon permanente. Pourquoi, dès lors, les exposer aux douleurs de l'extension continue? Quand ils sont vieux, le raccourcissement pourra certainement les faire boiter, mais aussi ils supporteront bien plus mal que les jeunes l'extension, ils auront plus facilement des eschares, par suite ils pourront courir plus de danger. Ne vaut-il pas mieux, dès lors, s'en tenir à la contention simple, qui laissera un peu plus de raccourcissement, mais donnera plus de tranquillité au patient et au chirurgien?

Telles sont, messieurs, les raisons qui ont empêché jusqu'ici les appareils à extension continue de se généraliser dans la pratique.

Mais ces raisons ne suffisent pas pour faire rejeter d'une manière absolue cette méthode. Je comprends que, dans les cas où le raccourcissement est très-considérable, on y ait recours; seulement on ne doit le faire qu'à la condition de surveiller attentivement l'appareil afin d'éviter les eschares et d'amoindrir le plus possible les douleurs causées par les tractions. Ce sont les idées qui m'ont guidé dans le traitement de notre dernier malade. J'aurais pu employer le procédé de Baumers, dans

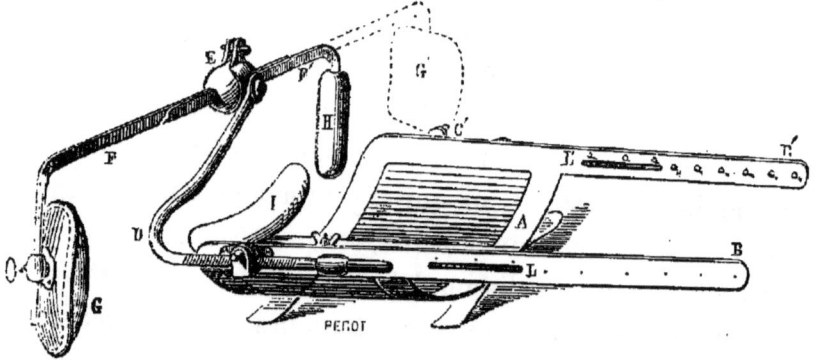

Fig. 7 bis. — Appareil Hennequin (*).

lequel le point d'appui de la contre-extension est pris sur le bassin, au niveau du pli génito-crural, ou bien celui qui est connu sous le nom d'attelle américaine, dans lequel le point d'appui est pris sur le creux de l'aisselle, du côté correspondant à la fracture. J'ai donné la préférence à l'appareil, plus généralement usité aujourd'hui dans les hôpitaux de Paris (fig. 7 bis), qui a été imaginé par M. le docteur Hennequin (1).

Je renonce à vous en donner une description minutieuse; qu'il me suffise de vous le montrer et de vous rappeler en peu de mots ses principaux caractères et avantages. D'abord, il consiste en une gouttière sur laquelle la cuisse repose, en permettant au

(1) Hennequin, *Quelques considérations sur l'extension continue et les douleurs dans la coxalgie* (*Archives générales de médecine*, décembre 1868 à février 1869).

(*) A, gouttière crurale; B, B', bandelettes armées de boutons à leurs extrémités libres; C, C', coussinets à vis de pression, servant à arrêter les mouvements de rotation et de va-et-vient de la tige coudée; D, tige coudée, portant une coquille et pouvant se placer à droite ou à gauche de la gouttière; E, coquille bivalve à charnière renfermant une sphère en bois; F, F', tiges qui traversent la sphère et portent les pelotes; G, G', pelotes iliaques; H, coussin pubien; I, coussin ischiatique en forme de croissant; L, L', coulisses destinées à recevoir les boutons N, N' de l'armature inférieure.

genou de rester dans la flexion, la jambe étant hors du lit et le pied appuyé sur une chaise.

M. Hennequin est de ceux qui pensent que le maintien du genou dans la flexion est le moyen de diminuer les rigidités

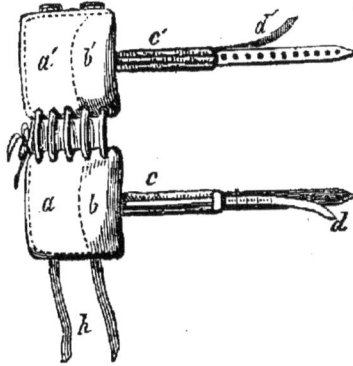

Fig. 8. — Appareil Hennequin (*).

prolongées dont nous avons parlé plus haut, et il croit en avoir eu la démonstration sur les malades qu'il a soignés.

La contre-extension est faite au moyen de pressions exercées 1° sur l'ischion par un coussin en croissant (I, fig. 7), adapté à la partie supérieure de la gouttière; 2° sur la fosse iliaque externe par un coussin G analogue; 3° sur la branche horizontale du pubis par un autre coussin H. Ces deux derniers coussins sont reliés au reste de l'appareil par deux tiges coudées glissant l'une et l'autre dans une coquille bivalve à charnière E. La contre-extension se fait au moyen du bracelet représenté dans la figure 8, lequel entoure la cuisse, et d'où partent deux tiges élastiques c d, c' d', sortes de muscles artificiels qui viennent s'attacher aux boutons des deux tiges terminales de la gouttière.

Je ne placerai cet appareil que du douzième au quinzième jour, lorsque la période inflammatoire sera terminée. Si les

---

(*) a a', bracelet se fixant à l'extrémité inférieure de la cuisse; b b', points fortement rembourrés en rapport avec les condyles du fémur; c c', muscles artificiels terminés par des lanières percées de trous; d d', rubans gradués indiquant en kilogrammes la force de traction h.

choses se passent comme sur trois autres malades chez lesquels
j'ai eu l'occasion d'employer ce mode de traitement, vous verrez
qu'il faudra modifier plusieurs fois la situation des pelotes
contre-extensives pour les rendre supportables, que le malade
sera tourmenté par les douleurs de l'extension, qu'il faudra, de
temps en temps, diminuer les tractions exercées par les bandelettes en caoutchouc, et qu'enfin, le pied et le bas de la jambe
seront œdématiés malgré le bandage roulé qui sera préalablement placé autour de ces parties. Si le malade n'est pas trop
sensible, et s'il supporte courageusement la douleur, nous arri-
verons peut-être à le guérir sans raccourcissement, ou avec un
raccourcissement de deux ou trois centimètres. Mais si la douleur est intolérable, si nous sommes obligés, pour l'amoindrir,
de trop relâcher les lacs de la contre-extension, le résultat sera
moins heureux, et il nous restera un raccourcissement de cinq
à six centimètres. Tout dépend ici du degré de sensibilité et
d'énergie du patient; et c'est précisément parce que nous en
trouvons peu qui soient en mesure de supporter la douleur
causée par cet appareil, comme par tout autre destiné à l'extension continue, qu'il ne peut pas être adopté dans tous les cas.
Surtout ne l'essayez pas chez les enfants, chez les femmes, chez
les vieillards; car aux douleurs s'ajouteraient facilement les eschares, dont l'apparition augmenterait les souffrances, et pourrait faire naître des dangers.

Depuis quelque temps M. Hennequin a modifié son appareil,
en vue de rendre l'extension moins douloureuse (1), et la construction du bandage plus facile pour le chirurgien et moins dis-
pendieuse. « Que faut-il pour le construire? dit M. Hennequin,
dont je vais citer textuellement les paroles; trois serviettes, deux
attelles, trois lacs, une bande, de la ouate, deux cordes et un
corps pesant quel qu'il soit, pour faire l'extension; le dossier
d'une chaise servira de poulie de réflexion... »

(1) Hennequin, *Des fractures du fémur et de leur traitement par l'extension
continue.* 1 vol. in-8°, Paris, 1877, p. 521.

« Pour faire l'extension, après avoir entouré le pied, la jambe et le quart inférieur de la cuisse d'un bandage ouaté compressif, nous appliquons le milieu d'une serviette pliée en cravate sur la face antérieure de la cuisse, immédiatement au-dessus de la rotule ; nous conduisons ses deux chefs dans le creux poplité où ils se croisent en allant l'un à droite, l'autre à gauche ; nous les ramenons sur la face antérieure de la partie supérieure de la jambe où ils sont noués ensemble. Ainsi disposée, la serviette représente assez exactement un 8 de chiffre, comprenant dans un de ses anneaux la partie inférieure de la cuisse qu'elle embrasse et étreint solidement, dans l'autre la partie postérieure du mollet... Une petite corde attachée sur un des côtés du nœud de l'anneau jambier va se réfléchir sur le dossier d'une chaise dont le siége supporte le pied, ou sur une poulie disposée à cet effet. Un corps pesant faisant l'extension est suspendu à son extrémité opposée... »

« La contre-extension se fait de la même manière. Une serviette également pliée en cravate embrasse la racine du membre. Sa partie moyenne, logée dans le pli fessier, prend un point d'appui solide sur la tubérosité de l'ischion ; un de ses chefs, dirigé en dehors dans la fosse iliaque externe, s'arrête contre la crête de l'os des iles ; l'autre, en dedans, suit le pli génito-crural en s'appliquant sur les branches descendante et horizontale du pubis. Les deux chefs, ramenés sur l'abdomen, se croisent au-dessus du ligament de Fallope, évitant ainsi de comprimer les vaisseaux. A leurs extrémités est nouée une corde qui comprend dans son anse un des montants ou tout le panneau de la tête du lit. La serviette et la corde forment un 8 de chiffre dont l'anneau inférieur embrasse la racine de la cuisse, et le supérieur la tête du lit... »

« La gouttière en fil de fer du premier appareil a été remplacée par une gouttière artificielle, construite au lit du malade avec deux attelles et une serviette passée sous la cuisse et s'étendant de la tubérosité ischiatique au creux poplité. Après l'avoir étalée sur le lit, on enroule ses côtés sur deux attelles, dont l'une occupe le côté externe et l'autre le côté interne du membre, côtés protégés par deux coussins longs en balle d'avoine... »

« Une attelle antérieure, et trois lacs ou liens bouclés modérément serrés, complètent l'appareil; une bande dont les chefs sont fixés aux extrémités inférieures des attelles latérales sert à suspendre le membre et vient s'attacher sur le ciel du lit ou sur un piton vissé dans le plafond. »

J'ai deux fois, dans le courant de l'année 1877, employé cet appareil nouveau de M. Hennequin, dans lequel l'extension et la contre-extension sont toujours faites sur le membre fléchi, et dont le pied repose sur une chaise tout le temps du traitement. Les tractions ont été moins douloureuses et beaucoup mieux supportées qu'avec l'ancien appareil. Je l'ai attribué à ce que les poids destinés à former l'extension (c'étaient des morceaux de pierre de un et de deux kilogrammes) ont été augmentés progressivement. J'ai d'abord mis dans le sac placé à l'extrémité de la corde destinée à l'extension quatre kilogrammes; deux jours après j'ai mis cinq, puis six, et en dernier lieu huit kilogrammes. J'augmentais d'un kilo lorsque je voyais que le poids précédent avait été bien supporté pendant deux ou trois jours.

TRENTE ET UNIÈME LEÇON.

Fractures du col du fémur.

Deux fractures du col du fémur sur de v eilles femmes. — Difficulté de bien savoir sur quelle partie a eu lieu la chute, — Symptômes fonctionnels et physiques. — Impossibilité et inutilité du diagnostic entre les fractures intra et extra-capsulaires. — Erreur d'A. Cooper sur l'influence de l'âge. — Obscurité des auteurs sur les signes différentiels. — S'en tenir à des présomptions sur le siége de la fracture, comme sur la pénétration. — Traitement simple dans tous les cas. — Indication d'éviter la douleur. — Rejet des appareils à extension continue.

Messieurs,

Nous avons en ce moment, dans la salle Sainte-Catherine, deux femmes âgées qui nous ont été apportées, l'une avant-hier, l'autre il y a huit jours. Toutes les deux sont tombées de leur hauteur, sans grande violence.

La première (numéro 6), âgée de 69 ans, a glissé dans sa chambre, et, après quelques efforts pour se retenir, est tombée sur le côté droit.

La seconde (numéro 20), âgée de 71 ans, a fait un faux pas dans la rue, sur le trottoir, et est tombée sur le côté gauche.

Je leur ai demandé avec insistance quelle partie de leur corps avait plus spécialement porté dans la chute; elles m'ont dit que c'était le côté, et m'ont indiqué avec la main, l'une plus particulièrement la hanche, l'autre la hanche et la fesse. Mais elles y ont mis toutes deux une certaine hésitation, et ne m'ont donné ces renseignements qu'après m'avoir dit qu'elles ne savaient pas très-bien, mais qu'elles croyaient qu'elles étaient tombées de telle ou telle manière.

Quoi qu'il en soit, elles n'ont pu ni l'une ni l'autre se relever et marcher, et elles se sont fait apporter sur un brancard.

En les examinant, nous avons trouvé sur toutes les deux les symptômes suivants :

1° *Symptômes fonctionnels.* — Les deux malades souffrent lorsqu'elles essayent de remuer dans leur lit. Si on soulève leur siége pour passer un bassin, elles crient; pour uriner sans trop de douleur, elles préfèrent qu'on engage le mieux possible le vase plat au-dessous de la cuisse saine qu'elles soulèvent. Quand on ne les remue pas, elles souffrent peu; celle qui est ici depuis huit jours a souffert les deux premières nuits, mais elle ne sent presque plus rien aujourd'hui. Celle qui est entrée avant-hier, souffre beaucoup et a eu encore une mauvaise nuit à cause des douleurs.

Je les ai engagées à lever le pied, en le détachant du lit; ni l'une ni l'autre n'a pu y parvenir. Celle du n° 6, pour obéir à ma demande, a pris sa cuisse à deux mains et l'a soulevée, mais elle a en même temps fléchi le genou, et son pied a glissé sur le lit, sans se détacher. Celle du n° 20, qui souffre davantage, n'a pu faire aucun mouvement.

Elles ont, toutes deux, un gonflement mal circonscrit de la partie supérieure de la cuisse; la plus récemment entrée (n° 6) a une ecchymose étendue dans la région trochantérienne.

2° *Symptômes physiques.* — Je vous ai fait remarquer d'abord l'attitude des malades. Elles sont couchées sur le dos, et un peu sur le côté douloureux, demandant instamment qu'on ne les change pas de place. Le membre malade est dans la rotation en dehors, de telle façon que le pied repose sur le lit par son bord externe, et que le talon vient correspondre à l'espace intermédiaire à la malléole interne et au talon du côté sain.

Pour mieux apprécier cette attitude, j'ai décidé les deux malades à se laisser coucher bien à plat sur le lit, et alors je vous ai fait constater que la rotation du membre en dehors persistait, et qu'il y avait de plus un abaissement notable du bassin. En effet, plaçant un cordon d'une épine iliaque à l'autre, je vous ai montré que ce cordon, pour rencontrer celle du côté blessé, s'abaissait de telle façon que la ligne représentée par le cordon est oblique sur le plan médian du sujet. Pour que le cordon représentât une ligne perpendiculaire au plan médian, j'ai été obligé de mettre une de ces extrémités, celle du côté de la blessure, à un centimètre au-dessus de l'épine iliaque.

Enfin, il y a chez l'une et l'autre du raccourcissement, qui se constate à la vue et à la mensuration; à la vue, car il saute aux yeux que le talon est plus haut du côté malade que du côté sain; à la mensuration, car, en portant un cordon de l'épine iliaque à la malléole interne, et ensuite à la malléole externe, j'ai trouvé une différence d'à peu près deux centimètres chez le n° 6, de deux centimètres et demi chez le n° 20. Je dis à peu près; car, quelque soin qu'on y apporte, il est difficile de placer le mètre sur les points de repère d'une façon assez rigoureuse pour être sûr qu'on ne se trompe pas de quelques millimètres. Mais l'important est de constater le raccourcissement; or, il existe bien ici, et la mensuration l'indique un peu plus considérable que la vue seule, vous comprenez pourquoi; c'est que le bassin est abaissé, comme il l'est dans presque toutes les maladies douloureuses de la hanche et de la partie supérieure de la cuisse, et que cet abaissement corrige, pour les yeux, une partie du raccourcissement.

Je n'ai cherché ni la mobilité ni la crépitation; car, Messieurs, avec les symptômes que je viens d'indiquer, le doute n'est pas possible. Ces deux femmes ont une fracture du col du fémur.

Une simple contusion, en effet, pourrait bien donner lieu à la gêne de mouvements et à la douleur que nous observons, mais elle n'occasionnerait pas la rotation en dehors et le raccourcissement. Nous ne pourrions être induits en erreur que si, les malades ayant depuis longtemps une arthrite sèche ou *morbus coxæ senilis* qui aurait amené la rotation et le raccourcissement, elles s'étaient fait une contusion récente. C'est pour me garder contre cette cause d'erreur, que vous m'avez entendu leur demander si elles boitaient et si elles souffraient de la hanche depuis quelques années, et c'est parce qu'elles m'ont répondu négativement, que je n'ai pas dû croire à une contusion sur-ajoutée à une ancienne arthrite sèche.

Nous n'avons pas non plus à songer à une luxation traumatique. En effet, outre que la luxation est rare chez les personnes âgées, et qu'elle se produit après des chutes d'un lieu élevé, et non sous l'influence de causes aussi légères que celles qui sont intervenues ici, nous n'avons pas les symptômes de la luxation la plus fréquente, savoir la luxation iliaque, puisque, dans celle-ci, la rotation a lieu en dedans et non pas en dehors. Il n'y a que la luxation ovalaire qui s'accompagne de rotation en dehors, mais elle donne en même temps une abduction considérable impossible à corriger, et plutôt de l'allongement que du raccourcissement.

Nous voilà donc fixés sur le point le plus important du diagnostic. Ces malades ont une fracture du col fémoral.

Mais voici un autre point qui, si je m'en rapportais aux descriptions de nos meilleurs auteurs, devrait avoir aussi une certaine importance clinique. La fracture est-elle *extra-capsulaire*, *intra-capsulaire* ou *mixte*, c'est-à-dire tout à la fois intra et extra-capsulaire?

Si vous lisez les ouvrages d'A. Cooper (1) et de Malgaigne (2), vous trouverez un chapitre différent pour l'extra et l'intracapsulaire; si vous lisez ceux de Vidal de Cassis (3) et Nélaton, vous n'y trouvez pas, cela est vrai, une description séparée des deux variétés, mais ils insistent tellement sur les différences et sur le diagnostic, que l'on doit conclure à l'utilité et à la possibilité d'un diagnostic différentiel.

Je vois avec plaisir que M. S. Duplay (4) n'a pas suivi les

(1) Astley Cooper, *Œuvres chirurgicales complètes*, trad. de l'anglais avec des notes par E. Chassaignac et Richelot. Paris, 1837.

(2) Malgaigne, *Traité des fractures et des luxations.* Paris, 1847-1854.

(3) Vidal, *Traité de pathologie externe*, 5e édition. Paris, 1861.

(4) Follin et Duplay, *Traité de Pathologie externe*, t. II.

mêmes errements, et passe volontairement sous silence le diagnostic des fractures intra et extra-capsulaires. J'aime à penser qu'il a été inspiré par mes leçons cliniques de l'hôpital de la Pitié, dans lesquelles il a dû m'entendre développer cette pensée que le diagnostic rigoureux entre les fractures extra et intra-capsulaires est tout à la fois impossible et inutile.

Impossible, parce que les signes différentiels que donnent les auteurs sont inexacts, ou ne peuvent être constatés sur le vivant.

En voulez-vous la preuve? Prenons et examinons quelques-uns des caractères différentiels, donnés par A. Cooper et Malgaigne.

A. Cooper a insisté sur un moyen de diagnostic qui, s'il était vrai, serait d'une grande commodité.

Il a dit : presque toutes les fractures du col du fémur, après 50 ans, sont intra-capsulaires, et avant 50 ans extra-capsulaires, et il ajoute, en preuve de cette assertion, que sur 225 personnes âgées de plus de cinquante ans auxquelles il a trouvé une fracture du col du fémur, deux seulement en avaient une extra-capsulaire; les 223 autres en avaient une intra-capsulaire. Nos deux malades ayant plus de soixante ans, devraient, à ce compte, avoir une fracture intra-capsulaire.

A. Cooper est tombé ici dans une erreur profonde, de laquelle heureusement il a déduit, comme je vous le dirai tout à l'heure, une excellente conclusion thérapeutique. Cette erreur, je l'explique par ces deux circonstances qu'il n'a guère trouvé, dans ses autopsies, que des fractures intra-capsulaires, et qu'il les a trouvées chez des vieillards. A son époque, en effet, on ne connaissait pas encore bien les fractures avec pénétration, on ne savait pas que, pour les constater sur le cadavre, il fallait fendre verticalement le col fémoral; ceux qui examinaient les pièces sans cette précaution, passaient à côté des fractures extra-capsulaires sans les voir. A. Cooper a donc raisonné ainsi : quand je fais des autopsies de fracture chez les vieillards, je ne trouve que des fractures intra-capsulaires, c'est sans doute parce que celles-ci sont spéciales aux vieillards, et, sans se préoccuper d'autres signes différentiels sur le vivant, il a pensé que l'âge suffisait pour établir le diagnostic.

Mais les faits sont venus bien vite démontrer qu'A. Cooper s'était laissé tromper. Bonnet de Lyon, Rodet, et d'autres après eux, ont trouvé, dans des autopsies bien faites, avec section verticale du col, des fractures extra-capsulaires, avec ou sans pénétration, si bien qu'aujourd'hui il serait difficile de dire si, après 50 ans, ce sont les fractures intra-capsulaires ou les extra-capsulaires, qui sont les plus fréquentes.

Un mot à présent sur quelques-uns des signes différentiels donnés par Malgaigne dans le tableau placé à la fin de son paragraphe sur les fractures du col du fémur :

1° L'intra-capsulaire, dit-il, a été causée par une chute sur le pied ou le genou ou les fesses, l'extra-capsulaire, par un choc direct sur le grand trochanter. Mais vous ne démêlez pas sur mes pauvres vieilles, et vous ne démêlerez jamais sur les autres vieillards qui se casseront le col du fémur, s'ils sont tombés sur le grand trochanter, ou sur la fesse? Ces deux régions sont trop voisines pour que le patient puisse dire si c'est sur l'une ou sur l'autre qu'il est tombé; et en supposant qu'il soit tombé sur les genoux, comme, après cette chute, il y en a presque toujours une autre sur le côté et en arrière, comment voulez-vous décider si la fracture s'est faite avant ou après la chute sur le côté?

Je voudrais savoir, d'ailleurs, combien de fois le diagnostic a été vérifié sur le cadavre. Je doute qu'on l'ait jamais fait. Malgaigne s'est évidemment inspiré, en écrivant ces lignes, d'un travail de M. Rodet (1), qui a émis cette opinion après des expériences faites sur des fémurs en plâtre. Mais je répudie entièrement les conclusions de ces expériences. Un morceau de plâtre, ayant la

(1) Rodet, *Des moyens propres à distinguer les différentes espèces de fractures du col fémoral.* Thèses de Paris, 1844.

forme du fémur, ne ressemble en rien à un os spongieux, dont le tissu compacte est aminci, et dont les cellules sont agrandies par la raréfaction sénile; car ce sont les variations de résistance, sur les divers points de sa longueur, résultant de ces lésions antérieures, qui font que le fémur, à la suite d'un choc, cède plutôt dans un endroit que dans un autre.

2° Dans l'intra-capsulaire, ajoute Malgaigne, peu de gonflement; pas d'ecchymose; dans l'extra, forte ecchymose. Je me plains ici de ce que l'auteur n'a pas opposé le gonflement de l'un au gonflement de l'autre. Sans doute il s'est senti embarrassé par la difficulté de préciser. Quant à l'ecchymose, ce mot *forte* est bien élastique. Notre seconde malade en a-t-elle une forte ou une faible? Je ne saurais le dire, et en tout cas, il n'est pas impossible que la fracture intra-capsulaire s'accompagne soit d'une forte contusion des parties molles, soit d'un arrachement osseux qui soit l'occasion d'une ecchymose considérable.

Vous voyez donc qu'il n'y a pas à tirer de l'ecchymose un élément sérieux de diagnostic.

3° Dans l'intra-capsulaire, continue Malgaigne, il y a une douleur siégeant vers l'insertion du psoas; dans l'extra, la douleur à la pression est sur le grand trochanter.

Messieurs, il n'est pas possible de faire d'une douleur à la pression un moyen de diagnostic, pour deux raisons : d'abord parce que si la pression est faible ou modérée, elle ne fait pas souffrir, alors même que, non loin d'elle, il y a une fracture, et que, si elle est forte, elle peut faire souffrir par elle-même, et non par suite de la transmission d'un ébranlement à une fracture du voisinage; ensuite parce qu'en supposant la douleur à la pression due à une fracture, elle peut être éveillée aussi bien par une fracture à la base, que par une fracture sur le milieu du col.

4° Dans l'intra-capsulaire, toujours d'après Malgaigne, le raccourcissement est limité au plus à 3 centimètres; dans l'extra, le raccourcissement est de 1 à 6 centimètres. Eh bien! nous avons ici 2 centimètres ou 2 centimètres et demi, nous sommes par conséquent dans des limites qui permettent de croire à l'une aussi bien qu'à l'autre.

Je ne veux pas aller plus loin dans cet examen critique. Malgaigne nous donne encore quatre signes différentiels tout aussi difficiles à constater que les précédents, et de chacun desquels le clinicien ne peut pas tirer de conclusion rigoureuse, et ne croyez pas, que de l'ensemble de tous les signes, vous puissiez arriver à une conclusion. Car dans cet ensemble, vous en avez un certain nombre qui sont en faveur de l'une aussi bien qu'en faveur de l'autre variété.

Ce qui d'ailleurs m'oblige à ne conserver et à ne vous laisser aucune illusion à cet égard, c'est que l'anatomie pathologique a montré souvent des fractures qui étaient tout à la fois intra et extra-capsulaires, à quels signes celles-là seront-elles distinguées? Personne ne l'a dit, et cependant il n'est pas logique de donner les moyens de reconnaître les fractures intra-capsulaires et les extra-capsulaires, sans donner aussi les moyens de reconnaître les mixtes.

La vérité est que, sur cette partie du diagnostic, on peut arriver à des présomptions, mais jamais à une certitude. Ainsi, chez notre première malade, je puis présumer que la fracture est intra-capsulaire, parce qu'elle n'a pas eu d'ecchymose et que les douleurs ont été modérées. Chez l'autre, je puis présumer que la fracture est extra-capsulaire, parce qu'il y a une ecchymose, que le gonflement est considérable et la douleur plus intense. Mais, d'une part, les raisons que je donne en faveur de mes présomptions pourraient bien se trouver entièrement démenties, si l'autopsie arrivait et montrait une fracture extra-capsulaire sur celle des malades chez laquelle je présume une fracture intra-capsulaire, et réciproquement; et d'autre part, elle pourrait bien me donner une fracture mixte.

J'ai dit, en outre, que ce diagnostic rigoureux entre une fracture extra-capsulaire et une intra-capsulaire, était inutile pour le pronostic et le traitement, inutile par conséquent au point de vue pratique.

Je dis qu'il est inutile pour le pronostic. Ici je me trouve en présence de deux opinions contestables, qui ont été avancées par A. Cooper, et sur lesquelles il a établi sa distinction en fractures extra et intra-capsulaires. La première a consisté à dire que les fractures intra-capsulaires ne se consolidaient pas, ou ne se consolidaient que par un cal fibreux très-mince, la seconde à en conclure ou du moins à laisser entendre (car A. Cooper ne s'est pas expliqué catégoriquement à ce sujet) que les malades étaient condamnés à une infirmité inévitable par le fait de cette consolidation nulle et imparfaite. Vous entrevoyez alors l'utilité que pourrait avoir pour le pronostic la question de diagnostic que nous étudions.

Celle de nos malades qui me paraît avoir une fracture intra-capsulaire, n'aurait pas de consolidation, ne marcherait désormais qu'avec des béquilles, ou tout au moins avec une canne et très-péniblement, serait en un mot condamnée à l'infirmité, tandis que celle pour laquelle j'incline vers une fracture extra-capsulaire aurait, si je ne me trompe pas, une consolidation osseuse, et marcherait bien. Et pour le traitement, vous voyez de suite la conséquence; puisque la fracture intra-capsulaire ne se consolide pas, il est inutile de traiter la malade par le séjour au lit destiné à assurer l'immobilité, qui est une condition nécessaire à la formation du cal osseux régulier.

Messieurs, il est très-vrai, et les faits invoqués par A. Cooper et avant lui, il faut bien le dire, par d'autres auteurs, notamment J. L. Petit et Boyer, sont probants à cet égard, il est très-vrai, dis-je, que les fractures intra-capsulaires restent quelquefois sans aucune consolidation, ou ne guérissent qu'au moyen d'une substance fibreuse intermédiaire, pour les raisons suivantes : 1° parce que le fragment supérieur est court et ne reçoit plus une quantité suffisante de matériaux nutritifs, exclusivement alimenté qu'il est par les petits vaisseaux accompagnant le ligament rond ; 2° parce que les matériaux du cal se répandent et se perdent dans la cavité articulaire, comme cela a lieu pour les fractures de la rotule. Il est vrai également que les fractures extra-capsulaires, surtout lorsqu'elles sont avec pénétration, se consolident par un cal osseux.

Mais, à côté de ces faits, qui sont communs, il y a beaucoup d'exceptions qui ne permettent pas d'établir de règles absolues pour le pronostic. Ainsi, certaines fractures intra-capsulaires prennent le cal osseux; A. Cooper l'a parfaitement indiqué lui-même. Ce sont celles dans lesquelles une partie notable du périoste est restée intacte autour des fragments, et, d'une part, sou-tient des vaisseaux qui alimentent le fragment supérieur, d'autre part, apporte un obstacle à l'effusion des matériaux réparateurs dans la cavité synoviale. Ce sont encore celles dans lesquelles, mal-gré la déchirure du périoste, des stalactites osseuses se forment à la périphérie des fragments, et les réunissent sur quelques points de leurs contours, quoique la consolidation inter-frag-mentaire manque. De plus, le cal fibreux inter-fragmentaire, quand il se forme, est quelquefois assez résistant pour donner au col du fémur une solidité aussi grande que si le cal avait été osseux. Vous voyez donc que, du moment où, après une frac-ture intra-capsulaire, le cal osseux ou fibreux peut être aussi solide que celui d'une fracture extra-capsulaire, il n'y a pas, au point de vue du pronostic, à soutenir que le diagnostic aurait une grande utilité. Il en aurait une si, à la notion du siége précis de la fracture, nous pouvions ajouter celles des autres conditions anatomiques et physiologiques, savoir, le degré de conservation du périoste, l'aptitude à la formation des jetées stalactiformes. Or, sur ces points, aucun auteur n'a élevé, jus-qu'à ce jour, aucune prétention à un diagnostic rigoureux.

Il ne faut pas croire, d'ailleurs, que toutes les fractures extra-capsulaires se consolident par un cal osseux; il en est pour lesquelles le cal reste également fibreux.

J'en ai vu deux exemples positifs, dont j'ai le regret de n'avoir pas conservé les pièces. Dans les deux cas, il s'agissait d'une fracture avec pénétration, et la blessure datait de six mois chez un des malades, de huit mois chez l'autre. Sur les pièces tenues solidement avec une main, on ne constatait pas, en imprimant avec l'autre main des mouvements à la tête du fémur, de mobilité anormale, et l'on aurait pu en conclure qu'un cal osseux rétablissait la continuité des fragments. Mais, pour examiner le mode de réunion, j'ai complété la préparation par la coupe verticale de l'os avec une scie, coupe sans laquelle il est impossible d'apprécier exactement l'état des parties. Cette coupe une fois faite, j'ai constaté d'abord la pénétration du fragment supérieur dans l'inférieur, la disparition complète de la substance osseuse qui avait été écrasée, la diminution de la hauteur du col, qui était la conséquence de cette perte de substance, et enfin une ligne fibreuse irrégulière qui établissait la démarcation entre le fragment supérieur et l'inférieur. Cette ligne avait une hauteur de 4 à 5 millimètres. La substance y était assez dense, et adhérait solidement aux deux fragments, de telle sorte que le fémur ainsi réparé pouvait parfaitement suffire pour la sustentation. Il n'en est pas moins vrai que le cal était fibreux comme dans un grand nombre de fractures intra-capsulaires. J'en ai eu la preuve en le faisant macérer, au bout de quelques semaines, les fragments étaient séparés.

Vous voyez donc qu'il n'y a rien d'absolu, sous le rapport du mode de consolidation, dans l'une et l'autre variété, et nous sommes autorisés aujourd'hui à dire que, pour les conséquences à en tirer relativement au pronostic, le diagnostic rigoureux entre elles n'est pas utile.

Il le serait peut-être encore, cependant, si le mode de consolidation était le seul moyen d'expliquer la facilité et la difficulté de la marche après les fractures du col du fémur. Je comprendrais, en effet, qu'on dît : le vieillard atteint de fracture intra-capsulaire ne marchera probablement jamais, parce que sa consolidation sera insuffisante, et *vice versa* pour l'extra-capsulaire. Mais nos études anatomo-pathologiques nous ont montré que les difficultés de la marche après cette fracture, comme après toutes celles qui avoisinent les articulations, dépendaient beaucoup de l'arthrite consécutive et de la diminution de force des muscles. Tous les sujets qui ont une fracture du col du fémur ont une arthrite traumatique à peu près inévitable, lorsque la lésion est intra-articulaire totalement ou en partie; l'arthrite est encore très-habituelle sinon constante dans les fractures extra-articulaires. Comment empêcher, en effet, que l'articulation, qui est si voisine de la solution de continuité, ne prenne part à la phlegmasie consécutive? L'intensité et les effets de cette arthrite varient suivant les sujets, et les variétés dépendent bien plus de leur idiosyncrasie que du siége de la fracture. Au début, on peut donc présumer avec certitude que le sujet aura une arthrite; on peut présumer, à cause de son âge (la fracture du col du fémur étant, comme vous le savez, une maladie de vieillard), que cette arthrite deviendra une arthrite sèche incurable, ou, si elle ne passe pas à l'état d'arthrite sèche, laissera, pendant quelques mois, une rigidité douloureuse de la synoviale. J'accorderai, si vous voulez, que pour la fracture intra-capsulaire, ces résultats sont plus probables que pour l'extra-capsulaire; ce que j'établis seulement, c'est qu'ils sont possibles dans l'une et l'autre, et qu'à ce point de vue, encore, le diagnostic parfait n'aurait pas l'importance qu'on lui a accordée.

Dans la supposition que notre seconde malade aurait une fracture extra-capsulaire, je me demande en outre si cette fracture est ou non avec pénétration persistante. En effet, les travaux d'Hervez de Chegoin (1) et Alph. Robert (2) ont parfaitement démontré que, dans les fractures du col du fémur, et spécialement dans celles à la base ou extra-capsulaires, le fragment

---

(1) Hervez de Chegoin, *Journal général de médecine*, 1820, t. LXXII, p. 3.
(2) Alph. Robert, *Mémoire sur les fractures du col du fémur accompagnées de pénétration dans le tissu spongieux du trochanter* (*Mémoires de l'Académie de médecine*, 1847, t. XIII, p. 486).

supérieur pouvait pénétrer dans le grand trochanter et le faire éclater par le mécanisme du coin, auquel cas la fracture du col est compliquée d'une fracture du grand trochanter. Elles ont montré aussi que, sans faire éclater le grand trochanter, le fragment supérieur pouvait se loger dans l'épaisseur de cette apophyse (fig. 9), écraser son tissu spongieux et y rester implanté; notion importante, car elle mène à cette conclusion qu'il y a des fractures du col pour les-

quelles les tentatives de réduc- tion ne peuvent pas réussir, ou, si elles réussissent, sont suivies d'un retour prompt du déplace- ment. Il en est ici comme des fractures par écrasement de l'ex- trémité inférieure du tibia et de l'extrémité inférieure du ra- dius. Du moment où la pression exercée par un des fragments a creusé l'autre en l'écrasant, le vide est forcément comblé par l'action musculaire, qui ramène les fragments au contact par suite du défaut de résistance ré- sultant de ce vide. Si l'on parve- nait à rétablir la longueur natu- relle du membre et sa direction, ce serait en éloignant l'un de l'autre les deux fragments, et

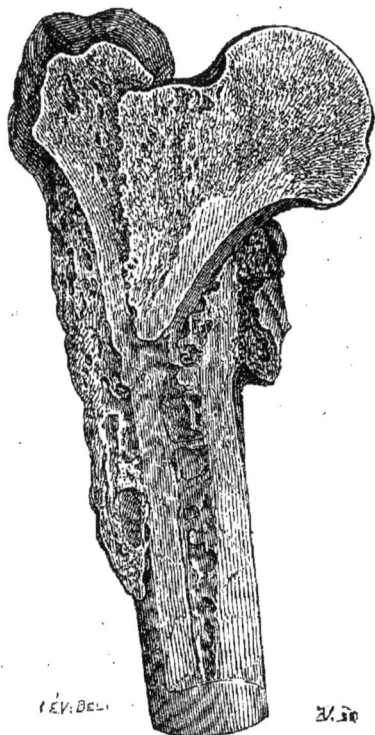

Fig. 9. — Fracture extra-capsulaire du col du fémur gauche, avec pénétration complète dans le tissu spongieux du trochanter.

substituant à leur contact un espace vide qui ne peut persister, et vers lequel les muscles pelvi-fémoraux ramèneraient bien vite le fragment inférieur. D'ailleurs, en pareille circonstance, l'en- chevêtrement des fragments est tel que nos efforts ne parvien- nent pas à les dégager, et pour la consolidation leur mode de connexion a plutôt des avantages que des inconvénients.

A ce point de vue, il y aurait quelque utilité à reconnaître à l'avance l'existence de la pénétration ; car le corollaire thérapeutique serait de ne faire aucune tentative exagérée pour remédier au raccourcissement et à la rotation en dehors. Mais ici encore nous n'arrivons qu'à des présomptions. Lorsque les douleurs et l'ecchymose nous font penser que la fracture est extra-capsulaire, nous pouvons présumer en même temps qu'elle est avec pénétration, parce que c'est dans ce cas-là surtout que la pénétration se rencontre.

La présomption devient plus grande si, en faisant saisir le pied par un aide placé à l'extrémité du lit et l'engageant à ramener le membre en dedans et à l'allonger, nous voyons que les deux déplacements principaux (rotation en dehors et raccourcissement) ne cèdent pas, et que la manœuvre occasionne des douleurs et des plaintes. En effet, dans la fracture sans pénétration, il semble que la main de l'aide ne doit pas rencontrer les mêmes résistances que dans celle avec pénétration. Je regrette de ne pouvoir pas encore vous donner ce mode d'exploration comme conduisant à un résultat certain. En effet, si le membre s'allonge et si la rotation en dehors s'efface aisément, ce sera bien la preuve que la pénétration ou du moins une pénétration irrémédiable n'existe pas. Mais si l'on ne peut corriger ni l'un ni l'autre des déplacements, cela peut tenir à deux causes : ou bien à la pénétration, ou bien à une résistance musculaire. Or, à laquelle des deux causes faut-il croire de préférence ? C'est précisément le cas dans lequel nous nous trouvons pour notre seconde malade. Nous n'avons pu, par une manœuvre douce, corriger ni l'un ni l'autre des deux déplacements. Je présume, mais je n'en suis pas certain, que cela tient à une pénétration. La chose s'éclaircira dans quelques jours. Si par hasard ce n'est qu'un spasme musculaire, il doit disparaître avec la douleur, et alors s'il n'y a pas pénétration, nous pourrons faire cesser au moins la rotation en dehors, et probablement aussi une partie du raccourcissement ; si au contraire il y a pénétration, nous continuerons à ne pouvoir supprimer les déplacements.

En résumé, vous voyez, messieurs, que si les études étiologiques, anatomiques et physiologiques, relatives à la fracture du col du fémur, qui ont été faites depuis le commencement de notre siècle nous ont éclairés sur le mode de production, les variétés de siége, les symptômes, les difficultés et le mode de consolidation, la clinique n'a pas trouvé le moyen de reconnaître, surtout dès les premiers jours, toutes les dispositions anatomiques révélées par ces études. Le diagnostic sur le vivant n'a de précision que pour ce qui concerne l'existence de la fracture, mais il se réduit pour les autres particularités à des présomptions. J'aime mieux en convenir devant vous que de vous transmettre des erreurs ou des inutilités.

Pronostic. — Ceux qui enseignaient la clinique, il y a une vingtaine d'années, vous auraient dit sans doute que le pronostic était grave chez ces deux femmes, et que la mort était imminente dans une certaine mesure.

Au début de mes études, pendant mon internat sous les professeurs Roux et Blandin, je me rappelle, en effet, avoir vu mourir, au bout de quelques semaines, des malades atteints de ces sortes de fractures, et avoir eu l'occasion d'en faire l'autopsie. Mais, depuis quinze ou vingt ans, il n'en est plus de même; les blessés survivent, et nous n'avons guère l'occasion de faire l'examen cadavérique de fractures encore récentes du col fémoral.

Depuis que je suis en exercice comme chirurgien des hôpitaux, c'est-à-dire depuis 1847, je ne me rappelle qu'un seul cas de mort dans les quinze jours après l'accident. C'était à l'hôpital Cochin, sur une femme de quatre-vingt-deux ans, dont la fracture était extra-capsulaire avec pénétration.

Les trois ou quatre autres autopsies qu'il m'a été donné de faire, l'ont été sur des sujets qui avaient leurs fractures depuis plusieurs mois, qui n'en souffraient plus du tout, et qui étaient morts d'une autre maladie étrangère à leur blessure. Pourquoi ce changement dans la pratique ? Je l'attribue à une seule cause, c'est qu'au début de notre siècle, les chirurgiens, guidés par des idées fausses sur les indications du traitement, soumettaient leurs vieillards aux douleurs de l'extension continue. De là des insomnies, de la fièvre, de l'inappétence, et une altération des voies respiratoires qui les emportaient. On disait qu'ils mouraient de pneumonie hypostatique due au décubitus horizontal, et l'on ne voyait pas que ces pneumonies étaient la lésion ultime d'une maladie fébrile consécutive à un état douloureux que les vieillards ne supportent point. Ces pneumonies ont à peu près disparu, depuis que nous ne faisons plus souffrir les patients.

Est-ce à dire cependant que nos malades ne soient exposées à aucune altération de leur santé dépendant de la fracture? Quoique je craigne peu une terminaison fatale, cependant je dois vous faire savoir ici que de toutes les fractures, celle du col du fémur est celle qui m'a paru donner lieu, pendant les premiers jours, à l'état fébrile le plus prononcé. Vous savez qu'à la suite des fractures nous avons une première période dite inflammatoire, pendant laquelle le symptôme prédominant est la douleur. Je vous ai fait remarquer cependant que, durant cette période, les malades atteints de fractures soit de la jambe, soit du corps du fémur, soit du bras et de l'avant-bras, n'avaient pas d'élévation très-marquée du pouls et de la température, ou que, si cette élévation avait lieu, elle était passagère. Chez les vieillards qui ont des fractures du col, au contraire, nous voyons souvent pendant trois ou quatre jours le pouls monter à 90°, la température de l'aisselle s'élever d'un degré, et, chez ceux qui ont passé quatre-vingts ans, des eschares au sacrum survenir rapidement. Je m'étais demandé, à l'époque où nous voyions assez fréquemment ces fractures se terminer par la mort, si cette fièvre n'était pas la conséquence d'une septicémie partie du tissu spongieux broyé, et ne mériterait pas le nom de fièvre osseuse septicémique, et si la mort ne devait pas être attribuée à une congestion particulière des bronches et du cerveau, dans le cours et par le fait de cette septicémie. Depuis que la mortalité a sensiblement diminué, j'ai renoncé à ces explications, ou du moins j'ai reconnu que, s'il était permis d'invoquer une septicémie, il fallait admettre que celle-ci était souvent légère, et qu'à la condition de ne pas tourmenter les vieillards par la douleur des appareils, elle se bornait à donner quelques jours de malaise.

De nos deux malades, celle qui est blessée depuis huit jours est tout à fait apyrétique; celle dont la fracture remonte à 48 heures seulement, a aujourd'hui 92 pulsations, un peu de céphalalgie, de l'inappétence, de la soif. Mais, comme il n'y a ni oppression, ni sécheresse de la langue, ni délire, ni commencement d'eschare au sacrum, j'ai le droit d'espérer que cette fièvre sera passagère et bénigne.

Si je ne suis pas tourmenté pour l'existence de nos malades, je ne suis pas aussi rassuré, quant au retour de la forme et des fonctions de leurs membres.

Pour ce qui est de la forme, j'espère que notre malade du n° 6, celle chez laquelle je soupçonne la fracture intra-capsulaire, pourra guérir sans conserver de rotation en dehors, parce que, dans les quelques mouvements que j'ai imprimés, il m'a semblé que cette rotation en dehors pouvait être corrigée. L'autre, au contraire, celle chez laquelle je soupçonne une fracture extra-capsulaire avec pénétration, conservera sans doute la déformation résultant d'une persistance indéfinie de la rotation en dehors, c'est-à-dire que, dans la station verticale et la marche, elle aura le pied en dehors. Cette déformation n'aura pas un grand inconvénient, sans doute, mais elle n'est pas moins à signaler dans le pronostic. Nous aurons, d'ailleurs, à nous en préoccuper dans le traitement; il est possible que nous parvenions à corriger ce déplacement, que je ne considère pas comme absolument irréductible, quoique je ne sois nullement sûr de pouvoir le faire disparaître.

D'autre part, ces deux malades conserveront un raccourcissement du membre, pour deux raisons : d'abord, parce que je ne chercherai pas à le combattre; ensuite, parce que si je le cherchais, je n'y réussirais pas, les muscles d'une part, l'enchevêtrement des fragments, d'autre part (surtout pour notre seconde malade), étant des obstacles contre lesquels on ne peut lutter avec avantage qu'au moyen de tractions immodérées que les malades ne supportent pas, et auxquelles il serait cruel de les soumettre.

Pour ce qui est des fonctions, je suis obligé de vous laisser encore dans l'incertitude, parce que leur rétablissement dépend de conditions individuelles que je ne suis pas maître de produire, quoique tous mes efforts doivent tendre vers ce but. Après quelques semaines de séjour au lit, ces femmes commenceront à se lever et à marcher sur des béquilles. Mais combien de temps cela durera-t-il? Si les choses se passent heureusement, si une consolidation osseuse, ou fibreuse résistante, est obtenue, si l'arthrite consécutive se résout, s'il ne reste pas de fausse ankylose au bout de trois ou quatre mois, si les muscles ne sont pas trop affaiblis, les béquilles seront remplacées par une canne, et nos malades pourront marcher assez facilement, en boitant à peine. Je connais trois vieillards, âgés l'un de soixante-neuf, les deux autres de plus de quatre-vingts ans, qui se sont fracturé le col du fémur à soixante-huit et soixante-dix ans, et qui, depuis plusieurs années, marchent sans boiter, font même plusieurs kilomètres à pied, avec facilité. Il est vrai que ce sont des hommes, et des hommes vigoureusement constitués.

Les femmes âgées que j'ai connues, ou que je connais encore dans la pratique particulière, avec des fractures du col du fémur, ont continué à boiter, à souffrir, à marcher avec une béquille ou une canne, et à ne faire, en somme, que de très-petites courses.

J'ai cependant vu à l'hôpital de la Pitié, en 1866, une femme de soixante-six ans, que j'avais soignée d'une fracture du col du fémur gauche, par le simple repos au lit pendant trois semaines, et qui, au bout de ce temps, avait marché sur des béquilles. Elle avait quitté l'hôpital sept semaines après son entrée, ne se servant plus que d'un bâton, ne souffrant pas, et pouvant marcher sans fatigue pendant quinze minutes environ. Après sa sortie, elle continua à marcher de mieux en mieux, toujours à l'aide d'un bâton, mais faisant des courses de près d'une demi-heure sans trop de fatigue. La malade était revenue nous voir plusieurs fois, et je la présentais comme un exemple de bonne consolidation à la suite d'une fracture, sur la position extra ou intra-capsulaire de laquelle je n'avais pu me prononcer rigoureusement, pour les raisons que vous savez. Sept ou huit mois plus tard, elle fut reçue dans le service de mon collègue et ami M. Empis, pour une maladie à laquelle elle succomba. Nous fîmes l'autopsie, et, à mon grand étonnement, je trouvai une fracture intra-capsulaire qui ne s'était consolidée ni par un tissu osseux ni par un tissu fibreux. Les fragments, maintenus seulement par quelques portions de périoste, glissaient l'un sur l'autre, en formant une pseudarthrose comparable à une arthrodie.

Je crains donc, parce que c'est une terminaison assez fréquente dans les deux sexes, et plus fréquente encore chez la femme que chez l'homme, que nos deux malades ne marchent jamais sans béquilles, conservent des douleurs dans les mouvements, en un mot, restent infirmes. Mais je n'ai aucune certitude à cet égard. En effet, ces mauvais résultats peuvent dépendre soit d'une non-consolidation, soit d'une arthrite sèche incurable, soit d'une faiblesse musculaire, soit de ces trois causes réunies. Or, je ne puis encore savoir rigoureusement si ces causes interviendront. Car les malades peuvent n'avoir pas d'arthrite sèche. Elles peuvent avoir une consolidation suffisante; je viens de vous dire que, même avec une pseudarthrose, il n'était pas impossible qu'on pût marcher. Espérons donc un bon résultat, efforçons-nous de l'obtenir, mais sans y compter absolument. Tel doit être le résumé de notre pronostic.

Traitement. — Que ferons-nous à ces deux malades?

Certainement, il paraîtrait rationnel d'employer des appareils qui corrigent la rotation en dehors et le raccourcissement. Desault (1) avait parfaitement formulé cette indication, et avait imaginé l'attelle à extension continue, qui porte encore

---

(1) Desault, *Cours théorique et pratique de Clinique externe.* Paris, an XII.

son nom. Guidé par les idées de Desault, Boyer avait imaginé une autre attelle, munie d'une vis qui conduisait encore mieux au but, et qui a joui d'une certaine vogue.

Chose remarquable! ces appareils à extension continue faisaient souffrir, occasionnaient de la fièvre, parfois des eschares, toujours de l'insomnie et de l'inappétence, et causaient certainement la mort de bon nombre de vieillards. Ceux qui survivaient n'en conservaient pas moins de la rotation en dehors, du raccourcissement, plus ou moins d'infirmité; cependant, on était tellement pénétré de la pensée que le devoir du chirurgien était de combattre les déformations, et que la mort était la conséquence des mauvaises dispositions du sujet, qu'on fut amené à abandonner les appareils à extension continue par des théories fausses, bien plus que par les résultats de l'observation.

C'est à deux grands chirurgiens, A. Cooper et Dupuytren, que nous sommes redevables de ces théories qui ont amené, au grand profit des patients, l'abandon des appareils à extension.

Vous connaissez déjà celle d'A. Cooper : les fractures sont intra-capsulaires chez les vieillards, et les fractures intra-capsulaires ne se consolident pas. Donc, il n'est pas nécessaire de soumettre les patients aux douleurs de l'extension continue, toutes les fois qu'ils ont passé cinquante ans. Nous savons aujourd'hui que chez les vieillards, les fractures sont parfois intra-capsulaires, et que les fractures intra-capsulaires peuvent se consolider, mais nous avons conservé la déduction, parce que l'observation est venue montrer après cette heureuse modification imprimée au traitement par A. Cooper, que les fractures du col du fémur, traitées sans extension continue, guérissaient aussi bien et même mieux qu'avec cette dernière.

De son côté Dupuytren, en proposant et employant le traitement par la demi-flexion, avait émis cette pensée que, dans la position demi-fléchie, il y avait une contre-extension opérée par le poids du bassin, une extension opérée par le poids du membre, et il avait assuré que cette position donnant, sans appareil, une extension continue, elle permettait d'obtenir une guérison sans raccourcissement. Il y avait là erreur d'interprétation et erreur d'observation. Mais l'impulsion donnée à la pratique par Dupuytren n'en fut pas moins très-salutaire, en soustrayant les malheureux vieillards au supplice de l'extension continue.

Aujourd'hui, soyez bien pénétrés de deux choses :

La première, c'est que les appareils à extension continue ne peuvent pas, chez les vieillards, étendre assez et surtout assez longtemps pour lutter avec succès contre les deux causes de raccourcissement sur lesquelles j'ai insisté tout à l'heure : l'action musculaire et l'écrasement.

La seconde, c'est que, même en ne franchissant pas certaines limites, elle produit, par la douleur continue, un trouble de la santé, qui, à cet âge, n'est pas toujours compatible avec la vie.

Il faut donc se résigner à voir persister le raccourcissement. On essaye de combattre la rotation en dehors; mais si la lutte contre elle est douloureuse, on l'abandonne et on se résigne à attendre la guérison avec persistance de ce symptôme. La douleur est, avant tout, ce qui doit être évité aux vieillards atteints de fracture du col du fémur. Dans ce but, nous laissons provisoirement, sans aucun appareil contentif, la malade du numéro 6, et nous faisons appliquer des cataplasmes de farine de graine de lin arrosés de laudanum. Nous avons prescrit une potion avec 30 grammes de sirop diacode pour la journée, et on lui donnera ce soir 2 ou 3 centigrammes d'extrait gommeux d'opium, si elle souffre assez pour que l'on puisse craindre une mauvaise nuit. De plus, en vue d'éviter ou d'amoindrir les douleurs que provoqueraient les mouvements, nous avons fait placer le lit mécanique, au moyen duquel on la soulèvera sans la remuer, pour l'émission des urines, la défécation, et, s'il est nécessaire, le nettoyage du lit. Si dans quelques jours la malade se plaint de souffrir au sacrum, et si, comme sa maigreur peut le faire crain-

dre, nous voyons une imminence d'eschare, nous lui lerons
mettre un matelas d'eau. Le lit mécanique et le matelas d'eau,
voilà, messieurs, les deux grands moyens de soulagement, et,
pour un certain nombre de malades, de conservation de la
vie dans les fractures du col du fémur.

Lorsque la période inflammatoire sera passée, dans une huitaine de jours, si la sensibilité est bien amoindrie, je mettrai
le membre dans la demi-flexion. Je n'emploierai pas seulement
les deux grands coussins de Dupuytren, l'un au-dessus de la
cuisse, l'autre sous la jambe, car ces coussins s'affaissent
promptement et ne maintiennent le membre en demi-flexion
qu'à la condition de le soulever une ou deux fois par jour, ce
qui éveille les douleurs.

Je me servirai du double plan incliné en bois, formé de deux
planches réunies à angle, et sur chacune desquelles sera placé
un coussin de balle d'avoine. Aussitôt que le membre sera posé,
une alèze enroulée autour du bas de la jambe et fixée par ses
extrémités au matelas au moyen d'épingles, et mieux à la barre
du lit, assujettira le pied en corrigeant sa rotation en dehors.
Je place volontiers le membre dans la demi-flexion, parce que
j'ai remarqué, sans pouvoir l'expliquer, que, dans cette position, la rotation en dehors se corrigeait parfois aisément, et
surtout beaucoup mieux que sur le membre étendu. Mais je ne
maintiens cette position que si le malade ne souffre pas.

Vous rencontrerez des vieillards auxquels la demi-flexion occasionne des douleurs prolongées, soit au niveau du jarret, soit
au niveau de l'aine. Si notre malade présente cette condition,
j'enlèverai le double plan incliné, je laisserai le membre étendu,
et me contenterai de mettre un coussin sous le bord externe du
pied pour le relever un peu. Avant tout je tiens à éviter la douleur, et je préfère à ses dangers le petit inconvénient de la persistance de la rotation. Je le préfère avec d'autant plus de raison
que l'emploi du double plan incliné me donne l'espérance, mais
non pas la certitude d'une guérison sans rotation.

Quant à l'autre malade, je l'ai trouvée avec un appareil de Scultet bien appliqué et complété par un bandage de corps qui immobilise un peu le bassin. Je l'ai laissée dans cet appareil après avoir visité le membre, et j'ai fait mettre, comme à l'autre, le lit mécanique. La rotation du pied en dehors n'étant pas très-prononcée, et la fracture me paraissant probablement avec pénétration, je n'emploierai pas le double plan incliné, et je continuerai l'appareil de Scultet, que je supprimerais pour laisser le membre entièrement libre, si j'entendais la malade se plaindre de la souffrance occasionnée par ce mode de contention.

Il va sans dire que ces femmes seront tenues à un régime aussi fortifiant que les circonstances le permettront, et que la région sacrée sera surveillée, pour prévenir, au moyen de lotions avec le vin aromatique, de la poudre d'amidon, et de tampons de ouate, les eschares dont l'imminence serait indiquée par de l'érythème ou des écorchures.

Je ne laisserai pas les malades au lit bien longtemps. Le décubitus horizontal affaiblit les vieillards, et les prédispose aux engouements pulmonaires. Dans trois semaines environ, si les douleurs ont suffisamment diminué, je les engagerai à s'asseoir sur un fauteuil. On les lèvera et les recouchera, au moyen du lit mécanique, avec beaucoup de précaution. Ces quelques mouvements n'empêchent pas, l'expérience l'a démontré, la réparation de se faire dans la mesure où elle est possible.

Je leur donnerai des béquilles au bout de cinq à six semaines; puis elles se serviront plus tard d'une simple canne.

TRENTE-DEUXIÈME LEÇON.

Fractures de l'extrémité inférieure du fémur.

MESSIEURS,

I. *Fracture sus-condylienne simple du fémur droit.* — Le malade du numéro 15, âgé de trente-deux ans, nous a raconté qu'hier, dans la soirée, il avait été renversé par une voiture, et était tombé sur le genou droit. Il croit être sûr que la roue n'est pas passée sur son membre, et qu'il est simplement tombé dans une fausse position, sans qu'il puisse nous dire en quoi a consisté cette fausse position. Ce qu'il y a de certain, c'est qu'une fois tombé, il n'a pu se relever, qu'il a senti une vive douleur dans le genou et s'est fait transporter sur un brancard à l'hôpital.

Ce matin, après avoir défait l'appareil de Scultet qui avait été mis hier, nous avons constaté :

Comme symptômes fonctionnels : 1° L'impossibilité absolue pour le malade de détacher le talon du lit et de faire aucun mouvement de son membre droit; 2° une douleur assez vive à la pression au-dessus du genou.

Comme symptômes physiques : 1° Un gonflement modéré, mais avec fluctuation indiquant un épanchement incontestable dans l'articulation fémoro-tibiale; 2° une saillie anormale, un peu irrégulière, mais non pointue à la partie antérieure de la cuisse, à trois travers de doigt au-dessus de la rotule; 3° une mobilité insolite, dans le sens transversal, lorsque, d'une main, on saisit le pied pour le porter alternativement en dehors et en dedans, et qu'avec l'autre main appliquée vers la partie moyenne de la cuisse, on fixe le fémur.

Je n'ai pas senti la crépitation, et, en portant mes doigts en arrière dans le creux du jarret, je n'ai pas senti de saillie anormale formée par un fragment osseux.

D'après les symptômes que je viens de vous indiquer, je n'hésite pas à vous assurer que nous sommes ici en présence d'une fracture de l'extrémité inférieure du fémur. (*Sus-condylienne de Malgaigne.*)

Sans doute, les troubles fonctionnels dont j'ai parlé, et le gonflement considérable de la synoviale auraient pu nous faire croire à une contusion violente de l'articulation, à une entorse, ou à une fracture de la rotule. Je n'admets pas cette dernière, parce que je n'ai trouvé ni l'écartement interfragmentaire, ni la mobilité anormale des deux moitiés supérieure et inférieure de la rotule. Je ne rejette pas absolument l'idée d'une contusion et d'une entorse; mais si ces lésions existent, elles ne sont qu'une coïncidence.

La lésion capitale est la fracture. Le symptôme dominant qui le prouve est la mobilité anormale dans le sens transversal. Celle-ci n'existe pas dans la contusion simple; il est vrai qu'on peut la rencontrer dans l'entorse portée à un haut degré, l'entorse avec déchirure des ligaments latéraux. Mais la mobilité que nous constatons ici n'est pas celle de l'entorse, pour deux raisons : d'abord parce qu'elle est beaucoup plus étendue et plus facile à obtenir que ne l'est celle de l'entorse; ensuite parce que le centre des mouvements insolites est visiblement au-dessus de l'articulation. Ajoutez à cela la saillie anormale du fragment supérieur en avant, qui rend le diagnostic encore plus positif.

Je ne chercherai pas à vous donner des notions sur l'étiologie; car j'en sais bien peu de chose. Le malade, comme toujours, ne peut pas nous dire comment il est tombé. Sa narration nous permet bien de conclure que la fracture n'a pas été produite par un choc direct. Mais comment la cause indirecte a-t-elle agi pour produire une solution de continuité dans ce point où l'os est si large et si résistant? Voilà ce qui reste problématique. Je suis disposé à croire que la lésion a été préparée par une altération osseuse, analogue à celle qui se fait chez les vieillards dans les cellules du tissu spongieux, et qui donne à ce tissu une fragilité plus grande qu'aux autres âges. Il y aurait eu chez lui ce que j'appelle l'*altération sénile prématurée*. Mais cette opinion, qui se pose ici, comme pour certaines fractures presque spontanées de la diaphyse, n'est pas quant à présent susceptible de démonstration.

Un mot sur le déplacement. Puisque nous sentons une saillie du fragment supérieur en avant, nous concluons à l'existence d'un déplacement suivant l'épaisseur, avec saillie que nous pouvons attribuer, soit à la direction de la fracture, soit à l'action des parties du triceps qui s'insèrent au fémur. Je ne crois pas qu'il y ait en même temps déplacement suivant la longueur ou chevauchement; car je n'ai trouvé que quelques millimètres de différence dans la longueur des deux membres, et cette différence peut être attribuée aussi bien à la difficulté d'une mensuration exacte, qu'à un raccourcissement réel. Je présume que les fragments ne se sont pas abandonnés tout à fait, et que pour cette raison, le raccourcissement n'a pu se produire.

J'ai beaucoup cherché s'il y avait renversement en arrière et en bas du fragment inférieur, genre de déplacement qui a été indiqué par Boyer comme habituel dans cette fracture, et qu'il attribuait à une traction exercée par les muscles jumeaux. Il m'a semblé que rien de semblable n'existait ici, et que tout simplement le fragment inférieur débordait le supérieur en arrière, tandis que ce dernier débordait l'autre en avant.

Les fractures sus-condyliennes ne sont pas assez communes pour que ma propre observation m'ait mis à même de savoir dans quelles proportions se présente le renversement dont je viens de parler. Je ne l'ai pour ma part jamais rencontré. M. U. Trélat (1) nous apprend que, sur 9 cas rassemblés par lui dans les auteurs, ce renversement n'a été trouvé qu'une fois. Je serais donc porté à penser qu'il est rare. Mais comme enfin il peut se rencontrer, je vous engage, en pareil cas, à chercher s'il existe, et si, par hasard, il ne causerait pas, comme la chose est à la rigueur possible, une compression fâcheuse des vaisseaux poplités.

Le *pronostic* est simple, en ce sens que la vie de notre malade n'est pas compromise; mais il reste incertain et pourrait être fâcheux sous un premier rapport, celui d'une difformité persistante à cause de l'irréductibilité.

Je vous ai dit, en effet, qu'il y avait une saillie en avant du fragment supérieur. J'ajoute que j'ai fait tous mes efforts pour faire disparaître cette saillie. Pendant qu'un aide placé à l'extrémité du lit, tirait sur le pied pour faire l'extension, et qu'un autre maintenait solidement la partie moyenne de la cuisse pour faire la contre-extension, j'ai, avec mes mains, essayé de refouler ce fragment supérieur, et de faire disparaître sa saillie, mais je n'y suis pas parvenu. J'ai répété plusieurs fois cette tentative et elle a toujours échoué. Il est probable que je ne réussirai pas mieux les jours suivants, et qu'en conséquence la consolidation se fera avec persistance du déplacement, suivant l'épaisseur. Heureusement, la saillie n'est pas assez grande pour que la peau soit menacée; heureusement aussi, il n'y a pas un chevauchement considérable, en sorte que cette difformité, légère en réalité, n'aura pas de conséquences fâcheuses pour les fonctions.

Mais à quoi donc est due l'irréductibilité? à une disposition anatomique que je vous ai dit se rencontrer souvent pour les fractures des extrémités des os longs? A une pénétration de la partie postérieure du fragment supérieur dans l'inférieur. M. U. Trélat a parfaitement établi qu'au niveau de la substance spongieuse qui se trouve ici, il y avait souvent écrasement, comme à

(1) U. Trélat. *Thèses de Paris*, 8 avril 1854.

l'extrémité inférieure du radius, comme au col du fémur dans le voisinage du grand trochanter, et que le fragment le plus long entrait par un des points de son contour dans l'épaisseur du fragment le plus court, l'inférieur, où il se logeait, en s'enchevêtrant de façon à ne pouvoir en être dégagé. Je ne veux pas dire pour cela que la pénétration ait toujours lieu dans la fracture sus-condylienne, ni que, dans les cas où elle a lieu, elle soit toujours incorrigible; je dis seulement que cela arrive quelquefois et se rencontre sur notre malade.

Le pronostic peut être fâcheux sous un deuxième rapport, celui de l'arthrite consécutive. Je ne crois pas que la fracture envoie de prolongement fissurique vers l'articulation du genou. Pourtant la chose n'est pas impossible. Mais cette fracture est tellement voisine de l'articulation que, par voisinage, celle-ci est déjà malade et remplie de liquide.

Si nous observons l'arthrite du genou à la suite de presque toutes les fractures du corps du fémur, à plus forte raison doit-elle se rencontrer, lorsque la lésion, même sans être articulaire, est si voisine de la jointure. Ce n'est pas que je craigne ce qu'il y aurait de plus grave en fait d'arthrite, savoir la suppuration. Cette terminaison serait à la rigueur possible; mais nous la voyons si exceptionnellement après les fractures sans plaie, qu'il n'y a pas trop lieu de la craindre dans le cas actuel. Seulement l'arthrite non suppurée est d'autant plus intense et menace d'autant plus de laisser après elle une raideur longtemps prolongée, ou même une ankylose incomplète, que l'articulation est plus voisine du foyer inflammatoire de la fracture. Cette partie du pronostic, ici, se trouve amoindrie, il est vrai, par ces circonstances que le malade est jeune et ne paraît ni rhumatisant ni goutteux. Mais, néanmoins, je ne puis garantir qu'il n'aura pas une fausse ankylose, et que les moyens dont je dispose pour empêcher ce résultat réussiront. Il faut toujours à cet égard faire nos réserves à l'avance vis-à-vis des malades, ou de leur famille, pour n'être pas accusés, comme sont disposées à le faire tant de personnes du monde, d'avoir laissé, faute de soins suffisants, s'établir cette fausse ankylose.

Traitement. — Nous n'avons pour l'instant qu'une chose à faire : réduire le mieux possible et contenir. J'ai, ce matin, réappliqué le bandage Scultet que vous connaissez, après avoir fait, sans résultat, des tentatives de réduction.

Dans quelques jours je renouvellerai ces tentatives, et quelques jours plus tard encore une fois. Si je parviens à remettre le fragment supérieur en place, j'ajouterai à mon bandage des compresses antérieures destinées à maintenir ce fragment; si je continue à ne pas réussir, ce qui est probable, je me contenterai du même pansement et je ne mettrai pas un instant en question les appareils à extension continue.

Je m'attends à ce que la consolidation se fera plus vite que celle des autres fractures du fémur, pour deux raisons, d'abord parce qu'en général, le cal se forme plus rapidement dans le tissu compact, ensuite parce que la circonstance d'une pénétration persistante favorise encore cette rapidité.

Au bout de quatre ou cinq semaines, si je ne trouve plus de mobilité anormale, je retirerai l'appareil, et laisserai le membre en liberté. Je ne permettrai pas le lever. Car il est probable que le cal, assez solide pour la position horizontale, ne le serait pas encore assez pour supporter le poids du corps. Mais j'engagerai le malade à faire dans son lit quelques mouvements du genou; je lui en ferai exécuter moi-même tous les jours, et j'espère que ces petits exercices empêcheront l'ankylose de se compléter, et favoriseront le retour des mouvements. Vous savez que, dans ces raideurs consécutives aux fractures, il faut faire la part de l'arthrite traumatique, et celle de l'immobilité prolongée. C'est afin de diminuer l'influence de cette dernière, que j'ôterai l'appareil de bonne heure, et que j'aurai recours de suite à des mouvements communiqués. Je ne laisserai subsister ainsi que la part de la lésion traumatique. Il est vrai que cette part est tellement grande que je crains toujours une perte notable et définitive d'une portion des mouvements normaux de l'articulation.

II. *Fracture présumée sus-condylienne et intér-condylienne, de l'extrémité inférieure du fémur gauche.* — Voici, maintenant, un homme de cinquante-neuf ans, à constitution un peu faible, qui, il y a trois jours, est tombé sur le genou gauche, de la hauteur d'un tabouret sur lequel il était monté pour décrocher un rideau. Apporté hier seulement à l'hôpital, il nous a présenté les symptômes suivants :

Décubitus sur le dos, membre gauche dans l'extension, sans rotation en dehors, impossibilité de détacher le talon du lit, douleurs au niveau du genou, lorsqu'il essaye de remuer, lorsqu'on veut lui imprimer un mouvement, et lorsqu'on presse en travers l'articulation.

Le genou est très-gonflé, manifestement fluctuant; il paraît élargi, et lorsqu'en soulevant le pied, on imprime au bas de la jambe des mouvements de latéralité, on sent une mobilité anormale très-prononcée, dont le maximum est certainement au-dessus de l'interligne articulaire. La rotule est difficile à sentir, parce qu'au-dessus et un peu en avant d'elle se trouve une saillie osseuse anormale qui se continue manifestement avec le corps du fémur. Il y a un raccourcissement du membre de trois centimètres.

Vous reconnaissez encore à ces symptômes une fracture de l'extrémité inférieure du fémur. Seulement ici j'ai tout lieu de penser que la fracture est non-seulement sus-condylienne, mais en même temps inter-condylienne, c'est-à-dire qu'outre le trait sus-condylien qui est, d'après la forme du fragment saillant en avant, oblique de haut en bas et d'arrière en avant, il y a un trait vertical qui passe au niveau de l'échancrure inter-condylienne, et sépare les deux condyles l'un de l'autre.

Le seul signe physique sur lequel s'appuie ce diagnostic est l'élargissement transversal du genou, élargissement que j'attribue à ce que les condyles restent un peu à distance l'un de d'autre. Mais je n'ai pu constater, en saisissant chacun de ces condyles à travers la peau, et cherchant à les mouvoir d'avant en arrière, de mobilité anormale. Si, comme je le crois, les condyles sont séparés, ils se trouvent encore assez fixés, soit par les ligaments, soit par leurs connexions avec le fragment supérieur pour qu'on ne puisse pas mouvoir chacun d'eux isolément.

Mais si je n'ai pas d'autre signe physique à vous donner à l'appui de mon opinion, je trouve une probabilité très-voisine de la certitude, d'abord dans l'âge du malade, ensuite dans les notions que nous ont fournies l'examen de plusieurs pièces et nos études sur le mécanisme des fractures en V ou en coin.

Je dis l'âge du malade; en effet sur quelques pièces que j'ai examinées, sur une, entre autres, que j'ai présentée à la Société de chirurgie le 21 novembre 1855 (1), et que j'ai rappelée dans mon rapport sur les travaux de M. Lizé (du Mans) en 1858 (2), la fracture tout à la fois sus-condylienne et inter-condylienne avait été observée sur des sujets qui avaient, comme celui-ci, passé la cinquantaine, c'est-à-dire, atteint l'âge auquel le tissu spongieux a subi les modifications qui le rendent plus fragile et plus apte à éclater sous l'influence d'une pression violente.

En outre, sur ces mêmes pièces j'ai parfaitement constaté, en rapprochant les deux condyles, qu'il y avait entre eux une dépression ou perte de substance, dans laquelle se logeait très aisément l'extrémité oblique et plus ou moins pointue du frag ment supérieur. Il suffisait de remettre les parties en place pour comprendre qu'au moment de l'accident, le fragment supérieur avait dû pénétrer dans l'inférieur, et agissant sur lui à la manière d'un coin, le faire éclater d'autant plus facilement que, dans ce point (l'espace inter-condylien), le fragment inférieur n'avait plus qu'une très-petite hauteur. Poursuivant, en un mot, les études qui ont été faites sur la pénétration par Voillemier (3), pour l'extrémité inférieure du radius, par Alph. Robert

(1) Gosselin, *Bulletin de la Société de chirurgie*, t. VI, p. 262.
(2) Lizé, *Bulletin de la Société de chirurgie*, t. IX, p. 148.
(3) Voillemier, *Clinique chirurgicale*. Paris, 1861.

pour l'extrémité supérieure du fémur, celles d'autre part, que
j'ai faites à propos des fractures en V, avec traits secondaires résultant de la pression de l'un des fragments du trait principal sur
l'autre, j'ai montré que les fractures complexes sus-condyliennes
et inter-condyliennes appartenaient à ces variétés (fractures par
pénétration, fractures en coin) dont nos prédécesseurs n'avaient
pas suffisamment fait mention, et que M. U. Trélat seul avait
signalées, sans s'y arrêter assez longtemps pour bien fixer les
idées sur ce sujet. C'est pour fixer les vôtres que je vous rappelle, toutes les fois que l'occasion s'en présente, que ce mécanisme de la pénétration se lie étroitement à celui de l'écrasement, que tous deux interviennent dans la plupart des fractures
des extrémités spongieuses chez les vieillards, et que le mécanisme du coin, conséquence de l'écrasement et de la pénétration,
intervient aussi dans ces mêmes conditions, et ajoute à la blessure
la solution de continuité verticale qui fait communiquer la
fracture avec l'articulation voisine.

En résumé, nous avons donc ici, selon toute probabilité, une
fracture articulaire de l'extrémité inférieure du fémur, avec
saillie en avant du fragment supérieur, et chevauchement.

Mais cette fracture est-elle réductible? Vous avez vu qu'en
faisant les manœuvres de l'extension et de la contrextension,
j'avais lutté en vain contre le déplacement, et que je n'avais pu
ni rendre au membre sa longueur, ni faire disparaître la saillie
du fragment supérieur. Si je rencontre les mêmes obstacles, et il
est probable que je les rencontrerai, les jours suivants, je me
trouverai donc encore une fois en face d'une fracture irréductible.
Ne vous en étonnez pas, Messieurs, l'irréductibilité est une conséquence, je ne dirai pas inévitable, mais très-fréquente de ces
fractures avec pénétration, et éclatement secondaire de l'un des
fragments par le mécanisme du coin. Dans certains cas, elle est
due à ce que le fragment le plus long est resté logé tout entier
dans l'épaisseur du fragment le plus court, et y est retenu par
un mode de connexion pour lequel je ne trouve pas d'autre nom

que celui d'enchevêtrement. Ce n'est pas tout à fait le cas ici ; car la saillie du fragment supérieur est tellement volumineuse, qu'elle a bien évidemment abandonné, au moins en grande partie, le fragment inférieur après l'avoir fait éclater. Mais il se peut cependant qu'à sa partie postérieure, le premier soit adhérent par quelques dentelures et au moyen d'esquilles circonvoisines, et que ces adhérences s'opposent à la réduction. Il est probable que l'obstacle principal est apporté par la résistance musculaire, comme dans un certain nombre de fractures du corps du fémur, l'obliquité du trait principal, la pulvérisation et le tassement du tissu spongieux sur les deux fragments favorisant d'autre part, et rendant irrémédiable le raccourcissement qu'a produit cette action musculaire.

Je ne prétends pas dire que toutes les fractures sus-condyliennes et inter-condyliennes soient aussi irréductibles que l'est celle-ci. Je vous fais observer seulement que c'est assez fréquent, et que la chose est aussi prononcée que possible sur notre sujet actuel.

Vous comprenez d'ailleurs le pronostic : ce malade ne guérira qu'avec un raccourcissement de plusieurs centimètres, et l'arthrite sera d'autant plus intense, prolongée, et disposée à se terminer par ankylose, que, d'une part, la fracture communique avec l'articulation, et que, d'autre part, l'âge du malade le prédispose aux arthrites prolongées et à l'ankylose.

Quant au traitement, il se composera encore de tentatives réitérées de réduction, et de l'application d'un appareil de Scultet, que je maintiendrai tant que la mobilité anormale persistera. Je crains qu'ici la consolidation soit lente, parce que le fragment supérieur n'est en rapport que par une petite surface avec l'inférieur, et que cette disposition n'est pas favorable à la formation du cal.

III. *Fracture sus-condylienne et inter-condylienne, avec plaie et issue du fragment supérieur. — Amputation de la cuisse. —* Le malade que nous avons vu au numéro 25, et qui est âgé de 51 ans, a été pris hier sous un éboulement de terre. Après quelques instants de lutte, il a été renversé, en sentant au genou gauche une forte douleur, mais sans qu'il puisse savoir de quelle manière et dans quelle position ce genou a été blessé.

Voici ce que vous avez constaté avec moi :

Par une plaie de la partie antérieure de la cuisse, au-dessus de la rotule, sort un fragment supérieur du fémur, qui est taillé en une pointe très-résistante. Autour de cette saillie, on ne voit pas d'ecchymose et on ne trouve pas d'épanchement sanguin. L'articulation est gonflée et fluctuante. Il y a une mobilité latérale très-prononcée, et une augmentation du diamètre transversal du genou, avec impossibilité de faire mouvoir isolément chacun des condyles d'avant en arrière et d'arrière en avant.

Nous avons évidemment à faire ici à une fracture sus-condylienne avec plaie, et issue du fragment supérieur. J'ajoute que ce fragment est pour l'instant irréductible, car j'ai fait de vaines tentatives pour le remettre à sa place. Il y a de plus une très-grande probabilité pour que la fracture soit en même temps inter-condylienne, et qu'en conséquence la plaie extérieure communique tout à la fois avec le foyer de cette fracture et avec la cavité articulaire. Mes raisons sont l'élargissement transversal du genou, l'épanchement abondant et rapide dans la jointure, la forme du fragment supérieur qui est bien disposée pour la pénétration et l'action en coin, et enfin l'âge du malade.

Ce diagnostic entraîne un pronostic des plus graves.

Une grande plaie comme celle-ci suppurera inévitablement, et inévitablement aussi la suppuration se prolongera jusqu'aux fragments osseux et jusqu'à la cavité articulaire. Or, cette suppuration, dans un hôpital, sur un homme assez âgé, a toutes les chances possibles pour se terminer par une infection putride des premiers jours (fièvre traumatique grave), ou par une infection purulente, et en tout cas par la mort. Quoique l'amputation de la cuisse soit grave aussi, quoique l'amputation pour cause traumatique en particulier ne donne que de rares succès, je considère cependant cette opération comme donnant un peu moins de chances de mort que la conservation du membre.

C'est pourquoi j'ai préféré l'amputation ; le malade l'a acceptée, et nous allons y procéder de suite.

Ce sera une amputation du genre de celles que M. Hip. Larrey a nommées *primitives*, c'est-à-dire de celles qui sont faites avant le développement de la fièvre traumatique. Si nous attendions à ce soir ou à demain, cette fièvre serait établie sans doute, et le malade serait dans des conditions beaucoup moins favorables.

(Nous avons constaté, à l'examen de la pièce, que la fracture était bien inter-condylienne, en même temps que sus-condylienne, et qu'en conséquence la plaie et le foyer de la fracture communiquaient avec l'articulation.

Le malade a succombé le douzième jour à une infection purulente qui est survenue à la suite d'une fièvre traumatique très-intense.)

TRENTE-TROISIÈME LEÇON.

Fractures spontanées, et fractures itératives du corps du fémur.

I. Considérations sur les fractures spontanées. — Elles sont dues à une fragilité anormale. — Celle-ci s'explique tantôt par un cancer, tantôt par une ostéite raréfiante, tantôt par une raréfaction sénile prématurée. — Observation d'un sujet atteint de fracture spontanée sous-trochantérienne du fémur. — Cas analogue de Robert. — Autre cas de l'hôpital Cochin. — II. Fracture itérative du fémur gauche due à la durée insuffisante du séjour au lit. — Moyens d'éviter cet accident.

MESSIEURS,

I. *Fractures spontanées.* — Nous avons l'habitude de désigner sous le nom de *spontanées* les fractures qui se produisent si facilement, qu'elles semblent être survenues sans l'intervention d'aucune cause appréciable.

Malgré notre habitude, cette désignation de spontanées n'est pas absolument exacte; car en réalité, on peut toujours attribuer la solution de continuité à une contraction musculaire ou au poids du corps. Mais lorsqu'il s'agit d'un os aussi volumineux, et aussi résistant que le fémur, d'un os qui a pour usage de servir de point d'appui à des muscles énergiques, et de soutien au corps dans la station verticale et la marche, vous conviendrez qu'il est bien permis de considérer comme à peu près spontanées des fractures qui n'ont pas d'autres causes que l'accomplissement des fonctions dévolues à cet os.

Il suffit de considérer la résistance physiologique du fémur pour comprendre que si, dans certains cas exceptionnels, il cède aussi facilement, c'est parce que cette résistance a été amoindrie par une modification de sa structure.

La chose est bien évidente, lorsque la fracture est consécutive à un ostéo-sarcôme.

J'ai vu, par exemple, à l'hôpital Cochin, en 1857, un ⚬ femme de soixante ans, qui était entrée pour une tumeur plus grosse que le poing, occupant tout le contour du fémur droit, et que nous avions reconnue pour un cancer de cet os. Quelques semaines après son entrée à l'hôpital, on nous raconte, un matin, qu'elle a accusé, pendant la nuit, après un mouvement pour se retourner dans son lit, une douleur très-vive, et que la douleur n'a pas cessé depuis ce temps. A la visite, nous la trouvons avec le pied et la jambe dans la rotation en dehors, et avec une mobilité très-marquée au niveau de la tumeur. Il n'y avait pas à douter que le cancer avait peu à peu détruit la substance osseuse, et qu'à un certain moment le fémur ne s'était plus trouvé assez résistant pour supporter, sans se rompre, un déplacement dans le lit.

J'ai vu un cas analogue à l'hôpital des Cliniques, en 1848, sur un homme de soixante-cinq ans, qui s'était fracturé le fémur gauche en descendant de son lit, sans autre accident, et chez lequel la fracture s'était faite au niveau d'une ancienne tumeur cancéreuse, jusque-là indolente, dont le fémur était le siége.

Mais l'explication de la perte de résistance du fémur sur un point de sa longueur est plus difficile à donner dans les cas du genre de celui que nous avons sous les yeux, au n° 10 de la salle Saint-Louis (hôpital de la Pitié).

Le malade, âgé de trente ans, d'apparence vigoureuse, est en traitement depuis plus de 80 jours, et va nous quitter dans une quinzaine pour aller à Vincennes (1).

Lorsque nous l'avons vu pour la première fois, il était dans une salle de médecine, où il avait été placé, parce qu'on n'avait aucune raison de croire à l'existence d'une lésion chirurgicale. En effet, il nous a raconté que, marchant tranquillement sur le pont de Grenelle, il avait ressenti tout à coup, sans faux pas et sans imminence de chute, une douleur très-vive à la partie supérieure de la cuisse gauche. Il s'était alors affaissé doucement,

(1) Une relation succincte de ce fait a été donnée par la *Gazette des hôpitaux* du 5 avril 1862, p. 158.

s'était assis sur le parapet, et avait attendu, pour se relever, que deux passants vinssent lui prêter secours.

Se trouvant dans l'impossibilité de marcher, il s'était fait porter sur un brancard au bureau central, d'où on l'avait envoyé en médecine pour cette douleur, que l'on supposait rhumatismale.

Invité à l'examiner, je reconnus une rotation en dehors, un raccourcissement du membre de trois centimètres, et une mobilité anormale avec crépitation au tiers supérieur de la cuisse, au-dessous des trochanters. Le malade fut alors transporté dans ma salle ; les examens ultérieurs confirmèrent notre première impression, et il devint de plus en plus évident que cet homme (qui jusque-là n'était pas boiteux, et avait son membre bien conformé) s'était fait en marchant, sans tomber, et sans avoir reçu aucune violence extérieure, une fracture sous-trochantérienne. Il nous assura, d'ailleurs, et ceux qui l'avaient amené confirmèrent le fait, qu'il n'était pas ivre au moment de l'accident, et qu'il avait eu parfaitement conscience de tout ce qui s'était passé. Nous fûmes donc autorisés à croire qu'il s'agissait bien d'une fracture spontanée. Mais cette fracture n'était-elle pas la conséquence d'un cancer? Nous ne sentîmes aucune tumeur appréciable. S'il y avait cancer, c'était donc un de ces cancers larvés du canal médullaire, qu'il est permis de soupçonner, mais dont l'existence n'est démontrée par aucun signe physique.

D'ailleurs, l'âge du malade et sa vigoureuse constitution éloignaient l'idée d'une affection cancéreuse. Mais si ce n'était pas un cancer qui avait affaibli le fémur, ce devait être une autre lésion : quelle était-elle? Je ne puis vous donner une réponse précise, d'après les documents recueillis dans les auteurs; car ils ne se sont pas expliqués sur la cause de cette fragilité de certains os, et ils n'ont pu le faire, par la raison toute simple que les exemples en sont très-rares. Dans ceux qui se sont présentés, on n'a pas fait d'autopsie, et il a fallu se contenter du fait clinique lequel, à lui seul, de même que dans notre cas actuel, n'a pas éclairé la question pathogénique.

Malgaigne a bien parlé d'une ostéite particulière qui amène la fragilité des os, et explique ces fractures si faciles à produire. Mais, ainsi que j'aurai l'occasion de vous le signaler pour d'autres fractures par contraction musculaire, je croirais volontiers à l'intervention de cette ostéite, si notre malade avait souffert depuis un certain temps. Malgaigne paraît avoir observé des fractures spontanées chez des sujets qui avaient eu de ces souffrances, et c'est pour cela qu'il a été fondé à émettre son opinion. Moi-même, sur un malade dont Alph. Robert a parlé dans ses leçons (1), et que j'avais soigné à l'hôpital Cochin, j'ai pu attribuer la fracture à une ostéite, parce que le malade avait eu, depuis deux ans, des douleurs continuelles dans les membres inférieurs.

Mais lorsqu'il n'y a eu, comme chez le sujet d'aujourd'hui, aucune douleur de ce genre, faut-il admettre, néanmoins, l'ostéite raréfiante? Je ne le pense pas. Car si je comprends la raréfaction du tissu osseux en coïncidence avec une ostéite, je comprends aussi très-bien la raréfaction sans ostéite, et par un vice tout particulier de la nutrition analogue à celui qu'amène l'âge, d'où les mots *altération* ou *raréfaction sénile prématurée*, que vous m'avez entendu prononcer assez souvent.

N'y a-t-il pas du moins chez notre malade quelque cause constitutionnelle qui puisse expliquer la raréfaction? Je n'en connais aucune. Je me suis préoccupé particulièrement de la possibilité d'une syphilis constitutionnelle. Or, d'un côté, il n'est admis par personne que la syphilis donne de la fragilité au tissu osseux; tout au contraire, elle augmente plutôt leur solidité, en produisant l'exostose et l'hyperostose; d'un autre côté, notre malade ne présente aucune trace de syphilis, et assure n'en avoir jamais eu. Il en a été de même pour celui de l'hôpital Cochin. Je lui ai, il est vrai, donné de l'iodure de potassium; mais c'était comme moyen fortifiant et non comme anti-syphilitique que je l'administrais. Il en a été de même dans l'observation de Robert.

J'appelle votre attention sur un autre point.

(1) Robert, *Conférences de clinique chirurgicale*, 1860, p. 498.

La fracture, chez ce malade, occupe le tiers supérieur du corps, et mérite le nom de sous-trochantérienne.

Or elle se trouvait à la même place chez mon malade de l'hôpital Cochin; elle se trouvait à la même place, aussi, chez le malade d'Alph. Robert. La partie supérieure du corps du fémur a-t-elle donc une prédisposition particulière à cette altération singulière de la nutrition qui amène la fragilité? Trois faits ne suffisent pas pour nous en donner la certitude. Il m'était permis, du moins, de vous signaler cette particularité.

Pronostic. — Le jour où j'ai commencé le traitement, je ne savais pas si nous arriverions à une consolidation. En effet, dans le cas où la fragilité eût été due à un cancer larvé, le cal ne se serait sans doute pas fait, et dans le cas de fragilité par altération sénile prématurée, il était à craindre encore que les matériaux du cal ne fussent pas fournis, ou ne fussent pas convenablement élaborés au niveau de ce point malade du squelette.

Pourtant, comme le cal s'était produit sur mon malade de l'hôpital Cochin et sur celui de Robert, comme, d'un autre côté, le sujet actuel était d'une vigoureuse constitution, je ne devais pas désespérer.

La vérité est que la consolidation s'est produite dans le temps ordinaire, et qu'aujourd'hui, après trois mois, non-seulement je ne trouve plus de mobilité anormale, mais je sens un cal volumineux et résistant, ce qui me fait penser qu'au niveau de l'altération osseuse, l'inflammation traumatique a réveillé le mouvement nutritif et a ramené, peut-être même en la dépassant, la résistance normale de l'os (1), c'est-à-dire que, malgré la raréfaction antérieure présumée, cette ostéite traumatique aurait pris la forme condensante que nous voyons si souvent après les fractures des os longs.

Les craintes que je pouvais avoir au sujet de la non-consolidation, ont été justifiées par l'observation d'une malade que j'ai vue plus tard à l'hôpital de la Charité.

_____

(1) Ce malade est revenu nous voir deux mois après à la consultation. Il marchait avec une canne, et avait toujours un cal très-solide.

C'était une femme de cinquante-deux ans, très-fatiguée et plus usée que son âge ne le comportait. Elle s'était fait, quelques mois avant son entrée à l'hôpital, une fracture de l'humérus droit, à la suite d'une chute très-simple de sa hauteur, et elle avait guéri ; un peu plus tard, elle s'était cassé le corps du fémur gauche, au-dessous des trochanters, comme cela avait eu lieu sur les trois malades dont j'ai parlé, et si facilement qu'elle ne savait pas au juste à quel accident l'attribuer. En effet, elle était tombée il y a trois mois, dans sa chambre, en se dirigeant lentement vers sa fenêtre. Quelques semaines après, elle avait ressenti une vive douleur à la cuisse en se retournant dans son lit, et il lui était impossible de dire si le fémur s'était fracturée dans ce dernier mouvement ou lors de la chute antécédente. Quoi qu'il en soit, la cuisse nous présentait du raccourcissement, de la rotation en dehors et une mobilité anormale très-prononcée, symptômes ou d'une fracture encore trop récente pour être consolidée, ou d'une fracture déjà ancienne et non consolidée. Cette femme mourut d'épuisement à la fin de mai 1868.

Nous avons trouvé à l'autopsie, au-dessous des trochanters, une fausse articulation consistant en un manchon fibreux assez épais, mais non ossifié, dans la cavité duquel les deux fragments atrophiés se trouvaient à une certaine distance l'un de l'autre.

Il est évident que la fracture datait du premier accident dont nous avons parlé, et qu'elle ne s'était pas consolidée. Au-dessus et au-dessous, le fémur avait les vacuoles de son tissu spongieux et le canal médullaire très-notablement agrandis, le tissu compacte était aminci, et une pression un peu forte faisait éclater l'os qui était d'une remarquable fragilité, par suite de la résorption d'une partie de sa substance osseuse. Il n'y avait d'ailleurs aucune trace de cancer osseux. L'humérus droit, qui avait un cal solide avec disparition du canal médullaire, était cependant très-fragile au-dessous de la fracture.

Nous avions donc ici l'exemple de deux fractures à peu près spontanées : l'une sur l'humérus qui avait été suivie de consolidation; l'autre sur le fémur qui ne s'était pas consolidée; d'où cette conclusion que dans les cas de ce genre, la consolidation est possible, mais peut aussi manquer.

II. *Fracture itérative du fémur gauche.* — Je vous ai fait remarquer, au n° 2, un jeune homme de dix-neuf ans que nous traitons depuis 50 jours d'une fracture du corps du fémur au-dessous de sa partie moyenne. Comme le cal m'avait paru très-solide le 45e jour, et que je ne trouvais plus aucune mobilité anormale, comme, d'autre part, je ne voulais pas condamner son genou à une immobilité trop longtemps prolongée, j'avais retiré l'appareil de Scultet. Mais j'avais expressément recommandé au malade de ne pas se lever, me proposant de ne le lui permettre que du 70e au 75e jour, et de lui recommander au commencement l'usage des béquilles. Mais voici ce qui est arrivé : avant-hier, 48e jour depuis l'accident, il s'est levé et a fait sans béquilles quelques pas en se tenant aux lits voisins. Il a glissé, et, en tombant, a fait céder le cal. Le lendemain nous avons retrouvé la mobilité anormale et la crépitation du début, et le malade était incapable de détacher son talon du lit, ce qu'il avait pu faire la veille. Ce que voyant, j'ai réappliqué un appareil de Scultet, prescrit quatre grammes de phosphate de chaux par jour (deux le matin et deux le soir), et prévenu le malade qu'il devrait rester au moins trois mois au lit.

Ce n'est pas la première fois que j'observe cette rupture du cal ou fracture itérative; j'en ai eu deux autres exemples il y a quelques années : l'un à l'hôpital Cochin, l'autre à l'hôpital Beaujon, et il s'agissait comme ici de jeunes gens auxquels j'avais ôté l'appareil vers le 50e jour, en leur défendant bien de se lever, mais qui, ne pouvant résister plus longtemps au désir de sortir du lit, avaient enfreint mes recommandations, et étaient tombés dans la salle.

Il faut conserver de ces faits un premier souvenir, savoir, que le cal peut avoir acquis du 45e au 55e jour, assez de solidité pour que nos mains soient incapables de lui transmettre les mouvements pathognomoniques de la persistance de la fracture, mais cependant n'être pas assez solide pour supporter soit le poids du corps, soit une inflexion dans une chute.

Remarquez, en effet, que je ne sais pas si, chez nos trois malades, la fracture s'est produite par le fait de la chute ou si la chute n'a pas été la conséquence d'une rupture du cal sous l'influence du poids du corps. Quoi qu'il en soit, la conclusion pratique est qu'il ne faut pas permettre aux malades de se lever aussitôt que nous constatons l'immobilité avec nos mains, et qu'il faut attendre au moins le 70ᵉ jour avant de les laisser sortir du lit. Jusque-là, le cal, quoique ne nous donnant plus la mobilité anormale, est encore trop fibreux ou trop peu ossifié pour résister à une impulsion ou à une inflexion imprévue. En effet, il n'est encore que périphérique, mais point interfragmentaire.

Conservons de nos trois faits cet autre souvenir, que c'est surtout chez les jeunes gens (et il en serait de même sans doute pour les enfants) qu'il faut se défier des fractures itératives. Sans doute, le cal se fait un peu plus vite à ces âges que sur les adultes, mais il n'en faut pas moins de huit à douze semaines pour qu'il ait pris la solidité nécessaire pour la marche. Or, nous obtenons facilement d'un adulte qu'il reste au lit une quinzaine de jours après que l'appareil a été enlevé. Pendant ce temps, nous employons les frictions, le massage, les mouvements communiqués pour corriger la raideur du genou et du pied.

Mais on retient bien plus difficilement au lit un jeune homme, une fois qu'il est débarrassé des entraves de l'appareil, et il ne faut pas trop compter sur sa raison pour qu'il obéisse à la recommandation de garder le repos une fois que son membre n'est plus maintenu. Aussi le plus sage est, pour eux, de laisser l'appareil jusqu'au 65ᵉ ou 70ᵉ jour, tandis que chez les adultes, à la raison desquels on peut se fier davantage, on enlève l'appareil du 50ᵉ au 60ᵉ jour, et on ne permet la marche que quinze jours après. L'inconvénient de l'immobilité un peu plus prolongée chez les jeunes gens, sera d'ailleurs compensé par l'aptitude moins grande à l'ankylose et aux raideurs prolongées de l'arthrite trau-matique concomitante.

Pour les enfants, jusqu'à 15 ans, je ne vous conseille pas de laisser l'appareil au-delà du 45e jour, parce que la consolidation se fait plus vite, mais il est prudent encore, pour éviter la fracture itérative, de ne pas permettre la marche, même sur des bé-quilles, avant le 60e jour.

Vous n'aurez pas souvent l'occasion de voir céder le cal une seconde et une troisième fois, parce qu'avertis par la première rupture, vous aurez soin de conseiller un repos suffisant et le phosphate de chaux, qui assureront une guérison solide. Si pour-tant le malade ne se soumettait pas à vos prescriptions, la frac-ture du fémur pourrait se reproduire trois ou quatre fois.

J'ai été consulté en 1864 par un jeune homme de Saint-Pierre lès-Calais, âgé de vingt-cinq-ans, qui s'était cassé le fémur gauche six fois dans l'espace de vingt mois. Chose remarquable! la frac-ture n'arrivait pas dès les premiers jours de la marche, mais du 8e au 15e jour, et en général à la suite d'un effort un peu trop grand, soit pour se retenir après avoir fait un faux pas, soit pour courir. Une fois même, ce fut en dansant que la fracture se re-produisit. Le malade avait été chaque fois autorisé à se lever le 45e jour. Il en était au 40e jour de sa sixième et dernière rechute, lorsque son père vint à Paris me consulter pour savoir quels étaient les moyens d'éviter ces fractures itératives. Je l'engageai à faire garder l'appareil de Scultet, qu'on avait mis, deux mois entiers, à ne permettre le lever qu'à la fin du troisième mois, et à donner tout le temps du phosphate de chaux. Ces prescriptions furent exécutées, et la fracture ne s'est plus reproduite.

Je l'ai appris par le jeune homme lui-même, que j'ai vu le 23 novembre 1869. Il était resté bien guéri, mais avec un rac-courcissement de six centimètres, de la claudication, et l'obligation de se servir d'une canne, ce qui ne l'empêche pas de marcher beaucoup et de faire plusieurs lieues à pied sans difficulté.

TRENTE-QUATRIÈME LEÇON.

Fractures de la rotule.

Fracture non consolidée de la rotule gauche datant de 18 ans : écartement de six centimètres. — Étude des mouvements et des fonctions du membre.

MESSIEURS,

Je me suis arrêté longtemps, ce matin, au lit n° 25 de la salle Sainte-Vierge, pour étudier et vous faire étudier les résultats d'une ancienne fracture de la rotule, dont les fragments sont restés à une grande distance, et ne paraissent pas réunis par une substance fibreuse intermédiaire.

Cet homme, qui est âgé de cinquante ans, et très-vigoureux, nous raconte qu'il y a 18 ans (en 1850), il fut apporté dans la même salle pour une fracture de la rotule gauche.

Velpeau lui plaça un bandage inamovible avec lequel on lui permit, dit-il, de marcher dès le dixième jour. Il assure que cet appareil est resté en place pendant quatre mois, et que, quand on l'enleva, l'écartement entre les fragments était très-considérable. On lui mit alors un autre appareil qu'il ne peut pas très-bien nous décrire, mais qui paraît avoir consisté en deux lacs verticaux maintenus, l'un autour de la cuisse, l'autre autour de la jambe, par des bandes circulaires, et noués ensemble au-devant de la rotule; ils étaient destinés à maintenir les deux fragments l'un près de l'autre. Cet appareil fut renouvelé tous les cinq à six jours, pendant environ deux mois. Au bout de ce temps, c'est-à-dire plus de six mois après l'accident, le malade quittait l'hôpital, marchant sur des béquilles, et toujours avec un écartement considérable des fragments.

Il alla passer six mois à la campagne, et sa marche, pendant ce temps, s'améliora à tel point que, quand il revint à Paris, il pouvait marcher facilement et sans canne, faire même d'assez longues courses sans être fatigué, et qu'il n'hésita pas à reprendre son ancien état de garçon marchand de vins. Depuis, il ne s'est plus occupé de sa fracture.

Il nous revient aujourd'hui pour une petite plaie contuse de la jambe droite, et ne nous aurait pas parlé de son ancienne fracture, à laquelle il ne songeait pas, si nous ne l'avions pas remarquée nous-mêmes.

Vous avez pu voir, en effet, une déformation notable du genou gauche. A son niveau se dessinent en haut et en bas deux petits reliefs osseux, séparés par une longue dépression. En y portant les doigts, on reconnaît que les deux saillies ne sont autres que les fragments d'une ancienne fracture transversale de la rotule gauche, et qu'en refoulant la peau au niveau de la dépression intermédiaire, on sent les condyles fémoraux. Lorsque la jambe est étendue, l'écartement est de 6 centimètres; lorsqu'elle est fléchie, il arrive à 12 centimètres. Pendant la flexion, nous voyons se dessiner, sous la peau, entre les fragments, les condyles du fémur.

Le malade n'accuse d'ailleurs aucune douleur, et n'a jamais de poussée inflammatoire. La flexion et l'extension ont conservé leur étendue ordinaire, et il n'y a pas de mobilité latérale anormale.

Nous avons étudié les mouvements, et nous avons constaté que le malade les fait tous avec facilité, excepté ceux qui exigent l'intervention presque exclusive du triceps fémoral. Ainsi, pendant qu'il était couché, nous l'avons invité à fléchir, puis à étendre le genou; il l'a fait assez aisément, mais je vous ai fait observer que le retour à l'extension pouvait s'expliquer d'abord par le relâchement des fléchisseurs et ensuite par la pression du talon sur le lit. Pour voir s'il utilisait, comme dans l'état normal, son muscle triceps, je l'ai engagé à détacher le talon du lit, sans fléchir préalablement le genou; il n'y est pas parvenu. Je l'ai engagé ensuite à fléchir le genou, puis à détacher son pied du lit, et à le porter en l'air. Il n'y est pas parvenu davantage. Il est vrai que tous les muscles de la cuisse, et surtout le triceps, sont moins volumineux que ceux du côté opposé, comme cela a lieu, je vous l'ai dit souvent, pour presque tous les muscles après les fractures. Mais quoique diminués, ces muscles ne sont pas paralysés. Vous avez pu constater qu'ils durcissaient pendant les tentatives du malade pour obéir à nos demandes, et que même le fragment inférieur montait un peu. Si ce mouvement d'élévation du pied, à la production duquel concourt un peu le psoas iliaque, mais pour lequel l'action du triceps est d'une impérieuse nécessité, ne s'exécute pas, c'est parce que cette action n'est pas suffisamment transmise au tibia par l'intermédiaire du ligament rotulien.

J'ai fait ensuite lever et marcher devant nous le malade. Il n'a pas eu la moindre hésitation ni la moindre claudication.

Pendant qu'il était debout, les deux pieds rapprochés l'un de l'autre, je l'ai engagé à porter le gauche en avant; il l'a fait, mais en fléchissant le genou. Je l'ai invité plusieurs fois à porter le pied en avant, sans fléchir ainsi le genou; il n'a pu y parvenir. Pourquoi? Parce qu'aussitôt le pied détaché par l'action du psoas iliaque et des adducteurs, le genou est trop faiblement maintenu, et la jambe retombe par son propre poids ou subit l'action des fléchisseurs, qui ne sont pas contre-balancés. Il n'y a, en effet, que le triceps qui puisse maintenir le genou étendu pendant la projection du pied en avant.

En somme, quoique l'analyse physiologique des fonctions du membre nous fasse constater la perte ou du moins une diminution très-prononcée des contractions d'un muscle important, le triceps, il n'en est pas moins vrai que le malade supplée, au moyen du psoas et des adducteurs, à cette grande lacune, et n'a pas, en somme, de difficulté très-notable dans la marche. Il monte les escaliers assez aisément, les descend avec un peu plus d'hésitation, et en mettant les deux pieds sur chacune des marches, fait aisément 8 kilomètres à pied, sans canne, et

continue sans interruption son état fatigant de garçon marchand de vins.

Les déformations anatomiques, les vices morphologiques, si
vous aimez mieux, d'une fracture transversale avec écartement,
sont ici portés à leur plus haut degré. Vous devez être prévenus
que vous les rencontrerez semblables chez beaucoup de malades, seulement à un degré un peu plus faible.

On voit souvent un écartement moindre, qui n'est par exemple
que de 2 ou 3 centimètres, entraîner d'abord des troubles fonctionnels aussi accusés que ceux de notre malade, puis insensible-
ment le blessé arrive à se servir de son membre à peu près
comme de l'autre. Il ne s'aperçoit de son infirmité que quand il
descend un escalier, et le chirurgien ne constate la lésion qu'en
priant le malade de détacher son talon du lit, ou en l'engageant à
projeter son pied en avant, sans fléchir le genou. Ces deux mouvements également difficiles indiquent l'existence d'une ancienne
fracture de la rotule. C'est là le résultat ordinaire. Ne l'oubliez
pas, que l'écartement soit moins grand, ou qu'il soit plus grand,
le membre n'en paraît pas beaucoup plus faible; il reste affaibli,
cela est incontestable, mais les malades, excepté peut-être ceux
qui sont obligés de se livrer à des efforts considérables, s'en aper-
çoivent peu, ou l'habitude leur apprend à contre-balancer
ce défaut de contraction, si bien qu'ils n'y font plus attention.

Et notez bien, toutefois, que cette proposition relative au
mode de guérison des fractures transversales de la rotule n'est
pas absolue, et ne s'applique pas à tous les cas.

J'établis, avec nos auteurs classiques, une grande distinction
entre les fractures sans écartement ou écartement de quelques
millimètres, dans lesquelles une partie du tissu fibreux anté-
rotulien est conservée intacte, et les fractures avec écartement
d'un centimètre et au delà, dans lesquelles ce tissu fibreux est
entièrement déchiré.

Dans les premiers cas, la fracture guérit sans écartement, et avec un cal osseux, et les fonctions du triceps se rétablissent tout entières.

C'est dans le second cas seulement que la persistance de l'écartement est la règle, que son augmentation pendant les premières semaines n'est même pas très-rare, et que la guérison ne se fait pas par un cal osseux. Il s'établit entre les fragments une substance celluleuse ou cellulo-fibreuse qui, si elle est un peu dense, permet en partie la transmission au ligament rotulien des effets de la contraction du triceps, mais qui, si elle n'est pas dense, et elle ne l'est pas souvent, ne permet pas cette transmission.

Voilà la règle; mais j'ajoute de suite que l'exception est possible, et que vous pouvez être assez heureux pour obtenir à la suite d'un traitement bien dirigé, ou par le fait des bonnes conditions organiques de votre malade, cette exception que nous cherchons toujours, savoir la guérison d'une fracture transversale avec écartement, au moyen soit d'un cal osseux, soit d'un cal fibreux assez résistant pour permettre l'extension parfaite du membre.

Maintenant, deux questions se posent tout naturellement ici. Pourquoi ces résultats? Pourquoi nos moyens de traitement ne parviennent-ils qu'exceptionnellement à en obtenir de meilleurs?

1° Pourquoi la guérison avec écartement et cal fibreux trop mou ou nul? Il y a à invoquer ici des causes locales et des causes générales.

La cause locale prédominante est, dans le cas d'écartement non combattu ou combattu sans succès, la communication des surfaces fracturées avec l'articulation, et avec une articulation qui, participant à la phlegmasie consécutive, se remplit de sang et de synovie, et reste pleine de liquide pendant plusieurs semaines. Les matériaux qui serviraient à la formation du cal tombent dans ce liquide, et sont perdus. Il y a longtemps qu'on a donné cette explication; vous la trouverez dans tous les livres, et elle est toujours vraie.

Une seconde cause locale est l'absence, en avant et en arrière de la fracture, de tissus qui pourraient servir à la formation du cal. J'ai supposé, en effet, que le tissu fibreux, jouant le rôle de périoste, qui établit la continuité entre la fin du triceps et le commencement du ligament rotulien, était rompu. Que reste-t-il donc au-devant de la rotule? Du tissu conjonctif, la bourse synoviale antérotulienne; mais ces tissus, n'ayant pas été déchirés, ne subissent pas l'inflammation consécutive qui leur permettrait d'exsuder des matériaux de cal, ou si par hasard ils en fournissent quelques-uns, ceux-ci tombent encore dans l'articulation, et ne sont pas maintenus entre les fragments ou autour d'eux. Cette absence de tissus déchirés au-devant de la fracture et autour d'elle, me sert à répondre à l'objection de ceux qui ont dit : Vous attribuez la difficulté de consolidation à l'effusion des liquides réparateurs dans la synoviale; comment alors se fait-il que les fractures verticales et les fractures transversales sans écartement ou avec écartement très-modéré, guérissent par un cal osseux? La réponse est toute simple; c'est qu'il reste autour des fragments, dans ces deux derniers cas, une portion fibreuse qui les maintient, qui a été assez déchirée pour fournir des matériaux réparateurs, et qui sert de soutien et comme de gangue au cal, lequel, commencé dans sa trame, se continue ensuite de proche en proche entre les fragments. D'ailleurs, lorsque ceux-ci ne s'éloignent pas et restent presque au contact, on peut bien admettre que la substance glutineuse réparatrice des premiers jours, est retenue à la surface en assez grande quantité pour fournir au cal des matériaux utiles.

Les causes générales sont inhérentes à la constitution. Remarquez bien, messieurs, qu'il s'agit ici d'une lutte entre deux forces opposées : une tendance à la réparation qui existe pour cet os comme pour tous les autres, et un effort incessamment exercé par la tonicité du triceps pour maintenir, augmenter même le déplacement tout particulier qui existe dans cette variété de fracture, le déplacement par écartement de cause musculaire.

Or, en augmentant l'écartement, le triceps allonge la substance réparatrice, la dérange, et s'oppose à la transformation calcaire.

Vous ne pouvez donc, dans les fractures avec écartement notable, avoir un cal osseux ou un cal fibreux très-solide, que si les surfaces fragmentaires fournissent des matériaux susceptibles de se transformer vite en substance solide, et si les muscles peuvent rester assez longtemps dans l'inaction pendant le traitement que vous avez institué. Nous rencontrons bien de temps à autre des malades chez lesquels la tendance réparatrice est assez puissante pour donner promptement une substance intermédiaire solide, dans le laps de temps pendant lequel nous agissons sur les fragments. Mais nous en trouvons un plus grand nombre chez lesquels la substance intermédiaire n'a pu prendre, pendant ce même temps, la solidité nécessaire.

2° Pourquoi nos moyens de traitement ne réussissent-ils pas toujours à empêcher cette consolidation imparfaite? Vous l'avez compris, si vous avez bien saisi tous les détails qui précèdent. Nous ne réussissons pas pour trois raisons.

La première, c'est que nous arrivons difficilement à affronter les surfaces fragmentaires et à lutter efficacement contre l'action du triceps. Nous parvenons bien quelquefois, à l'aide de certains appareils dont je vous parlerai, à les mettre en contact. Mais ce contact ne dure pas longtemps. Le triceps finit par surmonter un peu l'obstacle que nous lui opposons. Si par hasard il ne reproduit pas l'écartement entier, il le reproduit partiellement; ou bien les fragments restent rapprochés en avant, mais s'éloignent en arrière. La seconde cause, c'est que, malgré la contention, il se fait instinctivement, pour lutter contre la douleur, une légère flexion de la jambe, qui ramène encore un peu d'écartement. La troisième est une contention tellement exacte que le malade souffre et relâche l'appareil, ce qui permet encore à l'écartement de se faire.

Souvent, ces trois causes à la fois ou deux seulement d'entre elles interviennent, et, en tout cas, le même effet se produit, savoir l'effusion dans l'articulation, et l'immersion, dans le liquide qu'elle contient déjà, des matériaux réparateurs.

Mais ce n'est pas tout : supposons que le problème mécanique ait été résolu, et que les fragments soient restés bien affrontés par l'appareil dont vous avez fait choix. Si la consolidation n'est pas faite lorsque vous retirez cet appareil, du 60e au 80e jour par exemple, le triceps reprend son action nuisible. Sa tonicité écarte de nouveau les fragments, la substance intermédiaire cède, s'allonge, et pour peu que le malade remue (et comment l'empêcher de remuer au bout d'un temps aussi long?), la consolidation s'arrête, et vous avez un écartement avec une substance intermédiaire molle, ce qui revient à peu près au même que si vous n'aviez pas du tout de substance intermédiaire. Ce n'est que chez les sujets jeunes et bien constitués que, pendant les huit à dix semaines d'application de l'appareil, l'exsudation a eu le temps de s'organiser en une trame résistante fibreuse ou fibro-calcaire assez solide pour que le triceps ne puisse plus agir efficacement contre elle, et reproduire ou augmenter l'écartement.

TRENTE-CINQUIÈME LEÇON.

Fractures de la rotule.

MESSIEURS,

I. Un homme de trente-cinq ans, menuisier, que vous avez vu ce matin à la visite (salle Sainte-Vierge, 28) s'est embarrassé le pied, hier matin, dans son atelier, au milieu de morceaux de bois qui encombraient le sol. Il a failli tomber en avant, a fait un grand effort pour se retenir et est alors tombé en arrière, en éprouvant une sensation douloureuse au genou gauche. On l'a relevé ; il a essayé de marcher, mais n'a pu faire que quelques pas et à reculons, en s'appuyant sur un camarade, et traînant sa jambe gauche. Il s'est fait de suite apporter à l'hôpital, et voici ce que nous avons constaté :

Comme *signes physiques :*

1° Un gonflement notable du genou, avec une fluctuation qui ne laisse aucun doute sur l'existence d'un épanchement ;

2° Une dépression transversale logeant aisément un doigt, donnant à la mensuration tout près de deux centimètres d'écartement, et augmentant lorsqu'on fléchit le genou ;

3° Au-dessus et au-dessous de cette dépression, un fragment osseux que l'on meut facilement en travers, et qui est évidemment formé par l'une des moitiés de la rotule partagée en deux.

Comme *signes fonctionnels :*

1° Une douleur très-modérée lorsque le malade ne remue pas ;

2° La possibilité pour lui de fléchir la jambe sur la cuisse ;

3° L'impossibilité de la ramener à l'extension autrement qu'en se servant de sa main, ou appuyant fortement sur le lit le talon qu'il fait progressivement glisser de haut en bas ;

4° L'impossibilité absolue de détacher le talon du lit, et une augmentation notable de la douleur du genou, lorsqu'il essaye de le faire.

A ces signes, vous reconnaissez tous une fracture transversale de la rotule, avec un écartement qui indique la rupture complète du tissu fibreux placé au-devant d'elle.

Cette fracture a été produite par l'action musculaire, puisque le malade est tombé, non pas en avant, mais à la renverse. Je me demande si ces fractures indirectes et par cause musculaire ne doivent pas être expliquées par une raréfaction prématurée et une fragilité du tissu spongieux de la rotule. Quoi qu'il en soit, la lésion n'est pas compliquée de l'entorse avec mobilité latérale que j'ai rencontrée deux fois avec une fracture de la rotule ; mais elle est accompagnée d'un épanchement qui, vu la rapidité de sa production, doit être en grande partie formé par le sang qu'ont fourni et la rotule et les tissus fibreux latéraux déchirés en même temps qu'elle dans une certaine étendue. Seulement il ne se fait pas d'épanchement semblable, à la suite d'une lésion traumatique du genou, sans que la synoviale s'enflamme et sécrète promptement un excès de synovie qui augmente la quantité du liquide épanché. Il y a donc avec la fracture un commencement de l'arthrite traumatique inévitable en pareille circonstance.

Quel est le pronostic et quelles seront les suites de cette fracture?

Le *pronostic* n'est pas grave, en ce sens que la vie n'est nullement compromise, et que, selon toute probabilité, le blessé retrouvera l'exercice de son membre, dans des proportions suffisantes pour qu'il puisse se tenir debout, marcher, et gagner sa vie par la profession qu'il a exercée jusqu'à présent.

Mais le pronostic est fâcheux sous ce premier rapport, que la maladie va obliger cet homme à rester environ deux mois au lit, à marcher ensuite sur des béquilles pendant un ou deux autres mois, enfin à marcher lentement, avec une canne, pendant au moins autant de temps. Il est impossible de fixer exactement le nombre de jours, mais ce sera très-long.

Vous entendez parler de malades qui, après une fracture de rotule, sont restés au lit quatre ou cinq semaines seulement, et ont pu marcher sans canne, au bout de deux mois. Mais c'étaient des sujets qui avaient des fractures sans rupture du tissu fibreux antérieur et sans écartement. En vous donnant tout à l'heure les limites approximatives de la durée, je l'ai fait en souvenir de ce que j'ai observé sur des blessés qui, comme celui-ci, avaient une fracture avec écartement notable.

Il peut même arriver que cette durée soit plus longue encore que je ne l'ai dit. Je vous ai fait observer qu'il y avait ici une arthrite traumatique ; or cette arthrite peut se prolonger à l'état douloureux pendant plus longtemps, et obliger le malade à se soigner, et à ne pas travailler pendant six, huit ou dix mois. Je crains peu, je dois le dire, cette longue prolongation, parce que notre blessé est assez jeune, bien portant et non rhumatisant.

Le pronostic est encore fâcheux en ce sens que cette arthrite pourrait, à la rigueur, laisser à sa suite une ankylose incomplète avec diminution très-notable des mouvements du genou, ou même une ankylose complète.

J'ai eu l'occasion de montrer ici, l'année dernière, un homme de cinquante-six ans, qui, après le traitement bien dirigé d'une fracture de la rotule, avait guéri sans écartement et avec un cal très-probablement osseux, mais avec une ankylose presque complète du genou. Je le répète, je craindrais davantage des suites analogues si notre malade était plus âgé.

Supposons donc que l'arthrite concomitante ne soit pas de longue durée, et qu'elle ne soit pas suivie de modifications ana-tomiques nuisibles aux fonctions du membre, le pronostic sera en-core fâcheux, sous ce rapport que ce membre ne recouvrera pas, selon toute probabilité, l'intégrité de ses fonctions et la force qu'il avait antérieurement. Il les recouvrerait si nous étions assez heureux pour obtenir soit un cal osseux, soit un cal fibreux assez court et assez solide pour que les effets de la contraction du triceps puissent être transmis intégralement au ligament rotulien et à la jambe. Certainement un pareil résultat n'est pas impossible.

J'ai conservé des notes sur 20 malades que j'ai soignés depuis une quinzaine d'années, pour des fractures de rotule avec écartement variant de un à trois centimètres ; je n'en ai que deux sur lesquels j'ai pu croire à un cal osseux, ou à un cal fibreux assez solide pour que le talon pût être détaché du lit sans flexion du genou, et pour que les mouvements transversaux communiqués à la partie supérieure de la rotule fussent transmis à la partie inférieure et réciproquement. Et comme les sujets étaient âgés l'un de vingt-deux, l'autre de vingt-cinq ans, je me suis demandé si la jeunesse n'était pas la condition principale qui m'avait permis d'obtenir cet heureux résultat.

Chez les autres, la guérison s'est faite avec un écartement notable. Les malades ont perdu la faculté de détacher le talon du lit ou la région plantaire du sol, sans qu'au préalable le genou se fléchît involontairement. Ils ont eu une rotule composée de deux morceaux qu'on pouvait faire mouvoir indépendamment l'un de l'autre, et ils ont tous éprouvé de la gêne pour descendre des escaliers, à moins que le genou ne fût maintenu dans une genouillère. Sans cette précaution, ils ne pouvaient aller d'une marche à l'autre qu'en posant les deux pieds sur la marche, et faisant passer en avant le pied sain.

Je crains encore plus la persistance de l'écartement lorsque avec mes deux mains agissant sur les fragments, pour les pousser l'un vers l'autre, je ne parviens pas à les amener au contact. C'est là un critérium que je vous recommande. Quand vous pouvez, avec les deux mains, amener les fragments au contact, il y a espoir de guérison sans écartement. Cet espoir est moins fondé quand on n'obtient pas le contact.

De son côté, M. le docteur Lecoin, ancien interne de l'asile de Vincennes, a eu la bonne pensée de consigner (1) les résultats qu'il a pu constater pendant plus de deux années, sur des malades qui, après avoir été traités dans les divers services des hôpitaux de Paris, avaient été admis à l'asile de Vincennes pour leur convalescence. Ces malades sont au nombre de 26, mais comme il y en a un qui est compté comme ayant eu une fracture itérative de la même rotule, l'auteur porte le chiffre à 27. Eh bien! sur ce nombre, 23 ont conservé un écartement qui a varié entre un et trois et quatre centimètres, et une mobilité indépendante de chacun des fragments. Ils ont été traités par les appareils variés, les uns par la gouttière et l'élévation seulement, le plus grand nombre par un bandage inamovible, deux par l'appareil de M. U. Trélat, un par cet appareil avec une modification de M. Verneuil, un par les anneaux de caoutchouc de Laugier, deux par l'appareil de Valette, de Lyon (2).

Nonobstant les avantages incontestables de ces procédés que je vais vous exposer plus longuement tout à l'heure, nonobstant le talent et le soin des chirurgiens traitants, l'écartement a persisté, avec une consolidation imparfaite qui a mis les patients dans des conditions à peu près semblables à celles d'une non-consolidation.

Quant aux quatre autres, ils sont bien indiqués par l'auteur comme guéris avec un cal osseux. Mais il n'a pu savoir si, dans tous les cas, la fracture était dans le principe sans écartement, ou avec écartement. Pour un seul des malades, il est dit que M. Cusco avait établi le diagnostic de fracture sans écartement. Il est tout simple dès lors que le cal ait été favorable.

Quant aux trois autres, nous ne savons rien à cet égard. Je veux bien admettre que tous trois aient dû leur cal osseux au traitement bien réussi d'une fracture avec écartement notable : nous

---

(1) Lecoin, thèses de Paris, 1869, n° 247.
(2) Voyez Valette, *Clinique chirurgicale de l'Hôtel-Dieu de Lyon.* Paris, 1875. — *Nouveau Dictionnaire de médecine et de chirurgie pratiques*, t. XV, article FRACTURE.

aurions ainsi trois bons résultats sur ving-six, statistique analogue à la mienne (deux bons résultats sur vingt).

Peut-on arriver à une proportion plus favorable ? Je le crois ; mais la démonstration est encore à donner.

Malgaigne (1) a peut-être un peu assombri le tableau des inconvénients laissés par une fracture de rotule qui guérit avec écartement. Sans doute le membre reste affaibli, en ce sens que les contractions du triceps ne sont plus utilisées qu'au moyen de la transmission de leur effet au tibia par les tissus fibreux latéro-rotuliens, et par une rotule allongée dont le fragment supérieur mobile consomme presque tout l'effort qui lui est communiqué, et n'en transmet qu'une très-faible partie à l'inférieur.

Il faut tenir compte aussi de l'amoindrissement musculaire dont je vous ai parlé souvent à propos des fractures de la jambe et de la cuisse, et dont je vous ai montré un exemple sur un malade atteint d'une ancienne fracture de la rotule. Mais néanmoins, la plupart des sujets, tous ceux même qui ne conservent ni arthrite ni ankylose, et qui n'ont plus que les conséquences relatives au triceps, en viennent à marcher très-aisément sans canne, à faire de longues courses sans fatigue, et en somme à ne plus s'apercevoir de leur fracture ni de la faiblesse du membre, que quand ils montent et surtout descendent les escaliers. Peut-être Malgaigne, dans l'appréciation qu'il a donnée des résultats, n'a-t-il pas assez distingué ce qui, dans les suites, était la conséquence de l'arthrite, et ce qui était la conséquence de l'affaiblissement du triceps : cela tient sans doute à ce qu'il a examiné les malades trop peu de temps après l'accident.

Pour apprécier exactement les suites d'une fracture de rotule, il faut les étudier plusieurs années après l'accident, et après s'être bien assuré que l'arthrite n'a laissé aucun résultat mauvais.

Voici, maintenant, un autre côté fâcheux du pronostic. Le malade pourrait à la rigueur se fracturer l'autre rotule, et se la fracturer de la même façon, par action musculaire et avec écar-

---

(1) Malgaigne, *Journal de chirurgie*, t. Ier, p. 201, et *Traité des fractures*, p. 751.

tement des fragments. J'en ai vu un exemple. Malgaigne (1), Demarquay (2) et U. Trélat (3) en ont cité également. Or, si la seconde fracture donnait les mêmes résultats que la première, le malade serait réellement infirme. Avec une mauvaise rotule et un bon membre du côté opposé, les fonctions se rétablissent assez bien, comme je vous l'ai dit. Mais avec deux mauvaises rotules, la faiblesse est bien plus grande; la marche reste incertaine, exige un point d'appui artificiel, et ne peut être prolongée longtemps.

Le malade que j'ai soigné en 1869, et qui a maintenant quarante ans, avait eu sa rotule droite fracturée il y a neuf ans. Il avait conservé, après un traitement par l'appareil dextriné, un écartement de trois ou quatre centimètres, et point ou très-peu de substance fibreuse intermédiaire. La rotule gauche s'est fracturée en juin 1869 à la suite d'un faux pas et d'une chute en arrière. L'écartement était de plus de deux centimètres avant le traitement. Au bout de quinze jours nous l'avons traité, le docteur Philippeaux et moi, au moyen d'un appareil de l'invention du dernier, et qui tenait un peu de l'appareil de Fontan et de celui de Valette. Les fragments ont été tenus presque au contact, mais la pression occasionnait parfois des douleurs telles, la nuit surtout, que le malade tournait les vis, et laissait l'écartement se reproduire. On les serrait de nouveau le lendemain. Cet appareil est resté en place pendant soixante-dix-huit jours. Au bout de ce temps, nous espérions que la substance intermédiaire avait pris assez de solidité, et nous avons retiré l'appareil. Le malade est resté encore couché vingt-cinq jours, avec la jambe élevée sur le plan incliné que j'avais fait faire exprès; il n'a commencé à s'asseoir sur un fauteuil qu'au bout de quatre-vingt-douze jours, et à marcher sur des béquilles sans plier encore le genou, qu'au centième jour. Peu à peu les fragments se sont écartés par

(1) Malgaigne, *Gazette des hôpitaux*, 1853, p. 312.
(2) Demarquay, *Gazette des hôpitaux*, 1866, p. 215.
(3) Trélat, *Gazette des hôpitaux*, 1862, p. 523.

l'allongement de la substance intermédiaire qui était trop molle pour résister à l'action du triceps. Cet écartement a fini par arriver à trois centimètres, le malade ne peut marcher qu'avec une canne et lentement, monte et descend péniblement les escaliers, et ne peut faire de longues courses.

Ces fractures consécutives de la seconde rotule ne sont pas assez fréquentes pour qu'on soit autorisé à croire qu'elles sont dues à une prédisposition particulière du sujet, ou à l'incertitude de la marche et à la facilité des chutes après la première fracture, plutôt qu'au hasard. Mais en tout cas, il n'y a aucun inconvénient à se souvenir de la possibilité du fait dans l'appréciation du pronostic, et dans le choix des moyens de traitement.

Traitement. — Comment soignerons-nous ce malade?

Nous avons à distinguer deux périodes : une première, qui sera de quinze à vingt jours, pendant laquelle nous n'avons guère à nous occuper que de l'arthrite et de l'épanchement articulaire ; et une seconde, pendant laquelle, l'inflammation s'étant amoindrie et l'épanchement ayant diminué ou ayant disparu, nous pouvons songer à quelque appareil destiné à mettre les fragments en contact.

1° Pour la première période, le malade sera tenu au lit avec le pied aussi fortement élevé que possible, afin de relâcher le triceps fémoral; pour cela, nous pourrions nous servir simplement de gros coussins de balle d'avoine. Mais sur ces coussins, il est très-probable que le genou se fléchirait bientôt un peu. — Un plan résistant, pour empêcher ou du moins pour amoindrir beaucoup cette flexion, est nécessaire. Pour cela, nous pourrions, à l'exemple de Gerdy, placer une chaise dans le lit, de telle façon que le dos de cette chaise, garni d'un large coussin, servît de point d'appui à la jambe. J'ai quelquefois eu recours à ce moyen, que j'emploierais encore si je n'en pouvais avoir d'autres à ma disposition. J'y ai renoncé parce que la chaise tient trop de place et gêne le malade, et aussi parce qu'assez souvent le talon, logé dans l'intervalle de deux barreaux, s'enfonce trop, d'où résulte encore la flexion du genou que nous voulons empêcher.

Une gouttière dans laquelle repose le membre pourrait d'ailleurs être placée sur le dos de la chaise renversée.

Desault a conseillé une longue attelle postérieure et un coussin approprié. Cette attelle s'étendait de la partie moyenne de la cuisse jusqu'au delà du pied; un long coussin de balle d'avoine était interposé entre elle et la peau, et elle était maintenue au moyen d'un bandage roulé. Mais ce bandage avait le double inconvénient de se relâcher trop vite, ce qui permettait un déplacement latéral de l'attelle, et par suite une flexion du genou, et de masquer la région malade. On éviterait cet inconvénient en fixant l'attelle avec trois longues bandelettes de diachylon, enroulées l'une au niveau de la cuisse, les deux autres à la partie supérieure et à la partie inférieure de la jambe. Mais le diachylon irrite facilement la peau et produit des érythèmes avec démangeaison. C'est pourquoi je n'aime pas à y recourir.

Je donne la préférence à un plan incliné disposé en gouttière, que je fais construire par le premier menuisier venu, avec les dimensions appropriées à la taille du sujet et au volume du membre. Notre malade va être placé sur un plan de ce genre, au moyen duquel le genou restera étendu et le triceps fémoral relâché. Des cataplasmes arrosés d'eau blanche seront placés matin et soir sur le genou. Comme l'articulation est très-distendue par l'épanchement, la tentation pourrait nous venir de faire une ponction, comme l'avait conseillé et fait plusieurs fois le professeur Jarjavay pour les épanchements traumatiques du genou sans fracture. Je n'ai pas été jusqu'ici partisan de cette opération, car l'inflammation est plus intense que dans les contusions simples, et il y aurait à craindre que la ponction la fît devenir suppurative. Or la suppuration de cette grande articulation est trop grave pour y exposer le malade.

2° Pour la seconde période, j'aurai à choisir entre deux modes de traitement : l'élévation simple ou un appareil unissant.

Je comprends parfaitement que les chirurgiens qui ont été rappés comme moi de la rareté des guérisons sans écartement aient proposé de traiter la fracture de la rotule par la simple élévation du membre. C'est le conseil qu'ont donné Valentin (1) et Sabatier (2).

J'adopterais volontiers cette manière de faire, qui a l'avantage d'éviter les constrictions et les pressions douloureuses de la plupart des bandages, si je pouvais avoir la certitude de ne pas guérir mon malade sans écartement. Mais, d'après ce que je vous ai dit plus haut, nous avons au moins une chance sur huit ou dix pour obtenir, au moyen d'un appareil unissant, un meilleur résultat, c'est-à-dire une substance intermédiaire très-courte et solide, et par suite une guérison plus prompte et un retour complet des fonctions du membre. Cette chance, il est d'autant plus sage de la courir, que nous pouvons, en multipliant les précautions et les soins, réduire les souffrances à peu de chose.

Reste maintenant à choisir l'appareil unissant.

On en a imaginé un très-grand nombre. J'en compte cinquante-quatre dans un mémoire intéressant du docteur Bérenger-Féraud (3). Ne vous étonnez pas de cette richesse, messieurs; elle s'explique par la difficulté qui s'est rencontrée de tout temps pour arriver à un bon résultat, et l'empressement qu'on a mis à expliquer cette difficulté par l'insuffisance du traitement, tandis qu'il fallait faire une large, la plus large part aux conditions anatomiques et physiologiques dont je vous ai parlé, et qu'aucun appareil ne peut supprimer d'une manière absolue. En effet, les moyens unissants satisfont assez bien à une indication importante, celle de rapprocher les 'ragments en surmontant l'action du triceps; mais, d'une part, ils le font en produisant une douleur qui porte instinctivement le genou dans la flexion, et rétablit ainsi un certain degré d'écartement, l'une des causes de la non-con-

(1) Valentin, *Histoire critique de la chirurgie moderne*, 1772.
(2) Sabatier, *Mémoires de l'Académie des sciences*, 1783.
(3) Béranger-Féraud, *Revue de thérapeutique médico-chirurgicale*, 1868, p. 481.

solidation. Ensuite, quelle que soit la patience du malade, on ne peut pas laisser l'appareil assez longtemps en place pour qu'au moment de son ablation la substance intermédiaire soit assez solide pour résister aux tractions opérées par le triceps. On ne réussit, comme je vous l'ai déjà dit, que si le sujet est du petit nombre de ceux chez lesquels cette solidité est promptement acquise.

Quel appareil, cependant, choisirons-nous?

J'élimine tout d'abord les bandages complétement fermés, qui soustraient à la vue la région malade, et je vous engage à n'y avoir recours que si vous vous trouvez dans l'impossibilité absolue de vous procurer les moyens un peu plus compliqués dont je vais vous parler. En effet, qu'il s'agisse d'un bandage roulé avec la compresse à deux ou trois chefs placée au-dessus de la rotule, et la compresse à deux fenêtres placée au-dessous pour recevoir les chefs de la précédente, bandage que vous connaissez sous le nom de *bandage unissant des plaies en travers*, ou qu'il s'agisse du bandage roulé avec des compresses en sautoir, placées au-dessus du fragment supérieur et au-dessous de l'inférieur, vous aurez toujours cet inconvénient que, si vous ne serrez pas assez au niveau du genou, vous n'aurez qu'un rapprochement insuffisant; si vous serrez assez, vous aurez une compression douloureuse. D'un autre côté, l'appareil se relâche vite; une fois qu'il est relâché, le déplacement se reproduit. Vous avez beau le renouveler tous les jours ou tous les deux jours; si vous avez pris soin de ne pas faire souffrir, en serrant modérément, vous laissez toujours à l'écartement le temps et la facilité de se reproduire dans une certaine mesure. Il va sans dire, d'ailleurs, que les bandages roulés, si on les employait, devraient être accompagnés de l'attelle postérieure de Desault et de l'élévation du membre. Ces deux adjuvants corrigent l'insuffisance du procédé, en mettant au moins le triceps dans le relâchement, et le genou dans l'extension.

On a beaucoup conseillé et employé de nos jours les appareils fermés inamovibles avec dextrine, plâtre ou silicate de potasse, que l'on place du quinzième au vingtième jour, alors que le gonflement articulaire a diminué. Ces bandages sont inférieurs aux précédents; voici pourquoi : ils tiennent les fragments bien rapprochés, pendant les premiers jours, puis ils serrent un peu moins, parce que la compression diminue le volume du membre, et aussitôt que cette diminution commence, le fragment supérieur, entraîné par le triceps, remonte. Si vous employez un bandage inamovible, n'oubliez pas d'incorporer entre les diverses couches de votre bandage une attelle postérieure, et de tenir le pied dans l'élévation.

Je donne la préférence aux appareils unissants à jour, c'est-à-dire à ceux qui, laissant la rotule à découvert, permettent de savoir si l'écartement est corrigé ou non, si la peau s'excorie ou non, et de modifier la situation des pièces conformément aux résultats de cet examen. Ces appareils sont d'invention récente, et satisfont tous bien à l'indication de rapprocher les fragments. J'établis seulement une distinction entre ceux dont la construction exige l'intervention des ouvriers, et ceux que le chirurgien peut construire aisément lui-même.

Dans les grandes villes, cette distinction n'a guère d'utilité, parce que nous pouvons aisément nous procurer chez nos fabricants tous les objets dont nous pouvons avoir besoin, mais il n'en est pas de même dans les petites localités. Certainement, si les fractures de la rotule étaient fréquentes, on pourrait avoir toujours à sa disposition l'un ou l'autre des instruments unissants dont je vais vous parler. Mais ces fractures sont rares; un praticien très-occupé en voit à peine deux par an, beaucoup n'en voient guère qu'une ou deux en trois ans. Or il arriverait toujours, si l'on avait l'instrument chez soi, que les pièces seraient rouillées et ne marcheraient pas le jour où l'on en aurait besoin. Sans doute le remède serait facile, parce que l'on aurait toujours le temps soit de le faire réparer, soit même d'en faire construire un nouveau, pendant les quinze ou vingt jours de la période inflammatoire; mais pourquoi ces démarches et ces ennuis, si ces appareils fabriqués ne donnent pas de meilleurs résultats que ceux que vous confectionnez vous-mêmes? Et c'est précisément ce qui a lieu.

I. Parmi les instruments unissants, je vous signalerai les griffes de Malgaigne, la modification apportée par M. U. Trélat à l'emploi de ces griffes, l'instrument de Valette et celui de Fontan.

1° Les griffes de Malgaigne (fig. 10), que je mets sous vos yeux et qu'il vous suffit de voir pour en comprendre le mécanisme, se composent de deux pièces qui peuvent glisser l'une sur

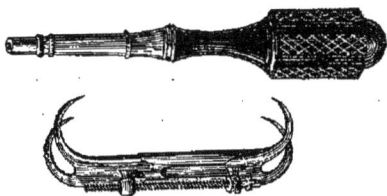

Fig. 10. — Griffes de Malgaigne.

l'autre, sans s'abandonner, au moyen d'une vis de rappel et d'une clef. Chacune de ces pièces se termine par deux crochets ou griffes, que l'on implante au-dessus et au-dessous des fragments, en traversant le tendon du triceps et le ligament rotulien. Une fois qu'elles sont implantées assez profondément, on rapproche les deux pièces l'une de l'autre au moyen de la vis, et on maintient ainsi les fragments. Si le malade souffre trop, on desserre ; si, au bout de quelques jours, un écartement s'est reproduit, on serre de nouveau.

Si j'avais à vous donner le conseil d'employer cet instrument, j'entrerais dans de plus longs détails sur la manière de l'appliquer, sur la difficulté de bien implanter les griffes supérieures, sur l'effort considérable qu'il faut faire pour y arriver, sur la douleur des premières heures, sur la tolérance qui s'établit ensuite, sur la possibilité des phlegmons et de l'angéioleucite consécutive, comme j'en ai vu un exemple, et même sur celle d'une arthrite, comme j'en trouve une observation dans *l'Union médicale* (1).

Mais je n'insiste pas, pour deux raisons :

D'abord les griffes, telles que les appliquait Malgaigne, par cela même qu'elles traversaient la peau, offraient beaucoup d'inconvénients et étaient fort désagréables aux malades; elles ne pouvaient rester en place assez longtemps pour que la consolidation eût le temps de se faire. On les mettait du quinzième au vingtième jour; au cinquantième et souvent auparavant, il fallait les retirer parce qu'elles ne tenaient plus, et à cette époque la substance intermédiaire n'est solide, comme je vous l'ai dit, que dans des cas tout à fait exceptionnels. C'était donc faire souffrir et ennuyer le malade sans profit.

Ensuite, si vous voulez utiliser les griffes, vous pouvez le faire aujourd'hui sans traverser la peau, et en supprimant par conséquent la plupart des inconvénients du procédé primitif de Malgaigne. Pour cela il s'agit d'utiliser les modifications de M. le professeur U. Trélat.

2° *Procédé de M. U. Trélat* (2) (fig. 11). — On trempe dans

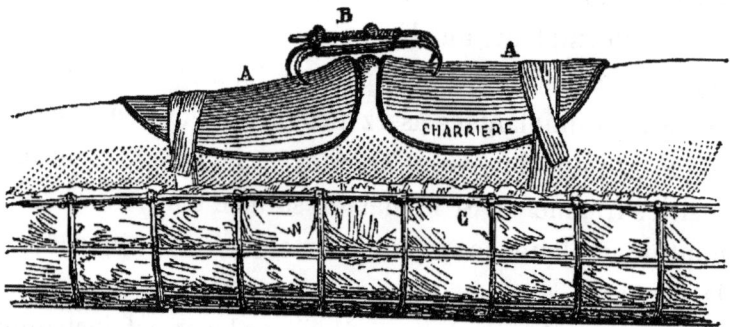

Fig. 11. — Appareil de U. Trélat, pour les fractures de la rotule.

l'eau bouillante deux morceaux de gutta-percha de 12 centimètres de long, sur une largeur de 6 centimètres à une ex-

---

(1) *Union médicale*, 18 décembre 1871.
(2) Trélat, *Note sur le traitement des fractures de la rotule par un nouvel appareil (Bulletin thérapeutique*, 1862, t. LXIII, p. 447).

trémité et de 3 centimètres à l'autre. On les applique l'un au-dessous, l'autre au-dessous de la rotule, en les modelant exactement sur les faces antérieure et latérale du membre, et sur les contours de la rotule, pendant que la jambe est dans une extension complète. On met ensuite des compresses d'eau froide pour durcir la gutta-percha, on la plonge même, une fois qu'elle a perdu sa mollesse, dans un seau d'eau froide. Puis, pendant qu'un aide maintient les fragments rapprochés, le chirurgien place au-dessus du fragment supérieur une des plaques et l'assujettit, au niveau de son extrémité inférieure, avec une bandelette de diachylon assez longue pour faire deux fois le tour du membre. On en fait autant pour la plaque supérieure. Il ne reste plus qu'à implanter les griffes dans l'épaisseur de chacune des plaques, sans les faire arriver sur la peau, et à rapprocher avec la vis les deux pièces articulées de l'appareil à griffe. Celles-ci entraînent et rapprochent l'un de l'autre les deux fragments au bord desquels elles correspondent.

On ne peut refuser à cette modification d'être ingénieuse. Mais n'est-elle pas un peu illusoire? N'arrivera-t-il pas souvent que les plaques glisseront au-devant des fragments sans les entraîner? N'y a-t-il pas à craindre aussi que la gutta-percha durcie amène des excoriations et des eschares? Je l'ai craint, et voilà pourquoi je n'y ai pas eu recours jusqu'à présent. Il est vrai que j'en ai été détourné aussi par la préférence que j'ai accordée de suite aux appareils avec le caoutchouc vulcanisé, qui ont été proposés à peu près à la même époque, et qui me paraissaient offrir plus de sécurité.

3° *Appareils de Fontan* (fig. 12) *et de Valette* (de Lyon) (fig. 13). — Je me contenterai de vous montrer ces appareils sans les décrire. Ils sont plus compliqués que les précédents, mais remplissent tous deux assez bien l'indication capitale. Celui de Valette (1) a l'inconvénient d'entamer la peau. Celui de Fontan

(1) Valette, *Clinique chirurgicale de l'Hôtel-Dieu de Lyon.* Paris, 1875.

ne l'entame pas; mais, par la pression qu'il exerce, il peut occasionner des eschares, ce qui exige, surtout quand il s'agit d'une peau fine et mince, comme chez les femmes, une très-grande surveillance.

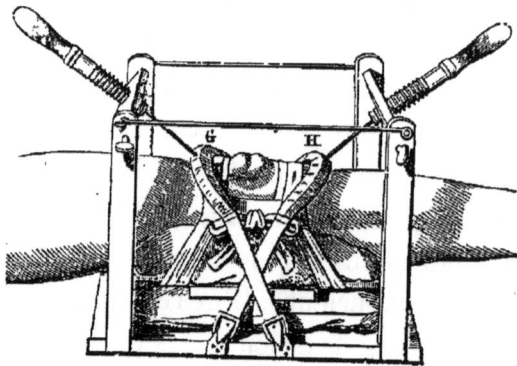

Fig. 12. — Appareil de Fontan, pour les fractures de la rotule.

Pour moi, ces appareils ne sont pas supérieurs à ceux de Malgaigne et Trélat, et ils sont inférieurs à ceux de Morel-Lavallée et Laugier; c'est pourquoi je ne les ai pas employés, et je vous engage à les laisser aussi de côté.

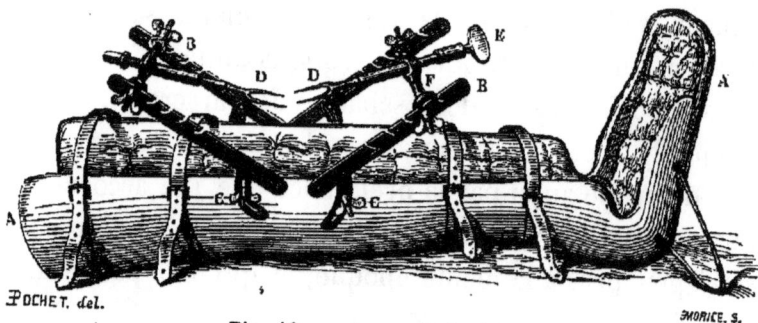

Fig. 13. — Appareil de Valette.

II. Parmi les appareils unissants, qui laissent la rotule à découvert et que le chirurgien peut faire lui-même, je trouve d'abord celui de Mayor (1) qui consistait en une gouttière en fil de fer sur les parties latérales de laquelle étaient fixés quatre liens non élastiques bien rembourrés, deux au-dessus du niveau

(1) Mayor, *Gazette médicale*, p. 184.

du genou, deux au-dessous. Le membre étant placé dans la gouttière, les deux liens supérieurs étaient ramenés et croisés au-dessus du bord supérieur de la rotule, et attachés ensemble sur le côté, au moyen d'une rosette. Les deux liens inférieurs étaient ramenés et croisés de même au-dessous du bord inférieur. Chacun de ces liens ainsi serrés devait maintenir l'un près de l'autre les deux fragments. Mais ou outre, pour assurer davantage le rapprochement, on faisait coudre aux liens transversaux trois rubans de fil ou attaches, verticalement placés, qu'on nouait successivement, ceux d'en haut avec ceux d'en bas. Ces attaches, en entraînant l'un vers l'autre les liens transversaux, devaient entraîner aussi les deux fragments, et les maintenir aussi rapprochés que possible.

L'appareil de Morel-Lavallée, bien décrit par M. Bosia (1), diffère de celui de Mayor en ce que les liens transversaux passant au-dessus et au-dessous de la rotule, sont en tissu de caoutchouc et de fil semblable à celui avec lequel se font les bretelles, et en ce que ces liens, au lieu d'être entre-croisés au-dessus et au-dessous de la rotule, sont entre-croisés sur le bord et en même temps sur la face antérieure des fragments, afin de les empêcher de basculer. On complète d'ailleurs leur action au moyen des mêmes liens verticaux que dans le procédé ci-dessus. Il va sans dire que les liens sont annexés à la même gouttière en fil de fer que dans ce dernier.

Procédé de Laugier. — *Pression oblique au moyen de deux anneaux de caoutchouc.* Dans les deux appareils précédents, la contention se fait au moyen d'une pression perpendiculaire à l'axe du membre, appliquée au-dessus et au-dessous de la rotule, et d'une pression parallèle. Le professeur Laugier (2) a eu l'idée de deux anneaux en caoutchouc vulcanisé qui, placés obliquement, exercent, en vertu seulement de leur élasticité une

---

(1) Bosia, *Gazette des hôpitaux*, 1860, p. 413.
(2) Cet appareil est décrit par M. Gaujot (*Arsenal de la chirurgie contemporaine*, Paris, 1867, t. Ier, p. 246), et par M. Dubreuil (*Gazette des hôpitaux*, 1869, p. 433).

pression oblique de l'un des fragments vers l'autre. L'appareil
(fig. 14) se dispose de la manière suivante :

Le membre est placé sur une planche recouverte d'un coussin épais. La planche et le coussin sont assez larges pour dépasser
de chaque côté le membre de plusieurs centimètres. Deux tra-

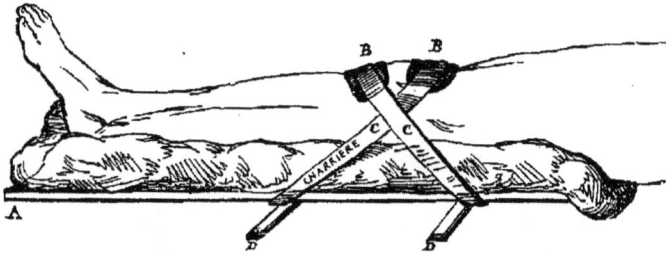

Fig. 14. — Appareil de Laugier.

verses de bois placées, l'une à quatre travers de doigt au-dessus
du niveau de la rotule, l'autre à quatre au-dessous, sont assujetties à la planche. Cette dernière repose elle-même sur un
coussin étendu du talon à la fesse, et dont l'extrémité podale est
plus élevée que l'extrémité fessière. Le membre étant placé sur
le coussin, on moule, après les avoir trempés dans l'eau bouillante, deux morceaux de gutta-percha, l'un au-dessus, l'autre au-
dessous de la rotule. Puis l'un des anneaux de caoutchouc, présentant la forme de ruban aplati, est engagé autour du membre
et de la planche, et amené de la traverse inférieure à laquelle il
prend point d'appui sur la portion de gutta-percha, placée au-dessus du fragment supérieur. L'autre est ensuite fixé de la traverse
supérieure au bord inférieur de la rotule. Comme il faut tendre
le caoutchouc pour donner aux anneaux cette position, il en résulte qu'en revenant sur eux-mêmes, ils exercent sur la gutta-
percha et, par son intermédiaire, sur les fragments une pression
qui doit maintenir ceux-ci rapprochés.

J'ai employé deux fois cet appareil; mais craignant que la
gutta-percha durcie ne pressât douloureusement la peau, ne
l'excoriât et ne produisît des eschares, j'ai supprimé cette substance, et l'ai remplacée par deux matelas de ouate placés en

sautoir au-dessus et au-dessous de la rotule. Dans l'un des cas, le résultat a été excellent. Dans l'autre, l'écartement s'est reproduit lorsque l'appareil, qui était resté en place pendant quarante jours, a été enlevé. Sur ces deux malades j'ai remarqué que la pression était parfois très-douloureuse, et j'avais dû les autoriser à retirer quelques moments, et à faire remettre ensuite les anneaux. J'ai constaté, d'autre part, que la pression n'était pas suffisante et que les fragments s'écartaient. Il me fallait remettre du coton pour obtenir un rapprochement plus complet.

Afin de remédier à ces inconvénients, et aussi pour donner au membre une élévation plns grande et mieux assurée, j'ai, sur un malade de la ville, modifié le procédé de M. Laugier de la manière suivante :

J'ai fait faire par le menuisier du voisinage le plan incliné solide dont j'ai parlé plus haut, et j'ai fait mettre de chaque côté six clous à crochet, dont trois avaient l'échancrure tournée du côté du pied. J'ai fixé, avec quelques points d'aiguille, sur deux espèces de boudins de ouate enveloppés d'une grosse étoffe de laine, deux cylindres creux de caoutchouc vulcanisé très-élastique, dépassant le boudin de chaque côté de deux centimètres, et à chacune des extrémités de ces tubes j'ai attaché, au moyen d'un nœud, un bout de ficelle très-solide. Le membre étant posé sur le plan incliné, j'ai placé l'un des boudins en sautoir au-dessus du fragment supérieur, qu'un aide rapprochait à l'aide de ses doigts, le mieux possible, du fragment inférieur. Puis, tendant le caoutchouc au moyen d'une traction exercée sur ses extrémités par l'intermédiaire de la ficelle, j'ai attaché cette dernière à l'un de mes clous inférieurs. J'avais fait à la ficelle une anse au moyen d'un nœud pour l'assujettir plus solidement, en passant l'anse dans le crochet de mon clou. J'en fis autant pour mon boudin inférieur, en assujettissant les ficelles aux crochets d'en haut.

J'ai pu, au moyen de cette disposition, modifier la pression suivant les besoins, l'augmenter lorsque je trouvais de l'écartement, la diminuer, mais sans la cesser tout à fait, lorsque le malade accusait trop de douleur. Au bout de quelques jours, malgré l'intensité de la pression, je sentis que l'écartement se reproduisait encore et que les fragments tendaient à basculer. Je complétai alors mon appareil au moyen de deux tubes élastiques verticaux passant au-devant de la rotule, accrochés aux tubes obliques au moyen d'épingles recourbées en crochet. De cette façon la contention s'est trouvée très-exacte. Mais il m'a fallu plusieurs fois, cédant aux instances du patient qui souffrait beaucoup, supprimer pour quelques heures les tubes verticaux, que les personnes de la maison avaient appris à remettre en place aussitôt que le calme avait reparu.

La douleur et les eschares sont toujours à craindre avec ces appareils, comme avec tous ceux qui exercent une pression forte et continue sur une même surface. Aussi est-il nécessaire de surveiller beaucoup, et d'accorder un peu de relâchement, toutes les fois que la douleur est vive ou que la peau rougit. Le dernier malade, qui était un jeune homme de vingt-trois ans, est un de ceux sur lesquels je crois avoir obtenu une consolidation osseuse. Au bout de soixante jours, il marchait sans canne, descendait aisément les escaliers, et pouvait, au lit comme debout, enlever son pied sans que le genou fléchît. L'écartement qui, au début du traitement, était de plus de deux centimètres, avait trois ou quatre millimètres, et la substance qui le remplissait était assez solide pour que les mouvements transversaux communiqués à la partie supérieure de la rotule fussent aisément transmis à la partie inférieure.

En somme, les deux meilleurs résultats que j'aie obtenus dans le traitement des fractures de la rotule avec écartement, je les ai dus à des appareils dans lesquels le caoutchouc vulcanisé jouait le rôle principal, voilà pourquoi je lui donne la préférence. Avant cela, j'avais eu recours plusieurs fois aux bandelettes collodionnées.

Je ne refuse pas d'admettre que d'autres procédés pourraient donner d'aussi bons résultats, mais il me semble qu'avec le caoutchouc vulcanisé, qu'on se procure aujourd'hui si facilement, les appareils sont d'une simplicité de construction qui doit les faire adopter par tout le monde.

En tout cas, n'oubliez pas, messieurs, que, quel que soit le mode de traitement employé, la guérison sans écartement sera toujours l'exception, parce que le triceps finira le plus souvent par surmonter la résistance encore insuffisante de la substance intermédiaire, au moment où les six à huit semaines, au delà desquelles il est très-difficile de les faire supporter davantage, seront écoulées, et où il faut bien abandonner les fragments à eux-mêmes.

En résumé, voici, pour notre malade, comment sera dirigé le traitement.

Pendant quinze jours environ, je laisserai le membre dans l'élévation, et mettrai des cataplasmes ; pendant les trente jours suivants, j'emploierai les anses en caoutchouc vulcanisé ; après quoi, laissant toujours le malade au lit et avec le membre élevé, je verrai si les fragments s'écartent. S'ils ne s'écartent pas, je l'engagerai à rester au lit sans appareil jusqu'au soixantième jour. S'ils s'écartent, je proposerai au malade de remettre encore les anses de caoutchouc pendant un mois, ce qui nous conduirait à quatre-vingts ou quatre-vingt-dix jours de repos au lit, et dans le cas où il n'accepterait pas volontiers ma proposition, je n'y mettrais pas beaucoup d'insistance ; car je ne suis pas du tout certain pour cet os que la consolidation, si elle n'est pas obtenue en quarante-cinq jours, le soit mieux en soixante-cinq. Cependant c'est une tentative à faire.

Après ce temps de séjour au lit, dont je ne peux pas assigner l'avance la durée, je laisserai lever le patient, et lui donnerai des béquilles.

Je m'occuperai alors de la roideur du genou. Si elle est très-prononcée, je ferai exécuter chaque jour, matin et soir, des mouvements modérés de flexion et d'extension, j'engagerai le malade à en exécuter quelques-uns lui-même, je conseillerai le massage, les douches sulfureuses. Si elle n'est pas très-marquée, j'engagerai le patient à exécuter lui-même des mouvements de flexion, mais avec modération.

Il y a ici une difficulté que vous prévoyez, et qu'il faut éviter. La substance intermédiaire, quelle que soit sa longueur et sa résistance à cette époque, doit être fort ménagée. Tiraillée déjà soit par la tonicité seule, soit par les contractions volontaires du triceps, elle le serait aussi par une flexion portée un peu loin. Il convient donc de ne pas dépasser une juste limite.

Puis, lorsqu'au bout de quinze à vingt jours, la marche sera devenue un peu plus facile, pourra se faire, par exemple, avec une canne, je conseillerai au malade de soutenir son genou, pendant la marche, avec une petite bande roulée se portant du tiers inférieur de la cuisse au tiers supérieur de la jambe, avec une attelle de bois incorporée dans ce bandage du côté du jarret. Ce pansement est destiné à empêcher une flexion involontaire trop considérable, qui pourrait amener la rupture de la substance intermédiaire ou reproduire l'arthrite ; il est destiné en même temps à rendre la marche plus aisée et à permettre un peu d'exercice favorable à la santé. Ce bandage sera ôté pendant tout le temps que le malade restera à la chambre et au lit, pour être remis toutes les fois qu'il s'agira de sortir.

Cette précaution sera supprimée au bout de quatre à six semaines, si l'on constate que la substance intermédiaire est solide, et si l'écartement n'a pas augmenté progressivement. Alors je conseillerai l'usage, pendant le jour, de la genouillère en caoutchouc.

Dans le cas où l'écartement aurait augmenté et où le genou, malgré la disparition de l'arthrite, conserverait une grande faiblesse, le malade pourrait, afin de ne pas s'astreindre à l'application réitérée de l'attelle, faire construire une des genouillères compliquées que fabriquent MM. Colin et Mathieu.

L'appareil de Charrière (fig. 15), dont j'emprunte la description à M. Gaujot (1), se compose de deux tiges de fer s'étendant depuis les malléoles jusqu'au tiers supérieur de la cuisse, articulées au niveau du jarret par une charnière simple ou munie d'un verrou E, et reliées entre elles par des embrasses transversales C, C, entourant circulairement la cuisse et la jambe. L'articulation des tiges est disposée de telle sorte que l'extension ne peut aller au delà de la ligne droite. Elle est, en outre, munie d'un point d'arrêt qui limite la flexion à un angle déterminé, ordinairement équivalent à 135 degrés. La force élastique propre à remplacer l'action musculaire des extenseurs est représentée par deux bandes épaisses de tissu de caoutchouc, ayant 0^m,20 de longueur fixées par leur extrémité inférieure sur la face latérale des embrasses de jambières C, et se continuant par leur extrémité supérieure avec une grosse corde à boyau A, qui, après avoir traversé les anneaux situés au bout de deux petites tiges horizontales B, D, rivées sur les montants fémoraux et jambiers, vient prendre attache sur les tiges crurales. De

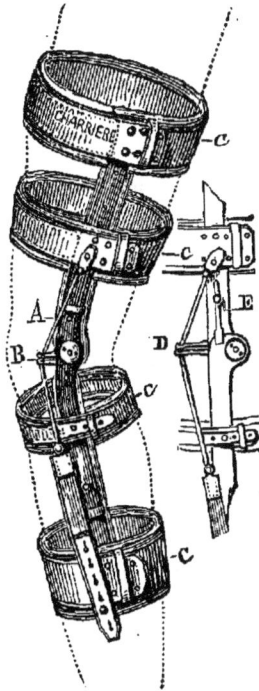

Fig. 15. — Appareil de Charrière pour les fractures de la rotule mal consolidées.

cette manière, la direction des agents élastiques destinés à faciliter l'extension de la jambe se rapproche autant que possible de celle des puissances musculaires chargées d'opérer ce mouvement, tout en évitant de recouvrir et de comprimer la face antérieure de l'articulation.

Grâce à ce mécanisme, le blessé peut à volonté étendre ou fléchir la jambe. La flexion, produite par la contraction des muscles postérieurs de la cuisse, a pour effet de distendre les cordons de caoutchouc situés en avant. Lorsqu'elle cesse, le tissu élastique,

(1) Gaujot, *Arsenal de la chirurgie contemporaine.* Paris, 1867, t. I.

en réagissant, ramène le membre dans l'extension. Mais la résistance du caoutchouc, suffisante pour opérer l'extension dans
les mouvements ordinaires de la marche, serait impuissante à
assurer la solidité de la station pendant les mouvements qui exigent de la force. C'est dans cette circonstance que le verrou devient utile, en donnant au malade la faculté d'immobiliser à
l'instant l'appareil dans la rectitude. Enfin, le point d'arrêt de l'articulation des tiges, en s'opposant à tout mouvement de flexion
exagérée, aurait encore pour avantage, dans le cas où les cordons
élastiques viendraient à se rompre, de prévenir la chute du malade, et partant, les dangers qui pourraient en résulter.

M. Broca (1) a fait une heureuse application de ce procédé
orthopédique à la rupture du tendon rotulien, restée sans aucune
réunion chez un homme âgé de soixante-deux ans. L'usage de
l'appareil précédent à extension élastique rendit la possibilité de
marcher et même de monter les escaliers à ce malade, qui ne
pouvait se soutenir sur le membre lésé, autrement qu'en allant
à reculons et avec le secours d'une canne.

L'appareil de Mathieu (fig. 16), est décrit de la façon suivante
par M. Gaujot. « Comme le précédent, il est constitué par deux
tiges métalliques, offrant la même disposition et les mêmes dimensions, avec cette différence que l'articulation des montants
E est excentrique et se trouve en arrière de l'axe vertical. Les
traverses offrent, en outre, un arrangement spécial. Au nombre
de deux pour la portion fémorale et pour la partie jambière, elles
sont composées d'un demi-cercle de fer et d'une courroie qui
complète le cercle. Mais la position respective du demi-cercle
métallique alterne avec celle de la courroie dans chaque traverse, de telle sorte que, dans la traverse jambière inférieure
D et dans la crurale supérieure A, la courroie est en avant du
membre et des montants, et l'arc métallique en arrière; tandis
que dans les deux traverses moyennes B et C, les courroies sont
en arrière et les arcs de fer en avant. Ceux-ci présentent une

(1) Broca, *Bulletin de la Société de chirurgie*, 1858, t. VIII, p. 441.

série de boutons servant à attacher une large bande G de tissu de caoutchouc épais et résistant, qui recouvre toute la face antérieure du genou, sur laquelle elle s'applique exactement. Cette bande élastique est chargée d'opérer l'extension de la jambe. »

Quel que soit l'appareil adopté, soyez certains qu'au bout de quelques mois il ne serait plus nécessaire, et que le genou aurait repris, comme chez le malade dont je vous ai parlé (p. 546), assez de force et de solidité pour se passer de tout moyen contentif.

III. *Entorse du cal et apparence de récidive chez une malade qui a eu, il y a un an, une fracture de la rotule gauche.* — Voici, messieurs, une femme que j'ai traitée, il y a un an, d'une fracture de la rotule droite, au moyen des bandelettes collodionnées.

Il est resté, malgré tous mes soins, un écartement d'un centimètre et demi, une mobilité indépendante de chacun des fragments, et l'impossibilité de détacher le pied du sol, le genou étant

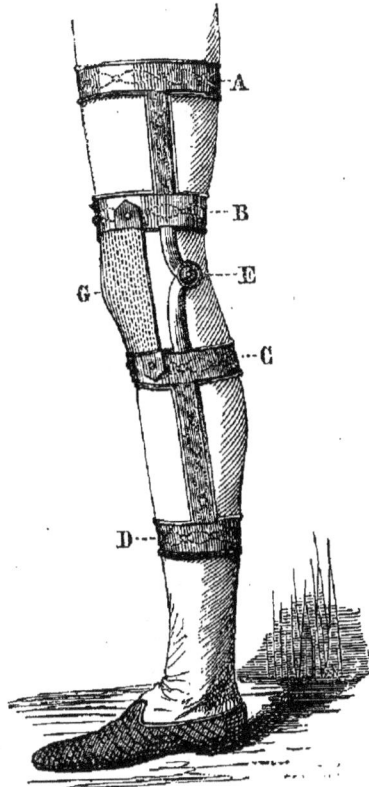

Fig. 16. — Appareil de Mathieu pour les fractures de la rotule mal consolidées.

étendu. La flexion du genou n'avait pas repris toute son ampleur, et ne dépassait pas l'angle droit ; néanmoins la marche était facile, et j'avais donné à la malade le conseil de porter une genouillère. Elle en a négligé l'emploi. Hier, elle a fait un faux pas, est tombée, a senti un léger craquement et une douleur dans le genou ; elle a néanmoins fait quelques pas, mais, croyant s'être fracturé de nouveau la rotule, elle s'est fait conduire à l'hôpital.

Vous avez pu remarquer une ecchymose sur la partie antérieure et interne du genou droit, un gonflement très-modéré,. sans épanchement appréciable dans l'articulation. Les mouve-- ments sont douloureux. La flexion et le retour à l'extension se font cependant. Mais le pied ne peut être détaché du lit.

Ne commettons pas ici la faute que j'ai vu commettre quelque- fois, celle de croire à une rupture complète de la substance fibreuse intermédiaire, et à la reproduction d'une fracture, et d'en conclure que la malade doit être soumise à un traitement de deux ou trois mois, en vue de rétablir le cal rompu.

Au lieu d'une fracture itérative, il s'agit ici, tout simplement, d'une entorse avec déchirure très-limitée de tissu nouveau qui unit les fragments, et c'est sans doute parce que les vaisseaux de nouvelle formation qui appartiennent à ce tissu sont abondants et fragiles, qu'une ecchymose assez considérable s'est produite avec une rupture fibreuse très-peu étendue. Je dis que cette rupture n'est pas complète, et même a été très-partielle, parce que l'écartement n'est pas plus considérable qu'au moment où j'avais examiné la malade pour la dernière fois, et parce que je sens toujours, entre les fragments, une certaine épaisseur de tissus qui m'empêche d'arriver sur les condyles fémoraux.

Je m'appuie, d'autre part, sur deux faits analogues également observés sur des femmes, dans lesquels les premiers médecins appelés croyaient à une fracture itérative. Comme c'était moi qui avais donné des soins, quinze mois auparavant, et comme je re- trouvais les parties dans l'état anatomique où je les avais laissées, je déclarai qu'il s'agissait là d'une entorse, que les malades marcheraient dans deux ou trois jours, comme avant ce nouvel accident. Les choses se sont passées comme je l'avais annoncé.

Pour la malade actuelle, il s'agit de la même lésion, une en- torse au niveau d'un cal fibreux, probablement un peu vasculaire de la rotule. La malade va rester au lit trois ou quatre jours, avec des cataplasmes arrosés d'eau-de-vie camphrée. Puis elle remettra sa genouillère et je la laisserai marcher. L'ecchymose se dissipera à la longue, et ne fournit aucune indication spéciale.

TRENTE-SIXIÈME LEÇON.

Fractures de la jambe.

Fracture par cause indirecte à la jonction du tiers moyen avec le tiers inférieur de la jambe. — Explorations faites pour la reconnaître. — Pas de déplacement appréciable (1re variété clinique), mobilité, crépitation. — La fracture occupe les deux os. — Recherche de la direction. — Explication du non-déplacement. — 2e variété clinique. — Fracture indirecte avec déplacement suivant l'épaisseur. — Examen de ces trois questions : Pourquoi ce déplacement? — Est-il réductible et facile à maintenir? Pourquoi les phlyctènes et que deviendront-elles? — Traitement par la gouttière. — Description de l'appareil de Scultet, des lits mécaniques, du matelas d'eau.

MESSIEURS,

I. — Vous venez de voir, au n° 5, un homme de trente-deux ans, d'une bonne santé habituelle, qui, hier soir, est tombé dans la rue, n'a pu se relever, et a dû être placé sur un brancard pour être porté de suite à l'hôpital. On l'a couché, et l'on s'est empressé de placer sa jambe gauche dans une gouttière en fil de fer montant jusqu'au jarret. Le malade a souffert une grande partie de la nuit, et n'a que très-peu dormi; ce matin nous le trouvons dans l'état suivant :

La jambe gauche, comparée à la droite, est notablement plus volumineuse, sans offrir ni phlyctènes, ni rougeur. En pressant avec un doigt au niveau de la face interne du tibia, on sent seulement un peu d'empâtement; il n'y a ni ecchymose ni phlyctène. Le doigt, promené sur le bord antérieur et sur la face interne de l'os, ne trouve en aucun point une inégalité qui devrait être attribuée à un fragment déplacé. La pression exercée avec ce doigt n'éveille de douleur que vers la jonction du tiers moyen avec le tiers inférieur de la jambe. Cette douleur à la pression dans un point fixe, la souffrance éprouvée pendant la nuit, le gonflement étendu, quoique modéré, rapprochés de la gêne des mouvements et de l'impossibilité où a été le blessé de se relever et de marcher, sont des signes rationnels de fracture. Mais vous avez pu voir qu'en soulevant le membre avec mes deux mains, dont l'une embrassait son tiers moyen et l'autre son tiers inférieur, et qu'en essayant de porter le bas de la jambe alternativement en dehors et en dedans, avec la main qui tenait le tiers inférieur, pendant que l'autre assujettissait solidement les deux tiers supérieurs, j'ai produit un mouvement insolite dont le centre était au bas de la diaphyse tibiale. J'ai donc constaté de la mobilité, et, dans cette manœuvre, j'ai senti aussi de la crépitation. Nous n'avons par conséquent ici aucun doute sur un premier point du diagnostic. Ce malade a une fracture.

Mais n'est-ce qu'une fracture du tibia, ou les deux os sont-ils rompus? C'est encore la mobilité qui nous permet de répondre à cette question. Si le tibia seul était fracturé, je n'aurais pu imprimer que des mouvements très-obscurs et qui m'auraient laissé des doutes; j'aurais dû, pour établir mon diagnostic, insister sur la douleur à la pression, et renouveler l'exploration plusieurs jours de suite. J'aurais sans doute, au bout de quelques jours, lorsque le gonflement et les contractions musculaires auraient été moindres, fini par constater une mobilité suffisamment appréciable; peut-être aussi, un jour ou l'autre, pendant ces recherches, aurais-je trouvé la crépitation. Mais lorsque, dès le premier jour, vous trouvez une mobilité assez prononcée pour que les mains du chirurgien l'apprécient très-aisément, et qu'aussi les yeux des assistants puissent la constater, il n'y a pas d'hésitation; il s'agit bien d'une fracture simultanée du péroné et du tibia.

Maintenant puis-je vous dire quelle est la direction de cette fracture, sinon sur les deux os, au moins sur le plus accessible des deux, et à quelles conditions anatomo-pathologiques est due l'absence de déplacement? Sur ces points, je suis obligé de rester dans la plus grande réserve. Avant les travaux de Malgaigne, nous aurions pu croire qu'il s'agissait d'une fracture transversale ou en rave; mais Malgaigne (1) ayant démontré péremptoirement que ces sortes de fractures, surtout chez les adultes, n'existaient pas, et que, dans les cas où l'on avait cru à leur existence, il s'agissait de fractures dentelées, nous pouvons croire que nous sommes en présence d'une fracture de ce genre, et que le non-déplacement s'explique par la conservation et l'engrènement des dentelures. Il est probable qu'en même temps le périoste et les muscles sont conservés sur une partie du contour de la solution de continuité, et contribuent, pour leur part, à maintenir les fragments en rapport.

Quoi qu'il en soit, vous êtes là en présence de la variété clinique la plus favorable. D'une part, le malade guérira sans difformité; d'autre part, selon toute probabilité, il guérira vite. Nous ne prévoyons du moins aucune circonstance qui autorise à faire présager un retard dans la consolidation.

II. — Non loin de ce malade, au n° 15, s'en trouve un autre entré depuis trois jours, et qui vous présente l'exemple de la seconde variété clinique des fractures de la jambe.

Il est tombé comme le précédent, et n'a pu se relever ni marcher. C'est la jambe gauche qui a été blessée. Les symptômes fonctionnels et physiques sont les mêmes. Mais, de plus, en promenant le doigt sur le bord antérieur du tibia, nous avons senti, au bas du tiers inférieur, une saillie anormale, soulevant et distendant la peau, et douloureuse à la pression. Il y a, de plus, deux phlyctènes assez grosses, dont l'une est remplie de sérosité jaunâtre, l'autre de sérosité sanguinolente, et quelques-unes plus petites. Arrêtons-nous un instant sur ces deux particularités.

1° Qu'est-ce d'abord que cette saillie anormale? Elle est évidemment formée par le fragment supérieur du tibia, et elle est due à ce que ce fragment, poussé en avant par l'impulsion qui lui a été communiquée au moment de l'accident, est en même

(1) Malgaigne, *Traité des fractures*, page 66, pour les fractures en rave seulement.

temps entraîné et maintenu par la traction du triceps crural sur le point où s'attache le ligament rotulien. Ce déplacement, le plus fréquent de ceux que vous présenteront les fractures de la jambe, appartient à la catégorie des déplacements suivant l'épaisseur. Quand vous le rencontrerez, vous pourrez vous poser deux sortes de questions : l'une théorique : A quoi est-il dû? l'autre essentiellement pratique : Est-il réductible?

1° A quoi est-il dû? Je vous faisais pressentir tout à l'heure qu'il était dû à une impulsion en avant par la cause vulnérante, et à l'action du triceps crural. Mais la condition anatomique qui l'explique surtout, c'est la direction principale du trait de la fracture. Cette direction, au lieu de se rapprocher de l'horizontale, comme dans la fracture dentelée du malade précédent, représente une coupe oblique de haut en bas et d'arrière en avant, coupe disposée de telle façon que le fragment supérieur se termine par une extrémité plus ou moins pointue. C'est cette disposition que l'on a désignée par les noms de fracture oblique, en bec de flûte, et vous comprenez qu'elle est très-favorable au déplacement que nous observons ici. Il suffit qu'au moment de l'accident une impulsion soit communiquée à ce fragment, pour que, entraîné par l'action du triceps crural, il vienne faire la saillie que vous avez constatée.

N'y a-t-il pas aussi, dans la manière dont se produit la fracture, dans son mécanisme, comme on dit, des raisons qui expliquent le déplacement? Je ne le pense pas, ou du moins, si ces raisons existent, elles nous échappent entièrement. En effet, je comprends, d'après les renseignements donnés par le malade, tout comme j'ai compris pour le précédent, que la fracture s'est produite sans l'intervention d'aucun corps vulnérant plus ou moins lourd, qui serait venu peser sur la jambe. Ce n'est donc pas une fracture par cause directe, c'est une fracture par cause indirecte. Mais dans ces sortes de fractures, que nous ne pouvons pas, à cause de la résistance du tibia, reproduire sur le cadavre, la solution de continuité est le résultat tout à la fois et d'actions musculaires irrégulières, dont les unes tendent à imprimer une courbure insolite à l'os, les autres à le tordre, et de la pression du poids du corps sur cet os préalablement un peu courbé et tordu. Mais il nous est impossible d'analyser dans toute leur rigueur les phénomènes musculaires qui se produisent au moment de la chute; et comme il est également impossible de les soumettre à l'étude par des expériences sur le cadavre et sur les animaux vivants, je suis incapable de vous indiquer comment et pourquoi, par suite de cette intervention complexe des actions musculaires et du poids du corps, il y a obliquité de la fracture et propulsion en avant du fragment supérieur du tibia.

Contentez-vous donc de savoir et de bien retenir ce fait capital : le déplacement le plus fréquent, dans les fractures de la jambe, est celui que vous observez ici, savoir un déplacement suivant l'épaisseur, dans lequel l'extrémité du fragment supérieur vient faire saillie en avant.

2° Arrivons maintenant à la question pratique : Ce déplacement est-il réductible, et nous sera-t-il possible de le maintenir réduit, de telle façon que le malade guérisse sans une difformité due à la persistance du déplacement suivant l'épaisseur? Ce problème est en grande partie résolu pour notre malade. En effet, avant-hier, j'ai fait la réduction de la manière suivante : J'ai soulevé le membre de la gouttière dans laquelle il avait été placé la veille. Une de mes mains soutenait le fragment supérieur ; avec l'autre, embrassant les deux malléoles, j'ai tiré en bas, en exerçant ce que dans le langage classique on appelle l'*extension*. Comme je sentais un peu de résistance, j'ai prié une personne placée à l'extrémité du lit de m'aider à faire cette extension, en saisissant le pied avec une de ses mains, dont les quatre derniers doigts reposaient sur la face dorsale, et le pouce sur la face plantaire, et embrassant les parties latérales du calcanéum avec son autre main. Je l'ai engagé à attirer le pied vers lui, pendant que j'exerçais moi-même la traction avec ma main gauche, et qu'avec la droite je faisais la contre-extension. La saillie ayant disparu, nous avons replacé le membre dans la gouttière bien garnie de coton; je me suis assuré avec le doigt que la coaptation était restée bien faite; et craignant que, dans la manœuvre, un déplacement suivant la direction se fût substitué au déplacement suivant l'épaisseur que nous venions de corriger, j'ai examiné si le pied était en bonne position. Pour cela, j'ai tiré, par la pensée, une ligne allant de la partie moyenne du premier métatarsien au bord interne de la rotule. Lorsque le pied est bien placé, la ligne dont il s'agit doit être parallèle à l'axe de la jambe.

Cette condition se présentant, j'en ai conclu que la réduction était bien faite. J'ai demandé au malade s'il sentait une pression douloureuse au niveau du talon; il m'a répondu négativement. Pour plus de sûreté, j'ai glissé un peu de coton supplémentaire derrière le tendon d'Achille, au-dessus de la saillie postérieure du calcanéum, afin de diminuer la pression de cette saillie, pression qui est la cause des douleurs si vivement accusées par beaucoup des sujets atteints de fracture de la jambe. J'ai complété mon pansement avec un coussin de balle d'avoine reposant sur le devant de la jambe, une attelle antérieure et des liens bouclés. J'ai examiné la jambe hier et ce matin, et j'ai pu constater, en promenant le doigt sur la face interne et le bord antérieur du tibia, que la contention est restée bonne. Je ne doute pas maintenant qu'il en sera ainsi jusqu'à la fin du traitement. Vous aurez donc observé sur ce malade une des formes les plus fréquentes des fractures de la jambe, savoir la fracture avec déplacement suivant l'épaisseur, réductible et facile à maintenir réduite.

3° Que faut-il penser des phlyctènes et de l'influence qu'elles pourront avoir sur la marche de la maladie?

Par elles-mêmes, elles n'indiquent rien de mauvais. Elles sont dues à une modification singulière de la nutrition qui survient aussi consécutivement aux ébranlements traumatiques. Plus fréquentes peut-être quand la fracture est par cause directe, elles surviennent aussi, comme vous le voyez sur ce malade, après l'intervention des causes indirectes. Elles accompagnent beaucoup plus fréquemment les fractures de la jambe que celles des autres parties du corps. Pourquoi? Il m'est absolument impossible de vous le dire.

Quant à l'influence que ces phlyctènes auront sur la marche de la maladie, je la crois très-simple. Je les ai ouvertes avec des ciseaux, j'en ai fait écouler la sérosité, j'ai placé sur chacune d'elles un petit linge percé; et comme la surface du derme n'est ni très-contuse ni escharifiée, je présume qu'elles vont se dessécher promptement, sans suppurer, et que, dans quelques jours, il n'en sera plus question.

Vous verrez quelquefois les phlyctènes de la jambe suivies de la suppuration du derme pendant dix et quinze jours. Vous pourrez trouver encore, au-dessous de l'épiderme décollé, une eschare ne comprenant pas toute l'épaisseur du derme, mais qui devra néanmoins être éliminée; d'où une suppuration qui peut durer assez longtemps pour nécessiter un pansement spécial tous les matins et s'opposer à l'application du bandage inamovible. Cette suppuration des phlyctènes, avec ou sans eschare, ne se voit guère que dans les cas où il y a eu intervention d'une cause directe et contusion plus ou moins violente de la peau.

En somme, le pronostic, chez ce malade, comme chez le précédent, est favorable, en ce sens que la guérison aura lieu sans déformation persistante. Mais il a ceci de fâcheux que, quoi que nous fassions, les blessés seront obligés de garder le lit pendant environ soixante jours, de marcher sur des béquilles pendant quatre à huit semaines, puis de marcher sur une canne, lentement et en boitant, pendant un certain temps. Les adultes les plus favorisés, après une fracture de la jambe, ne marchent pas d'une manière satisfaisante avant quatre mois (1). Peut-être les nôtres ne seront-ils pas des plus favorisés. Plusieurs conditions, que nous n'avons pas lieu de prévoir, mais qui néanmoins pour-

(1) Chez les enfants, la consolidation se fait plus rapidement. Les muscles et les articulations reprennent plus vite leurs fonctions, en sorte qu'ils ont à peine besoin de béquilles, et qu'au bout de deux mois ils marchent assez aisément.

ront bien intervenir, se rencontreront peut-être ultérieurement. Ainsi j'émets l'opinion que le cal sera solide, et que la mobilité aura disparu au bout de 45 jours. Mais qui sait si chez eux, comme cela arrive de temps en temps, et sans que nous puissions en bien connaître les motifs ni les prévoir, il ne faudra pas de 60 à 75 et même à 80 jours, au lieu de 45, pour obtenir ce

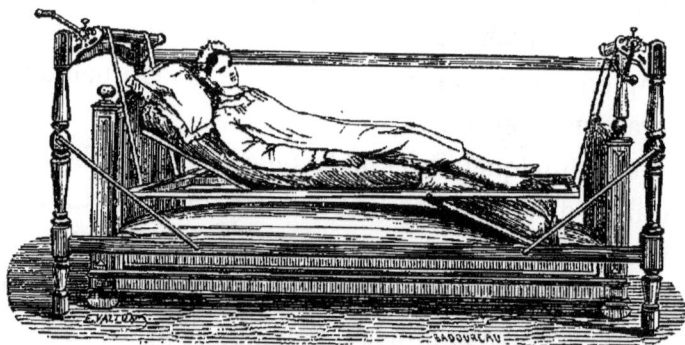

Fig. 17. — Lit mécanique Rabiot.

résultat? Qui sait, de plus, si l'articulation tibio-tarsienne et les articulations tarsiennes ne conserveront pas pendant de longs mois une roideur douloureuse? Je ne le crois pas, parce que les

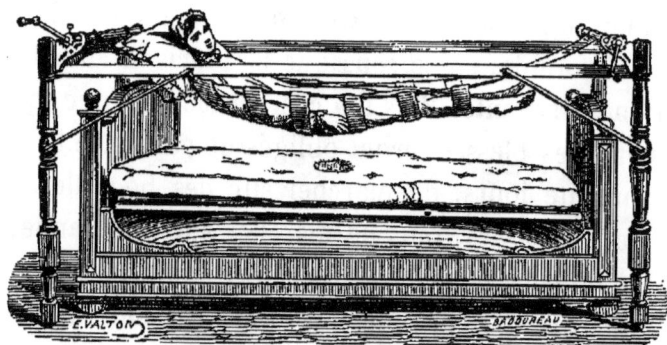

Fig. 18. — Lit mécanique Rabiot (modèle Gellé).

malades sont encore jeunes, ne sont ni goutteux ni rhumatisants, et parce que je n'ai aucune raison de supposer un prolongement fissurique allant jusque dans l'articulation; mais, quelles que soient les présomptions favorables, vous devez savoir que dans bien des cas, il survient consécutivement aux fractures du tiers inférieur de la jambe, une arthrite qui se termine par une demi-ankylose longtemps rebelle et douloureuse pendant la marche.

Vous avez vu en quoi jusqu'à présent a consisté le *traitement*. La jambe est tenue immobile dans la gouttière en fil de fer, au moyen de trois courroies en coutil qui sont serrées au degré convenable, et bouclées en avant sur une attelle derrière laquelle est un coussin de balle d'avoine. Le pied est en même temps fixé dans la semelle de la gouttière, au moyen d'une bande en huit de chiffre dont les anses entourent l'appareil, les unes au niveau du bas de la jambe, les autres au niveau du pied.

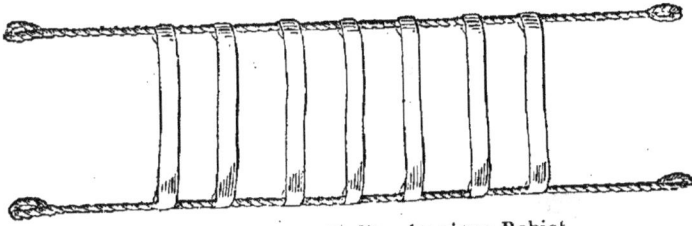

Fig. 19. — Hamac du lit mécanique Rabiot.

L'immobilité est complétée au moyen du lit mécanique que vous nous voyez employer pour les fractures de la jambe et de la cuisse, de même que pour toutes les maladies douloureuses du membre inférieur. Au moyen de ce lit, les malades peuvent être soulevés pour la satisfaction des besoins naturels et pour refaire leur lit sans qu'ils éprouvent de douleur, et sans que des mouvements nuisibles soient imprimés à leur membre. Celui dont nous disposons dans les hôpitaux est plus simple, mais un peu moins commode que ceux dont nous nous servons dans la pratique particulière, et notamment celui du lit Rabiot, qui est très-usité (fig. 17, 18, 19).

Mais celui de nos hôpitaux (fig. 20) a l'avantage de pouvoir être aisément établi partout, même à la campagne; il se compose d'un cadre rectangulaire en bois de chêne; le grand côté est aussi long, et le petit côté aussi large que ceux du matelas. A l'union du quart supérieur avec les trois quarts inférieurs se trouve adapté, à l'aide d'une charnière, un autre cadre plus petit, sur lequel est clouée une forte toile. Ce cadre peut se mouvoir autour de l'axe, qui est fictif et qui est simplement représenté par le bord tendu de la toile; on pourrait, à la rigueur, le remplacer par une simple planche. Un système analogue à celui du pupitre permet de maintenir le petit cadre dans toutes les inclinaisons désirables. Les coins du grand cadre sont munis de

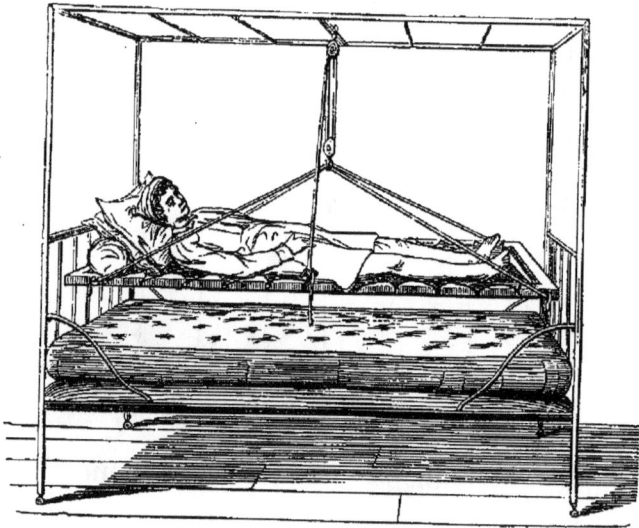

Fig. 20. — Lit mécanique des hôpitaux.

forts pitons ouverts; les côtés portent, de distance en distance, des pitons ouverts plus petits. A l'aide de ces derniers, on peut fixer à volonté, sur le cadre, des alèzes ou sangles en toile très-forte, toile à voile, larges de 15 à 20 centimètres. La multiplicité des pitons permet de placer les alèzes au point nécessaire. Deux cordes, dont les quatre extrémités viennent s'attacher aux quatre coins du grand cadre et dont les milieux se réunissent, complètent l'appareil. Une paire de moufles à deux poulies sert à soulever le tout.

La moufle supérieure s'attache au plafond ou au cadre du lit, dans nos hôpitaux, et l'inférieure reçoit les pleins des cordes qui s'attachent aux coins du grand cadre. Comme il y a quatre poulies en tout, on voit qu'il faudra un effort quatre fois moindre pour soulever le cadre, que celui qui aurait été nécessaire pour le mouvoir directement.

Ceci posé, voici le jeu de l'appareil : le malade est couché au milieu du cadre garni préalablement de cinq ou six alèzes. Son oreiller pose sur le pupitre. On pourra déjà, à l'aide de ce pupitre, soulever sa tête pour le faire boire et manger, sans lui imprimer aucun mouvement brusque. De plus, si le patient a besoin d'aller à la selle, on dispose les alèzes de manière que l'anus soit à découvert. Si celles-ci n'étaient pas primitivement bien placées, on peut en passer de nouvelles sous le malade, sans le remuer; pour cela, on coiffe l'extrémité d'une attelle avec l'alèze, et, en déprimant le lit, on parvient à faire passer cette dernière sous lui sans le déranger.

Les alèzes bien disposées, on passe les cordes dans le crochet de la moufle inférieure et on soulève le cadre avec le malade; on peut alors passer le bassin au-dessous de lui, et lui donner les soins de propreté dont il a besoin. Pendant qu'il est ainsi suspendu, rien n'est plus facile que de changer les draps, et retourner les matelas.

Comme nos blessés sont assez jeunes et assez vigoureux pour supporter sans douleur la pression prolongée du sacrum sur le lit, je n'ai pas recours au matelas d'eau, que je m'empresserais de faire placer, si, dans quelque temps, par suite du décubitus sur le dos, ils se plaignaient de douleurs et d'écorchures vers cette région. Je n'hésiterais pas à y recourir de suite, si les malades étaient affaiblis par l'âge ou par des maladies antérieures.

Les lits dans lesquels sont couchés ces deux blessés se trouvent dans un endroit bien éclairé de la salle. C'est une chose à laquelle il faut toujours veiller. La lumière est nécessaire au maintien de la bonne santé, et une bonne santé est une condition favorable à la formation du cal.

J'ai vu à l'Hôtel-Dieu, en 1847 et en 1849, deux malades qui étaient couchés depuis plus de six semaines au fond de la salle Sainte-Marthe, dans l'endroit le plus sombre de cette salle, et chez lesquels une fracture de la jambe n'était nullement consolidée. J'ai fait amener ces hommes dans un lit mieux éclairé au milieu de la salle, et la consolidation n'a pas tardé à se faire.

Il va sans dire que les malades seront nourris aussi bien que possible, et que le membre sera visité de temps en temps, d'une part, afin de s'assurer qu'aucun déplacement consécutif ne s'est produit, et d'autre part, pour celui qui a des phlyctènes, afin de renouveler le petit pansement qui leur est destiné.

Dans quinze ou vingt jours, lorsque la période inflammatoire aura cessé, qu'il ne restera plus de gonflement, et que les sujets seront entrés dans cette phase de la maladie durant laquelle se fait la transformation fibro-cartilagineuse et le commencement de dépôt calcaire dans la substance molle, sanguinolente et glutineuse qui se dépose à l'extérieur de l'os et à l'intérieur du canal médullaire pendant la première période, vous me verrez, sans doute, changer l'appareil : je placerai autour du membre, d'abord une bande sèche que j'enroulerai sur une couche de ouate, et par-dessus une autre bande imbibée soit de dextrine, soit de silicate de potasse. Cette bande restera vingt à trente jours. Pour la retirer, je ferai placer la jambe dans un seau d'eau tiède pendant une demi-heure, et, le bandage étant ramolli, je l'ôterai en faisant tenir le membre par deux aides, et m'appliquant à ne lui donner aucune secousse, pour le cas où, par hasard, la consolidation ne serait pas encore assez avancée.

Les bandes une fois enlevées, je chercherai s'il reste de la mobilité ; il est probable que je n'en retrouverai pas. La règle est qu'elle n'existe plus au quarante-cinquième jour, pour les fractures de la jambe chez les adultes. Cela veut-il dire que le cal soit achevé et perfectionné à cette époque ? Nullement ; cela veut dire seulement qu'il est assez solide pour résister à l'impulsion latérale qu'une des mains imprime au fragment inférieur, pendant que l'autre tient le fragment supérieur immobile. Mais quelques études anatomiques que j'ai eu l'occasion de faire sur des fractures de cette date, chez l'homme, l'analogie avec ce que nous trouvons sur les os d'animaux soumis à nos expériences, m'obligent à admettre que, malgré la disparition de la mobilité anormale, le cal est, à ce moment encore en partie fibro-cartilagineux, et n'est pas aussi exclusivement osseux qu'il le redeviendra plus tard. Ces mêmes études nous ont appris, d'autre part, que c'est seulement le cal périphérique périostique et médullaire qui est déjà solide et en partie ossifié; mais que le cal interfragmentaire, si bien mis en évidence dans les expériences de M. Lambron (1) est encore mollasse, et sans mélange de molécules calcaires et de corpuscules osseux.

Enfin l'expérience clinique nous a appris que si les malades commençaient à marcher à cette époque, le cal pourrait s'infléchir, céder, et une fracture itérative se produire. En un mot, le cal sera assez solide au quarante-cinquième jour chez nos deux malades, pour que la mobilité ne se retrouve plus; mais il ne le sera pas assez pour que nous puissions, sans danger, le soumettre aux épreuves de la marche et même de la station verticale. C'est pourquoi nous les engagerons à rester une quinzaine de jours au lit, et nous ne les autoriserons à marcher sur des béquilles qu'à partir du soixantième jour. Alors le cal périphérique aura achevé de s'ossifier, le cal interfragmentaire aura commencé, et il pourra continuer et s'achever, malgré les exercices auxquels se livrera le malade. A mesure que l'ossification se perfectionnera, on verra diminuer le volume du cal extérieur.

Mais revenons un instant sur le traitement tel que je l'ai commencé, et que je me propose de le continuer chez nos deux patients. Je tiens à vous dire que je pourrais en employer bien d'autres, et arriver avec eux à un aussi bon résultat. Vous lirez, en effet, dans vos traités classiques, la description d'un certain nombre d'appareils pour les fractures de la jambe, et vous pou-

_____
(1) Lambron, *Études sur les formations du cal.* Paris, 1842.

vez même, en consultant une savante thèse de concours de Malgaigne (1), vous mettre au courant de toutes les inventions qui se sont produites sur ce sujet depuis Hippocrate jusqu'à nos jours. Elles sont très-nombreuses; eh bien, toutes pourraient convenir pour les deux sujets auxquels nous avons affaire en ce moment. En effet, quand on se trouve en présence d'une fracture avec un déplacement facile à réduire et à maintenir réduit, tous les appareils sont bons du moment où ils sont suffisamment contentifs, et où le malade veut bien consentir à remuer le moins possible. Vous pourrez donc, dans votre pratique, employer, au lieu d'une gouttière en fil de fer, une gouttière en fer-blanc, en gutta-percha, en bois. Vous pourrez surtout mettre en usage l'appareil à bandelettes séparées, dit *appareil de Scultet*. Il a l'avantage de pouvoir être construit partout avec des objets qu'on a presque toujours sous la main, et qu'on peut, au besoin, remplacer par d'autres également faciles à rencontrer. Avant de l'appliquer, on le prépare et le dispose de la façon suivante.

On étale parallèlement sur une table trois ou quatre cordons qu'on remplacera, avec avantage, par des rubans en coutil épais, en fil ou en caoutchouc, munis de boucles. Par-dessus on dispose une serviette ou drap fanon. Sur cette serviette on place de petites bandes, ayant une longueur égale au double de la circonférence du membre et une largeur de six centimètres; ces bandes sont imbriquées et se recouvrent des trois quarts de leur largeur. On les dispose perpendiculairement à l'axe du membre. On commence par celles qui se trouveront à la partie supérieure, et on continue jusqu'à ce qu'on ait obtenu une longueur égale à celle du membre blessé. Sur les bandes, et en commençant du même côté, on place des compresses de douze centimètres de large pliées en doubles qui s'imbriquent en se recouvrant à moitié. Cela fait, on choisit deux attelles égales à la longueur du

---

(1) Malgaigne, *Sur les appareils contentifs des fractures en général*. Concours de professorat. Paris, 1841. — Gaujot, *Arsenal de la chirurgie contemporaine*. Paris, 1867, t. I.

membre, on les pose sur les grands côtés du drap fanon et on enroule successivement sur chacune d'elles le drap fanon, les bandelettes et les compresses, jusqu'à ce qu'on soit arrivé au milieu du drap fanon. L'appareil ainsi disposé peut être facilement transporté.

Pour l'appliquer, l'aide qui fait l'extension soulève le pied, en tirant à lui, pendant que le chirurgien, saisissant la jambe avec sa main gauche (si c'est la jambe droite) au-dessus de la fracture, avec la droite au-dessous du point lésé, maintient la réduction. Une troisième personne glisse le bandage sous le membre soulevé, et, déroulant en dedans et en dehors les attelles, étale l'appareil de Scultet. Le membre est ensuite reposé doucement au milieu, et pendant que les aides continuent l'extension et la contre-extension, on mouille largement les compresses et les bandelettes, à l'aide d'un linge ou d'une éponge trempée dans un mélange de deux tiers d'eau et un tiers d'eau-de-vie camphrée. Le chirurgien prend alors la compresse inférieure par l'un de ses chefs, pendant qu'un aide maintient le chef opposé, il l'enroule autour du membre sans faire de plis, et engage sous le membre le chef qu'il avait à la main; il prend alors l'autre extrémité et la ramène vers lui pour l'engager sous le membre. Il en fait autant pour chaque compresse, l'une après l'autre, les épuise toutes, et applique de la même façon les bandelettes. Il enroule alors l'attelle externe dans le drap fanon, de manière que, relevée le long du membre, elle laisse entre elle et lui un espace de trois centimètres. Il engage dans cet espace un coussin de balle d'avoine; l'aide qui est en face de lui en fait autant de son côté, et on complète l'appareil par un coussin antérieur sur lequel on pose une attelle plus courte. L'aide maintient alors avec les deux mains les trois attelles, pendant que le chirurgien noue les lacs, ou pique dans les rubans les ardillons des boucles. Il place alors deux moitiés de cerceau reliées entre elles, au-dessus du pied du malade pour soutenir le drap. Il veille aussi à ce que le talon ne porte pas sur le lit, afin d'éviter au malade les souffrances parfois intolérables que cause la pression continue du calcanéum. Si plus tard cette douleur arrivait, il engagerait sous la jambe, au-dessus du talon, un petit coussin carré, qui maintiendrait dans le vide la partie proéminente du calcanéum.

Parfois la pointe du pied a de la tendance à s'incliner à droite ou à gauche. Je la maintiens alors dans une bonne position, en croisant sur le dos du pied une compresse longuette dont j'attache les deux extrémités à droite et à gauche. Le pied est dans une bonne position, quand la ligne qui va de la rotule au gros orteil est parallèle à l'axe de la jambe.

Je vous engage à vous familiariser avec la construction et l'application de l'appareil de Scultet; car, dans la pratique particulière, vous l'emploierez souvent, n'ayant pas toujours à votre disposition les gouttières. Seulement, quand vous l'utiliserez, n'oubliez pas une précaution capitale, c'est de ne pas trop le serrer les premiers jours. On a discuté longuement s'il valait mieux, pour les fractures en général, réduire et mettre de suite l'appareil contentif, ou s'il ne valait pas mieux attendre que la période inflammatoire fût passée. C'est une question qui ne doit pas être examinée d'une manière générale, mais dont la solution varie suivant les régions.

Pour les fractures de la jambe, il est incontestable que les malades sont mieux et souffrent moins quand leur membre est maintenu dans une bonne position. Je vous conseille donc d'appliquer dès le premier jour l'appareil contentif dont vous aurez fait choix. Mais n'oubliez pas que la jambe doit gonfler, à cause de l'infiltration au loin du sang qui continue à être versé par les surfaces fracturées, et par l'addition à ce liquide de la sérosité exsudée en vertu du travail inflammatoire. Il ne faut donc pas serrer beaucoup le premier jour, car une constriction un peu forte pourrait se changer en un étranglement à la suite de l'augmentation inévitable de volume dont je viens de parler. Sans doute sur un membre aussi garni de couches musculaires, et dont les artères sont aussi bien abritées, la gangrène ne serait pas à craindre, au moins chez un adulte; mais la constriction pourrait occasionner de nouvelles phlyctènes, et surtout elle aurait l'inconvénient de faire souffrir le malade, d'empêcher son sommeil. Or notre devoir est de ne pas faire souffrir inutilement, et d'ailleurs la souffrance est une cause de dérangement de la santé.

Je vous ai dit que, pour arriver à une consolidation régulière et prompte, il fallait que la santé générale fût troublée le moins possible. Avec les gouttières et les liens bouclés, on évite facilement de trop serrer, et si par hasard on a été trop loin, la première personne venue peut desserrer, sans rien déranger. Avec l'appareil de Scultet, il n'en est plus de même; lorsque la constriction est douloureuse, force est pour le patient d'attendre l'arrivée du chirurgien, et si cette arrivée ne peut avoir lieu que dans quelques heures, ce sont de longues douleurs infligées inutilement. Vous éviterez ces souffrances en serrant très-peu, quitte à renouveler votre appareil tous les jours pour proportionner la compression à l'augmentation ou à la diminution de volume qui se sera produite.

J'ai quelquefois employé aussi la planchette de Malgaigne et la planchette polydactyle de Jules Roux. Cette dernière est d'une grande commodité, si surtout on a soin de bien la matelasser avec de la ouate et une alèze, et si les trous dans lesquels doivent entrer les chevilles sont assez nombreux et assez rapprochés les uns des autres pour qu'on puisse fournir de chaque côté, au niveau de la jambe et au niveau du pied, un point d'appui suffisant au membre.

Les derniers appareils que je viens de citer ont l'avantage de laisser au chirurgien la facilité de mettre le membre fracturé à découvert pour voir ce qui s'y passe, soigner les phlyctènes, approprier le degré de constriction aux changements de volume, faire, s'il est besoin, une nouvelle réduction, lorsque, par un mouvement intempestif, le déplacement qui n'avait pas eu lieu d'abord se produit, ou si celui auquel on avait porté remède vient à se reproduire. Parmi les appareils, je puis même établir une distinction entre ceux qui laissent la partie antérieure du membre découvert, et ceux qui ne permettent de voir le point fracturé qu'après les avoir enlevés en totalité ou en partie.

Les premiers, que j'appelle aussi *appareils à jour*, sont : les gouttières, lorsqu'on ne les ferme pas au moyen de l'attelle antérieure et des liens bouclés; l'appareil polydactyle de M. Jules Roux (1); le simple coussin-gouttière que j'ai employé quelquefois et qui consiste en un grand coussin carré de balle d'avoine sur lequel la jambe est posée, et dont on rapproche les parties latérales avec une courroie bouclée, en ayant soin de laisser sur la partie antérieure un espace vide au niveau duquel la jambe reste accessible aux yeux et aux doigts. Je puis ajouter, comme faisant partie de cette catégorie, l'appareil à attelles plâtrées de M. Maisonneuve. On le fait avec deux morceaux de toile pliés en huit, auxquels on donne assez de longueur pour que l'un passe derrière la jambe et se relève sur la plante du pied jusqu'aux orteils, et dont l'autre, embrassant la plante du pied en manière d'étrier, vient se relever de chaque côté de la jambe, jusqu'au niveau du genou. Ces morceaux de toile sont plongés dans le plâtre et repliés de manière à conserver une largeur de 6 centimètres, puis appliqués sur la jambe et maintenus jusqu'à dessiccation au moyen d'une bande roulée. Lorsque la dessiccation est obtenue, et que, par leur rigidité, les pièces de linge sont devenues des espèces d'attelles, on les maintient appliquées au moyen de trois longues bandelettes de diachylon, dont une entoure le pied et les deux autres la jambe, en laissant à découvert une partie de la face antérieure de la jambe et notamment celle qui correspond à la fracture. Cet appareil est très-contentif, mais après l'avoir employé pendant plus d'une année, j'y ai renoncé, au moins comme moyen habituel, pour deux raisons : d'abord parce que sur les sujets à peau fine et délicate, les femmes en

---

(1) Voyez Gaujot et Spillmann, *Arsenal de la chirurgie contemporaine*. Paris, 1867, t. I, p. 188.

particulier, le diachylon fait naître un érythème et des démangeaisons incommodes, ensuite parce que j'ai vu deux fois une
eschare se produire au niveau du talon, à la partie la plus proéminente du calcanéum.

Les seconds, qui sont les *appareils enveloppants*, sont tous
ceux qui soustraient aux regards du chirurgien le membre fracturé, et ne permettent de surveiller qu'à la condition de les
détacher en totalité ou en partie. L'appareil de Scultet ou à
bandelettes séparées, le bandage roulé, sont les types de cette
variété. Le premier est de beaucoup préférable, parce qu'on
peut mettre le membre à découvert sans le soulever, et par
conséquent sans imprimer des mouvements qui seraient douloureux ou pourraient déranger soit la position des fragments, soit
le travail de consolidation. La gouttière complétée par les liens
bouclés, le coussin et l'attelle antérieure appartiennent également
à cette catégorie. Si je lui ai donné la préférence, c'est tout simplement parce que je puis, sans y passer beaucoup de temps, dé-
boucler, enlever l'attelle et le coussin, examiner, puis remettre le
tout en place. Mais je vous répète que du moment où l'on veut bien
y consacrer quelques minutes de plus, l'indication est remplie tout
aussi bien avec l'appareil de Scultet ou avec tout autre, qu'avec
celui dont je me sers en ce moment sur nos deux malades.

Je vous ai dit plus haut que vous me verriez changer l'appareil
dans une vingtaine de jours, et que je le remplacerais par un
bandage roulé inamovible, fait avec la solution très-concentrée
de silicate de potasse. Pourquoi ce changement? Ce n'est pas
assurément pour que la consolidation se fasse plus régulièrement ou plus vite. Vous savez quels sont les phénomènes anatomo-physiologiques qui accompagnent la formation du cal :
vous connaissez la première période, celle qui est caractérisée
par l'effusion du sang et de la lymphe plastique autour des fragments et entre eux, celle qui, dépassant presque toujours les
limites des simples nécessités de la réparation, nous donne en
clinique la phase inflammatoire. Vous connaissez la deuxième

période, celle qui commence du huitième au treizième jour, pendant laquelle la matière plastique et peut-être le sang se transforment en une substance cellulo-fibreuse, autour des fragments et au niveau du périoste. Vous connaissez enfin la troisième période, qui, commencée du douzième au quinzième jour, et se continuant jusqu'à la fin de la consolidation, est caractérisée par le dépôt de phosphate, de calcaire et de corpuscules osseux dans la substance fibro-cartilagineuse. Eh bien, ce travail s'accomplit indépendamment de nos appareils; nous plaçons ces derniers pour que la succession des phénomènes se fasse pendant que le membre est dans une bonne situation, et pour que le cal soit le moins difforme possible. Nous ne mettrions pas d'appareil, la consolidation ne s'en ferait pas moins, pourvu que le membre fût tenu à peu près immobile; mais elle serait irrégulière.

Si donc nous avons recours plus tard à un bandage inamovible, ce n'est ni pour accélérer ni pour régulariser le cal; à ce point de vue, la gouttière continuée jusqu'au quarante-cinquième jour, l'appareil de Scultet, si nous avions eu recours à lui, donneraient exactement les mêmes résultats. Nous n'avons pas d'autre intention, en modifiant ainsi le traitement, que de donner un peu plus de bien-être au blessé. Vous m'avez entendu souvent demander à nos malades atteints de fracture de jambe, le lendemain ou le surlendemain de l'application de leur appareil inamovible, s'ils se trouvaient mieux ou moins bien avec cet appareil qu'avec celui qui avait été mis d'abord, et vous les avez presque tous entendus répondre qu'ils se trouvaient mieux, parce que c'était moins lourd, et que le membre, surtout le pied, étant mieux immobilisé, ils pouvaient se tourner un peu dans le lit et remuer, sans imprimer à la jambe d'ébranlement douloureux. C'est donc parce que le bandage inamovible est plus commode et plus agréable pour les patients que nous le mettons en usage. Quant à la préférence à donner au silicate de potasse, elle n'est pas absolue, et rien ne vous empêchera de choisir la dextrine, le plâtre simple, le plâtre mélangé avec la gélatine (stuc), l'amidon sur du linge ou sur du papier. Tout cela est à peu près indifférent. L'important est de savoir bien utiliser ces diverses substances.

J'ai beaucoup employé, il y a quelques années, et j'emploie encore quelquefois le plâtre ou la dextrine, et voici comment nous procédons.

Avec le plâtre, nous faisons faire une bouillie claire avec du plâtre tamisé (plâtre à mouler) et de l'eau, pendant que nous roulons une bande sèche sur le membre recouvert d'une épaisse couche de ouate. Nous faisons maintenir la jambe soulevée par trois aides, l'un faisant l'extension, l'autre la contre-extension, et le troisième soutenant le membre au niveau de la fracture. J'enroule alors une bande de tarlatane très-grosse autour du membre en commençant par le pied, et au fur et à mesure j'imbibe et je badigeonne cette bande avec la bouillie claire de plâtre placée dans un vase au-dessous du membre. Je continue à mettre ainsi du plâtre sur trois couches superposées de circulaires de tarlatane, afin d'avoir une épaisseur suffisante.

Je préfère de beaucoup cette méthode à celle qui consiste à enduire préalablement une bande ordinaire avec du plâtre et à l'appliquer sur le membre. Ainsi employé, le plâtre prend avant que la bande soit enroulée, et les circulaires ne se soudent plus les uns aux autres.

Nous employons la dextrine de la façon suivante : cette substance est difficile à délayer rapidement dans l'eau, et il faudrait un temps assez long pour qu'elle pût faire une colle homogène. Afin de l'obtenir immédiatement, nous nous servons de l'artifice suivant : on la mélange d'abord avec de l'alcool qui ne la dissout pas, mais qui lui donne l'apparence d'un sable fin mouillé, puis on ajoute peu à peu de l'eau chaude. Comme l'eau a une grande affinité pour l'alcool, elle pénètre entre tous les interstices des grains de dextrine qui sont imprégnés d'esprit-de-vin, et elle les dissout presque instantanément. L'alcool a, en outre, l'avantage de rendre la solution plus siccative, sa vaporisation favorisant celle de l'eau par une sorte d'entraînement.

La solution faite de manière à avoir la consistance d'un sirop épais (sirop de Tolu), on place une bande roulée dans cette solution, on la déroule lentement en l'imprégnant bien, et on la roule de nouveau au fur et à mesure. Cette opération ne laisse pas que d'être assez longue quand on a beaucoup d'appareils à faire, aussi employons-nous souvent un petit instrument qui facilite beaucoup la besogne : il se compose d'un cylindre mû par une manivelle. La bande passe entre deux baguettes, puis entre deux autres, elle est par conséquent forcée de plonger dans le liquide avant de s'enrouler sur le cylindre. La bande de dextrine, une fois préparée, peut se conserver quelque temps et même s'emporter au loin.

Le membre est recouvert d'une couche de ouate maintenue par une bande sèche, et on applique par-dessus la bande dextrinée. L'opération une fois terminée, on ajoute un peu de la solution de dextrine pour coller exactement entre eux les bords des circulaires. La jambe est ensuite entourée de bouteilles remplies d'eau chaude, afin que la dessiccation soit plus rapide, et encore, malgré cela, il faut plus de huit heures pour arriver à une solidité complète.

C'est là le défaut de la dextrine : le plâtre sèche trop vite, et la dextrine trop lentement. Nous avons aujourd'hui une substance intermédiaire, dont j'ai déjà parlé, le silicate de potasse. On le trouve en solution toute faite dans le commerce, où on l'obtient en faisant chauffer au rouge, dans un creuset, un mélange d'une partie de quartz ou grès en poudre avec quatre parties de carbonate de potasse. On dissout la matière ainsi obtenue dans l'eau, et on l'évapore, s'il y a lieu, en consistance de sirop épais.

Cette matière s'emploie exactement comme la dextrine, et elle a l'avantage de se dessécher beaucoup plus rapidement. Elle mériterait donc toujours la préférence, si le commerce ne nous fournissait pas quelquefois un silicate impur qui se dessèche plus lentement que l'autre, et aussi lentement que la dextrine. Aujourd'hui, je me sers du silicate parce qu'il est bon ; mais vous me verriez revenir à la dextrine dans le cas où j'aurais remarqué que le silicate fourni par l'administration ne se dessèche pas assez vite.

Vous pourriez employer aussi le plâtre avec addition de gélatine dans la proportion de 2 grammes pour 1 000 grammes d'eau, tel que l'a conseillé M. le professeur Richet. Ce mélange, qui est d'un usage assez commode, a, comme le silicate de potasse, l'avantage de se dessécher moins vite que le plâtre ordinaire et beaucoup plus vite que la dextrine.

Au moment où vous allez enrouler autour du membre la bande imbibée du mélange solidifiant, il est nécessaire : 1° de faire maintenir le membre au-dessus et au-dessous de la fracture par deux aides, qui tirent en sens inverse pour faire l'extension et la contre-extension; 2° de vous assurer qu'il ne se produit pas de déplacement, chose peu probable, puisque nous sommes à une époque où la consolidation est assez avancée pour que les fragments ne se séparent pas avec autant de facilité; 3° de voir si le pied est dirigé de telle façon que la ligne tirée du bord interne du milieu du premier métatarsien au bord interne de la rotule, soit parallèle à l'axe du membre; 4° d'entourer ce dernier d'une couche de coton, afin de mettre la peau à l'abri d'une pression un peu forte sur quelques points; 5° de serrer toujours modérément : les effets d'une constriction trop forte ne seraient sans doute pas aussi fâcheux qu'à la première période de la fracture, cependant cet excès de constriction pourrait occasionner des souffrances et obliger le chirurgien à enlever l'appareil le lendemain ou le surlendemain. Il va sans dire d'ailleurs que l'on doit examiner, après la dessiccation, s'il y a quelque point du contour du bandage qui menace d'excorier la peau ou de la gangrener, et prévenir cette complication, soit en glissant une nouvelle couche de coton entre la peau et l'appareil à ce niveau, soit en enlevant avec une pince coupante ou avec de forts ciseaux la partie gênante ou menaçante. C'est surtout chez les personnes, telles que les femmes et les enfants, dont la peau est mince et facile à écorcher ou irriter, que ces précautions sont plus particulièrement nécessaires.

Note additionnelle. — Aux pages 583 et 584, j'exprime l'opinion que les fractures indirectes sont produites sans doute par un mécanisme mixte de pression, de flexion et de torsion, et j'ajoute que la chose n'a pas pu être démontrée rigoureusement par des expériences.

Or, depuis que cette pensée a été formulée dans ma première édition, un travail important a été publié sur ce sujet par M. le docteur Ch. Leriche (1). Dans un très-grand nombre d'expériences faites à l'amphithéâtre de Clamart, sous la direction et avec les conseils de M. Tillaux, ce jeune médecin a produit des fractures du tibia par le mécanisme de la flexion, et chose très-remarquable! il en a produit aussi par le mécanisme de la torsion, en saisissant l'extrémité inférieure du tibia entre les mâchoires d'un étau solidement assujetti, et fixant avec une corde à l'extrémité supérieure, perpendiculairement à l'axe de l'os, le levier qui sert à faire la torsion. Non-seulement M. Leriche a produit de cette façon (par la torsion) des fractures indirectes, mais il les a produites avec la forme en V et les fissures concomitantes dont je donne plus loin la description (pages 607 et suiv.). Seulement M. Leriche préfère le nom de fractures hélicoïdales à celui de fractures en V que j'ai proposé.

(1) Ch. Leriche, *Étude par le mécanisme de la production des fractures en V ou hélicoïdales du tibia* thèse de Paris, 1873, n° 400.

TRENTE-SEPTIÈME LEÇON.

Fractures de la jambe.

MESSIEURS,

I. Au n° 26 de la salle Sainte-Vierge se trouve couché, depuis une dizaine de jours, un homme de trente-cinq ans, habituellement bien portant, qui nous a été amené avec une fracture au tiers inférieur de la jambe droite, survenue à la suite d'une chute dans un escalier, et qui paraît être encore de cause indirecte.

Je ne vous arrêterai pas sur la question du diagnostic. Comme dans d'autres cas dont j'ai eu l'occasion de vous entretenir, ce diagnostic a été facile : l'impossibilité de marcher, la douleur, le gonflement des premiers jours, la mobilité, la crépitation ne nous ont pas laissé de doutes sur l'existence d'une fracture des deux os.

Je vous ai fait remarquer, dès le début, qu'il y avait un déplacement suivant la direction, puisque la jambe décrivait une courbe dont la concavité regardait en avant, et un déplacement suivant la circonférence, puisque le pied reposait sur sa partie externe, et avait tourné de dedans en dehors avec le fragment inférieur ; je vous ai dit que, par nos manœuvres de réduction, nous avions aisément corrigé ces deux espèces de déplacement. Mais nous avions de plus un déplacement suivant l'épaisseur et la variété la plus commune de ce déplacement, celle dans laquelle le fragment supérieur vient faire saillie en avant. Vous avez pu

sentir, en outre, le premier jour, alors qu'il n'y avait pas encore
de gonflement, que cette saillie du fragment supérieur, au lieu
de se terminer par une pointe aiguë correspondant à la crête du
tibia, comme cela a lieu dans les fractures obliques, avait sa
pointe placée sur la face antéro-interne et à l'extrémité de deux
lignes égales en longueur, de telle manière que la coupe du fragment supérieur présentait la forme d'un V saillant.

Dès le premier jour, j'ai fait disparaître ce déplacement,
comme les deux autres, par la manœuvre classique de la réduction, puis j'ai posé le membre dans la gouttière en fil de fer, et
j'ai complété le pansement au moyen du coussin, de l'attelle antérieure et des liens bouclés qui vous sont déjà connus. Mais lorsque, le lendemain, j'ai examiné la jambe, j'ai reconnu que, si les
déplacements suivant la direction et suivant la circonférence ne
s'étaient pas reproduits, le déplacement suivant l'épaisseur se
manifestait de nouveau, et que la pointe du V saillant exerçait
une assez forte pression sur la face profonde de la peau. J'ai fait
alors une nouvelle réduction, et, replaçant le membre dans la
gouttière sans compléter l'appareil, j'ai observé ce qui se passait.
Nous avons vu presque immédiatement le fragment supérieur
reprendre sa position vicieuse et faire saillie sous la peau.
Réduisant à nouveau, j'ai essayé de maintenir la réduction au
moyen d'une couche de ouate et de deux compresses allongées,
disposées en manière de compresses graduées, que j'ai placées
sur toute la longueur du fragment supérieur, à partir de deux
travers de doigt au-dessus de la pointe du V, de manière à ne
pas comprimer au niveau même de cette pointe. Mon intention
était de répartir une compression modérée sur toute la longueur
du fragment supérieur. A cet effet, par-dessus la compresse graduée, j'ai mis le coussin antérieur et l'attelle, et j'ai serré au
moyen de trois liens bouclés correspondant au fragment supérieur, et d'un autre correspondant au fragment inférieur. Le
pied était d'ailleurs maintenu dans la semelle de la gouttière au
moyen d'une bande.

J'ai laissé les choses en cet état jusqu'au lendemain, et comme, en glissant le doigt, j'ai senti que la pointe ne faisait pas une nouvelle saillie sous la peau, j'en ai conclu que le déplacement ne s'était pas reproduit.

Mais il n'en était pas de même le surlendemain. La saillie était redevenue très-notable; ce que voyant, j'ai refait la réduction et j'ai réparti ma compression sur toute la longueur du fragment supérieur, au moyen d'une triple compresse graduée, et toujours d'une couche de ouate.

Voilà cinq jours que l'appareil a été remis, et le déplacement ne s'est pas reproduit, j'espère donc que la fracture sera maintenue.

Il va sans dire que si, dans quelques jours, le déplacement avait reparu, je réduirais de nouveau, et je ferais tous mes efforts pour exercer une compression plus efficace encore le long du fragment supérieur.

Deux particularités demandent ici quelques développements : 1° la forme en V du fragment supérieur, 2° la difficulté de maintenir la réduction.

1° La forme en V du fragment supérieur n'a pas, par elle-même, une très-grande importance. Mais elle a l'avantage de nous faire présumer des détails anatomo-pathologiques d'une certaine valeur clinique, et que, sans elle, nous ne pourrions pas soupçonner.

J'ai fait plusieurs autopsies de ces sortes de fractures, alors qu'elles étaient toutes récentes, et j'ai constaté que dans les cas où l'os présentait en avant ce V saillant ou plein, le fragment supérieur offrait en arrière une surface très-irrégulièrement divisée, sur laquelle on pouvait observer encore deux traits formant un V rentrant à pointe tournée en haut; qu'en même temps le fragment inférieur présentait en avant une coupe en forme de V disposé en sens inverse, de façon à recevoir le V saillant du fragment supérieur, et en arrière une pointe s'adaptant au V rentrant de la partie postérieure de ce dernier. De là une irrégularité du trait principal de la fracture, qu'il est impossible de faire rentrer dans les divisions anatomo-pathologiques admises jusqu'à nos jours en fractures transversales et fractures obliques, et qui a été mieux indiquée par Gerdy sous les dénominations de *fractures dentées* ou *en pointe*. C'est, pour le dire en passant, une chose curieuse et inexplicable que cette direction irrégulière et complexe du trait de la fracture sur un os aussi volumineux que le tibia, et sous l'influence des causes indirectes, telles que j'ai eu l'occasion de vous les exposer (1). Mais ce n'est pas tout : lorsque les fragments présentent cette disposition alternative de grosses pointes et d'échancrures en forme de V, on trouve en même temps une attrition considérable de la moelle, et, sur le fragment inférieur, une fissure qui, partant du sommet du V rentrant, vient contourner en spirale la face interne du tibia, puis sa face postérieure, jusqu'au niveau de l'articulation tibio-tarsienne, traverse cette articulation près de son bord postérieur, et remonte sur la face postérieure du tibia, en circonscrivant sur cette face postérieure un fragment lamellaire.

La première fois que j'ai rencontré ce long prolongement fissurique, faisant communiquer le foyer de la fracture avec l'articulation du pied (c'était en 1854, à l'hôpital Cochin), j'ai cru qu'il s'agissait d'une lésion tout à fait insolite, et quoique j'eusse eu l'occasion d'en voir successivement deux exemples (fig. 21, 22, 23, 24 et 25) qui ont été relatés par moi (2) et par M. le docteur Bourcy (3), aujourd'hui médecin à Saint-Jean-d'Angély, je ne pouvais croire qu'un fait si curieux eût pu, s'il se rencontrait souvent, avoir échappé assez complétement à l'investigation des chirurgiens pour qu'aucun auteur n'en eût parlé jusque-là.

Mais bientôt de nouvelles observations recueillies par mes

(1) Voy. la note additionnelle de la page 603.
(2) Gosselin, *Leçon clinique faite à l'hôpital Cochin sur les fractures en V du tibia.* (*Gazette des hôpitaux*, 1855, p. 218.)
(3) Bourcy, thèses de Paris, 23 juin 1855.

collègues, notamment par MM. Chassaignac, Houel, H. Larrey

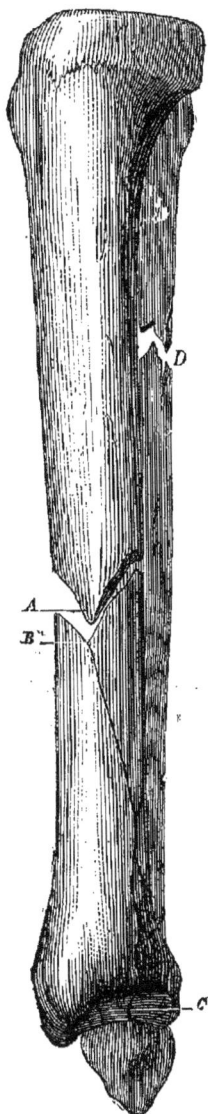

Fig. 21. — Fracture en V de la jambe
droite, avec fissure spiroïde du tibia, face
interne (*).

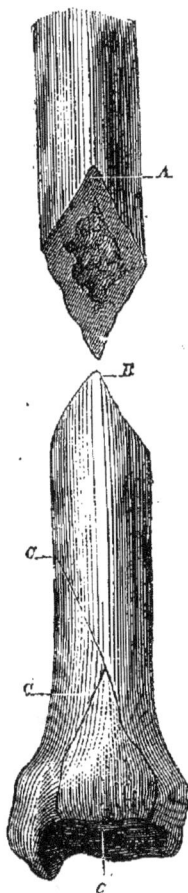

Fig. 22. — Fracture en V de la jamb e
droite, tibia,
face postérieure (**).

(*) A, V saillant du fragment supérieur, vu par sa face interne; B, V rentrant du
fragment inférieur et commencement de la fissure; C, portion articulaire de la fissure; D, fracture, concomitante du péroné. — (**) A, V rentrant du fragment supérieur, vu par derrière; B, V saillant du fragment inférieur, vu par derrière; C, C, C,
fissure se prolongeant jusqu'à l'articulation.

et par moi-même, sont venues nous apprendre que, très-fréquemment, les fractures indirectes du tiers inférieur de la jambe présentaient ce trait primitif irrégulier, en forme de V alternatif, et ce long trait accessoire en forme de fissure pro-

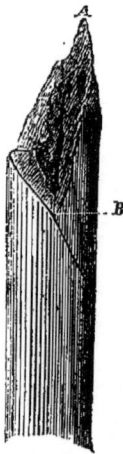

Fig. 23. — Fracture en V de la jambe droite, fragment inférieur, avec son V rentrant en avant et son V saillant en arrière (*).

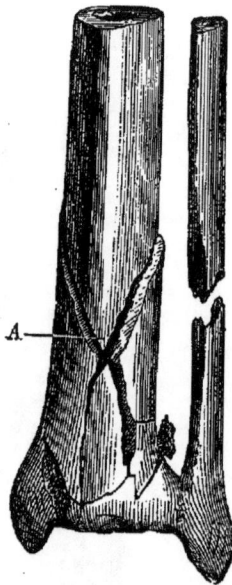

Fig. 24. — Fracture en V de la jambe, avec éclatement du fragment inférieur du tibia, les pièces osseuses en place (**).

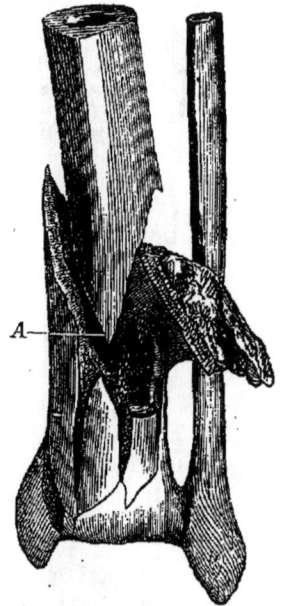

Fig. 25. — Même fracture avec le fragment supérieur remis dans le canal médullaire (***).

longée jusqu'à l'articulation du pied, et qu'en conséquence il était nécessaire d'admettre, parmi les fractures du tiers inférieur de la jambe, trois variétés anatomiques principales formant autant de variétés cliniques : la *fracture dentelée* (*transversale* des anciens), la *fracture oblique*, et la *fracture en V.*

Je vois, parmi nos contemporains, une certaine tendance à supprimer cette dernière dénomination et à la remplacer par celle de *fracture spiroïde* qu'avait donnée Gerdy à des fractures

(*) A, V saillant postérieur; B, origine de la fissure au niveau du V rentrant antérieur.

(**) A, pointe en V du fragment supérieur.

(***) A, pointe en V, agissant à la manière d'un coin.

analogues, mais différentes sous beaucoup de rapports, qu'il avait décrites pour la cuisse. Je rejette pour ma part cette dénomination de *spiroïde*, parce qu'elle ne signale que la lésion secondaire, la fissure qui ne se constate pas sur le vivant par des signes physiques, tandis que la dénomination de *fracture en V* est tirée de la direction du trait principal de la fracture, et indique une distinction qui peut se reconnaître, au moins en partie à travers la peau. On doit se rappeler seulement que cette dénomination s'applique tout à la fois à une forme particulière du trait principal et à un prolongement fissurique spiroïde jusqu'à l'articulation. Il est malheureux qu'un seul mot ne puisse pas exprimer ces deux choses.

Avant d'aller plus loin, quelle relation existe donc entre la forme en V et la fissure d'une part, la forme en V et l'attrition de la substance médullaire, dont j'ai parlé plus haut, d'autre part? Je crois en avoir donné, dans mes publications antérieures sur ce sujet (1), la seule explication possible, en disant que, par suite de la direction absolument inexplicable du trait primitif de la fracture, le fragment supérieur exerçait au moment même de l'accident, sur le fragment inférieur, une pression qui le faisait éclater, en agissant sur lui à la manière d'un coin, et que cette même pression soumettait la moelle à un écrasement. J'ai, de cette façon, étendu aux fractures du tiers inférieur de la jambe l'étude des résultats de la pression réciproque des fragments immédiatement après la production du trait principal, étude qui, pour d'autres fractures et notamment pour celles de l'extrémité inférieure du radius et celles du col du fémur, nous a donné les fractures par pénétration.

Revenons maintenant à notre malade : il a une fracture en V, c'est-à-dire une fracture avec attrition de la moelle et prolongement fissurique vers l'articulation. Or ces dernières lésions, et même la forme du fragment inférieur, ne nous sont pas indiquées

(1) Gosselin, *Mémoires de la Société de chirurgie*, t. V, 1855, et *Bulletin de la Société de chirurgie*, t. VI, p. 262, 1855, t. IX, p. 148.

par des signes physiques. Elles nous le sont seulement par la
saillie du fragment supérieur que nous constatons à travers la
peau, lorsque le gonflement n'est pas encore notable ou lorsqu'il
a suffisamment diminué, et par nos études anatomo-pathologiques
qui nous ont appris (les pièces du musée Dupuytren en font
foi) que, dans les cas où le fragment supérieur présentait cette
forme, les autres lésions signalées tout à l'heure ne manquaient
pas. Quelles conclusions devons-nous tirer de ces notions pour la
marche ultérieure et le pronostic de la fracture? C'est que le malade aura une arthrite tibio-tarsienne, et que cette arthrite laissera après elle une demi-ankylose ou raideur plus ou moins long
temps prolongée. Sans doute, ce n'est pas là une coïncidence qui
appartienne exclusivement aux fractures en V, car bien souvent
nous voyons l'articulation s'enflammer par simple voisinage ;
mais ce qui est possible dans les autres cas est à peu près inévitable dans ceux où la fracture se prolonge jusqu'à l'articulation.
Quant à la raideur consécutive et à la gêne de la marche qu'elle
occasionnerait, j'en craindrais la longue durée si le malade était
un peu avancé en âge, ou s'il était sujet au rhumatisme et à la
goutte, car, ainsi que je vous l'ai dit souvent, cette durée des raideurs douloureuses et des impotences consécutives aux arthrites
traumatiques et à l'immobilité longtemps prolongée sont en rapport avec l'âge. Plus le sujet est avancé dans la vie, plus cette
durée est longue.

Nous tirons des notions ci-dessus cette autre conclusion, que
le blessé est un peu plus exposé que d'autres à l'ostéo-myélite
suppurante et à ses conséquences.

Sous ce rapport, j'ai été, au début de mes travaux sur ce sujet,
induit en erreur par un singulier hasard. Mes deux premiers
malades atteints de fracture en V avaient : l'un une fracture compliquée de plaie, l'autre une fracture sans plaie, et tous deux
étaient morts d'une infection purulente consécutive à l'ostéo-
myélite suppurée. Je n'en avais pas conclu assurément que tous
ceux qui auraient une fracture en V sans plaie auraient une

ostéo-myélite suppurée, mais j'en avais conclu qu'ils y étaient exposés dans une certaine mesure.

Depuis, j'ai vu assez souvent, et d'autres ont vu comme moi, de ces fractures qui ne s'étaient compliquées ultérieurement ni de suppuration de la moelle ni d'infection purulente.

Je vous dis donc : notre malade, par cela même qu'il a une fracture en V, et avec elle une attrition de la moelle, est plus prédisposé que d'autres à une ostéo-myélite. Mais comme il n'y a pas de plaie extérieure dont la suppuration puisse se propager vers le foyer de la fracture, il est plus que probable qu'il n'aura pas l'ostéomyélite suppurée et qu'il guérira.

2° J'en viens actuellement à ce déplacement réductible et difficile à maintenir réduit. A quoi est-il dû? A ce qu'au moment de l'accident et de l'action en coin, par pression verticale et par rotation du fragment supérieur sur l'inférieur, de larges déchirures se sont opérées au niveau du premier. Non-seulement le périoste s'est rompu, mais les muscles ont été largement déchirés au moment de l'effort musculaire considérable, pendant lequel l'os a été fracturé et a agi comme un coin sur le fragment inférieur. Débarrassé de toutes ses connexions, ce fragment supérieur est très-facilement entraîné en avant par l'action du triceps crural, et ce n'est qu'au moyen d'une pression assez grande et incessante que nous pouvons le tenir en place.

Mais quel inconvénient y aurait-il à ne pas se préoccuper de ce déplacement, et à ne pas le corriger? D'abord sa pointe pourrait traverser la peau directement ou à la suite d'une petite eschare que sa pression aurait fait naître, ce qui changerait la fracture sans plaie en une fracture compliquée de plaie, et exposerait ainsi le malade aux lenteurs et aux dangers d'une consolidation après suppuration. Ensuite, en supposant que cette terminaison fâcheuse fût évitée, le blessé guérirait plus lentement, parce que le cal se ferait aux dépens d'une partie seulement du contour des fragments, celle par laquelle ils se toucheraient, et tous les matériaux versés par le reste de ce contour ou entre les fragments

ne seraient pas utilisés. Enfin le cal serait irrégulier de deux façons, d'abord parce qu'une saillie anormale subsisterait indéfiniment, et ensuite parce que la persistance du déplacement suivant l'épaisseur entraînerait un déplacement suivant la longueur
et un raccourcissement permanent de la jambe.

Je sais bien qu'en pareille matière il faut se préoccuper plus
de la fonction que de la forme, et qu'avec les irrégularités dont je
parle, le membre n'en recouvrerait pas moins son utilité pour la
marche et la station verticale. Néanmoins les malades, surtout les
femmes, sont toujours mécontentes d'être déformées, et si nous
ne voulons pas être trop accusés de négligence ou d'impéritie,
nous devons faire tous nos efforts pour arriver à la guérison des
fractures de la jambe avec le cal le moins irrégulier possible.

Maintenant, quels moyens avons-nous à notre disposition pour
corriger cette tendance au déplacement? Il est évident que la contention ordinaire avec les appareils que vous connaissez est insuffisante, et qu'il est nécessaire d'y ajouter quelque chose.

Je vous ai dit ce que je faisais pour notre malade : une compression répartie sur toute la longueur du fragment supérieur,
en évitant d'exercer au niveau de la pointe une pression qui
pourrait favoriser la production d'une eschare. Gardez-vous bien
de céder à la pensée qui se présente tout d'abord, celle de comprimer, au moyen d'un coussin et même au moyen d'une petite
attelle spéciale, l'extrémité elle-même de ce fragment déplacé.
Si vous agissiez ainsi, vous auriez grande chance d'avoir une
mortification. En effet, la peau serait pressée au niveau de cette
pointe, entre le fragment qui tend incessamment à être entraîné en avant, et votre appareil accessoire qui le repousserait
en arrière. Mieux vaut, comme je vous l'ai dit, répartir la compression au-dessus de la pointe du V que la concentrer au niveau
de cette pointe. Il faut, en outre, serrer un peu plus que d'habitude, quitte à relâcher si le malade souffrait. Vous vous rappelez
que le membre a été surveillé attentivement et que j'ai renouvelé
la réduction toutes les fois que j'ai constaté la reproduction du

déplacement. Je ne vous conseille pas de recourir, dans les cas de ce genre, à l'appareil de Scultet, parce que, pour faire efficacement la compression sur toute la longueur du fragment supérieur, il est bon que le membre repose sur un plan résistant, ensuite parce qu'il est indispensable de visiter la fracture tous les jours une ou deux fois, et de refaire la réduction si elle est reconnue nécessaire. Or, on se décide difficilement à ouvrir aussi souvent un bandage de Scultet, qui est toujours compliqué, on a bien plus vite fait avec la gouttière ou la planchette de Malgaigne, ou la planchette à polydactylie de J. Roux. Vous comprenez également combien il est nécessaire, en pareil cas, de ne pas cacher le membre en l'entourant d'un bandage inamovible. La fracture doit être inspectée jusqu'au vingt-cinquième jour au moins, c'est-à-dire jusqu'au moment où la consolidation est assez avancée pour que la réduction, quand bien même elle paraîtrait nécessaire, ne puisse plus être faite.

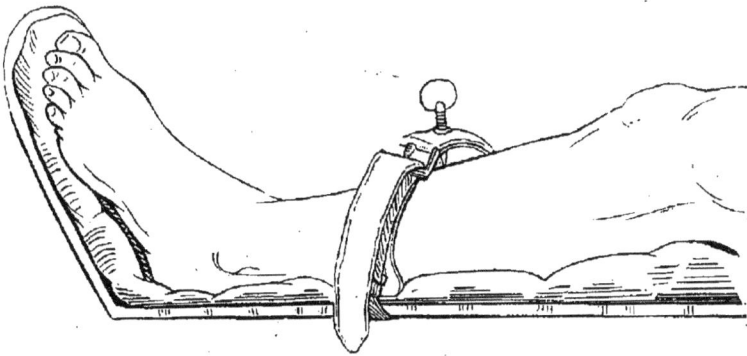

Fig. 26. — Pointe métallique de Malgaigne.

La compression, telle que vous me la voyez faire, n'est pas le seul moyen que nous possédions. On pourrait à la rigueur employer, dans ce cas, la pointe de Malgaigne, cet appareil qui consiste en une tige métallique annexée à un demi-cercle en acier, et pouvant monter et descendre au moyen d'une vis.

J'ai mis en usage deux fois la pointe de Malgaigne (fig. 27) pour des fractures analogues à celle dont il est question ici. Dans l'un des cas le résultat définitif a été très-bon, mais acheté par des douleurs assez vives. Dans le second, le malade s'est plaint de douleurs violentes qui obligeaient constamment à desserrer et à relâcher la vis, et il a fini par avoir un érysipèle dont il a guéri, mais qui fit suspendre ce traitement. En somme, je trouve que la compression mérite la préférence parce qu'elle est moins douloureuse, et qu'elle peut, sans aucune lésion des téguments, conduire au résultat désiré, et je n'aurais recours au procédé de Malgaigne, que si cette compression ne réussissait pas à maintenir le déplacement.

Nous avons aussi l'appareil de M. Benjamin Anger (1), qui me paraît devoir remplir très-bien l'indication. Mais je n'ai pas encore eu l'occasion de le mettre en usage.

Je vous conseille, du reste, de vous habituer à vous passer de ces moyens spéciaux : car les fractures pour lesquelles ils peuvent être utilisés ne sont pas fréquentes, et quand elles se rencontrent, on peut ou n'avoir pas les appareils sous la main ou les avoir en mauvais état, comme le sont trop souvent les instruments dont nous ne nous servons pas tous les jours. Réservez-les, si vous voulez, pour la pratique des hôpitaux et des grandes villes. Mais dans la pratique ordinaire, remplacez-les par les moyens que vous avez sous la main, tels que la ouate, l'étoupe à défaut de ouate, ou des linges repliés en compresses longues et étroites.

II. — *Fracture avec déplacement suivant l'épaisseur irréductible.* — Voici maintenant, au numéro 45, une autre variété de fracture au tiers inférieur de la jambe gauche, que nous avons sous les yeux depuis une quinzaine de jours. Il s'agit encore d'un homme assez jeune et vigoureux, qui est tombé en courant, et chez lequel nous n'avons eu aucune raison de croire à l'intervention d'une cause directe.

Nous avons, dès le premier jour, constaté la saillie du fragment supérieur, et la forme en V de cette saillie. Mais c'est en vain qu'en exécutant les manœuvres de l'extension, de la contre-

(1) B. Anger, *Nouvel appareil pour les fractures des jambes* (*Bull. de l'Acad. de méd.*, 30 mai 1865, t. XXX, p. 807.)

extension et de la coaptation, j'ai essayé de la faire disparaître ;
je n'y suis pas arrivé. J'ai mis pendant trois jours des cataplasmes, j'ai donné de l'opium et j'ai laissé le membre sans y
toucher, espérant que la réduction était empêchée par une contraction musculaire spasmodique, et que cette contraction dis-
paraîtrait avec le temps. Le quatrième jour, le cinquième, le
sixième, j'ai échoué comme le premier. Je suis bien parvenu à
diminuer la saillie, et j'y suis arrivé au moyen de la compression dont je parlais à propos du malade précédent, sans produire
d'eschare ; mais je n'ai pas eu de réduction complète, et je suis
obligé de reconnaître que je me trouve en face d'un de ces déplacements irréductibles que les auteurs nos prédécesseurs ne
nous ont pas fait connaître. Dans tous les livres, en effet, qui
ont précédé celui de Malgaigne, on parle de la réduction des
fractures comme d'une chose très-simple, toujours facile, et qui
ne rencontre jamais d'obstacles. Or le fait que nous avons sous
les yeux, et dont les exemples fort heureusement ne sont pas
très-fréquents, vous montre qu'il n'en est pas toujours ainsi.

Pouvons-nous du moins expliquer cette irréductibilité? A la
rigueur il serait permis de l'attribuer à l'action musculaire, qui,
le déplacement suivant l'épaisseur une fois produit, amènerait le
chevauchement, et aurait trop d'énergie pour céder aux efforts
de la réduction. Mais je vous ferai observer à cet égard que très-
rarement et bien difficilement le fragment supérieur abandonne
tout à fait l'inférieur. A cause de la largeur de l'os et à cause de
l'irrégularité de la fracture, les fragments continuent toujours à
se toucher par quelques points, et l'action musculaire ne produit
pas un chevauchement assez grand pour que les efforts d'extension ne le surmontent pas. D'ailleurs, l'expérience ne nous a-t-
elle pas montré que, dans les fractures de la jambe, le déplacement suivant la longueur, qui est toujours l'effet de la contraction
musculaire, pouvait le plus souvent être aisément corrigé?

Dans ces cas exceptionnels où la réduction ne peut pas être
obtenue, je crois qu'il faut l'attribuer à quelque obstacle apporté

soit par un faisceau musculaire, soit par une esquille ou portion d'os qui est venue occuper la place du fragment supérieur.

Nous ne pouvons pas sur notre malade, et nous ne pouvons jamais sur ceux du même genre que nous rencontrons de temps à
autre, constater matériellement cette interposition d'un corps
étranger entre les fragments. Mais nos autopsies de fractures récentes nous ayant permis de la constater quelquefois, nous pouvons croire à son existence dans les cas d'irréductibilité. J'ai, dans
ma collection, une pièce que j'ai recueillie à l'hôpital de la Pitié,
et qui a été fort bien préparée par M. G. Félizet. Elle a été prise
sur une femme qui avait une fracture compliquée de plaie, et
chez laquelle je n'avais pu parvenir à remettre le fragment supérieur en place. Cela tenait à ce qu'un gros faisceau musculaire,
provenant du jambier postérieur déchiré, était venu se placer et
s'accrocher sur la coupe du fragment inférieur, et occupait la
place que le supérieur aurait dû prendre.

J'ai plusieurs fois, aussi, rencontré des esquilles osseuses
transversalement placées dans l'espace interfragmentaire, et
j'en ai rencontré surtout dans les fractures en V. Voici, en effet,
quel est parfois le résultat de l'action en coin et par rotation
du fragment supérieur sur l'inférieur. L'une des branches du
V inférieur ou V creux se brise, et le fragment entraîné par
les fibres musculaires qui s'y insèrent ou par une impulsion que
lui communique le fragment inférieur, ou par quelque pression
du dehors, s'incline vers l'espace interfragmentaire, et s'y enclave
de manière à s'opposer irrésistiblement à la réduction. Ce qui arrive pour l'une des branches du V creux peut arriver pour quelque
dentelure détachée de l'un des fragments ou pour plusieurs, et
l'on a ainsi plusieurs obstacles, au lieu d'un, à la réduction.

Je le répète, je ne peux voir ici quel est l'obstacle; mais je
présume, d'après ce que j'ai constaté sur le cadavre et d'après
la forme en V plein du fragment supérieur, que la réduction est
empêchée par une cause de ce genre, et que vouloir réduire
complétement, ce serait chercher l'impossible.

Attendons-nous à voir ce blessé guérir lentement, et guérir avec un cal difforme, mais qui ne s'opposera nullement aux fonctions de la jambe. Nous préviendrons le malade de ce résultat.

Satisfaisons, d'ailleurs, à l'indication de repousser le plus possible ce fragment vers sa place naturelle, d'abord afin d'éviter l'eschare au niveau de la pointe, et ensuite afin de rendre la difformité aussi faible que possible.

Pour cela, appliquons nos compresses graduées sur toute la longueur du fragment supérieur. Ce serait encore le cas d'utiliser, si on lui donnait la préférence, la pointe de Malgaigne (1). Mais, quoique cet éminent chirurgien ait présenté son appareil comme à peu près infaillible, soyez convaincus qu'il ne réussirait pas, dans un cas du genre de celui-ci, à faire disparaître la difformité.

En tout cas, conservez bien dans vos souvenirs ce fait que, bien que les auteurs classiques nous aient présenté les fractures de la jambe comme étant toujours susceptibles de réduction, il faut admettre qu'il en est d'irréductibles, et que les difformités consécutives sont dues aux circonstances de la fracture et non pas à l'incurie des chirurgiens. J'ai développé longuement cette thèse en 1859 (2).

III. *Fracture du tiers inférieur de la jambe avec déplacement, suivant l'épaisseur, du fragment inférieur saillant en avant.* — Je ne veux pas, Messieurs, insister longuement sur toutes les variétés des fractures de la jambe. Mais laissez-moi vous faire remarquer, en passant, que si le déplacement du fragment supérieur est celui qu'on observe le plus souvent, vous verrez aussi, dans quelques cas plus rares, un déplacement suivant l'épaisseur du fragment inférieur en avant.

Nous en avons un exemple sur une femme couchée au n° 10. Elle avait, au moment de son entrée, une saillie très-notable de ce fragment. J'ai pu faire la réduction et la maintenir.

(1) Malgaigne, *Traité des fractures et luxations.* Paris, 1847-1854.
(2) Gosselin, *Sur l'irréductibilité et les déformations consécutives dans les fractures des os longs,* (*Gaz. hebdomadaire*, t. VI, p. 130.)

Mais vous rencontrerez aussi des sujets chez lesquels la réduction et la contention sont difficiles. Cela peut s'expliquer, de la même manière que pour l'irréductibilité du fragment supérieur, par un engrènement particulier, par l'interposition d'une esquille ou par celle d'un faisceau musculaire. Mais il faut faire intervenir aussi l'action du triceps jambier, lequel, entraînant le calcanéum et le fragment inférieur en haut, maintient ce dernier d'une façon insurmontable derrière le fragment supérieur.

Je ne saurais vous dire à quelles causes est dû ce mode de déplacement; en tout cas, il ne coïncide pas avec la fracture en V, et se rencontre dans certaines fractures dentées et obliques. Le pronostic et le traitement n'offrent, au reste, rien de particulier dans cette circonstance.

IV. *Fracture avec déplacement angulaire en avant très-prononcé.* — Remarquez encore, sans que j'y insiste non plus, le malade du n° 26 chez lequel, le jour de l'entrée, nous avons trouvé une fracture au tiers inférieur des deux os de la jambe gauche avec une saillie angulaire en avant très-prononcée (déplacement suivant la direction). La saillie angulaire latérale, c'est-à-dire avec l'angle saillant en dehors ou en dedans, n'est pas très-rare; elle se corrige facilement et ne se reproduit guère. Il n'en est pas de même du déplacement angulaire avec saillie en avant; on le corrige aisément, mais il a beaucoup de tendance à reparaître, et le chirurgien doit lutter contre cette tendance pendant tout le temps où le cal n'a pas pris assez de solidité pour s'opposer à sa reproduction.

Voyez ce qui se passe sur notre malade. Je fais la réduction très-aisément chaque matin, je comprime avec le coussin et l'attelle antérieure autant que faire se peut. Le lendemain, quand j'examine, je retrouve un peu de la saillie que j'avais si bien effacée la veille, et je suis obligé de faire une nouvelle réduction.

C'est encore un de ces cas dans lesquels il est nécessaire de visiter le membre tous les jours, et de corriger aussi souvent que possible la difformité. Ayez soin, en pareille circonstance, de ne pas mettre l'appareil inamovible trop tôt : car si le cal n'a pas acquis une certaine solidité, quand vous enfermerez le membre, la saillie angulaire se reproduira peu à peu sous l'appareil, sans que vous vous en aperceviez, et lorsque vous ôterez le bandage, vous trouverez une jambe solide, mais très-irrégulière, avec un cal vicieux angulaire qui raccourcira beaucoup le membre, d'où l'obligation pour le malade de marcher sur la pointe du pied et de se servir d'un soulier à talon très-élevé.

Ici je ne mettrai sans doute l'appareil silicaté que vers le trentième jour, et même si, à cette époque, je trouvais encore une mobilité marquée, je ne le mettrais pas, et je continuerais l'emploi de l'appareil ordinaire, en le surveillant souvent, jusqu'à la fin du traitement.

Je ne vous ai pas, jusqu'à présent, parlé de la section du tendon d'Achille comme adjuvant du traitement des fractures de jambe avec déplacement difficile à corriger, parce que cette opération, proposée il y a longtemps par Laugier, me paraît sans utilité pour corriger les déplacements suivant l'épaisseur, sur lesquels j'ai appelé votre attention. En effet, de deux choses l'une : ou bien ces déplacements peuvent être réduits et maintenus à l'aide des moyens que je vous ai signalés, alors pourquoi pratiquer une ténotomie qui ne peut qu'ajouter à la faiblesse musculaire consécutive du membre? ou bien le déplacement est incorrigible, mais cela tient bien plutôt, comme je vous l'ai dit, à certaines particularités de la fracture qu'à la contraction du triceps jambier; la ténotomie dès lors serait inutile.

Mais dans ces déplacements angulaires en avant qui se reproduisent si facilement, il est permis de penser que la contraction du triceps joue un grand rôle, et qu'en conséquence la section du tendon d'Achille, en supprimant momentanément la cause, supprimerait aussi l'effet. Seulement je ne puis appuyer sur aucun fait personnel les avantages de cette opération, parce que je n'ai pas eu l'occasion de la pratiquer, et les exemples publiés soit par Laugier qui, d'après Malgaigne, serait l'inventeur de cette modification du traitement, soit par M. Meynier d'Ornans, ne sont pas assez nombreux pour avoir entraîné la conviction.

En un mot, le procédé ne s'est pas généralisé dans la pratique; est-ce parce qu'on ne l'a pas cru bon, est-ce parce qu'on n'a pas bien indiqué le cas particulier auquel il conviendrait, celui dont je m'occupe en ce moment? Je ne sais; mais c'est pour cette raison, et aussi parce que j'ai compté réussir sans lui que je n'y ai pas eu recours. Une fois cependant je l'ai vivement regretté, car, quelques soins que j'aie pu apporter, mon malade a guéri avec une infirmité et un raccourcissement que la ténotomie lui eût sans doute évités.

V. *Fracture avec embrochement.* — Enfin, Messieurs, je tiens à vous signaler, en passant, le malade du n° 7 qui présente une fracture singulière du tibia.

La pointe du fragment supérieur s'est implantée en avant dans la partie profonde du derme, c'est-à-dire a *embroché* la peau sans la traverser dans toute son épaisseur. Ce cas établit la transition entre les fractures sans plaie et les fractures avec plaie. Vous avez vu que j'ai cherché immédiatement à retirer la pointe osseuse de la peau, et dans le cas actuel j'y suis parvenu assez facilement avec mes mains, et par les manœuvres ordinaires de la réduction.

Il n'en est pas toujours ainsi, et une fois j'ai dû, pour réussir, tirer la peau en bas, à l'aide d'une érigne double implantée sur les deux côtés du point embroché.

Dans une autre circonstance, mes efforts ont été impuissants, et j'ai dû renoncer à dégager la pointe embrochée. J'ai traité la fracture, sans me préoccuper autrement de cet incident, et j'ai eu la satisfaction de voir que peu à peu la dépression de la peau diminuait; à la fin du traitement, elle n'était plus adhérente, la pointe s'était réduite spontanément. Souvenez-vous donc de cette particularité, si jamais vous avez à soigner quelque cas de ce genre. Essayez de dégager la partie embrochée, et si vous ne réussissez pas, traitez votre malade comme pour un cas de fracture ordinaire.

TRENTE-HUITIÈME LEÇON.

Fractures au tiers inférieur de la jambe compliquées de plaie.

MESSIEURS,

Nous avons visité, ce matin, au n° 41, un homme d'une quarantaine d'années qui s'est fracturé la jambe gauche, en faisant une chute après un faux pas sur le verglas. Lorsqu'on l'a relevé, on s'est aperçu que son bas était mouillé de sang; et nous-même, après l'avoir déshabillé et avoir coupé ce bas avec des ciseaux, nous avons vu à la partie antérieure de la jambe, vers la jonction du tiers moyen avec le tiers inférieur, une plaie transversale longue de près d'un centimètre, par laquelle sortait une pointe osseuse longue de quelques millimètres. Cette plaie laisse échapper du sang mélangé de gouttes huileuses. Il y a de plus une mobilité anormale, qui ne laisse aucun doute sur l'existence d'une fracture des deux os. Seulement cette fracture est compliquée d'une petite plaie, avec issue du fragment supérieur.

Ce malade vous en rappelle deux autres que nous avons vus dans le cours de cette année, et sur lesquels vous n'avez pas eu l'occasion de voir avec moi la saillie au dehors du fragment supérieur. Sur l'un d'eux la réduction avait été faite par l'interne de garde dans la soirée qui avait précédé notre première visite. Sur l'autre, le pansement avait également été fait la veille. L'interne de garde n'avait pas trouvé le fragment sorti, mais comme il voyait s'échapper une notable quantité de sang, et comme, avec un stylet conduit prudemment par la plaie, il avait pu sentir l'extrémité dénudée du fragment, il avait été convaincu, et j'ai partagé cette conviction, que la plaie communiquait avec la fracture. Seulement cette plaie avait-elle été, comme dans les deux cas précédents, produite de dedans en dehors par le fragment lui-même, ou bien avait-elle été faite de dehors en dedans par un corps vulnérant extérieur? Il n'y a eu pour ce blessé que des probabilités, et il en est de même dans la plupart des cas de ce genre; on n'a presque jamais de certitude. La probabilité que l'os a été l'instrument vulnérant est fondée sur l'étroitesse de la plaie, sur l'absence d'une contusion intense, comme celle qu'aurait dû produire, autour d'elle, un corps contondant. Cette question n'avait pas du reste ici une importance capitale. La plaie ne dépassait pas un centimètre en longueur, elle n'avait pas ses bords très-meurtris, elle se trouvait par conséquent dans les conditions favorables à la réunion immédiate, c'est là le point essentiel. — Évoquons ici un autre souvenir.

J'ai, à la fin de l'année dernière, signalé à votre attention un malade qui, avec une fracture probablement dentelée, à la jonction du tiers moyen avec le tiers inférieur de la jambe, avait sur la partie antérieure et externe de ce membre une plaie transversale, par laquelle personne n'avait vu saillir de fragment, et par laquelle le stylet, conduit avec toutes les précautions indiquées en pareil cas, n'avait pu arriver sur des fragments ni dans leur intervalle. La plaie était-elle en communication avec la fracture, ou en était-elle indépendante? Nous avons eu deux raisons pour croire qu'elle communiquait : la première, c'est que, d'après les renseignements qui nous ont été fournis, et d'après la quantité de sang qui avait imprégné les pièces de l'appareil pendant les quinze heures écoulées entre l'arrivée du malade à l'hôpital et notre visite, cette plaie, quoique petite, avait beaucoup saigné, sans qu'il y eût le jet saccadé et la couleur rutilante qui caractérisent une hémorrhagie artérielle. Les plaies n'intéressant que les parties molles ne saignent pas si abondamment et aussi longtemps, à moins d'une blessure artérielle, dont, je le répète, il ne pouvait être question ici. Au contraire, lorsque les plaies communiquent avec une fracture, les fragments fournissent toujours une grande quantité de sang provenant des capillaires du périoste, de l'os lui-même, de la substance médullaire, et des vaisseaux nourriciers. C'est cette abondance de sang qui donne lieu aux épanchements et aux infiltrations sanguines des premiers jours, à ces ecchymoses très-étendues, que vous voyez augmenter pendant les quinze ou vingt premiers jours, et qui sont si lentes à disparaître.

La seconde raison pour croire à la communication avait été la présence de gouttes huileuses dans le sang qui s'écoulait le premier jour. Je veux bien que ce ne soit pas là un signe pathognomonique; je sais, et je dois vous prévenir que la graisse du tissu cellulaire sous-cutané peut envoyer des gouttes huileuses dans le sang d'une plaie récente n'intéressant que les parties molles. Mais la graisse dont il s'agit ne fournit de ces gouttes huileuses qu'en petite quantité et pendant peu de temps, surtout lorsque la plaie n'a que quelques millimètres de longueur. Au contraire, la moelle osseuse, dont la graisse est plus diffluente, en fournit beaucoup plus et pendant plus longtemps, lorsqu'elle a été soumise à une déchirure. C'est pourquoi, dans les cas de plaies petites, coïncidant avec une fracture, si vous voyez des gouttes huileuses sortir avec le sang, dix, douze ou quinze heures après l'accident, c'est une forte présomption en faveur d'une fracture compliquée de plaie communiquante. A supposer d'ailleurs que l'écoulement du sang ait été modéré, que les gouttes huileuses n'aient pas été constatées, il faut rester dans le doute, et pencher vers l'opinion qui vous conduit à la thérapeutique la plus favorable au patient. Admettez, en pareil cas, la communication plutôt que le contraire. Il n'y a aucun inconvénient, si la plaie est indépendante, à la traiter comme une plaie communiquante, et il y en aurait de très-grands à la traiter comme indépendante, si par hasard elle communiquait.

Revenons à notre malade : j'ai fait très-aisément la réduction de sa fracture, j'ai pu remettre à sa place la pointe du fragment supérieur, laquelle est sur le bord antérieur, et n'indique pas une fracture en V. Voilà donc notre blessé avec une plaie à peu près transversale, de six à sept millimètres de longueur, autour de laquelle la peau est probablement décollée dans une certaine étendue, et qui communique avec le foyer de la fracture, sorte de cavité accidentelle limitée par les fragments et remplie de sang liquide et coagulé. Qu'adviendrait-il si nous laissions la plaie dans l'état où elle est actuellement, et si nous ne nous occupions que du traitement ordinaire de la fracture? L'une des quatre choses suivantes :

Ou bien la plaie, par cela même qu'elle est étroite et peu contuse, se cicatriserait sans suppurer et promptement. Au bout de trois ou quatre jours la fracture ne serait plus *exposée*, et marcherait vers la guérison, comme toute autre fracture sans plaie.

Ou bien la plaie ne se fermerait pas par première intention; elle suppurerait, mais la suppuration serait limitée à ses bords, ne s'étendrait pas profondément, et n'irait pas jusqu'au foyer de la fracture, les couches profondes de parties molles s'étant réunies immédiatement, et ayant mis une barrière à l'extension de la suppuration vers les parties profondes. Dans ce cas, la fracture guérirait encore ultérieurement comme une fracture simple.

Ou bien l'inflammation suppurative, partie de la plaie dont la réunion immédiate n'aurait pas eu lieu, se propagerait de proche en proche jusqu'au foyer de la fracture, c'est-à-dire jusqu'aux os et notamment jusqu'au tibia, dont le volume plus considérable rend la suppuration plus importante et plus grave; l'inflammation suppurative envahirait, selon toute probabilité, toutes les parties constituantes de l'os : périoste, substance compacte et substance médullaire. Il surviendrait en un mot une ostéite, et mieux une ostéomyélite suppurante franche et bénigne, à forme aiguë ou à forme subaiguë ; nous aurions comme symptômes locaux et généraux de cette maladie :

1° Pendant les premiers jours, un gonflement diffus et douloureux du membre, et le développement d'une fièvre plus ou moins intense que nous appelons depuis Dupuytren (1) *fièvre traumatique.*

2° Un peu plus tard, et pendant longtemps, une suppuration abondante consécutive à des phlegmons diffus sous-cutanés ou intermusculaires, une nécrose entretenant des fistules intarissables, jusqu'à ce que l'élimination des parties mortifiées ait eu lieu, et finalement une guérison avec une de ces hyperostoses plus ou moins considérables, dont j'aurai l'occasion de vous signaler des exemples.

Ou bien enfin, l'inflammation suppurative, en se propageant encore jusqu'aux os, y prendrait la forme que je désigne sous le nom d'*ostéomyélite putride ou infectante,* laquelle diffère de la précédente par deux caractères capitaux :

1° Par la formation d'eschares et la décomposition putride du sang sur les parties molles de la plaie, et surtout par la gangrène et la décomposition de la substance médullaire et du sang extravasé dans le canal de ce nom et dans tous les canalicules qui ont été ouverts par la solution de continuité.

2° Par la coïncidence, avec cette décomposition putride, d'une fièvre intense pendant les premiers jours, d'un pouls à 120 ou 130, d'une température axillaire montant à 40 degrés, de la céphalalgie, de la soif, quelquefois du délire, et plus tard d'une infection purulente.

N'oubliez pas, Messieurs, que, par cela même qu'un malade est exposé à la suppuration des os, il est exposé à cette variété putride et maligne de l'ostéite aiguë, et aux conséquences dont je viens de parler, surtout à la mort par infection purulente, qui

_____

(1) Dupuytren, *Leçons orales,* t. VI.

arrive plus souvent que la mort par fièvre traumatique, celle-ci étant, en réalité, l'infection putride primitive ou des premiers jours, tandis que l'autre est l'infection putride consécutive ou secondaire, l'hecticité qui survient quelquefois plus tard pouvant être considérée comme une infection putride ou septique tertiaire.

Mais peut-être allez-vous me poser la question suivante : si cet homme est menacé d'une suppuration aiguë des os, avez-vous quelques raisons pour espérer que cette suppuration prendra plutôt la forme bénigne que la forme maligne, ou pour croire plutôt au développement de cette dernière, et de l'une des variétés de la septicémie grave que vous lui attribuez? Je n'ai pas à vous dissimuler que je n'ai à répondre ici que par des présomptions.

Si le blessé était à la campagne, s'il n'était pas dans un hôpital, si j'étais sûr qu'il n'est pas adonné à l'alcoolisme, je vous répondrais : oui, sa blessure, par elle-même, l'expose à l'ostéomyélite suppurante aiguë. Seulement il y a, dans les circonstances que je viens de rappeler, des motifs pour espérer que cette suppuration n'aura pas lieu, ou que si elle intervient, elle restera franche, et bénigne, ou, si vous aimez mieux, non putride et non infectante. Mais, d'une part, les conditions atmosphériques dans lesquelles se trouve notre blessé, d'autre part, sa vie habituelle dans une grande ville, son épuisement par des travaux fatigants, ses habitudes alcooliques, son séjour actuel dans une salle chargée d'émanations nosocomiales, sont autant de circonstances défavorables qui le prédisposent à la suppuration des os, et à la forme putride et gangréneuse de cette suppuration. Elles ne l'y prédisposent, il est vrai, que dans une certaine mesure, et il m'est impossible de vous dire au juste quelle est cette mesure. En effet, en sus de ces causes, il en faut une autre qui est tout à fait individuelle, et qui est inhérente à la constitution et aux aptitudes de cette constitution. Si multipliées que soient toutes les causes dont j'ai parlé, il est possible que, néanmoins, la consti-

tution ne se prête pas à la suppuration osseuse, et surtout à la
suppuration putride. De même, si modérées que soient toutes
les causes occasionnelles, la constitution peut être de celles qui
engendrent le pus et la putridité facilement, quoi qu'on fasse pour
l'empêcher, et c'est parce que nous sommes dans l'ignorance la
plus absolue sur ces aptitudes individuelles, qui annihilent ou
fortifient l'action de toutes les autres causes, que je ne puis au
juste savoir ce qui arrivera. Je vous dis ce qui est possible, mais
je ne puis vous dire dans quelle mesure cela est possible.

La seule chose que je tiens à graver dans vos mémoires, c'est
que la plaie, même petite, qui complique une fracture de la
jambe, expose à la suppuration du foyer et à toutes ses conséquences possibles : fièvre traumatique grave, ostéomyélite aiguë
suppurée, infection purulente, hecticité, ou bien nécrose et guérison lente avec un cal difforme et douloureux.

Mais il est une circonstance qui diminue la gravité du pronostic
chez notre malade. Tout ce que je viens de vous dire est dans la
supposition inexacte, que nous laisserions marcher la plaie sans
nous en occuper. Nous allons, au contraire, la soigner avec une
grande attention, et j'espère que nos peines seront couronnées
de succès, que nous empêcherons la suppuration des os et les
accidents qui en découlent. J'ai d'autant plus de raison de croire
à ce résultat que la plaie est petite, que les bords ne sont pas
trop contus, et qu'il n'y a pas d'eschares à éliminer.

Dans de pareilles conditions, j'ai tout lieu d'espérer la réunion
immédiate, et la guérison sans suppuration.

Le moyen d'y parvenir est extrêmement simple, et cependant
il a fallu arriver jusqu'à ces vingt dernières années pour qu'il
fût bien compris, bien formulé et bien appliqué.

Les chirurgiens du XVIIe et du XVIIIe siècle avaient conseillé, il
est vrai, de fermer la plaie au moyen d'agglutinatifs, mais ils se
préoccupaient avant tout de réduire la fracture, ainsi que vous
en convaincra l'article de Boyer sur les fractures compliquées (1).

(1) Boyer, 1re édition, t. III, p. 68.

Ils songeaient peu à la plaie, ils n'indiquaient ni le mode d'application, ni la durée du séjour des agglutinatifs, et d'ailleurs ils ne possédaient que des agglutinatifs insuffisants, qui se ramollissaient au contact du sang, se détachaient le lendemain ou le surlendemain de leur application, et ne tenaient pas les bords assez longtemps rapprochés pour empêcher la suppuration. Aussi le précepte n'avait-il pas été assez bien saisi, pour que les chirurgiens du commencement du XIXᵉ siècle l'aient appliqué rigoureusement. Entraînés d'ailleurs par les idées qui ont régné à cette époque sur l'inflammation, ils se sont appliqués à modérer celle-ci par des topiques variés, espérant l'empêcher ainsi de devenir suppurative. Les cataplasmes, les sangsues sur le membre malade, les saignées générales, la diète, en un mot tout ce qui constitue le traitement antiphlogistique a été conseillé, et on a laissé sur le second plan le pansement de la plaie, s'en tenant à l'application d'un morceau de diachylon ou de taffetas d'Angleterre, qui ne remplissait que temporairement et incomplétement la grande indication, celle de maintenir rapprochés les bords de la solution de continuité, et de les soustraire le plus longtemps possible au contact de l'air.

C'est encore en vue de modérer l'inflammation qu'A. Bérard, Breschet et bien d'autres après eux, ont eu recours aux irrigations continues d'eau froide, et Baudens à la réfrigération au moyen de la glace. Sans doute on a réussi quelquefois, dans les cas de plaie petite, avec les moyens que je viens d'indiquer; mais on a échoué souvent, tandis qu'avec les pansements dont nous disposons aujourd'hui, le succès, c'est-à-dire la non-suppuration, est la règle, l'insuccès est l'exception.

M. Chassaignac a eu le mérite de bien formuler ce point de chirurgie par sa dénomination de *pansement par occlusion.* Ce pansement consistait, au moment où son auteur (1) l'a préco-

---

(1) Chassaignac, *Des opérations applicables aux fractures compliquées de plaie.* Thèse de concours pour la chaire d'opérations et appareils. Paris, 1850, et *Traité de la suppuration et du drainage,* t. I, p. 514.

nisé, en bandelettes de diachylon qu'il entre-croisait en X sur la plaie, après en avoir rapproché les bords le mieux possible, et dont il plaçait plusieurs couches les unes au-dessus des autres, de manière à faire une espèce de cuirasse. Il laissait cette cuirasse, maintenue d'ailleurs par le reste de l'appareil, en place et sans y toucher pendant dix à douze jours.

Mais le pansement par occlusion s'est trouvé singulièrement perfectionné par l'emploi du collodion. Avec cette substance on fait un appareil qui se dessèche vite, et dont les pièces restent solidement accolées sur la peau, sans se ramollir et s'humecter au contact des liquides organiques. On peut aisément laisser ces pièces en place pendant tout le temps nécessaire, six, huit et même dix jours.

Par son exacte application et son adhérence, le collodion donne un premier et très-important résultat. Il soustrait la plaie et le foyer de la fracture au contact de l'air, dont la présence amène si facilement la décomposition du sang et des produits exsudés, altération qui amène inévitablement la suppuration. Il satisfait à deux autres conditions capitales, celles de maintenir les bords rapprochés aussi exactement que possible, et de les immobiliser en évitant tout glissement et tout froncement de la peau à leur niveau.

En effet, c'est une réunion stable autant qu'une occlusion qu'il s'agit d'obtenir, pour arriver au grand résultat que nous cherchons.

Nous avons à choisir entre deux modes d'application du collodion.

Le premier consiste à tailler un certain nombre de bandelettes de linge d'un centimètre de largeur et de cinq à six de longueur, à tremper successivement chacune de ces bandelettes dans le collodion riciné, dit aussi élastique, qui est moins irritant que le collodion ordinaire. La jambe étant bien placée dans la gouttière, ou sur la planchette où elle doit rester, un aide rapproche avec deux doigts les bords de la plaie, et, pendant qu'il les tient

en contact, le chirurgien applique sur elle la première bandelette collodionnée. Il en place une seconde sur la première en
les entre-croisant en X, puis une troisième parallèlement à la
première, en en recouvrant les deux tiers environ ; une quatrième parallèlement à la seconde et ainsi de suite, de manière à
couvrir la plaie elle-même et les parties environnantes, à trois
centimètres au delà, d'une sorte de cuirasse collodionnée. Quand
le pansement est fini, les bandelettes sont très-étroitement appliquées, ferment la plaie et assujettissent la peau tout autour
d'elles.

Le deuxième procédé consiste à enduire de collodion un morceau de baudruche de trois ou quatre centimètres de diamètre,
à coller cette baudruche collodionnée sur la peau au niveau de
la plaie, et à superposer un second morceau semblable sur le
premier.

J'ai employé ces deux moyens, et je donne la préférence au
premier. Les bandelettes séparées s'appliquent mieux que la
baudruche. Celle-ci laisse quelquefois un vide qui peut favoriser
le déplacement des bords de la plaie. Elle oblige à couvrir les
téguments d'une quantité plus grande de collodion, ce qui donne
lieu quelquefois à des phlyctènes.

J'ai appliqué sur notre malade les bandelettes de linge collodionnées et imbriquées en cuirasse, après m'être assuré de nouveau que la réunion était bien faite, et j'ai complété le pansement avec l'attelle, le coussin antérieur et les liens bouclés. J'ai
fait mettre le lit mécanique, et j'ai recommandé, encore plus
expressément qu'à l'ordinaire, d'éviter toute espèce de mouvement. Les jours suivants, j'examinerai la jambe, je presserai sur
la cuirasse pour voir si cette pression occasionne une souffrance qui pourrait faire croire à une inflammation, ou si elle
amène l'issue de quelques gouttes de sérosité sanguinolente ou
purulente. Si, ce qui est très-probable, je ne constate ni douleur, ni suintement, je laisserai la cuirasse, sans y toucher,
pendant dix jours ; au bout de ce temps je l'enlèverai, et je puis

vous annoncer à l'avance que la petite plaie sera cicatrisée, et que la fracture, ramenée à l'état de fracture simple, guérira dans le laps de temps ordinaire. Depuis quatre ans, j'ai eu recours à ce mode de pansement une dixaine de fois, dans des cas où, comme dans celui-ci, la plaie n'était pas très-contuse, et n'atteignait pas un centimètre en longueur, et dans aucun cas je n'ai vu survenir la suppuration osseuse.

Tenez donc pour certain que ce mode de traitement est supérieur à tout autre, et vous dispense de recourir aux antiphlogistiques, à l'irrigation continue, et à la glace, dont le succès est beaucoup moins probable.

A propos de ces petites plaies récentes qui guérissent après le pansement par occlusion, je tiens à vous rappeler un malade que vous avez vu, il y a quelques mois, dans nos salles.

C'était un homme de trente ans, qui, à la suite d'une chute d'un lieu élevé, avait une fracture avec déplacement irréductible. Nous fîmes tous nos efforts pour réduire la fracture sans y parvenir, et le fragment supérieur appuyait fortement de dedans en dehors sur la peau. Malgré tous les soins que nous avons pris dans cette circonstance, la peau, qui n'avait pourtant été comprimée par aucune pièce de l'appareil, finit par être perforée.

Heureusement, il y avait déjà vingt jours que la fracture s'était produite ; un commencement de consolidation avait eu lieu, et cette plaie tardive n'eut aucune conséquence fâcheuse. La peau seule suppura, le foyer de la fracture, préservé sans doute par le cal, ne suppura pas ; seulement la partie superficielle de l'os mis à nu entra en suppuration, et il y eut une cicatrice légèrement adhérente au tibia.

II. *Fracture compliquée d'une grande plaie.* — Nous avons, au n° 3, un homme de quarante ans, qui nous offre un autre exemple de fracture compliquée de plaie. La lésion est encore au-dessus de la partie moyenne de la jambe, et à peu près au lieu d'élection. Elle a eu pour cause une chute d'une hauteur de deux ou trois mètres, par suite de la brisure d'une échelle sur laquelle le malade était monté. Je ne crois pas qu'une cause directe soit intervenue. Du moins, parmi les renseignements que nous a donnés le blessé, aucun ne nous autorise à penser qu'une action directe ait eu lieu, et qu'une grande contusion s'en soit suivie. Le fragment supérieur du tibia, qui n'a pas la forme d'un V, sortait, au moment de l'accident, à travers une plaie un peu oblique qui avait tout près de quatre centimètres de diamètre; la réduction a pu être faite; la fracture ne paraît pas comminutive; mais il y a une plaie d'assez grande étendue qui communique évidemment avec le foyer de cette fracture.

Le pronostic est ici beaucoup plus grave, et le traitement sera plus difficile que pour le malade précédent.

J'essayerai encore l'occlusion; mais quoique les bords ne soient pas très-contus, je n'espère pas obtenir une réunion immédiate de toute l'étendue de la plaie, et la suppuration osseuse me paraît inévitable. Je laisserai la cuirasse collodionnée en place, tant que je ne serai pas averti par des douleurs spontanées et par celles dues à la pression, que le pus s'amasse sous l'appareil et qu'il convient de lui donner issue. Aussitôt que la présence du pus sera devenue incontestable, je continuerai à tenir le membre aussi immobile que possible dans la gouttière; celle-ci sera garnie de taffetas ciré, afin d'éviter une contamination qui obligerait à soulever trop souvent le membre pour entretenir la propreté indispensable; les pansements seront d'ailleurs renouvelés matin et soir. Comment seront faits ces pansements? Nous avons à choisir entre plusieurs moyens. Ceux qui aujourd'hui sont le plus employés sont l'alcool et l'acide phénique (solution au millième). Pour s'en servir, on commence par enlever doucement avec des éponges tout le pus qui se trouve amassé sur les côtés et en arrière du membre. On ne se sert pas des éponges pour la plaie elle-même. On se contente de passer doucement sur elle de la charpie imbibée d'un des liquides dont je viens de parler, on exerce autour de la plaie des pressions en vue de favoriser l'écoulement du pus qui pourrait s'amasser dans quelque clapier du voisinage. Si l'on trouve de ces clapiers dont le fond ne soit pas trop éloigné de la peau, on n'hésite pas à les inciser, et si l'on peut, on passe des tubes à drainages. Dans ces suppurations ossifluentes qui menacent de pyohémie, il importe que le pus ne séjourne pas; car en séjournant il croupit, se décompose, et peut fournir à l'absorption les matériaux putrides qui engendrent l'infection purulente.

Les nettoyages une fois faits, on introduit sur la plaie et dans ses profondeurs, si elles sont accessibles, des boulettes de charpie imbibée d'alcool du commerce, sans mélange d'eau, ou imbibées de la solution phéniquée. On place, par-dessus, une ou plusieurs compresses imbibées du même liquide, on recouvre le tout d'une pièce de taffetas ciré, on complète ensuite l'appareil destiné à tenir la jambe dans l'immobilité. On pourrait encore se servir de l'appareil que M. Marc Sée a fait connaître sous le nom d'*humecteur alcoolique*, lequel pourrait être aussi bien un humecteur à l'acide phénique.

Y a-t-il des raisons pour donner la préférence à l'un ou à l'autre de ces agents? Pour moi, je préfère l'alcool pendant les dix ou quinze premiers jours; car il a pour effet de diminuer l'inflammation suppurative; or moins la suppuration est abondante, moins il y a de matériaux susceptibles de la décomposition putride. Il est possible aussi, mais cela n'a pas encore été démontré, que l'alcool, en coagulant certains principes albumineux du pus, les modifie de telle façon que leur altération putride soit rendue plus difficile. Peut-être enfin l'alcool, par son action astringente, amène-t-il l'oblitération de quelques-uns des vaisseaux lymphatiques et sanguins qui serviraient de passage aux poisons putrides. Toutes ces opinions ont été émises avec un certain enthousiasme par les partisans des pansements alcooliques. Mais il n'en est qu'une seule qui soit démontrée par l'observation clinique, c'est l'amoindrissement de l'inflammation et de la suppuration. Pour cette raison seule, l'alcool doit être employé pendant les premiers temps. Vous me verrez rarement continuer l'usage de ce topique au delà du douzième ou quinzième jour. En effet, s'il diminue la suppuration, il ralentit aussi le travail de cicatrisation. Par son contact longtemps prolongé, les bourgeons charnus s'affaissent, la plaie pâlit, quelquefois devient douloureuse, et la dessiccation ne se fait pas, sinon chez tous les sujets, au moins chez un certain nombre.

Je commencerai donc, sur notre malade, par le pansement alcoolique; puis si, à l'époque où l'infection purulente sera moins à craindre, je trouve que la cicatrisation marche trop lentement, je remplacerai l'alcool par l'acide phénique au centième, lequel, sans augmenter la suppuration, entretient à la surface de la plaie la coloration vermeille qui indique un travail régulier de réparation. Il va sans dire que, pendant les pansements, j'explorerai de temps à autre avec le stylet pour voir s'il n'y a pas quelque esquille mobile à retirer. Tous les abcès qui viendraient à se former seront largement ouverts, et un traitement général par les toniques sera prescrit. Dès le douzième ou quinzième jour, je ferai prendre au malade 4 grammes de phosphate de chaux le matin et autant le soir, dans sa soupe; il prendra en outre 20 grammes d'eau-de-vie par jour, aura tous les aliments réparateurs qu'il voudra ou pourra accepter, et dont nous disposons à l'hôpital; enfin nous tâcherons d'obtenir la meilleure aération possible de la salle. Sous ce rapport nous ne sommes pas encore aussi bien partagés que je le voudrais. Ce malade est un de ceux pour lesquels une chambre isolée, bien ventilée et bien chauffée, comme il le faudrait pour la saison actuelle (février 1869), serait nécessaire, ou pour lesquels, pendant la saison chaude, le séjour continuel ou intermittent sous une tente ou dans un chalet du genre de ceux qui ont été installés à Saint-Louis, à Cochin, et à l'hôpital Lariboisière, serait de la plus grande utilité. Retenez bien en effet ceci, c'est que, de tous les moyens préservatifs de l'infection purulente, l'immersion du blessé dans une atmosphère très-pure est de beaucoup le plus important.

Je n'ai pas agité, messieurs, une grosse question, qui se trouve posée dans tous les auteurs au chapitre des fractures compliquées de plaies, c'est celle de l'amputation. Pourquoi n'ai-je pas parlé d'amputation à ce malade? C'est parce qu'à mon avis il peut guérir en conservant sa jambe, et il a même un peu moins de chances de mort que si je lui faisais dès à présent une opération qui appartiendrait à la catégorie des amputations dites *primitives*, c'est-à-dire de celles qui sont pratiquées avant l'apparition de la fièvre traumatique.

Remarquez bien, d'abord, que les dangers auxquels je voudrais le soustraire sont exactement ceux qu'il courrait à la suite d'une amputation au lieu d'élection. Sa blessure l'expose à une fièvre traumatique qui peut être grave et même mortelle, cela est vrai; mais l'opération l'y expose également. Sa blessure l'expose surtout à une infection purulente; c'est aussi ce que nous redoutons le plus à la suite d'une amputation. Sa blessure l'expose dans une certaine mesure à l'érysipèle traumatique et à une hémorrhagie consécutive. Mais est-ce que l'amputation l'en préserverait? est-ce que même elle ne l'exposerait pas encore plus à l'hémorrhagie secondaire? Sa blessure lui laissera peut-être une infirmité et une claudication; mais l'obligation de marcher sur un membre artificiel n'est-elle pas aussi une infirmité?

L'amputation ne serait justifiée que si j'étais certain qu'il a plus de chances de mourir de l'une de ces complications, par le fait de sa blessure que par le fait de la mutilation. Or je suis dans l'ignorance la plus complète à cet égard. Je vois, dans la régularité encore assez grande de la plaie, dans la présence d'une fracture peu comminutive, dans le désordre très-modéré des parties molles, des conditions qui peuvent me faire espérer la guérison; je reconnais que mes espérances ne vont pas très-loin, je veux bien même accorder que les chances de mort sont plus grandes que celles de guérison.

Je voudrais pouvoir vous indiquer par des chiffres significatifs la proportion entre ces deux chances; mais je n'ai pas tenu assez exactement note de tous les faits qui sont passés sous mes yeux,

pour vous présenter ces chiffres. Je sais que, dans ma pratique
d'hôpital, j'ai vu plus de malades atteints de fractures de la
jambe avec grande plaie, mourir, que je n'en ai vu guérir. Dans
ma pratique particulière, au contraire, sur six blessés de ce genre
j'en ai vu guérir quatre, et mourir deux dont un du tétanos, et
je suis convaincu que le jour où nous aurons à l'hôpital les conditions d'aération que nous avons dans la pratique particulière,
nous aurons des résultats analogues. Je ne crois pas me tromper,
d'autre part, en vous assurant que, même avec les bonnes
conditions hygiéniques, l'amputation traumatique primitive donnerait un peu plus de mortalité que la conservation.

Remarquez en effet que cette mutilation ajoute une cause d'infection purulente à celles qui existent déjà par le fait de la lésion
traumatique : je veux parler de la grande perturbation morale.
L'homme qui, en pleine santé, est obligé de se soumettre inopi-
nément à la perte d'un membre, sans avoir été amené progressivement par de longues souffrances et par une existence misérable dans un lit d'hôpital, comme cela a lieu chez ceux que nous
amputons pour des tumeurs blanches suppurées, sans avoir été
amené, dis-je, à considérer cette mutilation comme une ressource
salutaire, est violemment impressionné. Or soyez sûr que cette
grande secousse morale est une cause puissante des accidents
consécutifs aux amputations. Notre malade, en voyant que nous
avons le ferme espoir et le désir de lui conserver son membre
qu'il sait gravement blessé, est sous ce rapport dans de meilleures
conditions, et c'est pour cela que je le crois un peu moins exposé
à la mort que si je l'amputais.

Je n'en reconnais pas moins que, dans l'état actuel de la chirurgie, ce problème n'aura pas reçu une solution rigoureuse
tant que nous ne saurons pas, au moyen de statistiques faites avec
un grand nombre d'observations, dans quelle proportion les sujets
atteints de blessures semblables à celles que nous avons sous les
yeux guérissent, et dans quelle proportion ils meurent, pour
comparer ces proportions à celles que donnent les amputations

traumatiques primitives. Ces statistiques sont très-difficiles à établir, parce qu'un seul chirurgien n'a pas assez de faits personnels pour en présenter une qui soit probante, et parce que, dans les statistiques comprenant des faits empruntés à différents chirurgiens, on n'est jamais sûr que les observations soient identiques, qu'on n'ait pas mis, par exemple, à côté de fractures sans grands délabrements, d'autres avec délabrements considérables, et à côté des fractures avec grandes plaies, d'autres avec de petites plaies. Le succès dépend d'ailleurs beaucoup des soins qui sont donnés au blessé et des conditions hygiéniques. Or si l'on place dans les mêmes statistiques des malades qui n'ont pas été convenablement pansés, ou qui ont respiré un air vicié à côté d'autres qui ont été soumis à des conditions opposées, le résultat général n'est pas ce qu'il devrait être. A défaut de preuves rigoureuses données par la statistique, je m'en tiens donc pour le moment aux motifs que je vous ai donnés tout à l'heure, et je vous engage, dans tous les cas où vous rencontrerez une fracture compliquée, pareillement à celle dont je vous parle, d'une plaie un peu grande, mais sans délabrement très-considérable des parties molles profondes et des os, à faire de la chirurgie conservatrice. Je vous y engage surtout si vous pratiquez à la campagne, dans les petites villes, dans les petits hôpitaux, c'est-à-dire sur des sujets qui vivent dans une atmosphère non viciée par l'encombrement.

Ce n'est pas que je proscrive d'une manière absolue l'amputation primitive dans tous les cas de fracture compliquée de la jambe.

Si, contrairement à mon attente, je voyais une gangrène survenir d'ici à quelques jours, surtout une gangrène avec emphysème, je n'hésiterais pas à proposer l'amputation. Je ne crois pas que pareille chose arrive ici, parce que la fracture est de cause indirecte, et que, dans ces sortes de fractures, la gangrène est beaucoup moins fréquente que dans les fractures par cause directe.

De même, lorsque la blessure est accompagnée d'une attrition considérable de la moelle, de propagation de la fracture jusqu'à l'articulation tibio-tarsienne, et d'imminence de suppuration dans cette jointure, il n'y a guère à douter que le malade sera emporté par une fièvre traumatique intense ou par l'infection purulente, et que les chances de guérison sont un peu plus grandes après une amputation. Celle-ci doit donc être proposée au patient. Les coups de feu par de gros projectiles et avec des délabrements considérables, les fractures directes par un corps très-pesant, tel qu'une roue de voiture, certaines fractures en V, donnent quelquefois des lésions de ce genre qui autorisent à ne rien attendre de bon de la chirurgie conservatrice.

Quelques-uns d'entre vous m'ont vu, l'année dernière, pratiquer une amputation le second jour de l'accident sur un blessé dont le bas de la jambe avait été pris sous la roue d'une charrette pesamment chargée, et offrait une fracture comminutive avec dilacération des muscles et des tendons, et ouverture de l'articulation tibio-tarsienne.

J'en ai fait une autre à peu près à la même époque, aux environs de Montargis, pour une fracture semblable qui avait été produite par un fusil de chasse dont la charge reçue à bout portant avait fait balle, et avait produit d'énormes délabrements.

Il est vrai que les deux opérés ont succombé.

Je suppose maintenant que notre malade du n° 5 n'ait qu'une fièvre traumatique modérée, que la suppuration s'établisse régulièrement, et que vingt à trente jours se soient écoulés sans infection purulente, est-ce à dire pour cela qu'il sera sauvé et que l'amputation consécutive ne sera pas devenue nécessaire?

Vous savez, messieurs, que l'ostéite suppurante du tibia prend dans ces cas la forme de nécrose. Or si cette nécrose envahissait une grande partie de l'os; si, par suite, l'exfoliation était très-lente, si la suppuration, devenue très-abondante, minait le malade; si elle s'accompagnait d'une fièvre continue avec exacerbation le soir, de perte d'appétit, de sueurs, de diarrhée, d'amaigrissement, si enfin le blessé paraissait menacé de mourir par l'hecticité, l'amputation serait indiquée. Elle le serait d'autant plus que si, par hasard et contre toute attente, l'organisme résistait à cet épuisement, le malade guérirait avec des fistules, une hyperostose plus ou moins douloureuse, de nouvelles nécroses ultérieures, des poussées inflammatoires plus ou moins fréquentes, des ulcérations rebelles, enfin toute la série d'accidents tenaces et récidivants que nous voyons survenir autour des gros os nécrosés. Il ne pourrait pas marcher, et traînerait une existence misérable à laquelle le soustrairait certainement l'amputation.

Remarquez d'ailleurs que nous n'aurions plus, comme au début de la maladie, à redouter les effets moraux dont je vous ai entretenus. Le malade verrait bien qu'il ne guérit pas, le chirurgien lui ferait entrevoir peu à peu l'impossibilité de conserver un membre inutile, et l'amènerait à accepter l'amputation comme un bienfait. Seulement il est probable qu'au lieu de la jambe ce serait la cuisse qu'il faudrait amputer; car l'ostéite suppurative aurait sans doute envahi la totalité du tibia, et il vaudrait mieux faire porter la scie sur le fémur sain que sur ce tibia malade.

Personne ne songerait aujourd'hui à discuter la question de l'amputation, conformément au sujet de prix qui avait été proposé par l'Académie de chirurgie en 1755, sous ce titre : *L'amputation étant absolument nécessaire dans les plaies compliquées de fracas des os, déterminer les cas où il faut faire l'opération sur-le-champ et ceux où il convient de la différer.* Faure, qui a obtenu le prix (1), n'a pas résolu le problème dans le sens où la question avait été posée, et s'est efforcé seulement de prouver que, d'une manière générale, les amputations secondaires donnaient plus de succès que les amputations primitives.

Les statistiques modernes n'ont pas confirmé cette opinion de Faure; mais il n'en est pas moins vrai que, dans la pratique, le

(1) Faure, *Prix de l'Académie de chirurgie*, t. III, in-4°, p. 489.

problème ne peut pas et ne doit pas être posé comme l'avait fait l'Académie de chirurgie.

J'ai rejeté l'amputation primitive parce qu'elle n'était pas indiquée, et que je pouvais espérer qu'elle ne serait jamais nécessaire; je l'ai rejetée, mais ne l'ai pas ajournée. Si plus tard je la propose, c'est que des accidents que je savais possibles, mais dont le développement n'était pas à prévoir d'une façon certaine, seront survenus et auront amené une indication qui à la rigueur aurait pu manquer.

En un mot, pour ces grandes lésions traumatiques, nous proposons une amputation au moment où elle est nécessaire; mais nous ne sommes jamais libres de décider à l'avance que nous la pratiquerons à telle époque de la maladie plutôt qu'à telle autre.

(Le sujet qui a fait l'objet de cette leçon a suppuré pendant plus de six mois, a perdu trois esquilles assez volumineuses, et a fini par guérir avec un cal solide, consécutivement à la transformation osseuse des granulations, et avec un tibia hyperostosé. Il est sorti, marchant sur des béquilles; il est revenu nous voir deux fois dans les trois mois qui ont suivi, et il ne pouvait toujours pas se passer de ses béquilles; puis nous ne l'avons plus revu.)

TRENTE-NEUVIÈME LEÇON.

Fractures de la jambe.

I. Fracture au tiers inférieur de la jambe, compliquée de petite plaie et d'emphysème. — Distinction entre l'emphysème primitif ou aérien, et l'emphysème consécutif ou gangréneux. — II. Fracture avec plaie étendue, verticale, et commencement de gangrène. — Imminence de septicémie grave. — Amputation.

MESSIEURS,

I. *Fractures avec petite plaie et emphysème.* — Nous avons vu ce matin, à la visite, un homme entré la veille pour une fracture compliquée de petite plaie, au-dessous de la partie moyenne de la jambe, très-près du lieu d'élection dont je vous ai souvent parlé. C'est un de ces cas pour lesquels nous avons le droit d'espérer une guérison sans suppuration, au moyen de l'occlusion avec des bandelettes collodionnées. J'appelle aujourd'hui votre attention sur une particularité qui ne se présente pas souvent. En portant les doigts au-dessus et autour de la fracture, et en pressant légèrement, nous avons senti la crépitation fine qui caractérise l'emphysème. La percussion légère, par le procédé de la chiquenaude, nous a donné de la sonorité. Il y a donc ici une infiltration de gaz autour de la plaie. Cette complication, il vaudrait mieux dire cette coïncidence, a été signalée pour la première fois par Velpeau, en 1839 (1), bien étudiée par un de ses élèves, M. le docteur Boureau, en 1856 (2), par Morel-Lavallée (3), et en dernier lieu par Demarquay (4).

D'où vient ce gaz, et quelle est sa signification dans le pronostic?

(1) Velpeau, *Traité de médecine opératoire*, 2e édit., t. II, p. 321.
(2) Boureau, *Thèse de Paris*, 1856.
(3) Morel-Lavallée, *Gazette médicale*, 1863, p. 520.
(4) Demarquay, *Traité de pneumatologie médicale*, p. 289.

Les opinions ont varié sur la première question, parce qu'il est difficile de donner une démonstration rigoureuse de la manière dont se produit cet emphysème. J'admets, avec Demarquay, qu'il peut prendre naissance de deux façons, ou bien par l'infiltration de l'air extérieur dans le tissu cellulaire sous-cutané, ou bien par la production spontanée de gaz, consécutivement à une perversion du mouvement nutritif qui amène soit une décomposition des tissus, soit une exhalation comparable à celle qui se fait dans l'estomac et le tube digestif des personnes nerveuses. Je pense qu'il s'agit ici de la première variété, c'est-à-dire de l'infiltration de l'air extérieur, et que cet air s'est introduit par la plaie, à la suite de contractions musculaires qui, pendant et après l'accident, ont amené un vide et une sorte d'aspiration autour de la petite plaie, conformément au mécanisme si bien décrit par Morel-Lavallée. Il s'agit donc d'un emphysème primitif, et non de l'emphysème consécutif, comme le serait celui qui résulterait de la formation spontanée des gaz au sein de nos tissus.

Je m'appuie, pour émettre cette opinion, sur deux raisons : 1° l'emphysème est survenu de bonne heure, puisque vingt-quatre heures ne se sont pas encore écoulées depuis le moment de l'accident, et que nous le constatons déjà. L'emphysème par décomposition et par exhalation ne vient guère avant quarante-huit heures. 2° Son apparition n'a été accompagnée d'aucun symptôme général grave : ni frisson, ni accélération du pouls, ni augmentation de la chaleur, ni délire, etc. L'emphysème par décomposition, qui précède la gangrène traumatique, s'accompagne de symptômes généraux graves qui annoncent une mort prochaine.

Pour la seconde question, celle de la signification clinique, je n'hésite pas plus que pour la première. Cet emphysème n'indique rien de grave. Velpeau et Boureau, en disant qu'il était l'indice d'une mort prochaine dont on ne pouvait sauver le blessé que par une amputation prompte, ont commis à cet égard une méprise que je conçois parfaitement. Ecrivant à une époque où l'on n'avait pas encore parlé de ce phénomène, ils sont restés sous l'impression des faits dont ils avaient été témoins, et il s'est trouvé que dans ces faits la blessure s'était terminée promptement par la mort. Ils ont été induits en erreur par l'une de ces circonstances : ou la mort avait pu être causée par la blessure elle-même, sans que l'emphysème ait rien ajouté à la gravité de la situation, ou bien, au lieu d'un emphysème primitif par entrée de l'air extérieur, ils ont peut-être eu affaire à un emphysème consécutif ou gangréneux, qu'on ne savait pas alors distinguer du premier.

Aujourd'hui nous sommes parfaitement fixés sur ce point par les observations des cliniciens et par les expériences de M. Demarquay sur les animaux. L'infiltration de l'air extérieur donnant lieu à cet emphysème primitif, sans fièvre, n'a rien de fâcheux par lui-même, n'ajoute en aucune façon à la gravité de la blessure et n'indique nullement l'opportunité d'une amputation. Suivez notre malade avec soin, et je puis vous assurer que si, comme je l'espère, la petite plaie se cicatrise sans suppurer, l'air infiltré se résorbera peu à peu, l'emphysème aura disparu dans quatre ou cinq jours, et la fracture se comportera ultérieurement comme une fracture simple.

(Les choses se sont passées comme il vient d'être dit, et le malade est parti guéri pour Vincennes trois mois après son entrée à l'hôpital.)

II. *Fracture de la jambe avec longue plaie verticale et commencement de gangrène; amputation.* — Nous avons, messieurs, depuis deux jours au n° 45 un charretier de quarante-cinq ans, assez vigoureux, mais adonné depuis plus de dix ans aux liqueurs alcooliques, sur la jambe droite duquel est passée une des roues de son camion pesamment chargé. Nous avons remarqué, dès hier matin, premier jour de l'accident :

1° Une fracture de deux os, de forme dentée, un peu au-dessus de la jonction du tiers moyen avec le tiers inférieur, avec très-peu d'esquilles;

2° Une plaie sur la partie antérieure de la jambe, plaie longue de douze centimètres, et parallèle à l'axe du membre, ou, si vous aimez mieux, à la crête du tibia qu'elle avoisine;

3° Un décollement assez étendu de la peau de la jambe en dehors et en dedans de la plaie;

4° Une dénudation des deux fragments du tibia, c'est-à-dire une disparition du périoste sur les faces externe et interne de ces fragments jusqu'à deux centimètres au moins au-dessous de la fracture.

Cette fracture compliquée est une des plus graves que vous puissiez rencontrer. Elle n'emprunte pas sa gravité à la multiplicité des fragments et à l'attrition de l'os ou de la substance médullaire. Si cette attrition existait avec les autres conditions dont nous sommes témoins, nous serions en présence de la variété la plus grave sans contredit des fractures de la jambe. Ici, ce qui donne au pronostic un caractère fâcheux, c'est d'abord l'habitude alcoolique, habitude qui, sans que nous puissions bien l'expliquer, rend les sujets beaucoup plus réfractaires à la guérison des grandes lésions traumatiques; c'est ensuite le mode d'action de l'instrument vulnérant. Il s'agit bien évidemment d'une fracture par cause directe; or, dans toutes ces fractures, les effets de la contusion des parties molles s'ajoutent nécessairement à ceux de la solution de continuité osseuse, et comme le corps vulnérant était très-lourd, on peut craindre que la contusion ait été assez violente pour produire ultérieurement la gangrène, sinon de la totalité du membre, au moins d'une partie notable de la peau. Or, dès le premier examen, c'est précisément la gangrène de la peau décollée que je vous ai déclarée possible et même probable. Sur quelles raisons appuyais-je cette crainte? D'abord sur les commémoratifs qui nous indiquaient le passage, sur la jambe, d'un corps extrêmement pesant.

Remarquez bien, messieurs, qu'il s'agit ici d'une plaie verticale. Or comment une roue de voiture qui passe transversalement ou obliquement sur la jambe produit-elle une plaie verticale? C'est en pressant très-fortement la peau sur la crête du tibia qui devient, par suite de cette pression, le véritable corps vulnérant, et coupe, des parties profondes vers les parties superficielles, la peau fortement appliquée et tendue sur l'os. Assurément ce n'est pas parce que la crête du tibia a été l'instrument vulnérant pour la peau que la blessure est grave. Mais ce mécanisme de la plaie suppose nécessairement une pression des plus violentes, et par conséquent les effets les plus sérieux de la contusion.

Remarquez, d'autre part, que nous avons ici un décollement assez étendu à une certaine distance de la plaie. Vous connaissez ce décollement, car je vous en ai parlé souvent; il est le résultat des grandes pressions obliques, c'est-à-dire qu'il est produit par des corps vulnérants très-lourds, qui, au lieu de concentrer leur action sur un plan parallèle à l'axe de la jambe, passent transversalement ou obliquement par rapport à cet axe. La roue d'une voiture, un tonneau qui roule, agissent de cette façon. Or, en passant obliquement, le corps vulnérant fait glisser la peau sur les couches sous-jacentes, et il en résulte une déchirure plus ou moins étendue du tissu conjonctif sous-cutané. C'est précisément cette déchirure qui vous explique le décollement observé chez notre malade. Vous comprenez que ce décollement n'a pas lieu sans qu'un bon nombre des vaisseaux sanguins qui allaient des couches sous-cutanées à la peau soient déchirés, et par conséquent sans que cette membrane ait perdu une partie de ses moyens de nutrition. Vous savez, d'un autre côté, que la pression écrase et fait disparaître une partie des capillaires et des filets nerveux, nouvelle cause de mort pour la peau. Conséquemment un blessé sur la jambe duquel est passée une roue de voiture qui a occasionné une plaie verticale, un décollement et une contusion violente de la peau, est très-exposé à avoir une gangrène de cette dernière. Il peut même, si la pression a été portée assez loin pour amener la déchirure des vaisseaux et nerfs profonds, avoir une gangrène de tout le mem-

bre. Vous m'avez vu hier chercher les pulsations de la pédieuse
et de la tibiale postérieure. Les ayant facilement trouvées, j'en
ai conclu que les artères tibiales étaient restées intactes, et que,
sans doute, le malade n'était pas exposé à une gangrène générale
du membre, gangrène que j'aurais, au contraire, regardée
comme imminente, si je n'avais pas trouvé les pulsations du côté
blessé, en les trouvant sur le côté sain. Mais je craignais toujours
une mortification des téguments, et c'est pour ce motif que j'ai,
dès hier, parlé à ce malheureux de l'amputation de la jambe. Il a
refusé, et a demandé vingt-quatre heures de réflexion.

Ce matin, vous avez pu constater avec moi que la peau, autour
de la plaie verticale, est froide et insensible à la piqûre d'une
épingle, et qu'elle présente une teinte jaune brun ou livide
qu'elle n'avait pas hier. De plus, nous avons de chaque côté et en
arrière une crépitation emphysémateuse, que j'attribue à un
commencement de décomposition putride du tissu conjonctif.
Le malade n'a pas encore de fièvre traumatique. Mais cette fièvre
va sans doute arriver sans retard. C'est pourquoi j'ai insisté
pour que le malade se laissât amputer.

Pourquoi mon insistance? D'abord l'amputation est indiquée
parce que, le blessé étant destiné à perdre une partie de la peau
de sa jambe, la réparation des téguments, à supposer que la
mort ne fût pas amenée par d'autres causes, serait très-lente, et
d'autant plus difficile que les os eux-mêmes envahis par l'ostéite
condensante seraient arrivés à un volume plus considérable; ensuite, à supposer que la cicatrice parvînt à se faire, cette cicatrice
mince et probablement adhérente au squelette se déchirerait à
tout moment, et se couvrirait d'ulcères récidivants et rebelles
qui constitueraient une déplorable infirmité.

Je dis de plus que l'amputation est indiquée dès à présent, et
qu'elle est urgente. Car à tous les dangers qui menacent le malade, il faut ajouter ceux dont la gangrène peut être l'occasion.
Quelquefois, en effet, sans que la profondeur du membre soit
modifiée, et alors même qu'il s'agit seulement d'une destruction

de la peau et du tissu cellulaire sous-cutané, on voit, à partir du troisième ou quatrième jour, survenir des accidents généraux graves : fièvre ardente, délire, subictère, prostration, suivis d'une mort rapide.

Je veux bien que ces accidents soient attribués à la fièvre traumatique, généralement considérée aujourd'hui comme une variété de la septicémie. Mais ils seraient beaucoup plus intenses qu'à l'ordinaire, et il est permis de penser que cette intensité plus grande serait due à ce que la septicémie serait de plus mauvaise nature, les gaz putrides, qui se déposent sous la peau et y produisent l'emphysème consécutif, pouvant être résorbés et devenir la cause d'un empoisonnement plus grave que celui de la fièvre traumatique habituelle. Quoi qu'il en soit, en pareil cas, il y a en même temps que gangrène commencée avec emphysème, imminence de mort prompte, si l'on n'enlève pas à temps le foyer putride. Voilà pourquoi j'ai proposé à ce malade avec plus d'insistance qu'hier l'amputation.

Heureusement la gangrène et l'emphysème n'ont pas gagné la partie supérieure de la jambe, et nous pouvons, en restant au delà des limites du mal, amputer la jambe à ce qu'on appelle le lieu d'élection.

(L'amputation a été faite comme il vient d'être dit. Le malade n'a pas succombé à la fièvre traumatique, mais il a été emporté par l'infection purulente, quinze jours après l'opération.)

QUARANTIÈME LEÇON.

Fractures bi-malléolaire et sus-malléolaire de la jambe.

I. Fracture bi-malléolaire. — Obscurité du mécanisme sur le vivant. — Deux cas, l'un sans déplacement, l'autre avec le déplacement décrit par Dupuytren. — Différences des indications sur les deux malades. — Contention simple pour le premier. — Contention avec adduction du pied pour le second. — II. Fracture sus-malléolaire. — Déplacement difficile à corriger. — Eschare possible dans les cas de ce genre. — Explication par le mécanisme de l'écrasement plus prononcé en arrière qu'en avant. — L'indication principale est d'éviter l'eschare.

MESSIEURS,

I. *Fracture bi-malléolaire.* — Nous avons en ce moment, sous les yeux, deux malades atteints de fractures simultanées de l'extrémité inférieure du péroné et de la malléole interne.

Je donne à cette variété de fracture le nom de *bi-malléolaire,* tout en reconnaissant que parfois, sur le péroné, la solution de continuité remonte un peu au-dessus de la partie qui, rigoureusement, constitue la malléole externe.

Sur les deux malades, la fracture a été occasionnée par un faux pas dans lequel le pied a été soumis à un certain degré de torsion. Je voudrais pouvoir vous dire si le pied, au moment de l'accident, a tourné autour de son axe vertical de dedans en dehors, de telle façon que la facette externe de l'astragale ait repoussé en arrière et en dehors la malléole externe, et qu'en même temps une forte traction ait été opérée sur la malléole interne par l'intermédiaire du ligament latéral, de manière, en un mot, à ce qu'on puisse, avec M. Maisonneuve (1), expliquer la fracture du péroné par la divulsion, et celle de la malléole interne par l'arrachement. Je ne puis pas davantage vous dire si,

---

(1) Maisonneuve, *Fractures du péroné (Archives gén. de médecine,* 3ᵉ série, t. VII, p. 165).

au moment de l'accident, le pied n'a pas tourné plutôt autour de son axe antéro-postérieur qu'autour de son axe vertical, ni s'il a pris, pour me servir des expressions de Malgaigne (1), la position de l'adduction ou celle de l'abduction : car le malade n'a pu me donner aucun renseignement précis sur la manière dont son pied a tourné.

En lisant les travaux des deux auteurs que je viens de citer, et le mémoire bien antérieur de Dupuytren (2) sur ce sujet, on croirait, à voir la complaisance avec laquelle ils insistent sur le mécanisme de ces sortes de fracture, qu'à tout instant et très-facilement, sur les malades, ils ont pu confirmer les données théoriques développées par eux sur ce mécanisme. Il n'en est rien. Les blessés ne savent presque jamais dire comment leur pied a tourné, et le chirurgien ne peut avoir sur ce point aucun renseignement qui éclaire son diagnostic et son pronostic.

Je reconnais volontiers qu'on peut, par des expériences sur le cadavre, étudier certains points du mécanisme des fractures du péroné, et notamment ce qui est relatif aux efforts de la torsion du pied. Mais nous ne pouvons jamais savoir si, dans un accident, les choses se sont passées comme dans nos expériences, pour deux raisons : d'abord, parce que les malades, ainsi que je viens de le dire, ne savent pas ce qui a eu lieu ; ensuite, parce que, sur le vivant, il s'ajoute à la torsion du pied des contractions musculaires énergiques, et la pression du poids du corps sur le bas de la jambe et le pied amenés dans une direction vicieuse. Ces difficultés rendent inapplicables à la clinique les expérimentations faites sur le cadavre, et jettent, il faut en convenir franchement, une grande obscurité sur le mécanisme des fractures. Mais sur ce point, comme sur bien d'autres, j'aime mieux vous dire franchement que nous ne savons pas, que de vous donner des explications fausses et incomplètes.

De nos deux malades, il en est un chez lequel la double frac-

(1) Malgaigne, *Traité des fractures et des luxations*, t. I, p. 808.
(2) Dupuytren, *Leçons orales de clinique chirurgicale*, t. I.

ture ne s'accompagne d'aucune déviation du pied, et d'aucune difformité autre que celle qui résulte du gonflement. Le diagnostic est cependant incontestable. Non-seulement nous avons constaté cette douleur vive à la pression, au-dessus de la malléole externe et à la base de la malléole interne, qui est un des signes de probabilité ; mais nous avons pu sentir la crépitation, par les trois manœuvres principales conseillées pour la trouver, savoir :

1° Pour la malléole externe, en appuyant avec un doigt sur la pointe de cette malléole, pendant que l'autre main assujettit le bas de la jambe ; pour la malléole interne, en saisissant cette malléole entre deux doigts, de l'un de ses bords vers l'autre, et la faisant mouvoir d'avant en arrière et d'arrière en avant ;

2° En soulevant la jambe, l'assujettissant bien avec une main, saisissant le pied avec l'autre dont la paume embrasse la plante, tandis que le pouce et le médius se placent au niveau des chevilles, et impriment à ce pied des mouvements alternatifs de dehors en dedans et de dedans en dehors, les uns sans rotation, c'est-à-dire par simple transport, les autres avec rotation autour de l'axe antéro-postérieur.

3° En fixant encore la jambe sur le lit, sans la soulever, avec une main dont les doigts sont placés au niveau des chevilles, puis saisissant la pointe du pied et l'amenant en dehors, lui faisant exécuter ainsi un mouvement de rotation autour de l'axe vertical de l'astragale.

Chez l'autre malade, vous avez pu remarquer, au contraire, une déformation des plus notables. Quand on examine les deux membres comparativement sans les soulever, on voit de suite que le pied droit (côté malade) est sensiblement transporté en dehors, que son bord externe est légèrement remonté et son bord interne abaissé, par suite de la rotation autour de l'axe antéro-postérieur qui a coïncidé avec l'abduction. A deux travers de doigt au-dessus du sommet de la malléole externe, on voit une dépression, celle que Dupuytren a voulu indiquer en lui donnant le nom de *coup de hache.* La malléole interne fait une saillie prononcée sous la peau qui est très-tendue et comme menacée d'une rupture. Mais cette saillie est un peu au-dessus de la pointe de la malléole, elle est formée par la surface irrégulière du fragment supérieur d'une fracture qui se trouve à peu près vers la partie moyenne de cette éminence.

Vous avez pu voir que j'ai fait cesser la déformation, en fixant la jambe avec une main et reportant le pied en dedans par un double mouvement de transport et de rotation en ce sens autour de l'axe antéro-postérieur du pied. Je vous ai fait observer que pendant cette manœuvre la pointe de la malléole interne, pointe formant le fragment inférieur, revenait à sa place, et qu'après la réduction la peau était beaucoup moins tendue et n'était plus menacée de gangrène ou de perforation.

Le pronostic, chez ces deux sujets, est très-différent.

Pour le premier, nous n'avons à craindre ni désordre du côté de la peau, ni suppuration consécutive. Nous sommes certains qu'il guérira sans difformité. Les seuls inconvénients ultérieurs seront ceux de l'arthrite tibio-tarsienne et des synovites tendineuses circonvoisines. Ces inconvénients, dont je vous parle souvent (voy. page 588), sont inhérents à toutes les fractures voisines des articulations, et à plus forte raison à celles qui communiquent avec les jointures, comme cela a lieu inévitablement pour les deux malades dont nous nous occupons. Ces arthrites et ces synovites diffèrent, d'ailleurs, en ce qu'elles s'accompagnent de lésions tantôt passagères, tantôt de très-longue durée, parfois incurables, qui limitent les mouvements, les rendent douloureux et donnent des difficultés pour la marche. Ces lésions sont un épaississement des synoviales et par suite une rigidité, ou, si vous aimez mieux, la perte ou la diminution notable de leur extensibilité, des unions artificielles, au moyen de fausses membranes, entre les surfaces articulaires et la synoviale pariétale, entre les tendons et leur synoviale. Pour que les mouvements articulaires et les glissements tendineux reprennent leurs conditions physiologiques, il faut que ces lésions aient disparu; cela n'a jamais lieu qu'au bout de quatre à six mois, et souvent plus tard. Le temps nécessaire dépend surtout de l'âge. Jusqu'à quarante ans environ, et pendant la jeunesse surtout, les synoviales perdent assez promptement ces lésions inflammatoires consécutives. Au delà de quarante ans et de cinquante surtout, elles s'en débarrassent beaucoup moins vite, surtout lorsque les sujets sont rhumatisants ou goutteux. C'est alors que vous voyez les malades, les femmes en particulier, marcher pendant des années sur une canne, lentement, en souffrant. Notre premier malade est sous ce rapport encore dans de bonnes conditions. Il a trente-cinq ans, il n'est pas rhumatisant; nous pouvons donc espérer qu'il ne se ressentira des suites de sa fracture articulaire que pendant cinq ou six mois. Je ne veux pas dire qu'il restera tout ce temps au lit. Je vous préviens même que ces sortes de fractures, comme celles de tous les petits os, comme celles de toutes les extrémités des os longs, se consolident vite et qu'il n'est pas nécessaire de tenir le membre dans l'immobilité au delà du trentième jour. Passé ce terme, l'immobilité ne sert plus à rien pour la fracture et elle peut avoir des inconvénients pour l'articulation déjà enflammée par voisinage, et surtout pour les petites articulations du pied. J'établis sous ce rapport, ainsi que je vous l'ai montré et que je vous le montrerai encore dans d'autres occasions, une distinction entre la jointure ou les jointures qui confinent à la fracture même, et celles qui en sont plus ou moins éloignées. Les premières offrent les lésions et les symptômes de l'arthrite; mais ces lésions étant le résultat soit de la propagation vers la synoviale du travail inflammatoire parti de la fracture, soit du traumatisme auquel l'articulation a participé, nous ne pouvons pas savoir quelle part il faut faire à l'immobilité, et, sous ce rapport, M. Teissier de Lyon (1) a invoqué un certain nombre de faits qui n'étaient pas

_____

(1) Teissier, *Mémoire sur les effets de l'immobilité des articulations* (*Gazette médicale*, 1841).

probants, lorsqu'il a cité des exemples d'arthrites du genou au voisinage de fractures du fémur. Les secondes, au contraire, celles qui sont plus ou moins éloignées du foyer de la fracture, et qu'on peut supposer n'avoir pas participé aux effets du traumatisme, peuvent s'altérer à la suite d'une immobilité prolongée, et elles s'altèrent d'autant plus que les articulations sont plus petites et plus serrées, comme cela a lieu pour la main et pour le pied. Il y aurait donc à craindre, en tenant le pied trop longtemps immobile, d'amener dans les petites articulations du tarse et du métatarse ces lésions signalées par Teissier et Bonnet de Lyon (1), qui sont suivies encore de rigidité prolongée plus ou moins douloureuse.

Pour en revenir à notre premier malade, je dis donc qu'il aura une arthrite tibio-tarsienne inévitable; mais que, comme il est jeune et non rhumatisant, cette arthrite restera subaiguë, ne passera pas à l'état d'arthrite chronique curable, mais très-longue, ni à celui d'arthrite sèche incurable, et comme, d'autre part, je ne le laisserai pas longtemps dans l'appareil inamovible, il n'aura pas non plus ces arthrites de l'immobilité et ces roideurs consécutives que nous observons de préférence sur les petites articulations.

Quant à notre second malade, si nous n'intervenions pas ou si nous intervenions mal, le pronostic deviendrait fort sérieux. D'abord, si nous ne faisions pas la réduction, une eschare pourrait bien survenir, au niveau du fragment supérieur de la malléole interne, et, par suite, la suppuration de cette dernière et de l'articulation elle-même. Si la suppuration n'arrivait pas, la consolidation se ferait dans la position où se trouve le pied en ce moment. Ce serait une difformité, mais ce serait en même temps une infirmité, car le malade marcherait sur le bord interne du pied plus que sur la plante. Le ligament latéral interne serait incessamment tiraillé ainsi que la partie interne de la synoviale; de là des entorses continuelles et des récidives incessantes d'ar-

_____

(1) Bonnet, *Traité des maladies des articulations*, t. I, p. 67.

thrite tibio-tarsienne, qui obligeraient le malade à marcher très-peu et à se reposer à chaque instant.

Traitement. — Celui du premier malade sera tout simple. Dans quelques jours, nous entourerons le pied et le bas de la jambe d'un appareil silicaté que nous retirerons du vingt-cin-quième au trentième jour, en comptant depuis l'accident. Lors-que nous l'aurons ôté, nous permettrons au patient de marcher sur des béquilles; nous l'engagerons à faire exécuter, dans le lit, des mouvements à son pied, nous imprimerons nous-mêmes, chaque jour, quelques mouvements, afin de rendre de la sou-plesse aux articulations et aux synoviales tendineuses. Nous ferons faire des frictions prolongées, soit avec une main nue graissée d'un corps gras, soit avec une flanelle, nous ferons prendre enfin quelques bains sulfureux.

Pour le second, nous avons à faire une réduction et à la main-tenir. Vous avez pu voir que la réduction était assez facile, mais que le pied, une fois abandonné à lui-même, revenait prompte-ment à sa position vicieuse. Il faut donc mettre un appareil qui maintienne solidement le pied en dedans. Dupuytren a parfaite-ment compris cette indication, et l'a remplie avec un appareil qui était aussi parfait que possible à l'époque où l'on ne se ser-vait pas des bandages inamovibles. Cet appareil que j'ai mis provisoirement en usage chez notre malade, parce qu'il y avait un gonflement trop considérable pour appliquer de suite un bandage inamovible, et que j'étais bien aise de vous montrer, parce que vous serez peut-être obligés d'y recourir vous-mêmes quelquefois, se compose :

1° D'un très-long coussin de balle d'avoine qu'on plie en deux par son milieu, et qu'on applique, ainsi replié, sur la partie interne de la jambe, en ayant soin qu'il ne descende pas jusqu'à la malléole interne et qu'il la laisse libre; vous comprenez, en effet, que du moment où nous craignons une eschare, en cet endroit, nous devons nous abstenir d'une compression;

2° D'une attelle de bois assez longue pour recouvrir le coussin et se prolonger au delà de la plante du pied, de telle façon qu'un vide reste entre cette attelle et le pied ;

3° De deux bandes, dont l'une, enroulée autour de la jambe vers ses parties supérieure et moyenne, assujettit en ce point le coussin et l'attelle, et dont l'autre, aussitôt que le pied a été reporté en dedans par la manœuvre que j'ai indiquée tout à l'heure pour la réduction, s'enroule en 8 de chiffre autour du bas de la jambe et du pied, en tenant ce dernier très-étroitement rapproché de l'attelle.

Ce pansement remplit bien l'indication, à la condition de le serrer suffisamment au niveau du pied, et de le renouveler presque tous les jours, car il se relâche aisément. Vous avez pu voir que, l'appareil une fois mis en place, j'ai posé le membre sur un coussin de balle d'avoine large et un peu élevé, en faisant reposer le membre sur sa face externe, comme le conseillait Dupuytren pour les cas de ce genre, et comme, avant lui, Pott l'avait conseillé pour toutes les fractures de la jambe. Cette position n'a aucun avantage, lorsque le membre est dans le bandage de Scultet, mais elle est beaucoup plus commode lorsque le membre est dans l'appareil à attelle interne. Un cerceau, pour empêcher le poids des couvertures, a complété d'ailleurs le pansement. Il va sans dire que si les bandes avaient été trop serrées, et que le malade souffrît, ou si le bord interne du pied trop étroitement appliqué contre l'attelle était soumis à une pression douloureuse, il faudrait relâcher le bandage ou le renouveler avant les vingt-quatre heures. Il n'y a pas, du reste, à craindre ici une gangrène par constriction, puisque la région fracturée n'est pas comprise tout entière dans l'appareil, la bande passant en dedans sur l'attelle et non sur le pied lui-même.

Si, dans quarante-huit ou soixante-douze heures, je trouve que le gonflement inflammatoire n'augmente plus, je remplacerai ce moyen de contention par un bandage inamovible. J'attendrais plus longtemps s'il y avait de petites plaies, des phlyctènes, des écorchures que je voudrais voir guéries avant d'enfermer ainsi le membre. Ce retard n'aurait aucun inconvénient, à la condition que l'appareil de Dupuytren serait renouvelé tous les jours, et qu'on aurait acquis la certitude qu'il maintient la réduction.

Il m'est arrivé quelquefois, et vous trouverez peut-être un jour des cas dans lesquels vous serez obligés d'en agir ainsi, de placer, dès le premier ou le second jour, un bandage inamovible. Une fois, c'est parce que le malade avait un délire alcoolique violent, que, dans ses agitations, il dérangeait son appareil, et que le déplacement du pied se reproduisait. Deux autres fois, c'est parce que, malgré le soin avec lequel je plaçais mon attelle et mon coussin internes, le déplacement du pied se reproduisait au bout de quelques heures, et la peau, au niveau de la malléole interne, était pressée de façon à rendre imminente la perforation ou l'eschare.

L'application de l'appareil inamovible étant décidée, auquel donnerions-nous la préférence? Ce serait, sans hésiter, à l'appareil plâtré sans addition de gélatine. Pourquoi? Parce que c'est celui qui se dessèche le plus vite, et que, si le pied est bien entraîné en dedans et la fracture maintenue réduite pendant son application, je suis sûr que, l'opération une fois terminée, le bandage sera sec et maintiendra les parties dans la situation où je les aurai mises.

Si par hasard, dans un cas de ce genre, vous n'aviez pas à votre disposition du plâtre à mouler bien sec, mettez un appareil amidonné, dextriné ou silicaté; mais ayez soin de faire maintenir le pied en dedans pendant son application, et ajoutez au côté interne du membre deux épais coussins de linge, l'un au-dessous du genou, l'autre au-dessus du niveau de la malléole interne, placez par-dessus une longue attelle interne semblable à celle de l'appareil de Dupuytren, et assujettissez la jambe et le pied, comme dans ce dernier, jusqu'à dessiccation complète.

Le bandage inamovible ne doit pas rester plus de trente jours en place. Au bout de ce temps, le traitement consécutif sera celui dont je vous ai entretenus pour le premier malade.

II. *Fracture sus-malléolaire.* — Le malade du n° 26 est un homme de soixante et un ans, un peu affaibli par les années, qui, en descendant un escalier dans l'obscurité, a cru être arrivé tout au bas, tandis qu'il restait encore trois marches à franchir. Il est tombé, ayant, dit-il, la jambe et le pied gauches pris sous la région fessière. Vous avez pu voir que la déformation ressemble à celle du malade précédent, en ce sens que le pied est dévié en dehors, que son bord externe est relevé, qu'il y a dépression en coup de hache au-dessus de la malléole externe, et saillie anormale de la malléole interne avec dépression au-dessous. Le pied est entraîné en arrière en même temps qu'en dehors, de telle façon que la peau est pressée et menacée par une saillie osseuse très-large que forme le fragment supérieur du tibia. En effet, il est assez facile de reconnaître, en saisissant la jambe d'une main, le pied de l'autre, et cherchant à rendre la conformation normale, que le trait principal de la fracture est au-dessus du niveau des malléoles, et passe par l'extrémité inférieure du tibia, à quelques millimètres au-dessus de l'interligne articulaire, et par la partie attenante du péroné. C'est donc une fracture du genre de celles que, d'après leur position, Malgaigne (1) a dénommées *sus-malléolaires*. Vous avez pu noter qu'après avoir fait une réduction à peu près complète, j'ai vu le déplacement se reproduire aussitôt, et qu'après avoir placé le membre dans une gouttière en fil de fer, j'ai encore vu, malgré l'attelle antérieure, le pied revenir en dehors et en arrière. J'ai placé alors deux compresses graduées tout le long de la partie antérieure et interne du tibia, après avoir mis d'abord une couche de ouate. Puis, serrant les boucles au-devant du coussin et de l'attelle antérieure surajoutés, j'ai fini par maintenir, sinon parfaitement, au moins en très-grande partie, ma réduction. Nous sommes donc ici en présence d'une fracture sus-malléolaire avec déplacement complexe difficile à corriger.

Il n'en est pas toujours ainsi dans les fractures sus-mal-

(1) Malgaigne, *loc. cit.*, p. 818.

léolaires ; j'en ai vu quelques-unes, et Malgaigne en cite aussi des exemples, dans lesquelles il n'y avait pas ou il y avait peu de déplacement, et dans lesquelles la réduction a été facile à maintenir. D'un autre côté, le fait actuel n'est pas insolite, Malgaigne en cite deux semblables, empruntés au mémoire de Dupuytren, dans lesquels l'appareil à attelles, le seul employé à cette époque, n'empêcha pas le déplacement de se reproduire obstinément, et le fragment supérieur du tibia d'amener une eschare étendue suivie de suppuration et d'accidents sérieux. Les malades ont guéri avec une difformité persistante et une infirmité. Moi-même, j'ai eu à l'hôpital de la Pitié, en 1866, un vieillard de soixante-six ans chez lequel une fracture semblable fut suivie, malgré mes soins, d'une eschare, de suppuration articulaire et osseuse, et finalement d'infection purulente et de mort.

A quoi tient donc cette difficulté de contention, et par suite cette gravité ? Les auteurs ne se sont pas expliqués à cet égard, et voilà l'explication à laquelle je suis arrivé par l'examen cadavérique de mon dernier malade et par l'examen d'une ou deux pièces qui sont déposées au musée Dupuytren. La fracture s'est produite, sans doute, ou, si vous aimez mieux, s'est complétée par le mécanisme de l'écrasement, comme cela a lieu pour la plupart des fractures des extrémités des os longs, et comme cela a été bien étudié, en particulier, pour les fractures des extrémités inférieure du radius et supérieure du fémur. Au moment de l'accident, le fragment supérieur et l'inférieur sont venus presser l'un contre l'autre ; le premier par l'action de la pesanteur, le second par suite de la contraction musculaire. Cette pression réciproque a amené l'écrasement du tissu spongieux, écrasement favorisé par la fragilité plus grande de ce tissu, qui est la conséquence des progrès de l'âge, et qui se prononce beaucoup plus vite sur certains sujets que sur d'autres.

Rappelez-vous que notre malade a soixante et un ans, et que celui de la Pitié en avait soixante-cinq. L'écrasement ne s'est pas fait régulièrement ; il a été plus grand dans les points où la pression a été plus forte, et ces points sont ceux sur lesquels l'action musculaire a porté le plus énergiquement. Les péroniers latéraux et le triceps de la jambe ont une action prédominante qui s'est trouvée favorisée sans doute par l'abduction et l'extension du pied au moment de l'accident. Par suite de cette action prédominante, le tassement et l'écrasement de la substance spongieuse ont été plus prononcés en dehors et en arrière que dans les autres sens. Lorsque nous ramenons le pied à sa direction naturelle, il ne pourrait s'y maintenir que si les surfaces fracturées s'engrenaient ou s'accrochaient par quelques points, mais ces conditions manquant et un espace libre persistant dans les points où l'écrasement a été le plus grand, il est tout simple que la tonicité musculaire ait pour effet de ramener le pied dans le sens inévitablement indiqué par la conformation irrégulière des fragments.

Si, chez d'autres malades, la déformation est moins grande, ou si la contention est plus facile, c'est parce que l'écrasement n'a pas été aussi considérable, le tissu spongieux n'ayant pas encore acquis, chez le blessé, une grande fragilité, ou parce qu'il s'est fait plus uniformément, le pied n'ayant pas tourné en dehors au moment de la chute.

Quoi qu'il en soit, il ne faut pas prétendre chez notre malade à une guérison sans difformité. Quoi que nous fassions, il restera une déviation du pied en dehors et une saillie en avant du fragment supérieur du tibia. En effet, le cal inter-fragmentaire qui se produira, comme il s'en produit dans toutes les fractures du tissu spongieux, comblera bien un peu les vides ; mais il ne pourra pas les effacer entièrement. Il le pourrait d'autant moins qu'à la suite de ces écrasements du tissu spongieux, il survient consécutivement un travail de résorption qui fait disparaître une partie de la substance osseuse. Quelque puissant que soit le travail de réparation, il ne l'est pas assez, surtout chez un sujet avancé en âge, pour reproduire tout ce qui s'est perdu, d'autant plus que la tonicité musculaire agissant incessamment, les surfaces exca-

.vées par la perte de substance sont toujours trop rapprochées l'une de l'autre pour que le vide puisse être comblé par le travail de consolidation.

Ce que nous désirons surtout, et le point vers lequel nous devons diriger tous nos efforts, c'est d'empêcher la formation d'une eschare qui transformerait notre fracture en une ostéoarthrite suppurante. Contenir assez pour que le fragment supérieur ne presse pas trop sur la peau, telle est l'indication à remplir, puisque nous ne pouvons pas remplir celle de contenir assez pour corriger toute la déformation. Comment arriver à ce but? Par des réductions réitérées et par la répartition d'une compression tout le long du fragment supérieur, le membre étant maintenu dans la gouttière métallique. Je ne voudrais pas appliquer ici de bonne heure l'appareil plâtré; car je craindrais que, sous cet appareil, le déplacement se reproduisît encore, et que l'eschare redoutée eût lieu. J'aime mieux la gouttière, qui me permet de voir ce qui se passe.

Si, dans quelques jours, je voyais la peau menacée par la reproduction incessante du déplacement en avant du fragment supérieur, j'essayerais peut-être la pointe de Malgaigne. A la fin de son article sur les fractures sus-malléolaires, ce chirurgien affirme une grande confiance dans son procédé. « Quant aux appareils, dit-il, l'inefficacité des attelles et des bandes ressort des observations précédentes, et je n'en sache aucun qui, dans de telles circonstances, puisse remplacer mon appareil à vis. » J'aurais préféré à cette affirmation, l'exposé d'un ou de deux faits dans lesquels la vis aurait réussi. Ce genre de fracture présente des conditions anatomiques toutes spéciales qui pourraient bien la faire échouer. Cependant, je le répète, si nous ne maintenons pas assez bien pour nous mettre à l'abri de l'eschare antérieure, nous aurons recours à ce procédé. Ne vaudrait-il pas mieux donner la préférence à la section du tendon d'Achille, et espérer qu'après cette section, le pied, et avec lui le fragment inférieur, n'étant plus entraînés en arrière et en haut, le fragment supérieur ne ferait plus une saillie aussi grande en avant? Je pose la question; mais je n'ai encore par devers moi aucun fait sur lequel je puisse appuyer l'emploi de cette petite opération.

(Ce malade a guéri sans eschare et sans suppuration, à l'aide de la gouttière et de la compression répartie sur toute la longueur du fragment supérieur. Il est resté une abduction et une déviation en arrière du pied, avec une fausse ankylose très-prononcée de l'articulation tibio-tarsienne.)

QUARANTE ET UNIÈME LEÇON.

Phénomènes consécutifs et tardifs des fractures simples de la jambe.

I. Fracture de la jambe huit ans auparavant. — Retour complet de la forme et de la fonction. — Légère atrophie musculaire persistante. — Considérations sur cette atrophie. — II. Autre fracture datant de 18 mois. — Difformité due à la persistance de la saillie du fragment supérieur. — III. Fracture ancienne avec hyperostose du tibia. — IV. Consolidation depuis un an. — Persistance de douleurs névralgiques (ostéo-névralgie). — V. Fracture avec persistance d'une arthrite tibio-tarsienne. — VI. Guérison avec une rotation en dehors du fragment supérieur.

MESSIEURS,

Le hasard nous a permis, depuis une semaine, de voir passer ici cinq malades qui avaient été traités de fractures de jambe sans plaie, soit par d'autres chirurgiens, soit par moi-même. C'est l'occasion de signaler une fois de plus à votre attention les conséquences éloignées de ces fractures, conséquences dont je vous ai parlé plusieurs fois, sans en avoir d'exemples à vous montrer.

I. Le premier est un jeune homme de vingt-cinq ans, entré pour une plaie du bras gauche, et qui a eu la jambe droite fracturée au tiers inférieur, à l'âge de dix-sept ans (il y a huit ans). Vous avez vu que la conformation des os était excellente, qu'il ne restait aucune douleur sur leur trajet, que toutes les articulations du pied avaient leur souplesse et leurs mouvements normaux, que la marche était facile et sans claudication. Voilà donc une excellente guérison avec retour de la forme et retour des fonctions. Elle est due à ce que la fracture était sans déplacement, ou à ce que le déplacement, s'il a existé, a été facile à réduire et à maintenir, et ce résultat s'est montré de bonne heure, parce que le sujet était jeune, et qu'à cette époque de la vie, quand la constitution n'est pas scrofuleuse, les synoviales tendineuses et articulaires retrouvent vite la souplesse et l'extensibilité que leur font perdre, dans les fractures, les synovites de voisinage et les lésions par immobilité. Je vous ai fait remarquer seulement que les couches musculaires, en avant et en arrière, étaient moins volumineuses que du côté opposé. Nous l'avons constaté : 1° avec les yeux, le malade étant couché, puis levé; 2° avec les mains, en saisissant comparativement le mollet gauche et le mollet droit, et voyant que le pouce restait plus éloigné des autres doigts quand la main embrassait le premier (côté sain) que quand elle embrassait le second (côté malade). Il y a donc chez ce sujet un peu d'atrophie de tous les muscles de la jambe.

Ne vous en étonnez pas, car cette atrophie est très-ordinaire après les fractures des membres.

Il y a une vingtaine d'années que je l'ai constatée pour la première fois, et que je l'ai fait remarquer aux élèves de l'hôpital Cochin. Je vous ai même dit que le docteur Lejeune (1) avait, d'après mon conseil, pris cette atrophie comme sujet de sa thèse inaugurale. Je l'ai, depuis, constatée bon nombre de fois, et je l'ai produite artificiellement sur des animaux et notamment sur des cochons d'Inde auxquels j'avais fracturé la cuisse ou la jambe. Il me serait difficile de dire sur quelles parties des muscles porte spécialement l'atrophie. Est-ce sur la fibre musculaire elle-même? est-ce sur le tissu conjonctif interfibrillaire? Dans les recherches auxquelles je me suis livré sur le cochon d'Inde, n'ayant pas eu l'occasion de faire ces recherches sur l'homme, il m'a semblé que les deux parties diminuaient en même temps. En effet, ayant constaté, immédiatement après la mort, le poids des principaux muscles de la cuisse, et trouvé une différence entre ce poids et celui des muscles opposés, j'ai mis les uns et les autres macérer dans l'éther, en ayant soin de renouveler souvent le liquide; au bout de sept mois, les muscles

(1) Lejeune, voyez page 98.

étaient dépouillés de la plus grande partie de leur graisse ; ceux du côté fracturé avaient perdu de leur poids autant à peu près que ceux du côté sain, et il restait la même différence entre les portions devenues presque exclusivement musculaires qui restaient. D'où je conclus que, par le fait de la maladie, la diminution de poids avait porté sur les deux parties constituantes des muscles, mais plus spécialement sur leur partie contractile. Je dois dire cependant qu'il m'a été impossible de bien apprécier l'état anatomique nouveau de cette partie contractile ; à l'œil nu, j'ai bien vu que l'ensemble était moins rouge et moins vascularisé que du côté sain ; c'est également ce qu'avait noté M. Lejeune. Au microscope, j'ai trouvé les mêmes stries longitudinales et transversales qu'à l'état naturel. Sur quelques fibres du cochon d'Inde il m'a semblé que les stries transversales étaient un peu moins apparentes ou masquées par des granulations graisseuses, mais cela n'a pas été assez évident pour que je puisse affirmer que la lésion capitale de la fibre musculaire est une transformation granulo-graisseuse. Il est probable, mais je n'ai pu jusqu'à présent l'apprécier rigoureusement à l'aide du microscope, que cette lésion capitale est une diminution de volume des fibrilles, et que l'atrophie générale du muscle est le résultat de l'atrophie de chacune de ces fibrilles, lesquelles cependant n'ont perdu ni leur structure normale, ni leur fonction de contractilité.

Remarquez, en effet, messieurs, que, bien que la diminution de volume soit appréciable à l'œil à travers la peau, la puissance contractile n'en existe pas moins, et paraît aussi développée que du côté opposé. Il faudrait peut-être, pour arriver à une notion précise sur ce point, faire des recherches avec le dynamomètre. Je ne l'ai pas fait jusqu'à présent, parce que cette recherche ne m'a pas paru devoir conduire à des résultats pratiques importants. Ce que vous devez savoir, c'est qu'après les fractures en général, celles de la jambe en particulier, il se fait une diminution du volume des muscles, sans diminution, facile à apprécier pour le malade, de leurs fonctions. Il faut être prévenu de ce fait, et en avertir à l'avance le patient et tous ceux qui s'intéressent à lui, sans quoi on ne manquerait pas de dire que la diminution de volume du membre est le résultat d'une mauvaise thérapeutique.

J'aurai tout dit sur ce sujet, quand j'aurai rappelé que l'atrophie musculaire, après les fractures, est inévitable et irrémédiable. Inévitable, car, quoi que vous fassiez, elle se produira toujours; elle me paraît être la conséquence tout à la fois et de l'immobilité, et d'une répartition irrégulière des matériaux nutritifs, qui se portent en excès vers l'os avant et après la réparation, et se portent en moins grande quantité dans les autres parties; or vous n'êtes pas le maître d'empêcher cette inégalité de répartition, laquelle d'ailleurs est nécessaire pour la formation du cal. Irrémédiable, car j'ai prescrit souvent des exercices gymnastiques et l'électrisation, et je n'ai pas ramené les muscles à leur volume primitif. Il est évident cependant que si l'on peut obtenir quelque chose, et si l'on veut essayer, c'est à ces deux moyens qu'il faut recourir. Attendez-vous seulement à ne réussir que très-imparfaitement.

II. Le second malade est un homme de trente-cinq ans qui a été traité, il y a bientôt dix-huit mois, dans un autre hôpital, pour une fracture simple de la jambe droite. Il marche très-bien, n'a presque jamais de douleur, en ressent tout au plus quelques-unes lorsque le temps doit changer. Il a la même atrophie musculaire que le précédent. Mais il conserve, au niveau du tiers inférieur de la jambe, une saillie osseuse anormale qui se termine par une pointe et a bien encore la forme d'un V. Vous connaissez cette saillie. C'est celle que forme si souvent le fragment supérieur. Elle n'a pu être corrigée, sans doute parce que le déplacement suivant l'épaisseur était irréductible. Par conséquent, il y a chez lui vice de forme, sans trouble de fonction. Le malade, bien entendu, pense que sa fracture a été mal remise. N'en croyez rien, et ne critiquez jamais vos confrères, en leur attribuant ce résultat imparfait. Sans doute il pourrait tenir à une incurie, mais il tient bien plutôt à cette irréductibilité sur laquelle j'ai déjà, en diverses occasions, appelé votre attention.

III. Voici maintenant un troisième malade, âgé de quarante ans, qui a eu sa fracture de jambe il y a trois ans. Il en a bien guéri, n'a pas conservé de saillie du fragment supérieur, et, à partir du sixième mois, a pu marcher assez facilement, ne conservant aucune roideur articulaire ou tendineuse. Seulement, le tibia est resté volumineux au niveau, au-dessus et au-dessous de l'endroit fracturé. Ce n'est pas le cal seul qui donne cet excès de volume, comme le fait quelquefois le cal périphérique, de la sixième à la douzième semaine qui suit l'accident. Non; si le cal (celui que Dupuytren appelait provisoire) a été très-volumineux un moment, il ne l'est plus aujourd'hui, parce qu'il s'est résorbé, comme cela a lieu d'habitude. Mais le tibia s'est hypertrophié, et est resté tel depuis la fin du traitement, c'est-à-dire que l'ostéite qui s'est développée pendant et pour la consolidation, a dépassé, sans que nous puissions dire pourquoi, les limites qui étaient nécessaires à la formation du cal, elle s'est propagée à presque toute la diaphyse, et y a pris les caractères de l'ostéite hypertrophiante, tout en conservant, au niveau des fragments, ceux de l'ostéite réparatrice. Aujourd'hui, ce n'est plus une ostéite, si vous voulez, puisqu'il n'y a plus de douleurs continues; c'est ce que nous appelons l'hyperostose, et cette lésion, qui d'ailleurs est sans inconvénient, est absolument irrémédiable.

III. *Fracture consolidée depuis un an, persistance de douleurs à forme névralgique (ostéo-névralgie du tibia).* — Nous avons vu, messieurs, revenir, ces jours derniers, à la consultation (Pitié, 1866), une femme de trente-deux ans, que j'ai soignée, il y a plus d'un an, d'une fracture de la jambe gauche, au-dessus de la partie moyenne. Le déplacement était peu considérable. J'ai employé d'abord l'appareil de Scultet, et, plus tard, le bandage plâtré. Nous avons remarqué, pendant le traitement, des souffrances plus prolongées et plus longues que chez les autres malades. Elle se plaignait tous les matins d'avoir mal dormi, et d'avoir eu, pendant la nuit, des battements, des élancements au niveau de la fracture. Vous savez que les douleurs sont très-ordinaires pendant les huit ou dix premiers jours. Vous savez qu'elles vont habituellement en s'affaiblissant, et qu'à partir du douzième jour environ, elles n'existent plus, ou bien ne se reproduisent que si les malades remuent trop, s'asseyent dans leur lit; en tout cas elles sont passagères. Eh bien, chez la malade dont je vous parle, les douleurs se sont prolongées jusqu'à la fin du traitement. Elles survenaient sans aucun mouvement, étaient presque continuelles, mais s'exaspéraient beaucoup la nuit. De plus, au quarante-cinquième jour, lorsque j'ai enlevé l'appareil plâtré, la consolidation n'était pas finie, j'ai dû tenir encore la jambe dans l'immobilité sur le coussin-gouttière dont je vous ai parlé quelquefois, je lui ai donné de 2 à 4 grammes de phosphate de chaux par jour; et ce n'est qu'au bout de trois mois que la mobilité anormale n'a plus été constatée. C'est chose très-ordinaire que ce retard coïncidant avec une consolidation douloureuse. Je l'attribue à ce que l'ostéite réparatrice est troublée, et prend cette forme, longuement douloureuse, avec laquelle coïncide l'organisation lente du cal.

Cette femme nous a quittés depuis un an; elle marche sans béquilles, mais avec peine, et est venue nous consulter pour la douleur qu'elle ressent encore dans la jambe. Cette douleur est bien plus supportable que pendant le traitement; elle est modérée tant que la malade est assise, mais elle prend une notable intensité quand la marche a duré vingt à trente minutes. Il faut alors s'arrêter et s'asseoir pour qu'elle diminue. Elle revient aussi quelquefois la nuit sans cause appréciable. Au moindre choc d'un corps extérieur, elle prend une nouvelle intensité.

Nous avons examiné ensemble cette jambe. Vous avez reconnu avec moi un cal très-régulier, et, à part un très-léger gonflement, auquel je ne peux pas donner le nom d'hyperostose, au niveau de la fracture, la conformation est excellente. Mais la pression en ce point éveille la douleur. Qu'est-ce donc que cette douleur persistante? Je ne peux pas la placer ailleurs que dans le tibia, et comme nous sommes convenus d'expliquer par une ostéite tous les phénomènes anatomo-physiologiques qui surviennent du côté des os, après les fractures et pendant leur consolidation, je suis obligé de vous dire que cette femme a eu une ostéite, comme tous ceux qui ont une fracture, mais que cette ostéite, sans avoir pris la forme suppurative, et sans montrer aucune tendance à la prendre, a différé de celles que nous voyons en pareil cas par l'intensité et la persévérance de la douleur. Je me sers depuis longtemps du mot *ostéite à forme névralgique* pour indiquer cette variété que nous observons aussi quelquefois indépendamment des fractures, et dont il m'est impossible de vous donner une explication anatomique ou physiologique satisfaisante.

Quant au *pronostic*, j'espère, en m'appuyant sur quelques faits analogues, que cette sensibilité anormale disparaîtra avec le temps. Mais faudra-t-il encore une, deux, trois années? Je ne saurais le dire.

J'ai conseillé à la malade des frictions avec le liniment chloroformé et l'emploi d'un bandage roulé ou ouaté. J'ai vu quelquefois la compression, au moyen de ce bandage, amoindrir sensiblement la douleur, et l'appareil a cet autre avantage de soustraire la jambe aux petits chocs qui réveillent la douleur, et dont le renouvellement contribue sans doute à entretenir l'état douloureux.

Ce fait m'en rappelle deux autres analogues.

J'ai observé le premier en 1857 et 1858, à l'hôpital Cochin, sur un mécanicien âgé de 41 ans, nommé Pierre D. Sa fracture, qui était sur la jambe gauche, l'a retenu à l'hôpital depuis le 18 septembre 1857 jusqu'au 20 mars 1858 (six mois). Au bout de ce temps elle n'était pas encore consolidée. Le malade, fatigué de l'hôpital, a voulu sortir avec un nouvel appareil plâtré que je lui ai retiré trois semaines après, le 8 avril. C'est alors seulement que, ne trouvant plus de mobilité, j'ai regardé la consolidation comme faite. Il a donc fallu sept mois moins dix jours pour arriver à ce résultat. Eh bien! pendant tout ce temps, le malade, qui n'était ni pusillanime ni trompeur, n'a pas cessé de se plaindre de souffrances quotidiennes et nocturnes, tantôt avec crampes, tantôt sans crampes, qui résistaient à l'opium, ou n'étaient amoindries que très-imparfaitement par ce médicament, enfin de sommeil incomplet par suite de ces souffrances. On eût pu croire à un abcès profond du tibia, et il n'en a jamais eu. Rien d'ailleurs, dans la constitution et les antécédents, ne pouvait expliquer ces souffrances rebelles; le malade n'était même pas nerveux. De même que la femme dont je vous parlais tout à l'heure, il n'a jamais eu la syphilis; je l'ai questionné et examiné à ce sujet nombre de fois, pour arriver à un résultat négatif. Rien non plus dans la blessure ne nous donnait une explication du problème. Il y avait eu peu de déplacement, et la réduction avait été très-facile. Nous avons noté seulement que la fracture avait été produite par cause directe : une grande porte en bois, que cet homme aidait à mettre sur pied, avait échappé, et le bord de cette porte était venu, commé en fauchant, atteindre la jambe gauche. Mais combien ne voyons-nous pas de fractures par cause directe guérir sans cette prolongation de souffrances !

J'ai revu ce malade pendant plus d'une année, parce qu'il continuait à souffrir, de moins en moins, il est vrai, mais toujours très-notablement, pendant la marche. Je lui ai prescrit le bandage roulé et ouaté, les frictions avec un liniment au chloroforme; à l'intérieur l'iodure de potassium, le valérianate d'ammoniaque. Je ne suis pas autorisé à vous dire qu'un de ces moyens ait été plus efficace que les autres. Je sais seulement que peu à peu les douleurs se sont amoindries. Puis je n'ai plus revu le patient, et je suppose qu'à la fin la sensibilité s'est éteinte.

L'autre malade est une dame du monde, âgée de trente-neuf ans, impressionnable et très-nerveuse, qui a souffert cruellement pendant trois mois, sans que la fracture (de la jambe droite), très-simple d'ailleurs, se consolidât. Ce n'est que dans le cours du quatrième mois que la mobilité avait enfin disparu. Trois ans se sont passés depuis ce moment, et la malade marche encore avec douleur et en se servant d'une canne. Tous les mouvements et tous les contacts réveillent les souffrances, et cependant il n'y a pas eu d'abcès, et la syphilis ne peut pas être mise en cause un seul moment.

Quel autre nom que celui d'*ostéite à forme névralgique* pour les premiers temps de la maladie, et d'*ostéo-névralgie* pour la période plus avancée, dans laquelle il est difficile de croire à la persistance d'un travail inflammatoire, en l'absence de suppuration et de gonflement nouveau ; quel autre nom, dis-je, pouvons-nous trouver pour indiquer ces formes douloureuses insolites ?

IV. *Fracture consolidée depuis six mois, persistance d'arthrite douloureuse.* — Il s'agit ici d'une femme de cinquante-huit ans que j'ai traitée d'une fracture simple des deux os de la jambe droite au tiers inférieur, il y a six mois. La consolidation n'a été ni très-douloureuse ni lente. Au bout de deux mois et demi, la malade a quitté l'hôpital, ne pouvant marcher que sur des béquilles, et souffrant évidemment de l'articulation tibio-tarsienne. J'ai alors exprimé la crainte que l'arthrite persistât encore longtemps, que peut-être même elle ne disparût jamais, l'âge de la malade et les douleurs rhumatismales qu'elle a souvent éprouvées me faisant penser que son arthrite pouvait prendre la forme chronique et incurable de l'arthrite sèche des vieillards. Aujourd'hui, six mois après l'accident, la partie inférieure du tibia et la malléole interne sont hypertrophiées ; il y a de plus un gonflement notable du cou-de-pied ; les mouvements spontanés de l'articulation sont très-limités ; les mouvements communiqués eux-mêmes ont peu d'étendue, réveillent la souffrance et s'accompagnent de quelques craquements. Il y a donc là une arthrite persistante qui me paraît appartenir à la catégorie des arthrites sèches. La malade va être tenue au repos, aux frictions calmantes, aux cataplasmes, pendant deux ou trois semaines. Je lui ferai prendre quelques douches et bains sulfureux. Nous obtiendrons ainsi une amélioration. Mais je n'ose pas espérer la guérison entière, que je croirais possible au contraire si le sujet était plus jeune. Je crains que cette femme ne soit condamnée à marcher toujours avec des béquilles et très-lentement, et qu'une admission à la Salpêtrière ne soit pour elle la seule ressource utile à lui proposer.

V. *Fracture de la jambe guérie avec une rotation en dehors du fragment supérieur (déplacement consécutif).* — J'ai encore à appeler votre attention sur un malade que j'ai traité, dans le service, d'une fracture de la jambe gauche, avec forme en V sur le tibia, fracture simple d'ailleurs, mais que je n'ai pu réduire complétement, ainsi que cela arrive assez souvent pour les fractures en V. Je l'ai mis dans la gouttière en fil de fer dont je vous ai souvent parlé, et j'ai établi une compression sur toute la longueur du fragment supérieur, en évitant, comme toujours, de faire porter cette compression sur la pointe, au niveau de laquelle une eschare aurait pu survenir. Ce malade, qui n'est âgé que de quarante ans, souffre encore en marchant, et comme il a un gonflement notable au cou-de-pied, je le crois atteint aussi d'un reste de ces arthrites de voisinage que nous voyons après les fractures, et surtout après celles qui ont une fissure prolongée jusqu'à l'articulation, comme cela arrive souvent pour la fracture en V. Je l'ai reçu pour le laisser reposer quelques jours, et pour vous faire remarquer une difformité laissée par la fracture, difformité que j'ai déjà observée plusieurs fois, mais qui n'est pas très-fréquente. Lorsque le malade est couché, si on l'invite à placer ses deux pieds l'un à côté de l'autre, il le fait aisément, mais à la condition de tourner la cuisse et le genou en dehors. Si on l'invite à placer ses deux genoux dans la même position, alors on voit le pied et le bas de la jambe tourner en dedans, c'est-à-dire que la consolidation chez ce malade s'est faite, non-seulement avec la petite saillie du fragment supérieur que vous avez pu remarquer, mais avec un déplacement suivant la circonférence, le fragment supérieur ayant tourné autour de son axe de dedans en dehors, et l'inférieur, avec le pied, de dehors en dedans.

C'est une difformité, mais il n'en résulte pas de gêne dans la marche. Quand ce sujet sera débarrassé de son arthrite, il marchera, mais en portant toujours le pied en dedans, et en somme, lorsqu'il sera habillé, la difformité sera peu de chose.

Il y a plus de six ans que j'ai constaté, pour la première fois, cette variété de vice de conformation qui, à ma connaissance, n'a pas été indiquée par nos auteurs, et depuis je l'ai vue cinq ou six fois.

Je voudrais pouvoir vous dire à quoi elle est due, comment elle arrive et comment on pourrait la prévenir. Sur tous ces points, je suis peu avancé, et voici tout ce que j'en sais.

Le déplacement suivant la circonférence n'existe pas au début de la maladie, ou, s'il existe, il se corrige si facilement que nous n'y faisons pas grande attention. Il se montre surtout pour les fractures avec déplacement suivant l'épaisseur du fragment supérieur, difficile à réduire et à maintenir. Je ne l'ai vu, jusqu'à présent, que sur des fractures en V. Il paraît du dix-huitième au vingt-cinquième jour, alors que le malade est depuis longtemps en traitement; on a fait les premiers jours tout ce qu'il fallait faire, on a pris soin de mettre le bord interne du pied et celui de la rotule dans les rapports respectifs que j'ai indiqués. Si l'on continue, en surveillant le malade, à se préoccuper seulement de la position du pied, tout paraît aller bien; mais si, à l'époque dont je vous parle, on compare la position du pied à celle de la rotule, on s'aperçoit que celle-ci regarde en dehors. On enlève alors l'appareil pour mieux s'assurer du fait, et on constate que, le pied étant maintenu en place, c'est le fragment supérieur et avec lui le fémur qui ont tourné en dehors ; cela s'est fait peu à peu, sans douleur, le malade ne s'en est pas aperçu, et quand le chirurgien s'en aperçoit, un effet irrémédiable est produit. Car c'est en vain que vous chercheriez à corriger ce déplacement consécutif.

Pour moi, du moins, de quelque façon que je m'y sois pris, je n'y ai pas réussi, et cela se comprend. La consolidation est déjà trop avancée pour corriger la difformité. On y arriverait peut-être en faisant céder le cal par des manœuvres violentes, mais on pourrait bien encore échouer, et si l'on avait réussi, peut-être le déplacement consécutif se reproduirait-il pendant la nouvelle consolidation. Peut-être aussi l'ostéite exagérée que vous auriez produite amènerait-elle une suppuration grave. J'ai donc jugé prudent jusqu'à présent de m'en tenir à des tentatives modérées de réduction qui n'ont pas abouti.

Veuillez tirer de la notion que je vous donne ici cette première conclusion, que, malgré toute l'attention possible, il y a, après les fractures de la jambe, possibilité de vices de conformation qu'on n'a pu empêcher, et qu'au lieu d'attribuer, comme le font si facilement les gens du monde, ces mauvais résultats à l'incurie du chirurgien, il faut les expliquer par des conditions particulières et inévitables que les auteurs nos maîtres n'avaient pas assez fait ressortir. J'y ajouterai cette autre conclusion que nous ne saurions, dans ces cas de fractures difficiles, apporter trop de soins et de surveillance, pendant les premières semaines, à la situation du pied par rapport à celle de la rotule et du genou. Peut-être, si on reconnaissait cette rotation dès le début, pourrait-on y remédier au moins en partie, et être plus heureux que je ne l'ai été, moi qui ai jusqu'ici reconnu le mal à l'époque où il était trop tard pour y remédier.

QUARANTE-DEUXIÈME LEÇON.

Fractures de la jambe.

I. Fracture de la jambe gauche datant de plus d'un mois. — Oblitération veineuse. II. Consolidation retardée. — III. Pseudarthrose avec déplacement angulaire; suture du tibia; infection purulente.

MESSIEURS,

I. — Je vous ai fait remarquer, pendant la visite, le malade du n° 39 qui est en traitement dans la gouttière en fil de fer depuis plus d'un mois pour une fracture de la jambe droite. Je n'ai pu mettre d'appareil inamovible, à cause de phlyctènes multipliées et de deux petites eschares superficielles dont le pansement obligeait de laisser le membre à découvert. Ce malade nous offre depuis quelques jours un gonflement œdémateux assez considérable de la jambe et du pied. Ce gonflement, qui est survenu sans douleur, n'est pas très-rare dans le cours des fractures de jambe. Vous l'observerez plutôt sur les sujets adultes et les vieillards que chez les jeunes gens. Que signifie-t-il et que deviendra-t-il? Il signifie qu'il y a gêne dans la circulation veineuse, par suite de la coagulation du sang. Je ne crois pas qu'il s'agisse d'une thrombose de la veine fémorale; car je n'ai pas senti de cordon dur sur le trajet de cette veine, et la pression n'y a pas éveillé la douleur, qui manque rarement en pareil cas. Il s'agit plutôt d'une thrombose des veines tibiales antérieure et postérieure. Sans doute nous n'avons pas les douleurs qu'occasionne souvent la phlébite spontanée avec coagulation. Mais cette douleur manque habituellement lorsqu'il s'agit de veines du second ordre. Nous ne pouvons pas, d'autre part, sentir de cordon dur parce que ces veines sont trop profondément situées pour être accessibles à nos doigts, et l'œdème qui existe augmente encore cette difficulté. Je ne peux donc pas vous prouver par des signes physiques l'existence de la thrombose; mais je l'admets, parce que je sais qu'elle a été constatée quelquefois dans les autopsies des sujets fracturés, et aussi parce que je ne peux pas expliquer l'œdème autrement. Remarquez en effet qu'il ne s'agit pas du gonflement inflammatoire des premiers jours, puisque la tuméfaction n'est survenue que vers le 27°, et alors que depuis longtemps les phénomènes inflammatoires avaient disparu. D'autre part nous ne pouvons attribuer cet œdème ni à une maladie du foie, ni à une maladie du cœur, ni à une albuminurie, puisque l'autre pied n'est pas œdémateux, et que le sujet ne présente aucun symptôme de ces diverses maladies. Cette petite complication est instructive à deux points de vue, d'abord parce que la thrombose persistera sans doute longtemps, plusieurs mois, que l'œdème augmentera lorsque le malade commencera à se tenir debout pour marcher, et que ce gonflement s'ajoutera à toutes les autres causes que vous connaissez : rigidité articulaire et tendineuse, faiblesse musculaire, pour gêner et arrêter le rétablissement des fonctions; ensuite parce qu'elle vous explique la possibilité des embolies mortelles dont le professeur Velpeau (1) et M. Azam de Bordeaux (2) ont publié des observations. Nous-mêmes, nous avons eu, il y a deux mois, une femme qui, au 27° jour du traitement d'une fracture de la jambe, a été prise tout à coup d'oppression, d'angoisse précordiale et de lipothymie, que nous avons attribuées à une embolie pulmonaire trop peu considérable sans doute pour avoir déterminé la mort, mais qui, un peu plus considérable, aurait probablement obstrué tout le calibre de l'artère pulmonaire, et fait mourir promptement la malade.

Je voudrais pouvoir vous indiquer, comme complément de cette notion, un moyen pouvant empêcher le détachement et la migration, vers le cœur et l'artère pulmonaire, des caillots que je suppose exister dans les veines tibiales enflammées au voisinage

(1) Velpeau, *Comptes rendus de l'Académie des sciences*, 14 avril 1862.
(2) Azam, *Bull. de la Société de chirurgie*, 7 juin 1864.

de l'ostéite du cal. Mais je ne connais pas les moyens prophylactiques de l'embolie. C'est là une de ces complications malheureuses que le praticien doit connaître, mais que, dans l'état actuel de notre science, il ne peut ni empêcher ni guérir quand elle apparaît.

II. *Retard de la consolidation.* — Puisque je vous parle des phénomènes consécutifs et tardifs, je tiens à vous signaler deux malades atteints de fracture de jambe à consolidation retardée.

L'un est un garçon de 23 ans couché au n° 5 de la salle des hommes, qui était entré avec une fracture compliquée de plaie. Grâce à l'occlusion que nous avons pratiquée avec les bandelettes collodionnées, il n'y a pas eu de suppuration, et dès lors j'avais espéré que tout se passerait comme pour une fracture simple : la jambe avait été mise dans une gouttière, le malade ne souffrait pas, et quand, au bout de quarante-cinq jours, je levai l'appareil, je trouvai encore une mobilité très-accentuée; le 20 janvier, deux mois après l'accident, comme la mobilité persistait, j'appliquai un appareil inamovible dans lequel se trouve encore aujourd'hui le membre fracturé.

L'autre est une femme couchée au n° 17 de la salle Sainte-Catherine : sa fracture est moins avancée que la précédente, puisqu'elle ne compte que quarante-cinq jours; cependant la mobilité et les douleurs qui, dès le début, ont été exagérées, subsistent encore, et nous obligent à maintenir les moyens contentifs.

Voilà deux exemples de consolidation peu avancée : mais notez bien que je ne dispas non consolidation, pseudarthrose. Il ne faut pas, en effet, confondre un retard avec une impossibilité de consolidation, et aller, comme Norris, pratiquer des opérations pour des cas qui, sans doute, auraient guéri par l'immobilité. Quant à moi, j'admets qu'il faut au moins un an avant de prononcer le mot pseudarthrose pour les fractures de la jambe. Mais à quoi peut-on attribuer ce retard chez nos malades? je vous avoue que je ne trouve pas de cause. On a invoqué la syphilis, le scorbut, la grossesse, l'allaitement pour expliquer les pseudarthroses. Je ne puis constater ici l'existence d'aucune de ces causes générales, et, si tant est que la syphilis retarde la consolidation, nos malades ne l'ont pas eue. Si nous envisageons les causes locales, nous trouvons, comme pouvant expliquer le retard de consolidation, un défaut de contention, mais ici l'immobilité a été trop bien maintenue pour que nous puissions songer à cette cause. Enfin il serait permis de croire qu'il y a entre les fragments une portion de tendon, de muscle, d'aponévrose, ou une esquille qui, par son interposition, empêche le cal de s'établir, mais c'est là une chose que l'on ne peut reconnaître, et à laquelle, du reste, il ne serait pas possible de porter remède.

Nous continuerons donc à maintenir les membres de nos malades dans l'immobilité la plus complète, et nous donnerons à l'intérieur du phosphate de chaux pour activer la formation d'un cal osseux.

III. *Fracture ancienne non consolidée* ou *pseudarthrose, avec déformation angulaire, de la jambe. — Suture des os. — Infection purulente. — Mort.* — Messieurs, les pseudarthroses par non-consolidation des fractures de la jambe sont excessivement rares. Vous m'entendez quelquefois parler de retards, mais vous n'avez vu aucun de nos malades rester sans consolidation. Depuis trente ans que je pratique dans les hôpitaux de Paris, je n'ai pas vu une seule des fractures de jambe qu'il m'a été donné de soigner, rester à l'état de pseudarthrose. Je m'étonne donc de lire dans l'ouvrage de Malgaigne (p. 310), à propos du séton appliqué aux pseudarthroses, une statistique dans laquelle se trouvent indiquées :

> 30 pseudarthroses de l'humérus,
> 18 du fémur,
> 14 de la jambe et du tibia seul.

Je tiens à vous mettre en garde de nouveau contre l'interprétation qui a été donnée à certaines observations dans cette statistique, et contre l'abus qui a été fait des opérations destinées à guérir les pseudarthroses.

L'erreur tient à deux causes : d'abord à ce qu'à une certaine époque, au commencement de notre siècle, lorsque les opérations de séton et de résection ont été proposées, quelques chirurgiens, en Amérique, ont confondu les retards de consolidation avec les non-consolidations, et ont déclaré passées à l'état de pseudarthroses des fractures qui offraient encore de la mobilité le deuxième et le troisième mois. Or nous savons aujourd'hui que ces fractures-là finissent par se consolider après quatre, cinq ou six mois de traitement. La seconde cause est qu'on n'a pas assez distingué, parmi les pseudarthroses, celles qu'on observait ou croyait observer sur des sujets régulièrement traités, et celles que présentaient des malades restés sans traitement et dont le membre n'avait jamais été réduit. Or soyez certains, messieurs, que les pseudarthroses, non-seulement pour la jambe, mais aussi pour l'humérus et le fémur, sont excessivement rares sur les sujets qui ont été convenablement traités, et qui l'ont été avec persévérance. Si l'on défalquait de la statistique de Norris les malades pour lesquels on a désespéré trop tôt de la consolidation, il ne resterait plus que ceux qui n'ont pas été traités du tout de leur blessure. Or, ceux-là sont encore extrêmement rares, attendu qu'habituellement les fractures de la jambe sont trop douloureuses pour que les malades ne se soumettent pas au repos et trop faciles à reconnaître pour qu'on n'en fasse pas le diagnostic, et que ce diagnostic ne conduise pas au traitement par l'immobilité.

Vous pouvez, cependant, rencontrer des sujets qui souffrent peu, et chez lesquels le diagnostic est rendu difficile par certaines conditions anatomo-pathologiques.

J'ai donné des soins à un enfant de six ans qui, trois semaines avant le moment où j'ai été appelé près de lui, était tombé. A Genève, où se trouvait alors le petit malade, le chirurgien consulté n'avait pas constaté de fracture et avait permis à l'enfant de marcher, ce qu'il fit un peu difficilement d'abord, puis sans trop de peine. Il fut ramené à Paris, où il fit un jour un faux pas, et ressentit une nouvelle douleur dans la jambe (c'était la droite). J'y trouvai vers la partie moyenne un léger gonflement qu'on m'a dit s'être prononcé depuis le jour de la première chute, une douleur à la pression sur ce point, où il n'y avait d'ailleurs pas d'ecchymose, et après plusieurs tentatives infructueuses, je sentis très-nettement une mobilité et une crépitation qui ne me laissèrent pas de doute sur l'existence d'une fracture du tibia, et probablement du tibia seul. Je pensai que cette fracture existait depuis la première chute, et ne s'était pas consolidée, ou l'avait été si incomplétement que le nouvel accident avait fait céder le cal imparfait.

Plusieurs conditions, chez les enfants et les jeunes sujets, peuvent rendre difficile le diagnostic, non-seulement d'une fracture du tibia, mais aussi d'une fracture simultanée du tibia et du péroné. La première est la conservation, au niveau de la fracture, du périoste, qui joue le rôle de moyen d'union. La seconde est la disposition dentelée, avec engrènement réciproque de toutes les dentelures et des petites excavations qui leur correspondent sur l'autre fragment. Ces deux conditions qui, d'ailleurs, peuvent très-bien exister ensemble, non-seulement s'opposent au déplacement, mais peuvent empêcher de saisir la mobilité et la crépitation.

Sur un jeune homme que j'ai soigné en 1865, à la Pitié, et sur la jambe droite duquel était passée la roue d'un fiacre non chargé, je n'ai pu, les premiers jours, reconnaître une fracture, et après plusieurs explorations, je m'en étais tenu au diagnostic *contusion de la jambe*. Le malade ne se levait pas parce qu'il souffrait debout, mais il remuait tant qu'il voulait dans son lit. Ce fut seulement le dix-huitième jour qu'une petite saillie anormale se montrant, je fus entraîné à explorer de nouveau, et je sentis alors une crépitation fine et une mobilité indiquant une fracture du tibia, que j'avais méconnue d'abord, pour les raisons que j'ai exposées.

Supposez que, sur mon petit malade de la ville, et sur ce dernier de la Pitié, de nouvelles explorations n'aient pas été faites, et qu'ils aient continué à marcher. Sans doute une consolidation eût encore été possible à la rigueur ; mais elle aurait aussi pu manquer, et la pseudarthrose se fût établie.

C'est ainsi sans doute que les choses se sont passées chez le jeune homme de dix-neuf ans, très-vigoureux, qui nous est entré salle Saint-Louis, n° 50, le 27 novembre 1866. Il nous raconte qu'en décembre 1864 (il avait alors 17 ans), il a reçu d'un de ses camarades un violent coup de bâton au bas de la jambe gauche. Il souffrit, mais ne tomba pas, ne fut pas obligé de garder le lit, et continua à marcher en boitant, sans consulter personne. Il sait seulement qu'une petite grosseur avait apparu dans l'endroit frappé. Un mois après cet accident, il tomba en voulant sauter un fossé. Cette même jambe le fit beaucoup souffrir, et il fut obligé de se faire reporter chez lui, où il garda le lit quelques jours, au bout desquels il reprit ses occupations d'employé dans une usine. Seulement il ne pouvait plus supporter la fatigue ; sa jambe le faisait souffrir après quelques heures de marche.

Un peu plus tard il tomba de nouveau et entra à l'Hôtel-Dieu, où il resta une dizaine de jours, sans qu'on lui eût parlé d'une fracture. A partir de ce moment, il marcha de plus en plus difficilement, sans pouvoir poser le pied à terre, puis s'aperçut que son pied se déviait en dehors, et que sa jambe s'infléchissait, en formant un angle antérieur et interne. Cette mauvaise conformation augmenta encore à la suite d'une manœuvre que lui fit un rebouteur.

Aujourd'hui nous sommes frappés de la difformité de ce membre. Le pied et le bas de la jambe sont portés en dehors, et la jambe présente à sa partie antérieure et interne un angle dont le sinus est tourné en dehors, comme le représente la figure 27. En saisissant la jambe au-dessus et au-dessous de cet angle, on sent une mobilité d'avant en arrière et transversalement, qui n'est pas prononcée, mais qui ne permet pas de douter de l'existence d'une fracture incomplétement consolidée, d'une pseudarthrose avec cal vicieux inachevé. Le malade du reste ne peut marcher, depuis environ six mois, qu'avec une jambe de bois sur laquelle il assujettit son genou. Il déclare qu'il ne veut pas rester dans cet état, qu'à tout prix il veut qu'on redresse et qu'on solidifie sa jambe. Cette déclaration, il nous l'a répétée avec tant d'insistance

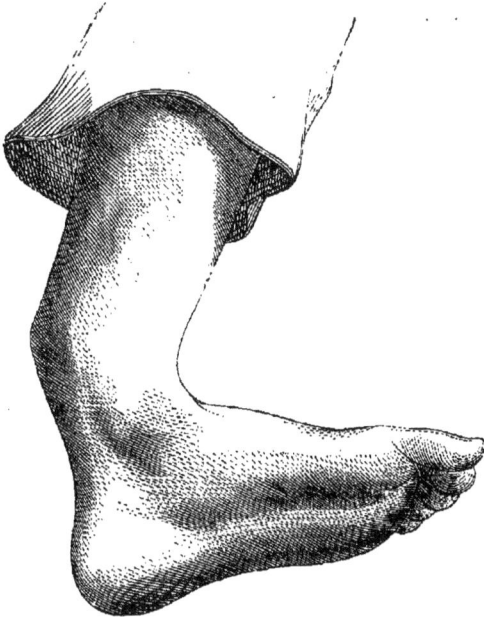

Fig. 27. — Pseudarthrose angulaire de la jambe gauche.

depuis huit jours qu'il est entré dans nos salles, que je me décide aujourd'hui à lui pratiquer la résection oblique, suivie de suture des deux fragments.

L'opération a été faite de la manière suivante : Une incision longue d'environ 8 centimètres et parallèle à l'axe du membre est pratiquée sur la partie antérieure de la jambe. Sur chacune des lèvres de cette incision en tombe une autre transversale d'environ 2 centimètres. Les quatre lambeaux résultant de ces incisions sont disséqués, et l'angle que forment les deux fragments du tibia est mis à nu. Je coupe alors le tissu fibreux intermédiaire qui réunit ces fragments, et mettant à découvert l'inférieur, je fais avec une petite scie à main, sur les faces interne et postérieure de ce fragment, une section oblique de haut en bas et de dehors en dedans. Je fais ensuite saillir le fragment supérieur, et je pratique, aux dépens de sa face externe et de son bord antérieur, une section également oblique de haut en bas et de dehors en dedans, de telle façon que, les deux surfaces sciées regardant celle du fragment inférieur en dedans, celle du fragment supérieur en dehors, je puisse les affronter exactement. Je ramène ensuite le membre dans la direction normale; j'y parviens avec peine et après de grands efforts; je perfore les deux fragments avec un foret, j'engage par cette voie un fil d'argent double et enroulé, que je serre en le tordant. Le membre a été placé ensuite dans une gouttière en fil de fer garnie de coton et de taffetas, et la plaie, qui n'a pas été réunie, a été couverte d'un pansement simple au cérat.

En somme, l'opération que vous m'avez vu pratiquer a été une opération mixte de résection et de suture. La résection sans suture avait été faite en 1760 par White, et ensuite par un certain nombre de chirurgiens anglais et américains. Puis, la résection suivie de suture a été faite en 1825 par Kearney Rodgers, chirurgien américain, et par Flaubert de Rouen, dont les deux observations ont été rapportées par le docteur Laloy (1). Il est vrai que, dans ces cas, il s'agissait de pseudarthrose de l'humérus, et dans tous, excepté dans la seconde de Flaubert, de section faite perpendiculairement au grand axe de l'os. Mon opération a ceci de particulier qu'elle a été pratiquée pour une pseudarthrose du tibia, que, conformément au précepte donné par Flaubert, après sa seconde observation (qui était, si je ne me trompe, un cas de cal vicieux et non de pseudarthrose) j'ai fait sur les deux fragments une section oblique en sens inverse et que je les ai réunis par une suture.

(1) Laloy, *Thèses de Paris*, 1839.

Mon malade a malheureusement été pris d'une infection purulente dix jours après l'opération, et a succombé le 27 décembre. Je mets sous vos yeux ses poumons et sa rate, sur lesquels vous constatez de nombreux abcès métastatiques. Il y avait de plus un épanchement séro-purulent dans les deux plèvres, une arthrite suppurée du genou au-dessus de la fracture, et une suppuration abondante entre les fragments, qui, toujours en contact au moyen de la suture, ne sont pas réunis par un commencement de cal.

TITRE CINQUIÈME.

OSTÉITE TRAUMATIQUE ET NÉCROSE.

QUARANTE-TROISIÈME LEÇON.

Ostéite traumatique suppurée des os longs (1).

Blessures exposées des os. — Ostéo-myélite aiguë, suppurante et putride. — Ses relations avec les septicémies (fièvre traumatique et infection purulente). — Ses caractères anatomiques. — Sa coïncidence avec la phlébite simple et la phlébite putride.

MESSIEURS,

Je saisis avec empressement l'occasion qui se présente aujourd'hui, de mettre sous vos yeux les pièces provenant de trois sujets qui ont succombé, l'un à la fièvre traumatique intense, et les deux autres à l'infection purulente, après des lésions qui avaient mis des os au contact de l'air, et les avaient exposés à l'ostéite traumatique suppurante.

Dans d'autres occasions, je vous parlerai de la relation qui existe entre l'ostéite traumatique suppurante aiguë et ces deux graves maladies qu'elle engendre souvent : la fièvre traumatique et l'infection purulente ou pyohémie.

Aujourd'hui, je laisse de côté ces dernières, pour fixer seulement votre attention sur la première, c'est-à-dire sur l'ostéite et l'ostéo-myélite traumatique suppurantes, que vous ne trouvez

---

(1) Je n'ai pas consacré de leçon spéciale à l'ostéite non suppurée traumatique, et à l'ostéite suppurée non traumatique, car ces sujets sont traités en partie dans les leçons que j'ai consacrées soit à la complication des fractures, page 106, soit aux ostéites épiphysaires des adolescents (page 165 et suiv.). Je renvoie d'ailleurs à l'article OSTÉITE du *Nouveau dictionnaire de médecine et de chirurgie pratiques*, Paris, 1878, tome XXV, les lecteurs qui voudront se mettre au courant de ces questions.

pas décrite dans nos auteurs classiques avec tous les détails qu'elle mérite.

I. Voyez, d'abord, ces deux tibias : ils ont appartenu à celui de nos blessés qui était entré, il y a six jours, pour une fracture de la partie moyenne de la jambe droite, compliquée d'une plaie contuse assez étendue. La peau ne s'était pas gangrenée, la plaie s'était couverte des caillots sanguins, des exsudats et des petites eschares superficielles que nous ne voyons guère manquer dans la première période, celle pendant laquelle la suppuration de la plaie contuse se prépare. En même temps il s'était échappé des couches superficielles et profondes un liquide séro-sanguinolent abondant et fétide. Le malade avait été pris, vingt-quatre heures après son entrée, d'une fièvre ardente avec 125 à 140 pulsations, la température montant à 40°,6 le soir, variant entre 39°,5 et 40 degrés le matin. Puis, au bout de deux jours, le délire était survenu, il avait fallu attacher le malade; enfin le ventre s'était ballonné, et au bout de six jours, pendant lesquels la jambe avait notablement augmenté de volume et la plaie n'avait pas cessé de fournir le suintement fétide abondant et rougeâtre, dont je vous parlais tout à l'heure, au bout de six jours, dis-je, la mort est survenue.

Les accidents fébriles n'avaient pas été précédés de frisson.

A l'autopsie, nous n'avons trouvé aucune des lésions viscérales de l'infection purulente. Il y a plus, nous n'avons constaté aucune lésion appréciable, ni du côté de l'encéphale, ni du côté de la poitrine et du ventre. La seule chose qui nous ait frappés, c'est le gonflement et la friabilité de la rate, et la distension des intestins par le même météorisme que nous avions remarqué pendant les derniers jours de la vie. Il est donc évident que le malade a succombé à une de ces maladies fébriles, sans lésion appréciable, sur la nature desquelles on peut discuter longtemps sans s'entendre, ou du moins sans convaincre ceux qui tiennent à des démonstrations matérielles évidentes pour appuyer l'explication de la mort. Sans m'arrêter sur cette discussion, je me contenterai de vous dire que, pour moi, d'après les résultats négatifs de l'autopsie, le malade a succombé à ce que nous appelons depuis Dupuytren (1) la *fièvre traumatique intense*, et à ce que, d'après notre manière de voir moderne, nous considérons comme une des variétés de la septicémie traumatique, savoir la septicémie aiguë et primitive ou encore l'infection putride aiguë.

Mais revenons à l'examen des os.

Voici d'abord le tibia du côté sain. A l'extérieur il n'offrait rien de particulier. Mais je l'ai cassé avec un marteau pour en voir l'intérieur; vous y trouvez la substance médullaire du corps et celle du tissu spongieux des extrémités, avec sa couleur jaune rougeâtre. L'injection est plus prononcée que sur beaucoup de sujets, et pourrait être considérée comme hyperémique. Mais rappelez-vous que rien ne varie, suivant les sujets, comme les proportions de la partie vasculaire et de la partie graisseuse de la moelle des os. Ici l'élément vasculaire est très-développé; mais vous trouvez cependant la couleur jaune de la graisse; celle-ci s'écrase facilement sous le doigt, sans cependant être fluide; en la frottant sur le papier, comme je le fais en ce moment, elle y laisse de grandes taches huileuses. Son aspect est partout le même; vous n'y voyez ni épanchements sanguins, ni dépôts plastiques, et surtout vous ne constatez pas l'odeur fétide qui rappelle celle de la putréfaction ou de la macération des os.

Examinez, par comparaison, l'autre tibia, celui qui avait été fracturé, et fracturé par cause indirecte (le malade était tombé en courant, et le fragment supérieur avait traversé la peau). Entre les deux fragments principaux, car la fracture est un peu comminutive, vous voyez des caillots sanguins ramollis, qui s'écrasent sous les doigts et qui donnent une odeur très-fétide; dans le canal médullaire de ces fragments (que j'ai divisés à coups de marteau), vous trouvez une substance beaucoup plus foncée que celle du côté opposé, plus molle, et surtout d'une

(1) Dupuytren, *Leçons orales*, t. IV.

odeur fétide. Cette substance n'offre que par places, et encore sur des places peu étendues, la couleur jaune de la graisse; elle huile beaucoup moins le papier. Sur deux points, vous apercevez des dépôts blanchâtres également fétides, qui sont des produits d'inflammation. Ces lésions remontent jusqu'à 2 et 3 centimètres au delà de la solution de continuité, et même, sur le fragment supérieur, elles se continuent jusque dans le tissu spongieux de l'extrémité.

Si vous voyiez la moelle osseuse de ce côté seulement, vous pourriez, comme cela est arrivé à beaucoup de nos prédécesseurs, ne pas apprécier l'état morbide très-considérable, selon moi, en présence duquel nous nous trouvons. Mais si vous tenez compte des différences avec le côté opposé, vous ne doutez pas que vous avez sous les yeux une substance médullaire profondément altérée, et dont les altérations consistent surtout en une combinaison intime de la graisse et de la substance albuminoïde avec le sang sorti des vaisseaux déchirés, une disparition, soit par résorption, soit par écoulement au dehors, d'une partie de cette graisse, et enfin une décomposition putride, tant du sang infiltré que de la moelle elle-même et des produits exsudés. Il s'est passé là quelque chose d'analogue à ce qui s'est passé sur la plaie des parties molles et à ce qui se passe toujours dans la première période des plaies contuses se préparant à suppurer, lorsque nous ne mettons pas en usage un de ces pansements modernes qui ont pour résultat de diminuer et de modifier le travail inflammatoire primitif. Les tissus, exposés à l'air par le fait de l'accident, se sont enflammés, se sont en partie gangrenés et sont devenus putrides. Seulement ici la putridité a envahi des parties graisseuses, en même temps que le sang enfermé dans une cavité à peu près incompressible, où l'air a pénétré facilement aussitôt qu'une petite place a été faite par l'évacuation d'une partie des liquides. Notez, d'autre part, que cette putridité a envahi celle des graisses de notre économie qui est la mieux abritée et la plus cachée à l'état normal, et qui pour cette raison peut-être supporte moins facilement que toute autre les conséquences de l'exposition à l'air.

Quand bien même on ne voudrait pas admettre que cette lésion a la gravité que je lui attribue, en la considérant comme le point de départ de la résorption putride qui cause la septicémie, vous accepterez toujours avec moi que cette décomposition des matériaux graisseux et sanguins, au fond d'une cavité osseuse, doit être signalée.

Nos prédécesseurs ne s'en étaient nullement occupés, et ceux qui, de nos jours, ont le mérite d'avoir attaché leurs noms à la description de l'ostéo-myélite, notamment Reynaud (1), Chassaignac (2), Tharsile Valette (3) et Jules Roux (4), ont omis de décrire la première période de cette ostéo-myélite.

Ils ont surtout parlé de la période de suppuration. Ils ont bien dit qu'avant la suppuration il y avait une hyperémie et des exsudats; mais ils n'ont pas décrit cette forme tout à la fois exsudative et putride, qui n'est pas encore la gangrène, mais qui en est très-voisine, qui même est quelquefois la gangrène par places. Elle est la conséquence, possible mais non pas inévitable, des fractures compliquées de plaies ou exposées, et je la considère comme une des formes de l'ostéo-myélite. Je l'appelle *ostéo-myélite putride*, précédant la suppuration ou primitive. Je pourrais même, tenant compte de la propagation de la médullite au oin dans le canal médullaire, l'appeler *ostéo-myélite putride et diffuse*.

J'ai cherché si les veines voisines étaient malades. Je n'ai rien pu découvrir dans la veine nourricière, à son émergence du trou nourricier. Mais la veine tibiale postérieure et la veine poplitée étaient oblitérées par des caillots, sans mélange de sérosité

---

(1) Reynaud, *De l'inflammation du tissu médullaire des os longs* (*Archives générales de médecine*, 1831, t. XXVI, p. 161).

(2) Chassaignac, *Mémoire sur l'ostéo-myélite* (*Gazette médicale*, 1854).

(3) Th. Valette, *Gazette des hôpitaux*, 1855, p. 594.

(4) J. Roux, *De l'ostéo-myélite et des amputations secondaires à la suite des coups de feu* (*Mém. de l'Acad. de méd.*, 1860, t. XXIV, p. 537 avec pl.).

ni de pus et sans la fluidité et la mauvaise odeur du sang coagulé. Je n'ai pas trouvé la membrane interne de la veine épaissie, et je ne suis pas autorisé à vous dire que cette veine était très-positivement enflammée. Je pourrais donc m'en tenir à la dénomination de coagulation spontanée ou thrombose, accompagnant l'ostéo-myélite putride. J'aurai souvent l'occasion de vous signaler la fréquence de la coïncidence des lésions veineuses avec les ostéo-myélites, et de discuter la nature des premières. Aujourd'hui, je me contente de vous faire observer que, s'il est permis de mettre en doute, pour ce cas et pour d'autres qui lui ressemblent, la réalité de l'inflammation de la surface interne de la veine, il y a, d'un autre côté, des raisons pour admettre cette inflammation, et comme le sang contenu dans les veines ainsi malades présente des différences capitales, suivant qu'il a conservé ses caractères chimiques ou qu'il les a perdus en se décomposant et devenant putride, suivant aussi qu'il remplit la veine à lui seul ou qu'il est mélangé avec du pus, lequel ne peut être attribué à autre chose qu'à une phlébite, je continue à admettre, pour les cas de ce genre, la phlébite, je dis seulement qu'ici il s'agit d'une phlébite coagulante et non putride.

II. — Examinez maintenant cette moitié supérieure du fémur droit.

Elle provient d'un malade âgé de trente-deux ans, auquel j'avais pratiqué, il y a dix-huit jours, l'amputation de la cuisse, pour une tumeur blanche du genou. Il a été emporté par une infection purulente, dont le premier frisson s'est montré le dixième jour et qui avait été précédée d'une fièvre traumatique intense.

Vous savez que nous avons trouvé des abcès métastatiques dans les deux poumons. Mais ce que je tiens à vous faire étudier spécialement aujourd'hui, ce sont les lésions de ce fémur.

Vous remarquez d'abord que le périoste a disparu sur tout le contour de l'os, et à une hauteur de deux centimètres. Qu'est-il devenu? a-t-il été détruit par la gangrène? a-t-il été résorbé? il est fort difficile de donner une réponse satisfaisante à ces questions, parce que, sur le vivant, nous ne voyons pas la succession des phénomènes. Nous pratiquons une amputation. Nous laissons l'os recouvert de ses parties molles, et nous nous gardons bien de soulever, chaque jour, ces dernières pour voir ce qui se passe sur le premier. Et quand nous pouvons examiner, soit pendant la vie, soit après la mort, nous ne trouvons plus le revêtement périostique et nous ne pouvons pas savoir comment il a disparu; seulement rappelez-vous que Reynaud (1) a signalé cette particularité remarquable qu'en pareil cas la moelle est enflammée et suppurée à une hauteur à peu près semblable à celle à laquelle remonte la destruction du périoste.

Ici, nous avons cassé le fémur et nous avons trouvé, en effet, la moelle altérée et même un peu plus haut que le périoste. L'altération consiste, comme vous voyez, en une diminution de volume, qui a laissé un vide et par conséquent une place à l'air, un ramollissement grisâtre et putrilagineux, et par suite une impossibilité absolue de retrouver les caractères anatomiques normaux de la substance médullaire, çà et là du pus très-fluide, mais surtout une odeur fétide, tant de la partie putrilagineuse que de la partie liquide. Je cherche si les canalicules de Clopton Havers renferment aussi du putrilage et du pus fétide; la chose n'est pas très-nette, mais cela tient, sans doute, à la ténuité des parties : car, en regardant avec la loupe, j'aperçois dans la petite cavité ouverte des canalicules un liquide grisâtre qui ressemble à du pus séreux, et d'autre part je ne trouve plus la coloration rouge indiquant la présence des vaisseaux sanguins. La plupart de ces vaisseaux semblent avoir disparu, et comme les coupes diverses du tissu compacte sont moins rosées que ne le sont celles de l'os opposé, j'en conclus que ce bout de fémur, quoique vivant encore, avait cependant perdu une partie de ses moyens de nutrition, et reportant mes souvenirs vers les malades qui, après

_____

(1) Reynaud, *loc. cit.*

une suppuration osseuse, ont une nécrose consécutive, je trouve ici la première période d'une nécrose qui aurait eu lieu inévitablement, si la pyohémie mortelle n'était pas intervenue.

Le point capital sur cette pièce, c'est l'altération profonde de la moelle, sa transformation en un putrilage sordide et sa suppuration fétide, lésions qui tiennent, sans doute, en partie à la nature de l'inflammation, et en grande partie à l'influence décomposante, sur cette moelle enflammée, de l'air extérieur confiné dans la cavité incessamment béante du canal médullaire; et comme les canalicules de Havers présentent aussi cette condition de béance continuelle, c'est un motif de plus pour me faire croire à la coïncidence de la suppuration putride dans ces conduits avec celle qui a lieu dans le grand canal central.

Quoi qu'il en soit, je vois là le second degré de la maladie dont je vous montrais, sur la précédente pièce, un premier degré. C'est encore une ostéo-myélite putride, seulement la putridité ne porte plus sur le sang infiltré et épanché, elle s'est faite aux dépens des restes de la moelle profondément transformée et aux dépens du pus. C'est en un mot l'ostéo-myélite putride consécutive, ou, si vous voulez, l'ostéo-myélite suppurée putride.

Retenez bien ce fait et sa coïncidence avec l'infection purulente, car le jour où je discuterai devant vous la pathogénie de cette dernière, je vous le rappellerai à l'appui de l'opinion que j'émettrai sur cette pathogénie.

Une dernière remarque : la veine crurale, que je mets sous vos yeux, est remplie de caillots ramollis, et çà et là d'un pus séreux fétide. Sa membrane interne est légèrement épaissie et friable; sa tunique celluleuse est également épaissie. Ce sont bien là les caractères anatomiques de la phlébite, et puisque la matière contenue dans le vaisseau a subi, comme celle de la moelle, la décomposition putride, j'en conclus que nous sommes en présence d'une phlébite putride. Je cherche vainement une communication vasculaire directe entre la moelle et la veine crurale. D'une part, la scie ayant porté au-dessus du trou nourricier, je ne peux trouver la veine nourricière, la seule qui fût assez grosse pour être isolée facilement avec le scalpel. D'autre part, les veines secondaires qui, à la rigueur, pourraient établir la communication sont trop petites pour être aperçues, et beaucoup d'entre elles ont sans doute disparu par suite du commencement de mortification dont la moelle et la substance compacte elle-même étaient le siége.

Vous le voyez, je suis, comme je l'étais tout à l'heure, frappé de la coïncidence de l'ostéo-myélite et de la phlébite, je me préoccupe de la possibilité d'une relation pathogénique entre elles, je voudrais savoir si la phlébite suppurée se développe d'une façon indépendante, ou si elle doit son origine au transport dans les veines de putridités provenant de la moelle et charriées par les veinules qui sortent de l'os. Mais je n'ai pas de démonstration, et je suis obligé de m'en tenir à la coïncidence, en vous signalant toutefois avec insistance qu'il y a ici une phlébite putride, en même temps qu'une ostéo-myélite putride.

Je ne prétends pas dire que les deux choses coexistent toujours. Je vous montrais tout à l'heure une ostéo-myélite putride primitive, avec une phlébite non putride. Je vous montrerai, dans d'autres cas, l'ostéo-myélite suppurée putride sans aucune phlébite apparente. La coïncidence n'en est pas moins extrêmement fréquente, et doit intervenir lorsque l'on discute le mode de développement de l'infection purulente.

III. — La troisième pièce est la voûte du crâne d'un malade chez lequel nous avions reconnu l'existence, avec une plaie contuse au côté droit de la tête, d'une fracture du pariétal.

L'inflammation suppurative avait envahi tout à la fois la plaie extérieure et l'os, le pariétal s'était dénudé par une de ces disparitions rapides du périoste qui ont lieu dans les ostéites suppurantes aiguës et dont le mécanisme ne nous est pas encore bien connu. Au treizième jour les frissons commencèrent, puis le cortége des symptômes de l'infection purulente se déroula, et le malade succomba le vingt-deuxième jour après l'accident.

Vous savez combien est à craindre ce genre de mort, après les fractures compliquées de la voûte du crâne. Vous lirez des observations d'abcès du foie survenus après ces sortes de blessures, et les théories insuffisantes émises, pour les expliquer, par J. L. Petit, Bertrandi, Quesnay (1). Vos auteurs vous apprendront que plus tard, après les beaux travaux de Dance (2) sur la phlébite suppurée, et ceux de Breschet (3) sur les gros canaux veineux du diploé, se produisit cette opinion que les abcès du foie sont la conséquence d'une infection consécutive au mélange avec le sang du pus formé dans les grosses veines osseuses dont je viens de parler. Celles-ci s'enflamment et suppurent, comme celles des parties molles, et peuvent laisser entrer dans le torrent circulatoire une partie du pus que la phlébite a fait naître dans leur intérieur.

Sur cette pièce, vous constatez l'exactitude du fait. Un des fragments de la cassure, que j'ai produite avec le marteau, nous présente une des veines du diploé ouverte. Cette veine contient du pus séreux. Nul doute, il y a là une phlébite suppurée. En outre, nous avons suivi une veinule sortant par la face interne du crâne et allant se jeter dans le sinus longitudinal supérieur. Cette veinule et le sinus lui-même renferment des caillots sans pus apparent, de telle sorte que nous avons une phlébite suppurée du diploé avec une phlébite non suppurée et simplement adhésive des veines extérieures à l'os. Seulement je vous prie de remarquer encore ici deux caractères anatomo-physiologiques qui ont échappé à l'attention de nos prédécesseurs. D'abord ce pus, qui est dans la veine diploïque, est séreux, de mauvaise apparence et a une odeur fétide. Ensuite ce n'est pas la veine seule qui est en suppuration, c'est tout le diploé du pariétal. Sans doute vous ne voyez pas le pus s'écouler; il n'est pas assez

_____

(1) Quesnay, *Mémoires et prix de l'Académie de chirurgie.* Paris, 1747-1797.

(2) Dance, *Sur la phlébite externe et la phlébite en général* (*Archives de médecine*, t. XVIII, p. 286).

(3) Breschet, *Recherches anatomiques, physiologiques et pathologiques sur le système veineux.* Paris, 1827-29, in-folio.

abondant pour cela. Mais regardez de près ce diploé, en le comparant à celui de l'autre pariétal que j'ai cassé également. La
couleur n'est pas la même; d'un gris sale sur le premier, elle est
rosée sur le second. Le contenu des cellules n'est pas le même non
plus; jaunâtre en plusieurs points, noirâtre en d'autres sur le
premier, où il se compose de pus mélangé çà et là avec du sang,
il est plus franchement rouge sur le second, où il est composé de
sang et de graisse. L'odeur enfin n'est pas la même. Celle du
premier se rapproche de la putréfaction bien plus que celle du
second. En un mot, ici encore il y a suppuration non-seulement
de la veine osseuse, mais de tout le diploé, et comme en définitive
le contenu du diploé est analogue, dans l'état normal, à celui du
canal médullaire et de toutes les cavités des os longs, je vois
encore là une ostéo-myélite aiguë suppurée; et d'autre part, le
pus étant de mauvaise qualité et putride, une infection mortelle
s'étant d'ailleurs développée consécutivement à la suppuration
diploïque, je trouve que cette ostéo-myélite suppurée est putride,
et, pour les raisons que je vous donnerai plus tard, je place dans
cette grave lésion l'origine de l'infection purulente qui a emporté
le malade.

QUARANTE-QUATRIÈME LEÇON.

Nécrose des os longs.

1. Considérations générales sur la nécrose. — Son origine est le plus souvent traumatique chez les adultes, spontanée chez les enfants et les adolescents. — Obscurité des descriptions antérieures. — Croyance trop facile à une période de réparation. — La nécrose est une suite de l'ostéite condensante suppurée, comme l'hyperostose qui l'accompagne. — II. Relation d'une nécrose de l'humérus avec séquestre invaginé. — Opération. — Persistance d'une longue cavité dans l'humérus.

MESSIEURS,

I. *Considérations générales sur la nécrose.* —J'ai plusieurs fois eu l'occasion de vous signaler des malades présentant sur les membres des fistules avec des trajets suppurés plus ou moins longs, qui aboutissaient à des portions d'os longs dénudées, les unes encore immobiles, les autres mobiles et sur le point d'être expulsées. Vous n'avez pas oublié, notamment,'ces fémurs, ces tibias, ces humérus qui avaient été fracturés par des balles, et qui, après avoir été pris de l'ostéite suppurée générale, ont perdu à diverses reprises des fragments mortifiés que nous avons appelés *esquilles* lorsqu'ils étaient peu volumineux, *séquestres* lorsqu'ils avaient des dimensions un peu grandes. Vous n'avez pas oublié non plus ces adolescents que je vous ai signalés comme ayant présenté, à la suite des ostéites épiphysaires spontanées, l'élimination d'esquilles et séquestres semblables. Vous savez enfin que nous avons donné le nom de *nécrose* à cet état des parties mortifiées du squelette qui sont destinées à l'expulsion. Mais vous avez compris et retenu que la nécrose est un incident surajouté à l'ostéite suppurante (1)

(1) Voir pour plus de détails mon article OSTÉITE du *Nouveau dictionnaire de médecine et de chirurgie pratiques*, et en particulier le paragraphe consacré à l'ostéite nécrosique ou nécrose (t. XXV, p. 356).

quand celle-ci ne devient pas putride et mortelle, et surtout à l'ostéite suppurante générale, celle qui occupe tout à la fois le périoste, le parenchyme et les profondeurs de l'os, c'est-à-dire le canal médullaire, toute l'épaisseur du tissu spongieux lorsqu'il s'agit d'une extrémité. Nos auteurs, en décrivant la nécrose, ont eu le tort de trop l'isoler de cette ostéite profonde suppurée ou ostéo-myélite, et d'en faire une entité pathologique spéciale. Cela est vrai et juste pour les os plats très-minces, tels que ceux de la voûte palatine, et les cornets nasaux. Pour ceux-là, les phénomènes de l'ostéite suppurante sont si peu accusés, et les conséquences de la perte de substance de l'os, le plus souvent irréparable d'ailleurs, sont tellement prédominantes, que je comprends l'importance donnée aux phénomènes mortification et élimination, par une description très-spéciale de la nécrose.

Mais pour le corps des os longs, vous avez pu remarquer, dans les exemples que je viens de rappeler, qu'un grand phénomène anatomo-physiologique et clinique précède la nécrose, c'est l'ostéite suppurante non putride, et qu'un autre phénomène l'accompagne et la suit, c'est l'hyperostose. La nécrose par conséquent est une lésion consécutive et comme surajoutée à deux autres : la suppuration et l'hypertrophie; et elle appartient à une variété d'ostéite, qui, pour être bien caractérisée, devrait s'appeler *ostéite suppurante, condensante et nécrosique.* Cette connexion ne suffit pas assurément pour rejeter d'une manière absolue la description de la nécrose. Je crois au contraire cette description nécessaire pour les cas dans lesquels la maladie est arrivée à une période où, la suppuration et l'hypertrophie n'ayant plus de gravité ni d'intérêt clinique, la mortification et l'élimination constituent tout l'état morbide, et réclament exclusivement l'attention et l'intervention du chirurgien. Seulement cette croyance trop facile à l'entité *nécrose* est basée sur une erreur physiologique qui a obscurci beaucoup les descriptions, et qu'il est temps de faire disparaître. Cette erreur a consisté à subordonner tous les phénomènes de la maladie à un effort réparateur précédé d'un effort destructeur. Lisez les travaux de Troja, Weidmann, Boyer, et tous les traités français contemporains sur ce sujet, vous verrez que leur préoccupation est de faire voir comment l'os se refait, et de présenter son excès de volume comme la suite du travail réparateur qu'on suppose s'être produit tantôt aux dépens du périoste, tantôt aux dépens de l'organe médullaire.

Cette opinion s'appuie sur des expériences faites par Troja et Weidmann, expériences qui consistaient à détruire soit le périoste, soit la moelle, soit l'artère nourricière du tibia sur des animaux, et à constater les phénomènes anatomiques survenus après ces lésions. Ces auteurs ont remarqué en effet qu'au bout d'un certain temps la partie centrale de l'os, qui s'était trouvée dépourvue de ses matériaux nutritifs, était mortifiée et entourée par un os, qu'on supposait nouveau et fourni par le périoste conservé intact. Mais pour que cette interprétation fût à l'abri de toute critique, il eût fallu que la destruction de l'organe médullaire eût été suivie de la mortification de toute l'épaisseur de l'os, sur les animaux chez lesquels on constatait la nécrose centrale. Or cette observation n'a pas été faite, et il est bien possible qu'une partie de l'épaisseur alimentée par les vaisseaux périostiques et musculaires ait échappé à la destruction, et que la masse osseuse nouvelle ait été fournie par cette portion d'os conservée et non par le périoste. D'autre part, dans les expériences dans lesquelles on a détruit le périoste, la mortification n'a pas nécessairement porté jusqu'à l'organe médullaire, et l'on n'a pas été autorisé à dire qu'en pareil cas c'était cet organe qui avait produit l'os nouveau. Celui-ci, comme dans le cas précédent, pouvait bien provenir de la portion restante et non nécrosée de l'os mis en expérience.

Je n'ai jamais compris, je l'avoue, qu'on ait si facilement et si généralement admis la reproduction des os, soit par la prétendue membrane médullaire, dont j'ai démontré depuis longtemps la non-existence dans un travail publié en commun avec M. le pro-

fesseur Regnauld, en 1849 (1), soit par le périoste, et pourquoi
l'on a tant de peine à admettre que l'os lui-même, par son tissu
compacte aussi bien que par son tissu spongieux, soit capable de
pulluler, de végéter, de produire en un mot de l'ossification
nouvelle. Il suffit, selon moi, d'observer la marche clinique des
ostéites, et quelques pièces d'anatomie pathologique, pour se
convaincre de deux choses : 1° que les os peuvent se compléter
et se réparer après les lésions spontanées, comme je vous ai dit
que cela avait lieu après les fractures, par une augmentation du
mouvement nutritif de leur trame même, aussi bien que la suractivité de leur enveloppe ; 2° que, d'ailleurs, dans les ostéites
de l'homme, les choses se passent autrement que dans les expériences sur les animaux, et que l'observation des faits, loin de
montrer une période de réparation consécutive à une période
d'élimination, tendait plutôt à faire croire que la destruction
était un effort salutaire pour débarrasser d'une partie superflue
l'os devenu trop volumineux à la suite de l'hypertrophie et de
l'ostéite qui l'a amenée.

Pour vous convaincre de la justesse de ces idées, reportez vos
souvenirs vers deux pièces que j'ai eu l'occasion de vous montrer
l'an dernier, et qui avaient été recueillies sur des sujets ayant
eu, longtemps avant leur mort, l'un une ostéite spontanée du
fémur, l'autre une ostéite consécutive à une fracture et à la formation d'un cal. J'ai insisté sur ce fait capital que, chez l'un comme
chez l'autre, il n'y avait pas eu de suppuration osseuse. L'ostéite
était restée plastique, pour me servir d'une expression que j'ai
souvent employée ; le périoste et l'organe médullaire n'étaient
ni amincis, ni hypertrophiés. Mais je vous ai fait remarquer sur
les os sciés un tissu compacte double en épaisseur de celui de
l'état normal, beaucoup plus dense, et un tissu spongieux à
mailles plus serrées et à trabécules plus résistantes que dans
l'état normal. Il s'était formé évidemment un excès de substance

---

(1) J. Regnauld et Gosselin, *Recherches sur la substance médullaire des os*
(*Archives générales de médecine*, 4° série, t. XX, p. 247).

osseuse, qui avait augmenté le volume et le poids de l'os, et cet excès n'avait pas pour but de réparer une perte de substance, puisque celle-ci n'avait pas eu lieu. Elle était un simple produit de la maladie, c'est-à-dire de l'ostéite qui s'était dévoloppée, et je vous ai fait remarquer combien était juste et utilement applicable dans la pratique l'expression d'ostéite condensante consacrée par Gerdy. Seulement, dans les cas dont je viens de parler, l'ostéite condensante avait eu lieu sans suppuration, elle avait été l'ostéite condensante plastique.

Revenons maintenant aux ostéites suppurantes traumatiques des adultes, aux ostéites suppurantes aiguës spontanées des adolescents. Que nous ont montré pour elles l'étude clinique et l'étude anatomo-pathologique? L'étude clinique nous a montré dans la succession des phénomènes observables quatre choses :

1° La destruction du périoste dans une certaine étendue;

2° La suppuration envahissant la surface, toute l'épaisseur et le canal médullaire de l'os, prenant en un mot l'extension qu'elle a dans l'ostéo-myélite suppurante aiguë des adolescents, et s'accompagnant d'ailleurs de phénomènes fébriles analogues;

3° L'augmentation de volume, tout à fait semblable à celle que nous avons trouvée dans l'ostéite simplement plastique et condensante;

4° Plus tard, et longtemps après cette hypertrophie, une élimination de parties nécrosées, élimination en une seule fois sur certains malades, en plusieurs fois sur d'autres, avec de nombreuses variations quant au volume des séquestres et à l'intervalle des éliminations, la maladie se prolongeant d'ailleurs longtemps, plusieurs mois, souvent plusieurs années.

L'étude anatomo-pathologique, dans plusieurs faits que j'ai eu l'occasion de mettre sous vos yeux, nous a permis de reconnaître :

1° Une première période caractérisée par une injection du périoste, dans les points où il n'avait pas été détruit, par une hypérémie concomitante de l'organe médullaire, et enfin par la dilatation des canalicules de Clopton Havers dans le tissu compacte, laquelle dilatation peut être considérée comme une hypérémie ou injection du tissu compacte;

2° Une deuxième période dans laquelle l'os vascularisé suppure et augmente notablement de volume. La suppuration se voit dans le canal médullaire et dans tous les canalicules de la substance compacte, canalicules qui sont le principal théâtre des phénomènes anatomiques appréciables de l'inflammation des os. Mais en même temps certains points du tissu compacte, préalablement hypertrophié, perdent la vascularisation dont je parlais tout à l'heure et prennent un aspect plus ou moins éburné, lequel s'explique par une diminution de vitalité survenue après l'augmentation qu'indiquait l'agrandissement des canalicules vasculaires;

3° Une troisième période dans laquelle les portions mortifiées sont séparées du reste de l'os par un sillon au fond duquel séjourne le pus dont la formation coïncide avec la destruction de la substance osseuse intermédiaire à celle qui est nécrosée et à celle qui reste vivante. Cette troisième période se prolonge plus ou moins longtemps suivant que les séquestres sont ou ne sont pas invaginés, c'est-à-dire entourés d'os non mortifiés, et suivant que les portions vouées à la mort sont plus ou moins nombreuses et se succèdent plus ou moins vite;

4° Enfin une quatrième période, qui arrive toujours tardivement et qui est caractérisée par la cicatrisation des ouvertures fistuleuses, leur adhérence à l'os, et la conservation pour ce dernier d'un volume plus considérable qu'à l'état normal.

Ce qu'il faut remarquer dans cette évolution, c'est la formation, dès le début, et avant que la mortification soit réalisée, d'une hyperostose en tout semblable à celle qui a lieu dans les cas d'ostéite non suppurante, et à laquelle prennent part aussi bien le parenchyme du tissu compacte que le périoste et la substance médullaire. Or je ne puis voir dans cette augmentation de volume un travail de réparation destiné à remplacer les parties mortifiées, puisqu'il commence avant la nécrose proprement dite. Je trouve en définitive entre l'ostéite condensante plastique des os longs et l'ostéite condensante suppurative, cette différence que la première a lieu sans nécrose et que la seconde s'accompagne facilement de nécrose.

Pourquoi et comment cette différence? Ici l'explication est difficile. Je présume que, dans l'ostéite suppurante du tissu compacte, l'inflammation est plus vive et est suivie de l'oblitération, par dépôt de couches osseuses trop abondantes, d'un certain nombre des canalicules vasculaires; que cette oblitération, dans les endroits où elle a lieu, peut amener la mortification, et que celle-ci arrive principalement sur les points au niveau desquels le périoste s'est détruit par l'excès du travail inflammatoire, l'os se trouvant privé en ces points d'une partie de ses moyens de nutrition, en même temps que ceux qui lui restent sont comprimés et plus tard oblitérés par la diminution du calibre de leurs canaux protecteurs. Je ne sais si ma présomption est juste : mais en tous cas, nul ne saurait, dans l'état actuel de la science, donner une explication irréprochable de la nécrose dans l'ostéite suppurante aiguë. L'important pour la clinique est de constater les phénomènes et de ne pas se laisser détourner de leur observation par l'acceptation des théories, qui ne sont elles-mêmes que des présomptions, mais qui, au lieu d'être acceptées comme telles, passent, à force d'être répétées, pour des vérités démontrées.

Pour ne pas obscurcir vos idées sur ce sujet, j'ai cependant besoin d'ajouter encore trois considérations :

La première, c'est que si l'ostéite suppurante des os longs s'accompagne souvent de nécrose, cependant celle-ci n'est pas inévitable, et vous verrez quelquefois l'une, sans que l'autre intervienne.

La seconde, c'est que la nécrose, c'est-à-dire la partie mortifiée, peut être extérieure ou invaginée. L'extérieure est sans contredit la plus fréquente, sans doute parce que, comme je vous l'ai expliqué, la destruction préalable du périoste par un travail soit d'inflammation, soit de gangrène, contribue à la mortification. L'invaginée se rencontre lorsque, le périoste n'ayant pas été détruit, le hasard ou des circonstances que nous ne pouvons pas connaître font que la partie mortifiée est au centre même du tissu compacte ou bien tout près du canal médullaire. On a coutume de dire, en pareil cas, que l'os ancien ou une partie de l'os ancien est enfermé dans un os ou une partie d'os nouveau. La chose est vraie pour quelques cas exceptionnels, pour ceux, par exemple, dans lesquels, après une amputation, l'ostéo-myélite purulente a été suivie de la mortification de toute l'épaisseur de l'os à une certaine hauteur, et dans lesquels le périoste conservé a fourni, sous l'influence de son excès de vitalité, une substance osseuse qui forme en effet un véritable os nouveau. Dans la plupart des autres cas, le séquestre invaginé est entouré, non par un os nouveau, mais par la partie de l'os ancien qui n'a pas été mortifiée, qui s'est hypertrophiée, et dont l'hypertrophie, d'ailleurs, provient d'autant moins du périoste que celui-ci a été habituellement détruit dans une certaine étendue. Elle ne provient pas davantage de la moelle, par la raison que celle-ci est tantôt détruite, tantôt envahie elle-même par l'ossification, et que d'ailleurs elle est trop éloignée du séquestre pour qu'on puisse admettre la formation, à ses dépens, d'une épaisseur d'os aussi considérable que celle que l'on observe.

Il en est, en un mot, de l'hypertrophie dans l'ostéite suppurante nécrosique, comme de celle qui accompagne l'ostéite non suppurante des adolescents. Elle n'est pas à proprement parler le résultat d'un travail réparateur spécial. Elle provient d'une manière d'être de l'inflammation dans le tissu compacte. Cette manière d'être intervient sans doute quand il y a une réparation, comme dans les cas de fracture. Mais son intervention n'est pas plus un bienfait que l'érysipèle ou le phlegmon n'en sont un dans la cicatrisation des plaies. Je considère cette augmentation de volume comme une superfluité, une complication, et je la considère même comme étant une des causes de la nécrose dans les os longs.

Ma troisième remarque est relative à l'état antérieur de la constitution chez ces sujets qui ont, avec ou sans suppuration, des hyperostoses consécutives à l'ostéite. La plupart sont d'une bonne santé originelle. Vous entendrez dire souvent que la suppuration des os tient à la cause scrofuleuse ; cela est vrai pour les ostéites suppurantes du tissu spongieux des os courts ou de l'extrémité des os longs, et je vous ferai remarquer, en temps et lieu, que cette ostéite suppurante des scrofuleux est en même temps raréfiante, et que si elle devient condensante c'est seulement par places, et non sur une grande étendue, comme cela a lieu quand il s'agit de l'ostéite condensante du tissu compacte. On pourrait donner comme un axiome cette proposition que la condensation et l'hypertrophie, pendant et après l'ostéite, indiquent une bonne constitution ou du moins éloignent l'idée de la diathèse scrofuleuse. Je ne prétends pas dire pour cela qu'on ne meurt pas d'une ostéite suppurante aiguë, je vous ai au contraire signalé la mort par fièvre traumatique ou par infection purulente comme déterminée quelquefois par cette maladie ; je veux dire seulement qu'on ne meurt pas d'épuisement et de phthisie, comme cela a lieu si souvent pour les sujets atteints de carie, c'est-à-dire d'ostéite suppurante raréfiante du tissu spongieux. Faut-il aller jusqu'à prétendre que les sujets atteints de nécrose du tissu compacte ne deviennent jamais tuberculeux et phthisiques ? Non sans doute ; je conviens qu'ils peuvent le devenir ; mais c'est occasionnellement, à la suite de la détérioration de leur santé par une suppuration abondante et prolongée, bien plus que par une disposition originelle. En un mot, si la nécrose peut faire naître les lésions de la diathèse scrofuleuse, ce n'est pas, au moins habituellement, la diathèse scrofuleuse qui fait naître la nécrose.

II. *Nécrose de l'humérus malade.* — Ces considérations générales avaient pour but, Messieurs, de vous préparer à saisir les détails concernant un sujet atteint de nécrose de l'humérus, chez lequel l'ostéite suppurante terminée par mortification n'est pas d'origine traumatique, comme celle dont vous avez vu de nombreux exemples à la suite des coups de feu. Elle est d'origine spontanée, et quoiqu'elle ait débuté à dix-huit ans, et que, sous ce rapport, nous ayons encore ici l'exemple si fréquent d'une ostéite suppurante spontanée de l'adolescence, cependant la maladie a différé de ce qu'elle est habituellement dans cette condition, par une marche beaucoup moins aiguë, plus lente et plus bénigne.

Le sujet, âgé aujourd'hui de trente-deux ans, fait remonter l'origine de sa maladie à dix-huit ans. A cette époque il n'a pas eu cependant, comme je vous le disais tout à l'heure, la forme aiguë ou suraiguë que nous voyons si souvent sur les adolescents, et que nous voyons plus fréquemment sur les os du membre inférieur que sur ceux du membre supérieur. Il ne connaît pas de cause particulière à laquelle cette origine puisse être rapportée. Il sait seulement qu'un abcès s'est formé lentement au côté externe du bras droit, et que cet abcès, après s'être ouvert de lui-même, est resté fistuleux. Il s'est présenté à moi en 1859, trois ans après le début, à l'âge de vingt et un ans, et je l'ai traité à l'hôpital Cochin, dont je dirigeais alors le service chirurgical. Je sentis avec le stylet, au fond du trajet fistuleux, une portion d'os dénudée et mobile; je fis une incision, je retirai le séquestre qui était superficiel et non invaginé, et dans l'espoir de modifier la vitalité de l'os, je pratiquai une cautérisation au fer rouge. Malgré cela, le malade sortit avec des trajets fistuleux qu'il a conservés depuis dix ans. Ils sont aujourd'hui (22 février 1870) au nombre de cinq et occupent la partie supéro-externe du bras gauche, la lésion osseuse siégeant sur le quart supérieur du corps de l'humérus, sans intéresser la tête de l'os.

Malgré ces fistules qui donnent sans cesse passage à du pus, le sujet est bien portant, parfaitement musclé, et, depuis dix ans, il a pu se livrer presque sans interruption aux pénibles travaux que comporte son état de maçon. Cependant, ennuyé par cette suppuration continuelle, il est venu de nouveau se confier à mes soins.

En introduisant un stylet par les fistules, j'arrive sur une portion d'os dénudée dans une certaine étendue, et donnant par la percussion le bruit sec et la sensation de dureté que présente la nécrose. Les sensations perçues sont très-nettes; c'est une nécrose, il n'y a aucun doute à conserver à cet égard; mais je voudrais être éclairé sur deux points, savoir : si la portion nécrosée est mobile, et si elle est ou non invaginée. On conçoit de quelle importance sont ces questions au point de vue du manuel opératoire. Si en effet l'invagination du séquestre existe, il faudra, pour l'extraire, ouvrir toute la portion d'os encore vivante qui l'entoure. J'ai fait d'abord devant vous l'exploration nécessaire pour élucider le premier point, celui qui est relatif à la mobilité. Vous avez vu qu'elle ne m'a donné qu'à la fin des résultats certains. Je sentais bien au début, avec le stylet, une mobilité assez mal caractérisée de la portion dénudée et sonore, mais je ne savais si je devais regarder cette mobilité comme réelle ou attribuer la sensation à l'inflexion de mes instruments explorateurs. Pour faire disparaître cette chance d'erreur, j'ai abandonné les stylets et je les ai remplacés par des instruments plus résistants, des sondes cannelées. Introduisant alors deux de ces sondes par des orifices différents, j'en ai abandonné une à elle-même dans l'orifice fistuleux, et avec la seconde, que je tenais de la main droite, j'ai cherché à imprimer des mouvements au fragment dont je soupçonnais la mobilité; je ne tardai pas à voir la sonde laissée libre, agitée de mouvements étendus; ceux-ci ne pouvaient lui être imprimés que par la portion d'os sur laquelle agissait la seconde sonde, et prouvaient d'une manière manifeste que cette portion était mobile.

La mobilité du séquestre étant reconnue, restait, comme je vous le disais tout à l'heure, un second point, savoir si ce séquestre était invaginé ou s'il était extérieur : je penchais vers cette dernière opinion; néanmoins, en vue de l'existence possible d'une invagination, j'avais fait préparer tous les instruments nécessaires pour creuser l'os.

Le malade a été soumis à l'anesthésie par l'éther, j'ai fait une incision sur le deltoïde, j'ai mis à découvert le séquestre, dont la mobilité devint encore plus évidente sous mon doigt qui le touchait à nu; puis, le saisissant avec de fortes pinces, je l'amenai au dehors. Il avait trois centimètres environ de longueur sur deux de largeur. Introduisant alors mon doigt dans la plaie pour chercher s'il y en avait d'autres, je n'en sentis point tout d'abord, et je constatai sur l'humérus l'existence d'une gouttière assez considérable. Celle-ci avait été occupée précédemment par le séquestre que je venais d'extraire, et ses parois très-lisses étaient tapissées par une membrane pyogénique. Mais, à la partie inférieure, je sentis une pièce osseuse mobile qui sortait par une ouverture de l'os placée au bas de cette gouttière, et qui paraissait occuper l'épaisseur de l'humérus. Je me mis en devoir de l'extraire. J'ai tâtonné un moment, mais j'ai fini par la saisir avec une pince à pansement, et j'ai amené au dehors un séquestre beaucoup plus long et plus large que le premier. Il était invaginé et occupait, dans l'épaisseur de l'os, un canal qui s'ouvrait par en haut dans la gouttière dont j'ai parlé tout à l'heure; les dimensions de l'ouverture avaient été suffisantes pour lui donner passage. J'explorai de nouveau les diverses anfractuosités de la plaie et je retirai encore deux petites esquilles. Je n'en ai pas senti d'autres; mais, malgré tout le soin que j'ai mis à les rechercher, je ne pourrais affirmer qu'il n'en reste pas.

Cette opération suffira-t-elle pour amener une guérison radicale? Je n'ose l'espérer, car ces maladies sont extrêmement longues et parcourent un grand nombre de fois les mêmes phases avant de guérir. Ainsi que je vous l'ai dit, il y a des esquilles qui peuvent échapper à l'attention, et, d'un autre côté, de nouvelles portions d'os peuvent se mortifier subséquemment et donner lieu à de nouvelles poussées inflammatoires. Chez les enfants, ces ostéites avec suppuration et nécrose disparaissent généralement au bout de trois ou quatre ans, ne laissant à leur suite que de l'hyperostose. Chez les adolescents, elles se prolongent habituellement jusqu'à l'époque adulte, c'est-à-dire jusqu'à 25 ou 26 ans. Sous ce rapport notre malade est exceptionnel, puisqu'il est arrivé à 32 ans, en conservant sa suppuration osseuse et sa nécrose ; peut-être cela tient-il à ce que la maladie n'a pas été très-aiguë dans le principe.

Avant d'aller plus loin, laissez-moi vous faire remarquer ce qu'il y a eu de particulier et de difficile dans l'étiologie et la pathogénie de cette nécrose, ainsi que dans la forme anatomique qu'elle nous a présentée.

Relativement à l'étiologie, je ne reviens pas sur l'absence de cause occasionnelle connue. Je vous avertis seulement que, tout en ressemblant aux nécroses traumatiques, comme celles que nous observons après les coups de feu ou après les fractures compliquées de plaie, elle est spontanée, et elle est survenue à l'époque de l'adolescence, mais sans présenter la forme aiguë ou suraiguë que nous voyons quelquefois à cette période de la vie. Je vous rappellerai, d'autre part, que ce sujet n'a aucun commémoratif ni aucun signe actuel de scrofule, que rien n'indique chez lui la tuberculose, et que s'il y a eu, comme je l'admets volontiers, intervention d'une cause interne, celle-ci nous reste inconnue et n'appartient à aucune de celles qui caractérisent les diathèses généralement acceptées.

Relativement à la pathogénie, la mortification qui occupe le tissu compacte de la partie supérieure du corps huméral coïncide, ainsi que vous avez pu le constater en examinant comparativement le volume des deux bras, avec une augmentation notable du volume de l'humérus, si bien que vous voyez encore ici l'exemple de cette triple lésion sur laquelle j'ai insisté tout à l'heure : la suppuration de l'os, sa nécrose et son hypertrophie.

Pour ce qui est de la forme anatomique, nous avions d'abord un séquestre extérieur, celui que j'ai retiré le premier, puis un séquestre invaginé, celui que j'ai retiré en second lieu. Il s'est trouvé que la portion encore vivante de l'os présentait une ouverture assez large (grand trou de Troja, égout de Weidmann) pour me permettre d'atteindre et de retirer par cette voie la pièce invaginée.

Rappelez-vous que les choses ne se présentent pas toujours ainsi, et que, dans les cas où l'ouverture est trop petite, on est obligé de faire, avec la gouge et le maillet, une opération destinée à l'agrandir assez pour ouvrir le passage aux instruments et au séquestre. Je vous dirai tout à l'heure que, pour les suites de l'opération, il est plus avantageux de n'avoir pas à entamer ainsi l'os engaînant. Mais cet os engaînant est-il de nouvelle formation ou est-il formé par l'os primitif conservé vivant et hypertrophié dans ses couches superficielles? Certainement je ne puis, pour ce malade, vous donner une démonstration rigoureuse. Mais si vous vous reportez aux considérations que j'ai développées en commençant, vous admettrez au moins comme chose possible et même probable l'hypertrophie d'une portion de l'os primitif, et vous n'admettrez pas comme chose démontrée (car rien ne la démontre) qu'il s'agit d'un os nouveau formé aux dépens du périoste. Enfin, vous verrez dans l'hypertrophie osseuse un résultat de l'ostéite suppurante et non un effort salutaire, tout comme la mortification, sur certains points du même os, a été un autre résultat qui n'est ni plus ni moins salutaire que le premier.

Examinons maintenant le pronostic.

Eh bien, je vous avoue que je n'ai pas de craintes pour les conséquences de l'opération. Vous trouverez peut-être qu'ici je m'aventure un peu, car ce matin la suppuration était fétide, et vous savez que la suppuration fétide des os peut conduire à des septicémies graves.

Mais ce qui me rassure, c'est que je n'ai pas fait de solution de continuité fraîche à l'humérus avec la gouge et le maillet. Or l'expérience m'a appris que la fièvre traumatique grave et

l'infection purulente sont spécialement consécutives à l'ostéo-
myélite déterminée par une solution de continuité récente, et
la forme putride de l'ostéomyélite n'intervient pas lorsque l'os
a pu, comme cela a eu lieu sur notre malade, être bien ménagé.

Je ne me dissimule pas cependant que cette conservation de
l'intégrité de l'humérus a un côté fâcheux, c'est l'existence,
dans l'épaisseur de l'os, d'un canal ouvert par en haut et terminé en bas par un cul-de-sac. Le pus va sans doute croupir
dans ce canal dont il sera difficilement expulsé, d'où peut-être
la nécessité de pratiquer ultérieurement avec un poinçon une
contre-ouverture destinée à s'opposer à la stagnation des liquides, d'où aussi une solution de continuité saignante de l'os
qui prédisposera à la pyohémie.

Mais, d'un autre côté, il est possible que le canal osseux soit
comblé par la continuation du travail hypertrophique et que le
pus se tarisse sans qu'il survienne d'accidents. Quoi qu'il en soit,
il y a, dans la persistance de ce canal long d'environ trois centimètres, une condition désavantageuse qui peut entretenir la
suppuration et l'hecticité, et prolonger la maladie. Cette condition ne se présente pas lorsque les séquestres ont été superficiels, et sous ce rapport le pronostic a chez notre malade une
gravité plus grande que si la nécrose n'avait pas été invaginée.

(Ce malade atteint de nécrose de l'humérus n'a point eu de
fièvre et n'a présenté aucune complication. La plaie de l'opération suppure; l'os lui-même continue à suppurer, le pus
s'écoule difficilement du canal, malheureusement ouvert par en
haut, dans lequel était contenu le séquestre. Nous y avons fait
matin et soir des injections d'eau phéniquée, en conduisant dans
le canal osseux la sonde en gomme, à laquelle on adapte la canule de la seringue.

Le malade désire retourner dans son pays et nous lui avons
montré comment les injections doivent être faites.

Je continue à ne pas lui proposer pour le moment la contre-
ouverture, parce que cette opération pourrait avoir des suites

fâcheuses, et parce que j'espère que ce canal se desséchera ou se comblera par l'addition de couches osseuses nouvelles. S'il n'en est pas ainsi, si la suppuration continue, si elle devient plus fétide, si le malade ne peut pas travailler, il doit nous revenir, et c'est alors que, reconnaissant l'impuissance de la nature pour achever la guérison, je ferai une large ouverture au bas du conduit accidentel, pour empêcher la stagnation du pus.)

FIN DU TOME PREMIER.

TABLE DES MATIÈRES

CONTENUES DANS LE TOME PREMIER

TITRE PREMIER.

GÉNÉRALITÉS.

PREMIÈRE LEÇON.

DE L'OBSERVATION EN CHIRURGIE.

DEUXIÈME LEÇON.

DE L'ANESTHÉSIE CHIRURGICALE.

TROISIÈME LEÇON.

QUATRIÈME LEÇON.

PHÉNOMÈNES ANATOMIQUES ET CLINIQUES DE LA CONSOLIDATION DANS LES FRACTURES DES OS LONGS, PLATS ET COURTS.

TITRE DEUXIÈME.

MALADIES CHIRURGICALES DE L'ADOLESCENCE.

SIXIÈME LEÇON.

ONGLE INCARNÉ ET SON TRAITEMENT.

SEPTIÈME LEÇON.

EXOSTOSE SOUS-UNGUÉALE DU GROS ORTEIL.

HUITIÈME LEÇON.

EXOSTOSE ÉPIPHYSAIRE ET NON SPÉCIFIQUE DE L'ADOLESCENCE OU EXOSTOSE
DE DÉVELOPPEMENT.

NEUVIÈME LEÇON.

FIBROME OU POLYPE FIBREUX NASO-PHARYNGIEN SUFFOCANT ET REBELLE.

DIXIÈME LEÇON.

DEUX CAS D'OSTÉITE ÉPIPHYSAIRE SUBAIGUË ET NON SUPPURANTE.

SEIZIÈME LEÇON.

PÉRIARTHRITE DU GENOU CHEZ LES FILLES ADOLESCENTES.

TITRE TROISIÈME.

LÉSIONS TRAUMATIQUES DE LA TÊTE.

DIX-SEPTIÈME LEÇON.

COMMOTION ET CONTUSION CÉRÉBRALES.

DIX-HUITIÈME LEÇON.

FRACTURES DU ROCHER.

QUARANTE-DEUXIÈME LEÇON.

FRACTURES DE LA JAMBE.

TITRE CINQUIÈME.

OSTÉITE TRAUMATIQUE ET NÉCROSE.

QUARANTE-TROISIÈME LEÇON.

OSTÉITE TRAUMATIQUE SUPPURÉE DES OS LONGS

QUARANTE-QUATRIÈME LEÇON.

NÉCROSE DES OS LONGS.

FIN DE LA TABLE DU TOME PREMIER.

PARIS. — IMPRIMERIE DE E. MARTINET, RUE MIGNON, 2

www.ingramcontent.com/pod-product-compliance
Lightning Source LLC
Chambersburg PA
CBHW031539210326
41599CB00015B/1950